제2판

상처 관리

- 욕창, 장루, 화상, 당뇨병성 족부궤양 -

Wound Management

이혜옥 · 김경자
김정윤 · 심미영
엄인향 · 이윤진
한은진 외 공저

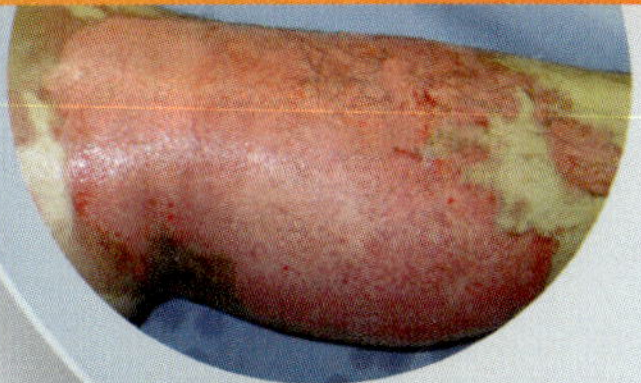
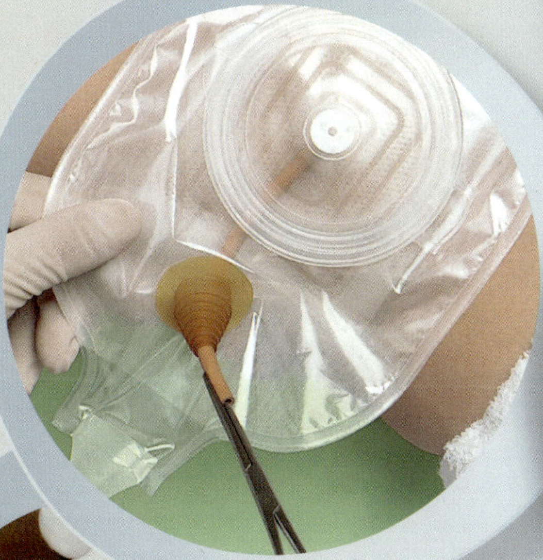
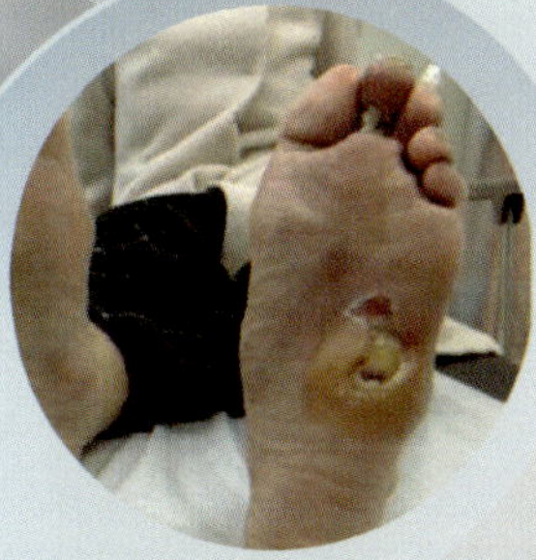
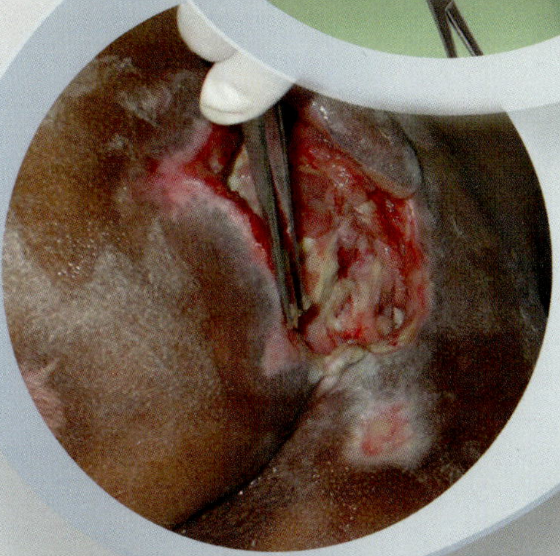
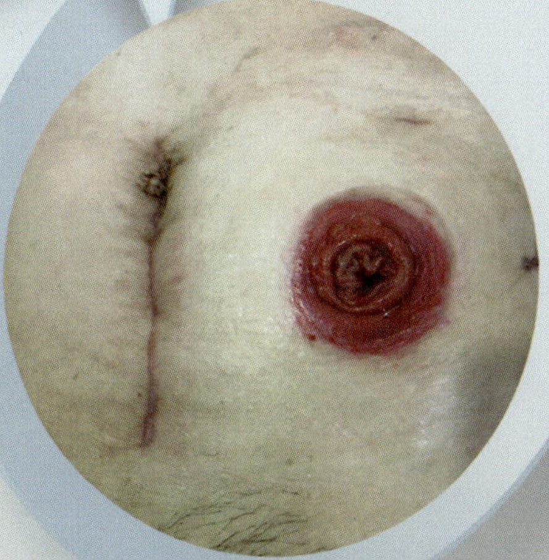

FORNURSE × 이널싱 enursing

상처 관리 [제2판]

– 욕창, 장루, 화상, 당뇨병성 족부궤양 –

둘째판 2쇄 인쇄 | 2026년 3월 1일
2쇄 발행 | 2026년 3월 6일

저 자 | 김경자 · 김순옥 · 김아영 · 김정윤 · 김정화 · 박경희 · 박성아 · 박주희
박현숙 · 백미경 · 백은선 · 심미영 · 엄인향 · 이윤진 · 이혜옥 · 정혜정 · 한은진
발 행 인 | 모형중
편 집 인 | 김선은
디 자 인 | 장보경
발 행 처 | 포널스
등 록 | 제2017-000021호
본 사 | 서울시 강북구 노해로8길22 3층 / 02-905-9671 Fax.02-905-9670
이널싱본사 | 서울시 강북구 노해로8길22 3층 / 070-4680-5511
포널스창고 | 서울시 강북구 노해로8길22 2층

www.fornursebook.com www.www.fornurse.kr

도서 반품과 파본 교환은 본사로 문의하시기 바랍니다.
검인은 저자와의 합의로 생략합니다.

ISBN 979-11-5746-636-8 93510
정 가 35,000원

이 도서의 국립중앙도서관 출판예정도서목록(CIP)은 서지정보유통지원시스템 홈페이지(http://seoji.nl.go.kr)와 국가자료공동목록시스템(http://www.nl.go.kr/kolisnet)에서 이용하실 수 있습니다.(CIP제어번호: CIP2017014891)

첫째판 저자 소개

- **이혜옥**(대표저자)
  건양대학교병원 간호부장

- **김순옥**
  성신여자대학교 간호대학 외래교수

- **김정윤**
  분당서울대학교병원 상처간호사

- **김정화**
  Brian Allgood Army Community Hospital
  Nurse Consultant

- **박경희**
  수원대학교 간호학과 교수

- **박성아**
  강남세브란스병원 수간호사

- **박주희**
  삼성서울병원 상처장루전담간호사

- **백미경**
  세브란스병원 상처장루전담간호사

- **백은선**
  고려대학교 안산병원 상처장루전담간호사

- **심미영**
  서울대학교병원 소아간호과장

- **이윤진**
  세브란스병원 파트장

- **한은진**
  세브란스병원 상처장루전담간호사

둘째판 저자 소개

- **이혜옥**(대표저자)
  건양대학교병원 간호부장

- **김경자**
  한림대학교 한강성심병원 수간호사

- **김순옥**
  성신여자대학교 간호대학 외래교수

- **김아영**
  세브란스병원 상처장루전담간호사

- **김정윤**
  분당서울대학교병원 상처간호사

- **김정화**
  Brian Allgood Army Community Hospital
  Nurse Consultant

- **박경희**
  수원대학교 간호학과 교수

- **박성아**
  강남세브란스병원 수간호사

- **박주희**
  삼성서울병원 상처장루전담간호사

- **박현숙**
  세브란스병원 상처장루전담간호사

- **백미경**
  세브란스병원 상처장루전담간호사

- **백은선**
  고려대학교 안산병원 상처장루전담간호사

- **심미영**
  서울대학교병원 소아간호과장

- **엄인향**
  서울대학교병원 수간호사

- **이윤진**
  세브란스병원 파트장

- **정혜정**
  세브란스병원 상처장루전담간호사

- **한은진**
  세브란스병원 상처장루전담간호사

머리말

상처 간호의 시작은 1854년 나이팅게일부터라고 할 수 있으며 제1, 2차 세계대전 이후 전문 간호 분야로 대두되었다. 과거에는 경험을 바탕으로 한 상처관리가 이루어져 왔으나 1970년 후반부터 현재까지 많은 발전이 있었고 상처 치유 과정과 이를 촉진하는 요소에 대한 과학적 근거가 마련되었다.

우리나라에는 1985년 김채숙 선생님이 최초로 WOCN(상처, 장루, 실금 간호)을 전파하였고 2000년 6월 병원상처장루실금간호사회(KAWOCN) 창립 이후 상처 간호의 급격한 발전이 이루어졌다.

상처 간호의 궁극적 간호 목표인 상처 치유는 매우 다양하고 복잡한 과정으로 이루어지며 치유를 위한 상처 관리 실무기술 또한 매우 다양한 방법과 창의성이 요구된다. 그러므로 간호사는 상처 치유 기전의 과학적 근거를 기반으로 실무 중심의 지식과 기술을 통합하여 간호 대상자에게 보다 숙련된 근거기반 간호를 수행해야 한다. 이를 바탕으로 다각적인 실무 경험 연구를 통한 이상적인 간호중재가 꾸준히 개발되어야 하며, 국한된 상처만을 보는 시야를 넘어서 상처를 가진 한 인간의 총체적인 건강을 살필 수 있는 간호기술이 요구된다.

이 책은 병원상처장루실금간호사회의 임원 및 학술위원을 중심으로 수년 전부터 계획하에 2009년 초판을 발행하였고, 상처 간호 방법과 연구를 바탕으로 많은 내용을 수정 · 보완하여 새롭게 둘째판으로 개정을 하게 되었다. 앞으로도 변함없이 이 책을 활용하시는 분들의 깊은 이해와 끊임없는 조언을 통해 책의 완성도가 높아지길 바란다.

끝으로 어렵고 힘든 여건 중에도 상처 관리의 최신 지견을 많은 간호인들에게 알릴 수 있도록 이 책의 출간을 위해 심혈을 기울여주신 집필진과 초판을 시작으로 9년간의 세월 속에서 변함없이 '간호사를 위한'이라는 슬로건을 지켜준 포널스 출판사에 감사를 전한다.

2026. 3.

대표저자 이혜옥

차례

c o n t e n t s

CHAPTER 1

피부의 구조와 기능

Anatomy and Physiology of Skin

학습목표

1. 피부통합성의 중요성을 설명할 수 있다.
2. 표피, 진피, 피하조직의 크기, 두께, 기능, 혈액 공급, 세포 구성을 이해할 수 있다.
3. 표피층의 구조와 기능을 설명할 수 있다.
4. 진피층의 구조와 기능을 설명할 수 있다.
5. 피부의 주요 기능을 설명할 수 있다.
6. 피부에 영향을 주는 요인을 설명할 수 있다.

피부는 신체의 가장 큰 기관으로 신체의 바깥 표면 전체를 덮고 있다. 성인 체중의 약 16%를 차지하며 두께는 신체 부위와 기능에 따라 다양하나 보통 1~2mm 정도이다. 피부는 표피, 진피, 피하지방으로 구성되어 있으며 외부의 자극으로부터 신체의 항상성을 유지해준다. 정상적으로 피부는 습기가 없이 건조하고 유연하며 약산성(pH 4.2~5.6)을 유지한다. 피부의 통합성을 유지하는 것은 복합적이며, 수술, 손상, 화상 등은 합병증을 만들 수 있다.

I. 피부의 구조

1. 표피

표피는 가장 바깥층으로 얇으며, 층상 각질화 편평상피(stratified keratinised squamous epithelium)로 구성되어 있다. 각질형성 세포(keratinocyte)는 표피의 90% 이상을 차지하는 주요 구성 세포이며, 색소와 멜라닌(melanin)을 생성하는 멜라닌 세포(melanocytes)가 표피의 8%를 구성하고 있다. 표피는 무혈관성으로 진피의 혈관에 의존하여 삼투와 확산에 의해 산소와 영양을 공급받고 대사폐기물을 제거한다. 표피는 몸 전체를 덮는 막이며 피부의 통합성 유지와 신체의 장벽 역할이 첫째 기능이다. 면역체계로 랑게르한스 세포(Langerhans cell)가 골수에서 이동하여 표피(epidermis)에 정착해 있고, 그 외에 T-helper cell, Granstein cell 등이 존재한다. 자외선은 랑게르한스 세포에 해를 주어 피부가 박테리아나 암에 취약하게 한다. 또한 표피에는 메르켈 세포(Merkel cells)가 존재하며 촉각 기능을 담당한다.

표피는 계속적인 탈락을 통해 새로 만들어지며 교환시간은 26~42일 정도 걸린다.

❶ 각질층(stratum corneum)

가장 위층으로 죽은 각질형성 세포(keratinocyte)로 치밀하게 채워져 있다. 기계적 또는 화학적 외상, 손 씻기, 운동, 비비기 등에 의해 떨어져 나가고 아래로부터 다시 채워지는데 재생기간은 대략 4주이다. 피부의 pH와 온도를 유지하고, 미생물과 화학물질로부터 피부를 보호하는 기능을 한다.

❷ 투명층(stratum lucidum)

손바닥, 발, 발바닥 등 두꺼운 피부에만 존재하며, 피부의 방수 기능을 제공한다.

❸ 과립층(stratum granulosum)

각질초자체(keratohyalin)라고 알려진 과립(granules)이 존재한다. 세포핵이 붕괴되고 세포가 죽어가는 세포사멸(apoptosis) 과정이 일어나며, 어떠한 대사 기능도 하지 않는다. 다만 층판과립(lamellar granules)에서 생산된 지질(lipid)이 세포막 코팅(membrane-coating) 기능을 한다.

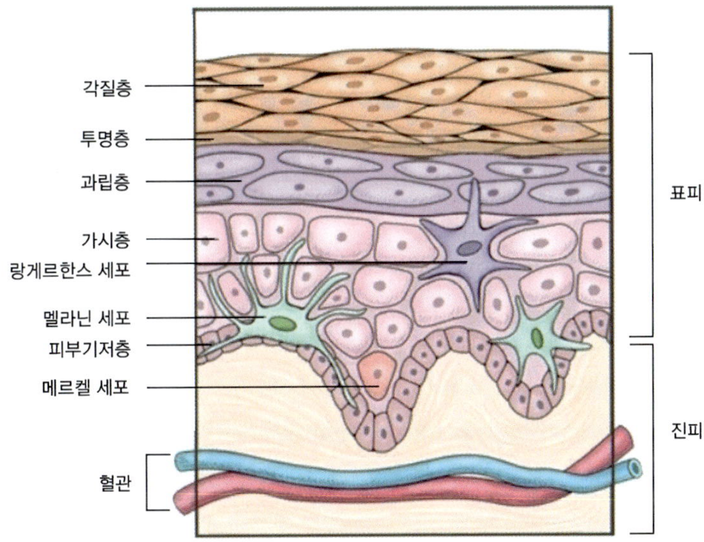

그림 1-1 표피의 구조

❹ 유극층(stratum spinosum)

과립층 바로 아래층으로 세포가 다면체 모양으로 세포 돌기가 사방으로 뻗어 있다. 이들 세포 사이를 연결하는 데스모솜(desmosomes)이 있어 피부의 인장강도(tensile strength)와 유연성에 영향을 준다. 또한 면역기능을 담당하는 랑게르한스 세포가 존재하며 미생물 침입을 인지하고 파괴한다.

❺ 배아층(stratum germinativum)

기저층(basal layer)이라고도 불리며 표피를 진피에 연결해준다. 각질형성 세포(keratinocyte)로 구성된 단일층으로 진피로부터 영양을 받아 세포의 이주와 분열이 일어나는 유일한 층이다.

세포가 기저층을 이탈하기 시작해서 위쪽으로 이동하는 데 대략 28일이 걸린다. 건강한 피부에서는 죽은 각질 형성 세포의 탈락과 새로운 각질 형성 세포의 생성이 균형적으로 이루어진다. 또한 배아층에는 멜라닌을 생성하는 멜라닌 세포가 존재하며 피부색을 조절하며 자외선을 차단하여 피부를 보호해준다. 메르켈 세포 또한 이 층에 존재하며 감각을 인지하는 역할을 하며 촉각이 예민한 입술과 손가락 끝 부분에 분포한다.

2. 기저막(basement membrane)

표피와 진피 사이에 존재하는 얇은 막으로 파이브로넥틴(fibronectin), 교원질(collagen), 프로테오글리칸(proteoglycan) 등의 물질들을 함유하고 있다.

3. 진피

진피는 표피 아래, 피하지방층 위에 있으며 표피를 물리적으로 지지하며 영양을 공급해주는 결체조직층이다. 섬유아세포(fibroblast), 결체조직(collagen, elastin, reticular fibers)로 구성되어 있으며 혈관, 림프관, 신경말단, 모낭(hair follicles), 분비선(glands)을 포함하고 있다. 진피는 유두진피(papillary dermis)와 망상진피(reticular dermis)로 구분된다.

❶ 유두진피(papillary dermis)

표피 아래 기저막(basement membrane)의 바로 아래에 있으며, 신경과 모세혈관이 존재한다. 이 모세혈관이 표피에 산소와 영양분을 공급한다.

❷ 망상진피(reticular dermis)

진피의 기저를 이루고 있는 층으로 강력한 결체조직인 교원질(collagen)과 탄력섬유(elastic fibers)로 구성되어 있다. 또한 혈관과 림프절 등을 포함하고 있다.

● 교원질(collagen)

진피의 건조 중량의 70%를 차지하는 단백질로 피부의 장력(tensile strength)을 제공하며 피부가 늘어났을 때 찢어지는 것을 방지한다.

● 탄력섬유(elastic fibers)

섬유아세포(fibroblasts)에 의해 생성되며 교원질(collagen)보다 세밀하며 교원질 덩어리 사이에 엉켜 있다. 피부가 스트레칭 이후 정상 위치로 돌아가는 탄성 기능을 제공한다.

피부 부속물

■ **분비선(glands)**

피부에는 300~400만 개의 한선(sweat gland)이 있으며 이들은 피부의 모공이나 모낭을 통해 땀이 배출되도록 한다. 한선의 종류는 에크린한선(eccrine glands)과 아포크린한선(apocrine glands) 두 가지가 있다.
에크린한선은 피부의 많은 부위에 분포하며 특히 이마, 손바닥, 발바닥에 많이 분포되어 있다. 하루에 600ml가량의 땀을 생산하며, 땀의 증발을 통해 체온을 조절하는 기능을 한다.
아포크린한선은 성호르몬에 의해 활성화되며 액와, 서혜부, 가슴과 얼굴의 수염 부위에 주로 분포하며 이곳에서 분비된 땀은 피부의 미생물과 만나서 특유의 체취를 만들어 낸다.

■ **피지선(sebaceous glands)**

주머니 모양(sac-like)의 배출 공간과 배출관으로 대부분 모낭과 연결되어 있다. 보통 얼굴과 목 등 두피에 분포하며 중성지방, 콜레스테롤, 단백질 및 유기염류 등으로 구성된 피지를 분비한다. 피지는 모발과 피부를 건조하지 않게 보호하며, 항진균과 항균작용을 한다.

■ **혈관(blood vessels)**

피부의 동맥은 크게 두 개의 혈관 네트워크로 구성되어 있으며, 진피와 피하지방층은 심부혈관총(deep plexus)이 관장하며, 진피 위층은 표재성혈관총(superficial plexus)이 진피 경계부와 표피에 혈액을 공급한다.

■ **모발(hair)**

모근(root of the hair)은 진피와 피하지방에 자리잡고 있으며 모낭은 진피에 위치한다. 모근세포는 표피의 기저층(stratum basale)에서 세포분열이 일어나며 주기적으로 성장, 퇴폐, 휴식의 과정을 통해 모발이 자라게 된다. 모낭과 연결된 입모근(arrector pili muscle)은 추위나 공포를 느낄 때 소름을 돋게 한다.

■ **손톱, 발톱(nails)**

단단한 케라틴 시트로 구성되어 말단부위를 보호하고 복잡한 동작을 수행하는 데 도움을 준다. 손톱 아래 피부는 모세혈관이 풍부하여 분홍색을 띤다.

4. 피하조직

지방층에 의해 진피와 구별되고 땀샘, 모낭, 혈관, 신경 말단, 림프관 등이 자리 잡고 있다. 피하층은 지방세포로 채워진 해면 결체조직으로 구성되어 있어 열을 생산하고 단열시키는 기능을 하여 체온유지에 중요하다. 또한 지방조직은 압력으로부터의 보호기능과 전단력(shear

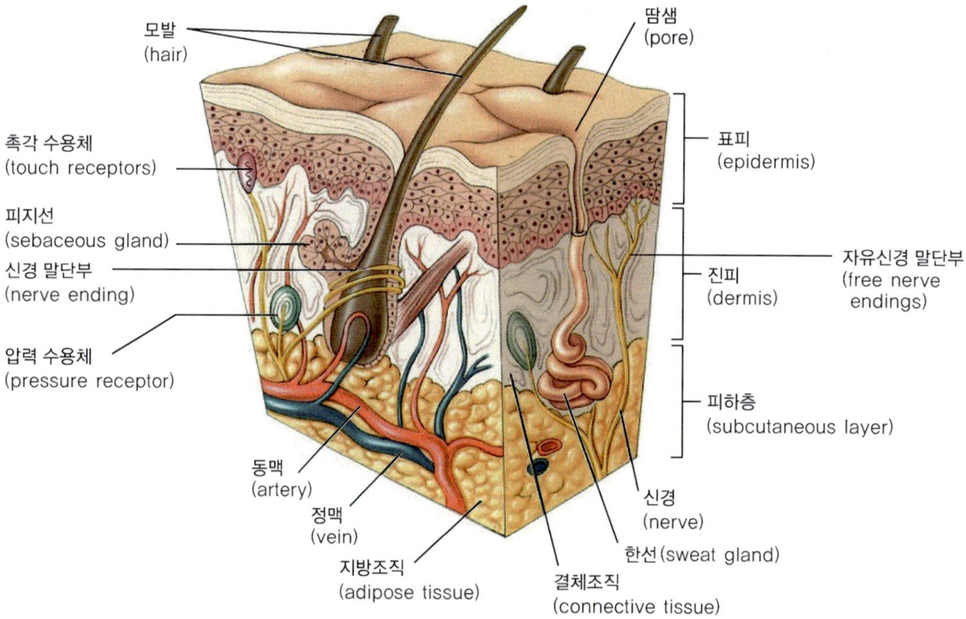

그림 1-2 **피부의 구조**

force) 으로부터의 쿠션 역할을 하므로 피하조직(hypodermis)에 결함을 가진 환자는 압력이나 마찰에 취약해져서 손상이 생길 수 있다.

II. 피부의 기능

1. 보호

피부는 물리적으로 내부 장기들의 보호 장벽이 되고 외상, 해로운 화학물질, 미생물의 침입 등에 대한 보호(protection) 역할을 한다. 피부에서 분비되는 각종 분비물(secretions)은 해로운 미생물이 집락화되는 것을 예방하고, 표피는 수분을 보유(holding)하는 역할을 하여 피부의 탄력성과 수분과 전해질 균형을 유지한다. 피부에 면역을 제공해주는 랑게르한스 세포는 박테리아와 다른 물질, 비만세포(mast cell) 등을 흡수하여 미생물과 항체의 침범을 막아준다. 멜라닌 세포는 자외선의 여과를 돕는 멜라닌을 생성하여 피부를 보호한다.

2. 체온조절

피부의 체온 감지 수용체와 전송은 시상하부의 중앙 통제에 전달되어 작용한다. 피부에 의한 체온조절(thermoregulation)은 혈관 이완과 수축, 땀(sweating)과 몸의 떨림(shivering)에 의해 이루어진다. 진피 내의 풍부한 신경, 혈관, 한선은 체온조절을 돕고 피하지방층은 절연작용을 한다. 피부가 추운 환경에 노출되면 혈관이 수축하여 혈류가 감소하고, 더운 환경에 노출되면 진피의 소동맥들이 팽창되고 혈류가 증가한다. 체온이 적절하게 저하되지 못하면 에크린한선(eccrine gland)은 땀의 생산을 증가시키고 증발을 통해 피부를 차게 하여 신체의 체온조절을 한다.

3. 감각지각

피부의 신경 말단에 의해 이루어지며, 자극이 주어지면 대뇌피질로 감각이 전달된다. 신경섬유를 통하여 피부는 온도, 접촉, 압력, 통증, 소양증과 같은 감각을 전달할 수 있다. 소양증은 피부와 점막에만 있는 독특한 감각이다.

4. 대사

피부는 자외선에 반응하여 vitamin-D를 합성하며 vitamin-D가 부족할 경우 골연화증이나 구루병이 생길수 있다.

5. 신체상(body image)

화장, 자기표현, 커뮤니케이션 역할을 한다.

III. 피부에 영향 주는 요인들

1. 나이

❶ 신생아

태어난 지 넉 달까지는 상처회복 후에 흉터(scar)가 남지 않는다. 피부 투과성이 어른보다 커서 국소도포로 투약한 경우 정맥으로 투여한 수준과 같다.

❷ 영아

피부와 손톱이 얇아서 표피가 쉽게 벗겨진다.

❸ 성인

진피 두께가 감소하고 표피 교환시간이 길어진다.

❹ 노인

- 세포의 생명이 단축되어 표피가 얇아진다.
- 콜라겐의 수축으로 표피에 주름이 생긴다.
- 피부층의 응집력이 감소하여 피부열상(skin tear), 표피박리(epidermal stripping)의 위험이 증가한다.
- 땀샘과 피지선의 활동 감소로 건조한 피부를 유발한다.
- 멜라닌 색소의 생산 감소로 흰머리와 노인성 반점이 생긴다.
- 감각 수용체 감소로 손상과 화상의 위험이 증가한다.
- 피하조직 손실로 전단(shear)과 압력손상(pressure injury)의 위험이 증가한다.
- 피부 면역능력 감소로 피부암과 감염의 위험이 증가한다.
- 피부로의 혈액공급이 감소하여 상처치유가 지연된다.
- 모세혈관이 약해져서 멍이 잘 생긴다.

2. 태양

자외선에 과다 노출되면 피부노화가 빨리 진행된다. 피부가 건조해지고(dry), 질겨지며(leathery skin), 콜라겐과 엘라스틴의 퇴화로 말미암아 주름(wrinkling)이 늘어나고, 불규칙한 색소 침착이 생긴다. 또한 피부암(basal cell carcinoma, squamous cell carcinoma, malignant melanoma 등)을 유발시킨다.

3. 수화작용

적절한 수분공급은 피지선에서의 피지(sebum) 분비를 돕고 각질층을 건강하게 유지한다. 로션이나 크림(emollients)의 적용은 피지상실과 수분의 증발을 막아주는 장벽으로 작용한다.

4. 비누

알칼리성 비누는 각질층의 세포 수와 두께를 감소시켜 피부의 수분 함유 능력을 떨어뜨리고 세균 침범을 용이하게 한다. 피부의 정상 pH는 5.5로 약산성이므로 알칼리성 비누보다는 중성 비누를 사용하는 것이 피부 건강에 좋다.

5. 영양

단백질, 탄수화물, 지방, 비타민, 미네랄의 적절한 섭취는 피부 통합성 유지에 도움이 되며, 피부에 상처가 있는 상태에서 특수한 영양의 섭취는 치유에 영향을 준다.

6. 투약

코르티코스테로이드(corticosteroid)는 표피의 재생과 콜라겐 합성을 방해하고 항균제, 구강 스테로이드제제, 호르몬 약은 피부 상재균(skin flora)을 변화시킨다.

CHAPTER 2

상처 치유

Wound Healing

학습목표

1. 상처 치유 기전인 재생과정과 결합조직으로 채워지는 복구 과정을 구별할 수 있다.
2. 부분층 손상과 전층 피부손상에서의 상처 치유 기전을 설명할 수 있다.
3. 상처 치유 과정 단계를 나열할 수 있다.
4. 상처 치유의 각 단계의 기능을 설명할 수 있다.
5. 상처 치유 형식(일차 유합, 이차 유합, 삼차 유합)을 구별할 수 있다.
6. 급 · 만성상처의 치유 과정 차이를 설명할 수 있다.
7. 상처 치유 과정에서 전신 건강상태가 미치는 영향을 설명할 수 있다.

상처 관리 시 간호사는 급성상처뿐만 아니라 욕창, 당뇨성족부궤양 등 만성상처 역시 관리할 수 있어야 한다. 간호 중재에 따라 상처가 빨리 치유될 수도 있고 악화될 수도 있기 때문에, 간호사는 상처 치유 과정과 상처 관리 지식을 충분히 가지고 있어야 한다.

수 세기 동안 상처 관리는 과학적 근거가 아닌 치료자의 경험을 바탕으로 이루어져 왔기 때문에, 많은 사람들은 이것을 불가사의하고 신비스러운 과정으로 여겨 왔다. 그러나 최근 많은 연구를 통해 상처 치유 과정과 그것을 촉진하는 요소에 대한 과학적 근거가 마련되었다. 이제 간호사는 상처 관리에서 과학적 근거를 기반으로 한 간호중재를 시행하고, 새로운 결과를 연구하여 발표해야 한다. 이 장에서는 일반적인 상처 치유 과정에 대해 알아보고, 상처 관리에 영향을 미치는 요소들에 대해서 논의해 보고자 한다.

I. 상처 치유 기전

손상된 세포를 복구하는 것은 모든 생물체에서 중요한 생존방식이다. 이러한 세포복구 기전에는 상처의 종류나 중증도와 상관없이 두 가지 방법이 있다. 첫째, 재생과정(regeneration, replacement)으로 손상되었거나 혹은 손실된 세포의 해부학적 기능과 외관을 모두 이전과 같은 것으로 대체하는 것이다. 둘째, 결합조직으로 채우는 복구 과정(connective tissue repair)으로 이는 재생 불가능한 상태에서 이전의 것과는 다른 새로운 결합조직으로 채우는 것이다. 그래서 기능이나 외관이 모두 이전과 같지 않고 흉터가 남는다.

사지를 완전히 재생시키는 능력이 있는 무척추동물이나 양서류와 달리 사람은 조직 재생 능력에 한계가 있다. 그래서 사람은 상처 복구 시 대부분 결합조직으로 채우는 과정을 거치게 된다.

상처복구 과정은 손상된 세포층의 재생 능력 유무에 따라 결정된다. 표피와 진피의 일부분만 손상을 받은 얕은 상처(부분층 피부손상, partial-thickness wound)는 재생이 가능하다. 왜냐하면 표피와 진피 윗부분에 존재하는 상피세포(epithelial cell, 몸 표면이나 내장기관의 내부 표면을 덮고 있는 세포)는 재생 능력이 있어 재생기전에 의해 상처가 치유되기 때문이다. 반면에, 진피층

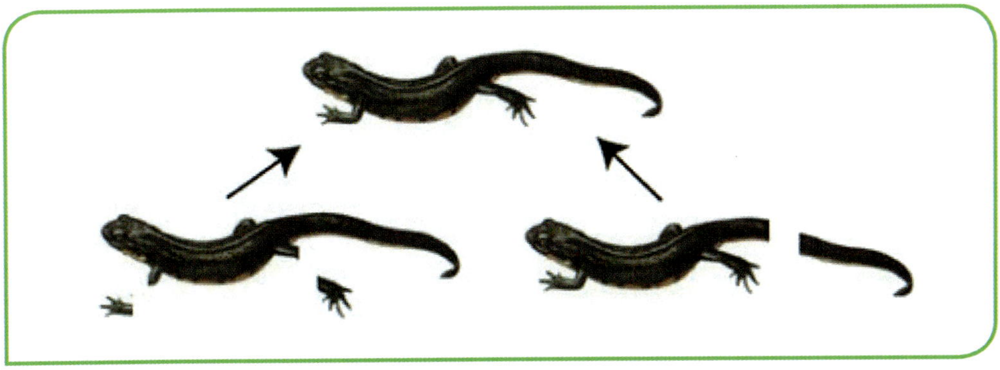

그림 2-1 양서류는 사지를 완전히 재생시키는 능력이 있다.

이하의 피부손상(전층 피부손상, full thickness wound)은 재생과정이 아닌 결합조직으로 채우는 과정을 거쳐 상처 치유가 되기 때문에 흉터가 남게 된다. 이것은 진피층 이하에 존재하는 땀샘(sweat gland), 피지선(sebaceous gland), 피하층(subcutaneous), 근육층(muscle) 등은 재생 능력이 없기 때문이다. 하지만 골격근은 신경 분포와 혈관이 남아 있거나, 재생 근육세포가 남아 있으면 재생기전이 작용할 수도 있다. 골절과 같은 외상성 뼈 손상은 재생기전에 의해 치유된다.

일반적인 경우 사람의 상처 치유 과정은 결합조직을 채워 흉터를 형성하는 것이다. 예외가 있다면, 태아는 모든 상처가 재생 가능하기 때문에 흉터가 남지 않는다. 그래서 현재 태아의 재생기전에 대한 자세한 연구가 진행되고 있다.

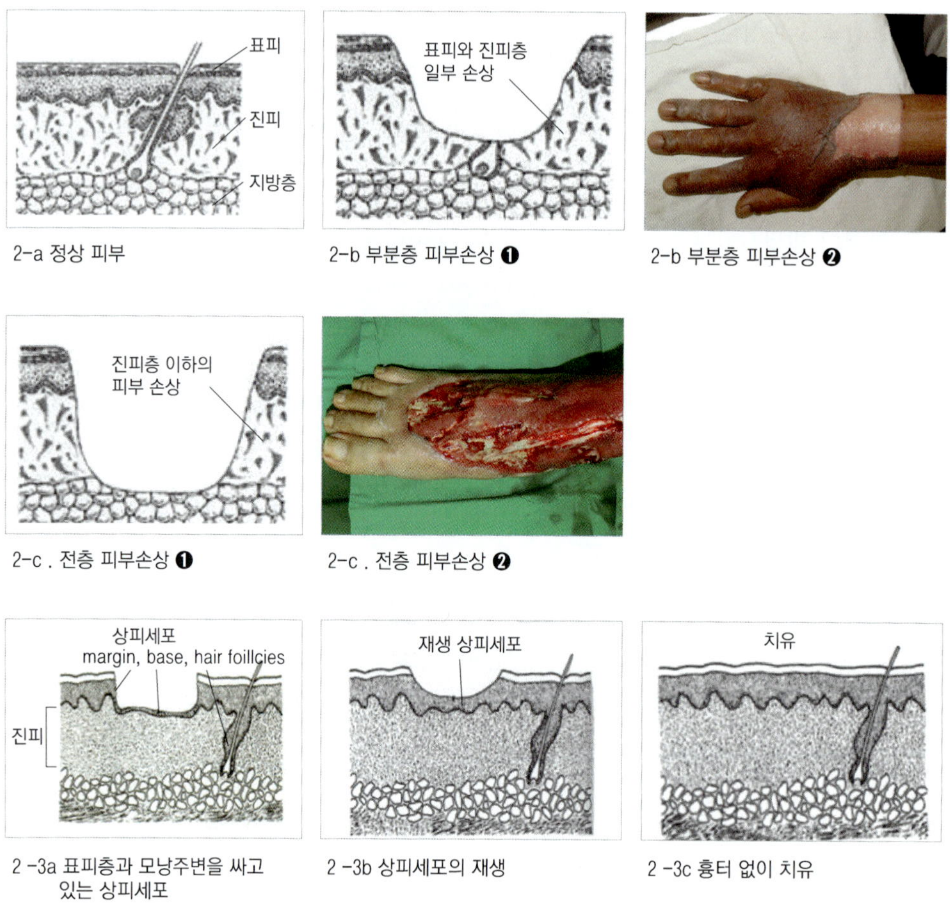

2-a 정상 피부
2-b 부분층 피부손상 ❶
2-b 부분층 피부손상 ❷
2-c . 전층 피부손상 ❶
2-c . 전층 피부손상 ❷
2 -3a 표피층과 모낭주변을 싸고 있는 상피세포
2 -3b 상피세포의 재생
2 -3c 흉터 없이 치유

그림 2-2 상처의 크기 측정(면적)

II. 상처 치유 과정

부분층 피부손상(표피와 진피의 일부분만 손상)에 국한된 상처는 손상된 상피세포의 재생으로 흉터가 없이 치유되는 반면 전층 피부손상은 결합조직으로 상처를 복구하기 위해 염증기, 증식기, 성숙기 3가지 치유단계를 거치게 된다. 이 단계는 각각 독립적으로 나타나는 것이 아니라 복합적으로 발생한다. 급성상처는 이 세 단계가 정상적으로 진행되지만 만성상처는 이 과정이 실패하거나 지연되어 상처 치유가 지연되거나, 치유가 실패한 것을 의미한다. 이 장에서는 전층 피부손상 중 급성상처의 치유과정에 대해 알아보고자 한다.

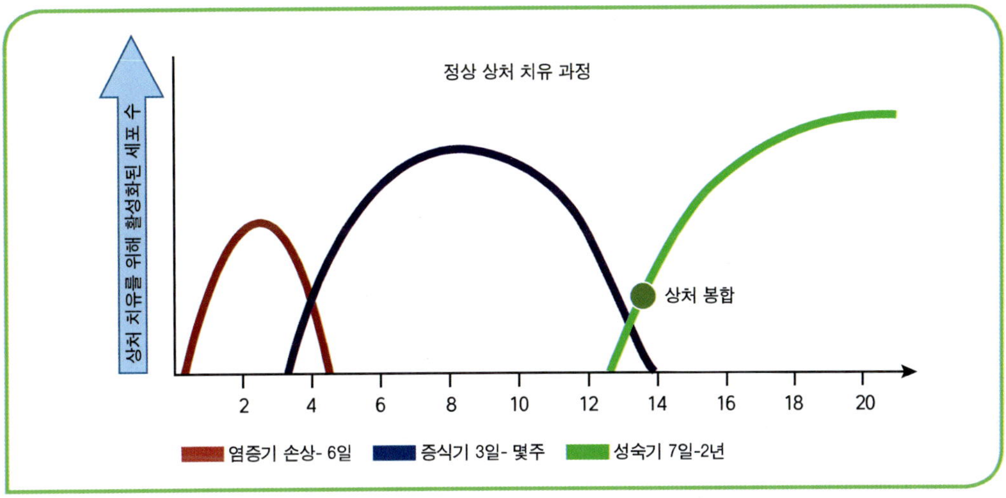

그림 2-3 치유 과정의 단계는 복합적으로 발생한다.

1. 염증기

급성 손상 시 최초 반응으로 염증기(inflammatory phase)가 나타난다. 염증기는 출혈을 최소화시키고, 박테리아의 침입을 막는 지혈(hemostasis) 작용과 손상된 부위를 회복시키는 데 필요한 세포들에 신호를 보내어, 깨끗한 상처 기저부를 만드는 염증반응(inflammation) 두 가지로 이루어진다.

1) 지혈

지혈은 손상된 작은 혈관에서 혈액이 손실되는 것을 방지한다. 지혈은 3가지 과정을 통해 이루어진다. 첫번째로 조직이 손상을 받으면 즉시 손상된 혈관이 수축된 후 혈소판이 활성화된다.

그 다음 혈소판이 내피세포에 붙으면서 혈소판 플러그를 형성한다. 마지막으로 피브리노겐(fibrinogen)을 피브린(fibrin)으로 변화시켜 혈액을 응고시킨다. 혈액응고(clot)는 손상된 혈관을 일시적으로 막아 혈액 손실을 조절하고 일시적으로 박테리아로부터 방어막이 되어 주며 잠깐 동안 기질(matrix: 조직의 세포 내 물질 또는 구조물이 발생되는 조직)의 역할을 대신 한다.

또한 이때 활성화된 혈소판은 사이토카인(cytokine: 신체방어 체계를 자극하거나 억제하는 신호물질), 성장인자(growth factor: 세포성장, 분화, 대사를 조절하는 물질), 화학주성물질(chemoattractant: 상처복구에 필요한 세포를 끌어 당기는 물질)을 포함한 다량의 화학적 매개체를 활성화 시킨다.

2) 염증반응

지혈 과정을 통해 응고인자가 활성화되면 히스타민과 프로스타글란딘 분비가 촉진되면서 모세혈관이 확장되고 혈관벽 투과력이 증가되면서 염증반응(inflammation)이 시작된다.

이 때 염증의 주요 증상(발적, 부종, 통증, 발열)이 나타난다.

모세혈관이 확장되어 혈류가 증가(발적, 발열이 생김)하고 상처 치유를 위한 단백질(호중성 과립구, 대식세포)이 상처 부위 혈관으로 다량 이동하게 된다. 혈관벽 투과력의 증가로 혈관 내 수분과 단백질이 조직으로 혈관외유출(extravasation)을 일으킨다. 정상적인 상태에서 단백질은 혈관을 통과할 수 없지만 투과도가 증가한 혈관벽에서 조직으로 단백질이 빠져나올 수 있다. 특히 단백질은 수분과 함께 손상 부위로 빠져나오면서 부종을 발생시키고 상처 기저부에 삼출물이 생기게 된다.

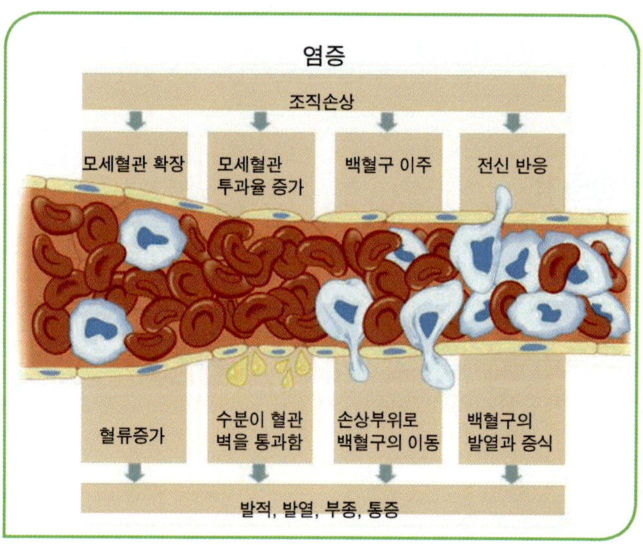

그림 2-4 염증

통증은 국소적인 부종으로 인한 압력과 염증과정 중에 생긴 브라디키닌(bradykinin)과 같이 분비된 염증전달물질이 작용하여 발생한다.

염증기 동안 주로 활동하는 세포는 비만세포, 호중구, 대식세포와 림프구이다.

❶ 비만세포

비만세포(mast cell)는 헤파린, 세로토닌, 브라디키닌, 히스타민을 분비하는 세포이다. 손상이나 감염 시 항체가 활성화되면 비만 세포에서 헤파린, 세로토닌, 브라디키닌, 히스타민 등이 방출하여 혈관을 확장시키고 투과성을 높일 수 있게 한다. 이러한 현상은 상처 치유 초기에 백혈구가 혈관을 통과하여 조직으로 유출되는 것을 돕는다.

❷ 호중구

다양한 백혈구, 특히 호중구(neutrophil)는 염증의 시작과 유지에 중요한 역할을 한다. 호중구는 혈액에 있다가 손상이 발생하면 손상된 조직으로 이동을 하게 되는데 백혈구가 혈관을 타고 혈액에서 손상된 조직으로 이동하는 것을 혈관외유출(diapedesis)이라고 한다.

이렇게 손상된 부위에 제일 먼저 몰려든 호중구는 박테리아의 침입에 대항하는 최초의 방어막을 제공한다. 호중구는 작은 입자들을 세포 내로 들여보내 소화시키는 포식작용(phagocytosis)을 하기도 하며 효소를 분비하여 이물질을 제거하고 박테리아를 죽이기도 한다. 또한 사이토카인(cytokine)과 화학적 매개체(inflammatory chemical mediator; 혈관, 염증 세포에 작용하여 염증 반응에 촉진하는 것)를 분비하여 손상된 부위로 호중구와 염증세포를 더 끌어 들인다(chemotaxis: 주화성, 치유에 도움이 되는 세포가 모여들도록 화학물질을 분비하는 것).

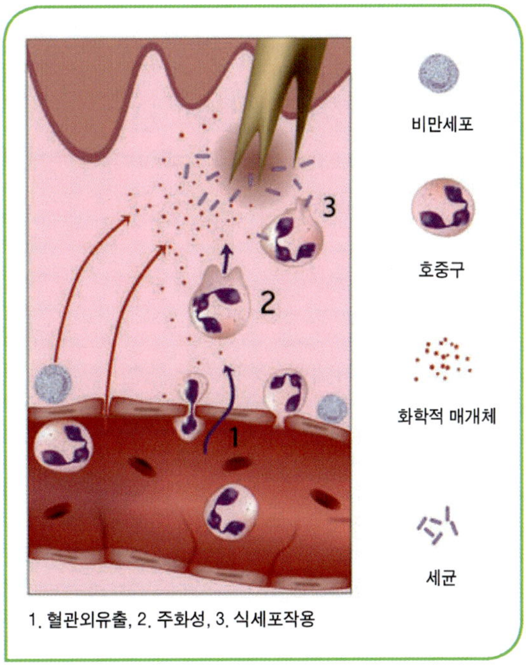

그림 2-5 염증

이는 초기 2~3일 동안에 최대로 작용하며, 3일 정도 후에 스스로 파괴되어 사라지기 시작한다.

❸ 대식세포

대식세포(macrophage)는 탐식세포라고도 하며 면역담당세포의 하나이다. 동물 체내의 모든 조직에 분포하며, 이물질 · 세균 · 바이러스 · 체내 노폐세포 등을 포식하고 소화하는 대형 식세포를 총칭한다. 호중구가 20여 개 정도의 박테리아를 포식할 수 있다면 대식세포는 100개 이상을 포식할 수 있다.

대식세포는 상처 치유 기전에 직접적으로 관여하는데, 대식세포는 저산소환경에서 항균 효과를 더 강화시키는 질소(nitricoxide)를 합성하며, 상처로 섬유아세포, 상피세포, 혈관 내피세포(vascular endothelial cell) 등을 끌어들이는 수많은 성장인자를 분비한다. 박테리아에 오염되지 않은 상처는 호중구 없이도 치유될 수 있으나 대식세포가 없는 경우 상처 치유는 매우 지연된다.

❹ 림프구

T 림프구(T lymphocyte)는 손상 후 약 72시간 동안 염증 단계에서 상처로 이동한다. T 림프구는 인터루킨 1(interleukin 1)의 세포질 방출에 의해 상처로 끌어당겨진다. 림프구는 상피성장인자(epidermal growth factor, EGF) 및 섬유아세포성장인자(fibroblast growth factor)를 분비하여 증식기를 준비하며 세포 면역 및 항체 생산 기능을 하여 염증기에 상처를 깨끗이 하는 역할을 한다.

상처 치유의 염증 단계의 결과는 출혈이 조절되고 상처 기저부를 깨끗하게 만드는 것이다. 깨끗한 급성상처에서 염증기는 3일 정도 지속된다. 그러나 상처에 괴사나 감염이 있다면 염증기가 오래 지속되어 상처 치유가 지연된다. 상처가 깨끗해져서 염증이 없어지면 염증 인자가 줄어들고 호중구와 대식세포 수도 감소하게 된다. 이러한 변화로 염증 단계가 끝나고 증식 단계로 진행된다.

염증은 감염을 조절하고, 지저분한 조직을 깨끗이 하고 증식 단계를 유도하는 시기로 상처 치유에 기본이 된다. 그러나 염증기가 너무 오래 지속된다면 염증은 오히려 조직손상을 일으킬 수도 있다. 그러므로 치료적 목적으로 염증기가 오래 지속되지 않도록 해야 한다. 염증은 상처 기저부에 지저분한 조직이 있는 한 지속된다. 면역력이 떨어져서 상처를 깨끗이 할 능력이 없는 환자이거나 상처에 과도한 죽은 조직 파편, 생물막(biofilm)이 있는 경우 염증기를 연장시키며 증식기로 진행되는 것을 방해하는 요소가 되어 결국 만성상처로 이행된다.

표 2-1 염증기에 작용하는 세포와 기능

세포	기능
혈소판(platelet)	출혈 시 혈소판 플러그를 형성한다. 염증반응을 촉진하는 화학물질과 성장인자를 분비한다.
비만세포(mast cell)	히스타민을 분비한다. 염증반응을 촉진하는 화학물질을 분비한다.
호중구(neutrophil)	손상된 부위의 첫 번째 방어 세포이다. 염증반응을 촉진하는 화학물질을 분비한다. 세포 찌꺼기를 제거한다. 박테리아를 죽이고 상처를 깨끗이 하는 것을 돕는다.
대식세포(macrophage)	박테리아를 죽이고 상처를 깨끗이 하는 것을 돕는다. 직접적으로 상처복구에 관여한다.
림프구(lymphocyte)	세포 면역 및 항체 생산 상피성장인자, 섬유아세포성장인자 분비

표 2-2 염증 반응의 작용과 증상

염증 반응의 주된 작용	작용 혹은 증상
❶ 혈관 확장	조직이 붉어지며, 붓는다. 열감이 있고 통증이 있다.
❷ 혈관 투과성의 증가	부종이 발생한다.
❸ 백혈구 활성화	백혈구, 박테리아, 세포 찌꺼기가 모여 고름을 형성한다.
❹ 조직액의 노출	삼출물이 생긴다.
❺ 포식 작용 활성화	박테리아, 죽은 세포 기타 찌꺼기를 제거하여 상처를 깨끗이 한다.

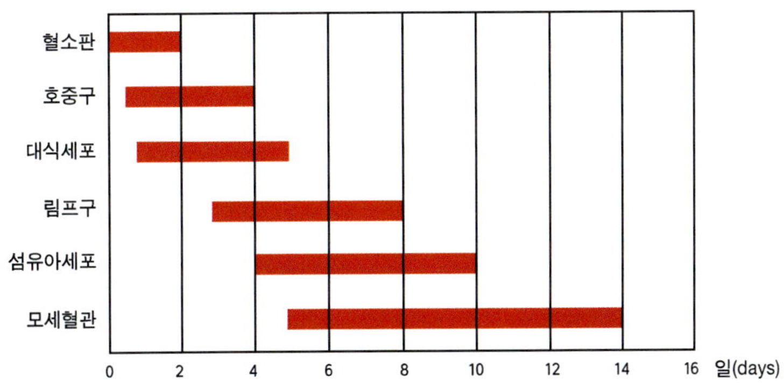

그림 2-6 상처 치유를 위한 세포 활동 시기

2. 증식기

상처 치유의 두 번째 단계는 증식기(proliferative phase)이며, 손상된 부위를 채워주는 세포 외 기질을 생산하고 상처 기저부를 재포장하는 과정이다. 신생혈관 형성(angiogenesis), 육아조직 형성(granulation tissue formation), 수축 과정(contraction), 상피화 과정(epithelialization)은 증식기의 주요 과정이다

1) 신생혈관 형성

신생혈관은 기존 혈관으로부터 새로운 혈관이 형성되는 단계이며 새로운 혈관은 육아 조직 형성을 위해 산소와 영양분을 공급한다.

혈관손상으로 조직이 허혈 상태에 빠지거나 염증기 동안 활성화 된 대식세포가 분비한 화학적 매개체에 의해서 모세혈관이 만들어지기 시작한다. 상처주변부 내피세포는 혈관벽으로부터 분리되고 일시적으로 상처의 세포외 기질(extracellular matrix, ECM)을 손상시키는 효소를 생산하여 모세혈관 틀 형성을 돕는다. 이렇게 틀이 만들어지면 또 다른 모세혈관과 만날 때까지 지속적으로 길어지고, 다른 모세혈관을 만나면 모세혈관망이 형성되며 비로소 혈액순환이 가능해진다. 모세혈관 형성은 소동맥 형성으로 이어지는데, 소동맥이 형성되면 새로운 혈관 망을 구축하여 상처 기저부에 관류를 회복시킨다.

신생혈관 형성은 저산소 상태와, 수많은 성장인자, 사이토카인의 복잡한 상호작용에 의해 조절된다. 특히 섬유아세포성장인자, 혈관내피세포성장인자와 MMP의 작용이 중요하다.

❶ 섬유아세포성장인자

섬유아세포성장인자(fibroblast growth factor, FGF)는 다양한 세포기능을 자극한다. 저산소상태가 되면 섬유아세포성장인자의 분열 활성 과정이 시작되며 이는 내피세포(endothelial cell), 섬유아세포(fibroblast) 등의 성장을 촉진하여 혈관을 만든다.

섬유아세포성장인자의 22개 타입 중 FGF-1과 FGF-2가 특히 중요한 역할을 한다. FGF-1은 동맥 혈관을 구축하는 데 필요한 모든 세포 유형의 증식 및 분화를 자극한다. FGF-1는 모세혈관 형성에 관여하는 혈관내피성장인자(vascular endothelial growth factor, VEGF)와 같은 다른 혈관 성장인자의 기능과는 구별되는 부분이다.

FGF-2 또한 내피 세포 증식을 촉진하고 혈관 신생을 촉진한다. FGF-2는 VEGF(혈관

내피성장인자) 또는 PDGF(혈소판유도 성장인자)보다 더 강력한 혈관 신생 인자이나 FGF-1보다 덜 효과적이다. 뿐만 아니라 FGF-1와 FGF-2은 혈관 형성뿐만 아니라 섬유아세포와 내피세포의 증식을 자극하여 육아 조직을 생성시키기에 상처 치유에 없어서는 안 되는 중요한 역할을 한다.

❷ 혈관내피세포성장인자

혈관내피세포성장인자(VEGF)는 혈관 신생의 강력한 자극제로서 모세혈관의 수를 증가시킨다. 실험실 연구에서 VEGF가 신생혈관의 강력한 자극제임을 입증하였는데 성장인자의 존재 시 내피세포가 증식하여 이동하기 시작하여 모세혈관과 유사한 관 구조를 형성함이 확인되었다.

❸ 앤지오포이에틴

앤지오포이에틴(angiopoietin)은 성숙한 혈관 형성을 위해 작용한다.

❹ MMP

세포벽 분해효소인 MMP(matrix metalloproteinase, 매트릭스 메탈로프로테아제)는 혈관 벽을 단단하게 유지하는 단백질을 분해하는 데 영향을 미치는 효소이다. MMP를 억제하면 새로운 모세혈관이 형성되지 않는 것을 확인할 수 있다.

2) 육아조직 형성

육아조직 형성기는 손상된 부분을 채우기 위해 혈관화된 결합조직이 채워지는 과정이다. 보통 손상 후 3일 이내 시작되어 몇 주 동안 지속된다. 새로운 육아조직은 피브린(fibrin), 파이브로넥틴(fibronectin), 콜라겐(collagen), 프로테오글라이칸(proteoglyan), 글라이코스아미노글라이칸(glycosaminoglycan, GAG) 등 세포 간 물질(matrix)로 구성된다.

섬유아세포는 육아조직 형성에서 가장 중요한 세포이다. 섬유아세포는 혈소판, 대식세포 등에 의해 염증기에 생성된 산물과 성장인자 등에 활성화되어 염증기 후반부터 상처에 나타나기 시작한다. 특히 대식세포가 저산소 상태의 조직과 만나면 성장인자의 방출을 자극하여 섬유아세포의 복제를 더욱 활성화시킨다. 섬유아세포의 주기능은 콜라겐 생성이며, 조직 손상 3일에서 5일 후 부터 시작된다.

또한 세포벽 분해효소인 매트릭스 메탈로프로테아제(matrix metalloprotease, MMP)는 세포의 분열, 사멸, 이동, 생식세포 생성과정에 주로 이용되는 물질이다. 이것은 증식기 동안 새로운 모세혈관의 성장을 촉진해 콜라겐 합성 시 산소와 영양분을 공급하여 육아 조직 형성에 중요한 요소로 작용한다. MMP의 생산은 성장인자, 사이토카인에 반응하는 호중구, 대식세포, 섬유아세포, 내피세포에서 담당한다.

절개 부위를 봉합하는 경우(일차유합, primary intention) 상처 치유에서는 콜라겐 합성이 보통은 5일 후 최대로 일어나며 몇 주 혹은 몇 달 동안 지속된다. 봉합된 절개 부위의 손실된 부분만 채우기 때문에 적은 양의 콜라겐으로도 충분하며 콜라겐 합성은 표피 이동과 동시에 일어난다. 육아조직이 상처에서 눈에 보이지 않더라도 5일 정도 지나면 봉합 부위에서 콜라겐이 만져진다. 콜라겐이 만들어지지 않는다면 상처 치유는 실패하게 되고, 다시 상처가 벌어지게 된다.

봉합하지 않고 상처 치유를 시키는 경우(이차유합, sencondary intention) 증식기는 매우 긴데, 이는 손상 부위를 모두 채울 수 있는 충분한 양의 결합조직이 필요하기 때문이다. 이때 육아조직은 눈에 잘 보이며 콜라겐섬유와 수많은 모세혈관으로 말미암아 건강한 육아조직은 상처 기저부에서 빨갛게 보인다. 이 과정에서 콜라겐 생성을 위해 산소와 영양소를 많이 필요로 한다. 일단 상처 복구 과정이 성공하면 산소와 영양분의 필요량이 감소하고 혈관은 퇴행하기 시작한다.

3) 수축 과정

수축 과정(contraction)은 상처 주변의 피부와 조직이 서로 잡아당겨 결손 부위의 크기를 감소시키는 역할을 한다. 수축은 상처 치유 과정 중에 필요한 육아조직의 양을 감소시키기 때문에 치유 속도를 빠르게 한다. 그러나 관절의 굴곡 구축을 유발하며, 흉터를 더 크게 남기게 된다. 수축 과정은 상처 기저부에 있는 섬유아세포가 근섬유아세포(myofibroblast)를 이동시키면서 시작된다. 섬유아세포와 유사한 구조로 되어 있는 근섬유아세포는 상처 수축에 관여하는 세포이다.

이 과정은 수축과 이완에 도움을 주는 액틴(actin)이 풍부한 것이 특징이며, 상처 가장자리에서 주로 발견된다. 상처의 모양, 깊이, 크기는 수축에 많은 영향을 준다. 일직선의 상처는 직사각형이나 삼각형의 상처보다 더 빨리 수축하며, 동그란 모양의 상처는 수축 속도가 제일 느리다. 상처 수축은 부분층 피부손상보다 육아조직 형성이 많이 필요한 전층 피부손상 시 더 많이 일어난다.

근섬유아세포는 3일째 상처에 나타나며 10~21일 사이에 그 숫자가 최대에 이르며, 수축이 끝난 후 사라진다.

4) 상피화 과정

상피화 과정(epithelialization)은 상처 가장자리에서부터 상피세포가 이동하면서 손상된 부분을 덮는 과정이다. 이 과정은 체온조절, 수분균형, 박테리아 감염 방지 등의 기능을 유지하기 위해 필수적이다. 이 과정은 손상 후 48~72시간이 지나면 시작된다. 상피세포는 산소가 풍부하고 건강한 육아조직을 향해 이동해 오며, 죽은 조직이 존재하거나 산소 상태가 충분치 않다면 이동할 수 없게 된다. 따라서 상피화의 속도는 상처가 깨끗할 때, 기저세포막이 정상일 때 그리고 습기가 유지될 때 빨라진다. 상처가 말라 있거나 산소 상태가 충분하지 않고 죽은 조직이 남아 있다면 상피화가 진행될 수 없으며 이 외에 상처 가장자리가 말려 있거나, 폐쇄되어 있다면 상피세포가 증식할 수 없어 상피화 과정이 진행되지 않는다. 상피증식을 촉진하기 위해서 표피성장인자(epidermal growth factor, EGF), 섬유아세포성장인자(fibroblast growth factor, FGF), 각질세포성장인자(keratinocyte growth factor, KGF) 등 여러 성장인자가 작용한다.

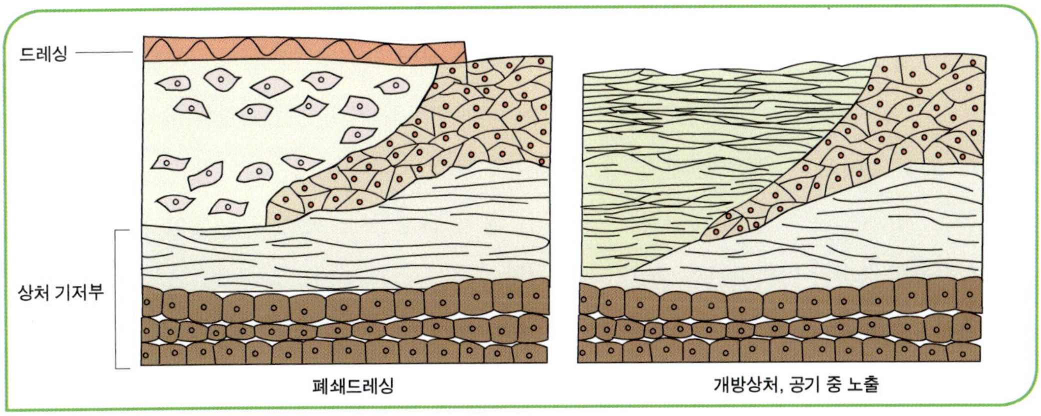

그림 2-7 습윤 환경과 건조한 환경에서의 상피화 과정 – 습윤 환경에서 상피화가 빨라진다.

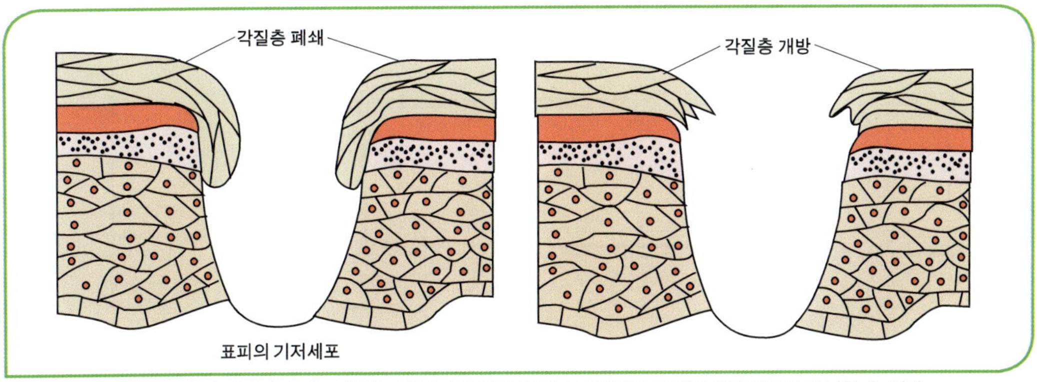

그림 2-8 상처 가장자리의 폐쇄와 개방 – 상처 가장자리가 말려 있거나 폐쇄되어 있다면 상피세포가 증식할 수 없다.

표 2-3 증식기의 세포 작용

증식 단계	새로운 혈관을 형성하는 내피세포
신생혈관	섬유아세포성장인자, 혈관내피세포성장인자, MMP
육아조직 형성	섬유아세포(fibroblast)
상처 수축	근섬유아세포(myofibroblast)
상처 표면을 재상피화	각질세포(keratinocyte)

3. 성숙기

상처 치유는 재상피화되었다고 해서 끝난 것이 아니다. 증식기 동안 만들어진 육아조직의 기질(matrix)은 주변 조직과 비슷해지기 위해서 강화되고 재조직화되는 성숙기(maturation)가 진행된다.

콜라겐 합성은 상처가 치유된 이후에 더 빠르게 진행된다. 콜라겐 축적은 기질을 더 양질의 것으로 바꾸고 섬유 다발을 형성하여 상처에 장력을 제공한다. 새로운 콜라겐이 형성될 때 기존의 콜라겐은 콜라게나제(collagenase)에 의해 분해되기 때문에 상처 내에 총 콜라겐 양은 변하지 않는다. 이 합성과 분해 과정의 균형은 흉터 외관에서 상처 색깔로 알 수 있다. 장밋빛, 분홍색 흉터는 아직 성숙기이다. 반면에 창백하거나 주변 피부 조직과 비슷한 색깔의 흉터는 성숙기가 완전히 끝난 것이다. 재형성은 손상 후 7일 이후부터 시작되며 상처가 치유된 2년 후까지 지속한다. 이것은 처음 6~12개월 사이에 제일 많이 발생한다. 완전히 재형성 되었을지라도 상처는 처음의 강도와 탄력성의 80%만이 복구된다.

상처 치유 과정 중 기질 합성 과정과 분해 과정 사이에 균형이 깨지면 상처에 또 다른 문제가 발생된다. 예를 들어 비후성 반흔과 켈로이드(keloid) 형성은 합성이 분해되는 것보다 과도하여 발생하는 것으로 알려져 있다. 반면에, 저산소증 혹은 영양상태 불량은 콜라겐 합성을 감소시켜 상처가 다시 벌어질 수 있다.

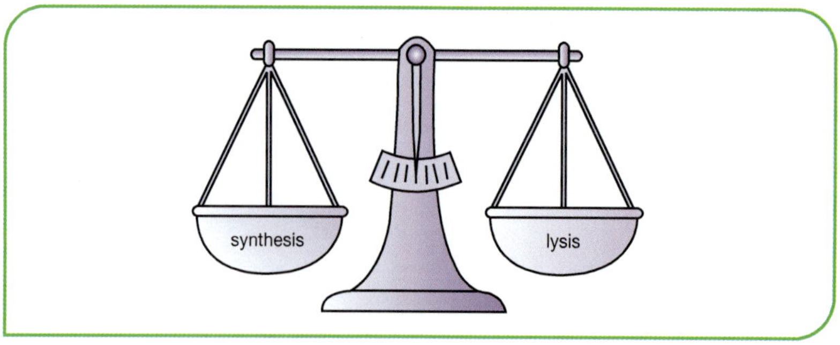

그림 2-9 콜라겐 합성과 분해 과정은 균형을 이루어야 한다.

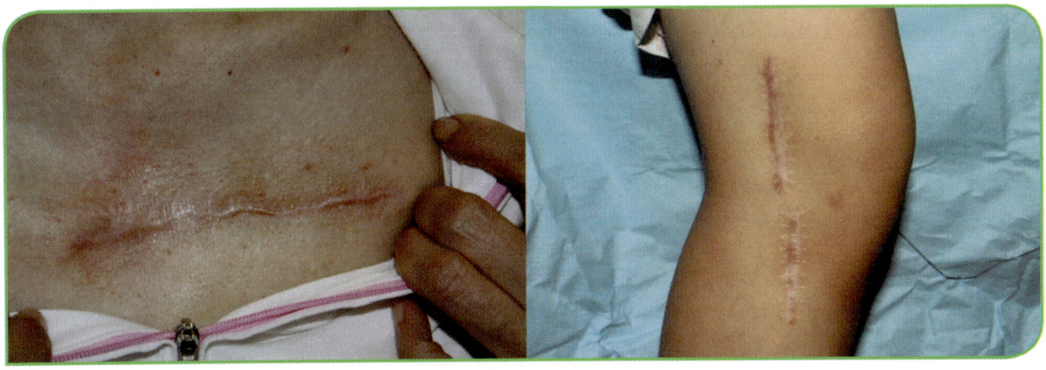

그림 2-10 비후성 반흔

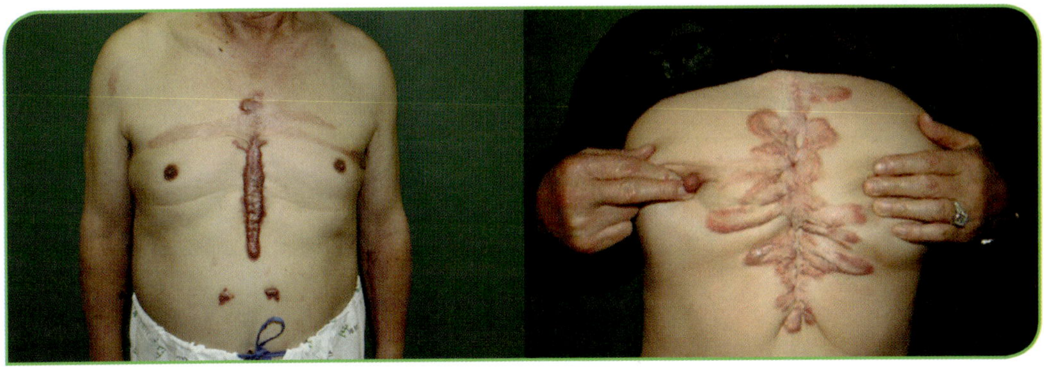

그림 2-11 켈로이드

표 2-4 비후성 반흔과 켈로이드의 차이

비후성 반흔	켈로이드
수술 후 바로 생긴다.	외상 후 몇 달이 지난 후에 발생한다.
보통 시간이 지날수록 좋아진다.	시간이 지나도 좋아지지 않는다.
상처 부위에 국한되어 있다.	주로 귀, 어깨, 흉골에 생긴다.
관절이나 피부 주름에 직각으로 교차됐을 때 주로 발생한다.	각질세포(keratinocyte)
적절한 치료로 좋아진다.	수술로 악화될 수 있다.
빈번히 발생한다.	드물게 발생한다.
피부색과 관련이 없다.	어두운 피부색에서 발생한다.

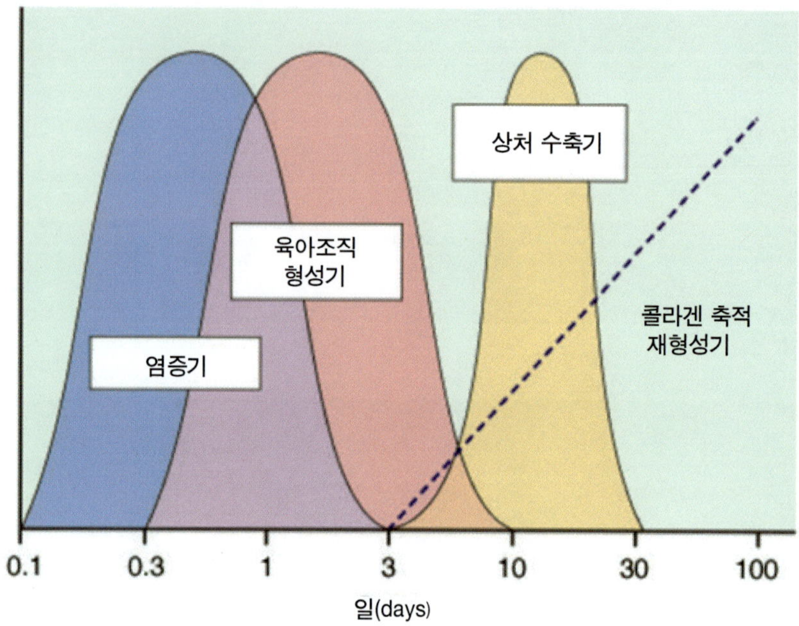

그림 2-12 상처 치유 진행 단계

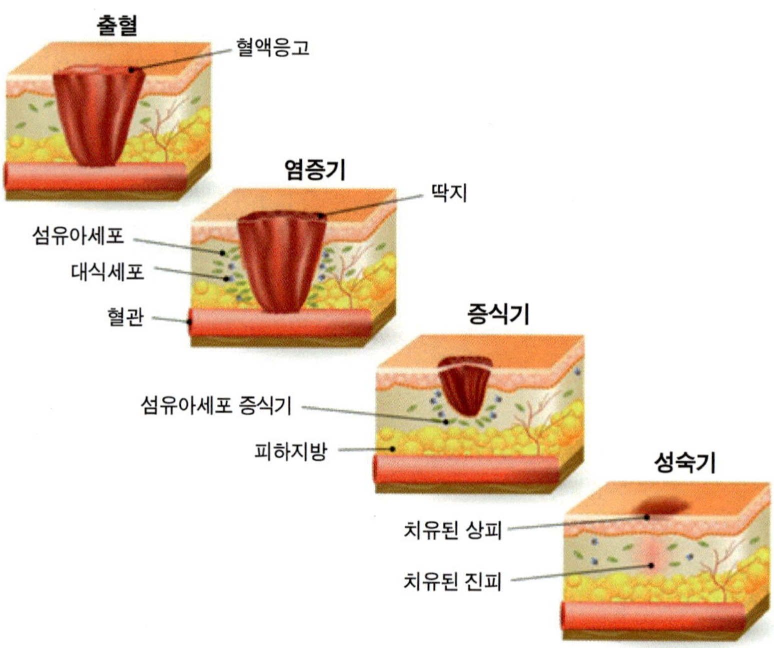

그림 2-13 상처 치유 과정 모식도

Ⅲ. 상처 치유 조절 인자

1. 사이토카인

사이토카인(cytokine)은 면역세포가 분비하는 단백질로 신체의 방어체계를 제어하고 자극하는 신호물질이다. 이것은 면역, 감염, 조혈기능, 조직회복, 세포의 발전 및 성장에 중요한 기능을 하며, 항원에 대해 항체의 생성을 유도하고 외부의 침입에 대해서 인체의 방어체계를 제어하고 자극한다. 가장 중요한 면역기능은 인터루킨(IL-1, IL-6, IL-8, IL-10), 인터페론 감마(Interferon gamma, INF-γ), 종양괴사인자(tumor necrosis factor, TNF)로 알려진 사이토카인에 의해 이루어진다.

표 2-5 사이토카인의 종류와 역할

종류	역할
과립세포-대식세포 집락자극인자 (granulation-macrophage colony-stimulating factor: GM-CSF)	상처 수축을 강화한다. 각질세포의 증식과 이주를 촉진한다. 신생혈관을 자극한다. 염증 세포를 활성화시킨다.
종양괴사인자 (tumor necrosis factor: TNF)	섬유아세포를 자극한다. 호중구를 활성화시킨다. 염증 세포를 자극한다. 신생혈관을 자극한다. 혈관내세포가 사이토카인과 E-셀레틴(E-selectin)을 많이 분비하도록 한다. 대식세포의 항바이러스(antiviral) 활성도를 증가시킨다.
인터루킨-1 (interleukine-1)	섬유아세포와 상피세포를 자극한다. 콜라겐 합성을 자극한다. 신생혈관을 자극한다. 염증 세포를 활성화시킨다. T세포를 활성화시킨다. B세포를 증식시키고 B세포를 성숙하게 한다. NK세포(natural killer cell; 선천면역을 담당하는 세포) 독성을 증가시킨다. 대식세포가 IL-1, 6, 8, TNF, GM-CSF, PGE2의 분비를 많이하도록 촉진한다.
인터루킨-6 (interleukine-6)	적응성 면역(adaptive immunity)에 영향을 준다. B 세포 계열의 증식과 항체의 분비에 관여한다.
인터루킨-8 (interleukine-8)	자신을 분비한 세포로 특정 종류의 세포들을 모으는 '화학주성'을 가진 케모카인(chemokine)으로, 호중구를 끌어모은다.
인터페론 (interferon)	핵이 없는 세포들이 바이러스에 대한 침입에 대항하도록 유도한다. NK세포를 활성화시킨다.

사이토카인 중 일부는 자신을 분비한 세포로 특정 종류의 세포들을 모으는 '화학주성(chemotatic)'을 지니고 있는데, 이러한 사이토카인을 케모카인(chemokine)이라고 한다.

상처 내 병원체, 내독소, 세포 손상 및 저산소증은 사이토카인의 활동을 촉진한다. 손상 후 혈소판의 탈과립(degranulation)은 혈소판유래성장인자(platelet-derivedgrowth factor, PDGF), 형질전환성장인자-β(transforming growth factor-β), 상피성장인자(epidermal growth factor, EGF)를 포함한 수많은 사이토카인을 분비한다. 사이토카인은 상처를 깨끗하게 하기 위해 호중구와 대식세포를 상처로 이동시킨다.

2. 성장인자

성장인자(growth factor)는 세포의 성장과 분화를 조절하는 분자량이 작은 단백질인 폴리펩티드(polypeptide)이다. 이는 세포의 기능을 활성화시키기 위해 특정한 세포 수용체와 결합하여

표 2-6 성장인자의 종류와 역할

종류	역할
상피성장인자 (epidermal growth factor, EGF)	혈관아세포, 섬유아세포, 각질세포 증식을 촉진한다. 섬유아세포와 각질세포를 상처로 이동하게 한다.
각질세포성장인자 (keratinocyte growth factor, KEF)	각질세포 증식을 촉진한다.
섬유아세포성장인자 (fibroblast growth factor, FGF)	모든 세포의 성장을 촉진한다. 신생혈관과 상피화를 촉진한다.
혈소판유래성장인자 (platelet-derived growth factor, PDGF)	신생혈관을 촉진한다. 기질의 생산을 촉진한다. 대식세포와 호중구를 상처로 이동시킨다. 혈관아세포, 섬유아세포, 각질세포 증식을 촉진한다. 미국과 캐나다에서 인체 사용을 승인한 첫 번째 성장인자이다.
형질전환성장인자-β (transforming growth factor-β, TGF-β)	신생혈관을 자극한다. 상피화를 촉진한다. 흉터 형성에 관여한다. 세포 성장을 촉진한다. 기질 형성과 콜라겐 합성을 조절한다. 혈소판, 대식세포, 섬유아세포, 각질세포, 림프구 등에 의해 생성된다.
혈관내피성장인자 (vascular endothelial growth factor, VEGF)	신생혈관을 자극한다.
인슐린유사성장인자 (insulin-like growth factor I, IGF)	섬유아세포의 콜라겐 생성을 증가시킨다.

호르몬처럼 작용한다. 성장인자는 상처 기저부에 필요한 세포를 끌어들이고, 세포 분열과 특정한 세포질 활동을 촉진한다. 성장인자는 마치 내분비선처럼 특정한 호르몬의 작용으로 생산된다. 이는 직접 혈액 속에 분비하기도 하고, 자기 자신이 분비한 물질이 자신을 활성화시키기도 하며, 분비된 물질이 주변 가까운 곳의 세포에 영향을 주기도 한다. 직접 혹은 간접적으로 대다수의 성장인자는 상처 복구의 모든 단계를 조절한다.

예를 들면, 상처 치유 과정은 혈소판 탈과립, 혈소판유래성장인자(PDGF)의 분비에 의해 시작된다. 혈소판유래성장인자는 상처 복구에 필요한 대식세포와 섬유아세포를 끌어당기는 역할을 하며, 콜라겐 합성을 촉진한다. 상처 치유 과정에 대부분 존재하는 대식세포는 성장인자를 더욱 활성화시키기도 한다.

3. 면역세포

면역세포는 생체에 침입한 병원균이나 독소에 저항하여 이겨내는 힘을 가진 세포를 의미한다. 면역 세포인 과립구(granulocyte), 단핵구(monocyte), 대식세포(macrophage), 림프구(lymphocyte) 등 그 종류가 다양하다.

상처 치료 과정의 거의 모든 면에 관여한다. 특히 면역 세포는 주로 탐식작용, 항원제시(antigen presentation; 이물질의 존재를 알림, 이물질 인식, 항체 생산(Ab production)), 이상세포 살해 등의 역할을 수행함으로써 상처를 깨끗하게 하는 작업을 주로 담당하게 된다.

❶ 과립구

과립구는 호중구, 호산구, 호염기구 세 개로 나누는데, 그중에서 호중구가 가장 많아 말초혈액 중 백혈구의 50~60%를 차지하며, 상처가 발생하면 상처에 제일 먼저 도착하는 면역세포로서 손상 후 24시간 동안 세포 파편의 식균 작용에 관여하여 감염을 통제한다.

❷ 단핵구, 대식세포

핵이 하나인 단핵구(monocyte)는 혈류에서 8시간 정도를 순환하면서 크기가 커지고, 이것이 조직으로 들어가서 대식세포(macrophage)가 된다. 대식세포는 탐식능이 강하고 호중구보다 수명이 길며, 노폐물의 처리나 호중구가 탐식하지 못하는 미생물 등에 대해 방어작용을 한다.

대식세포는 화학주성 유인물질(chemoattractants), 성장인자, 프로테아제(protease),

세포외 기질(extra-cellular matrix) 치료가 완료되면 조직 성장을 억제하는 단백질을 생산하여 상처 부위에서 작용할 수 있도록 하는 역할도 담당한다.

❸ 림프구

백혈구의 한 종류인 림프구는 전체 백혈구 중 약 25% 정도를 차지하며 크게 B림프구, T림프구와 자연살상세포로 나눌 수 있다. 이 중 T림프구가 상처 치유에 중추적인 역할을 담당한다. B림프구는 항체를 만들고 면역에 관여하고, T림프구는 직접 세포독성 물질을 분비하여 항원을 인식하고 항원을 물리치는 세포성 면역을 담당한다. NK cell(자연살상세포)은 병원체에 대해서 비특이적인 세포독성 작용을 가지는 효과적인 면역세포이다. 이들 모두 염증기에 작용하여 상처를 깨끗하게 하는 작용을 이행한다.

4. 내생성 프로테아제

내생성 프로테아제(endogenous protease)는 단백질분해효소라고도 불리며 상처 치유에서 중요한 역할을 담당한다.

프로테아제는 단백질 분해 과정(proteolysis; 단백질 분해 과정은 효소의 양을 조절하여 기능을 조절하는 방법으로 양적으로 효소의 양을 조절하여 특정 기능의 발현을 통제하는 것)의 매개 역할을 수행한다. 예를 들어 프로테아제가 상처에서 성장인자와 다른 프로테아제를 활성화시키고 성장을 조절하며, 프로테아제 농도가 너무 높아지면 다시 그들을 억제하여 상처 치료에 필요한 단백질의 적정량을 유지시킨다.

정상적인 상처 치유 기전에서는 프로테아제가 손상된 세포외 기질(extracellular matrix; ECM)과 이물질을 분해하여 새로운 조직이 형성되어 봉합될 수 있도록 하나, 프로테아제가 너무 활성화되면 단백질의 분해와 합성의 균형이 깨져 버린다. 이로 인해 새로 형성된 ECM과

표 2-7 상처 치유에서 프로테아제의 역할

상처 치유 단계	역할
염증기	손상된 세포외 기질(ECM)을 제거하기 위해 자가분해(autolytic debridement)를 돕는다.
증식기	혈관 신생을 위한 모세관기저막(capillary basement membrane)을 분해한다. 세포의 분화와 이주를 돕는다.
성숙기	흉터를 완화시킨다.

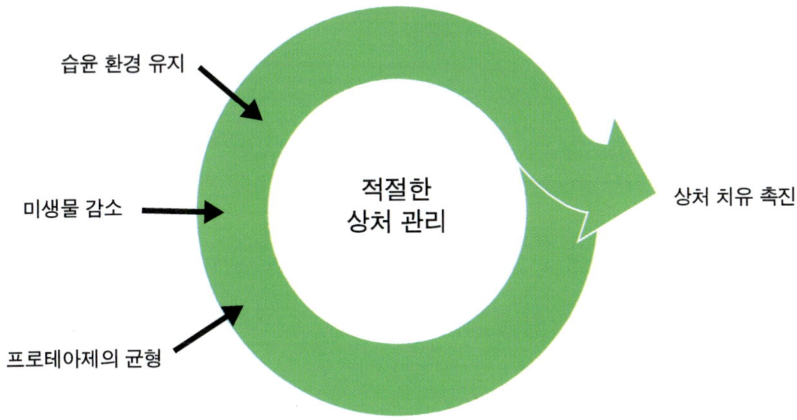

2-14-1 정상적인 상처 치유 시 프로테아제

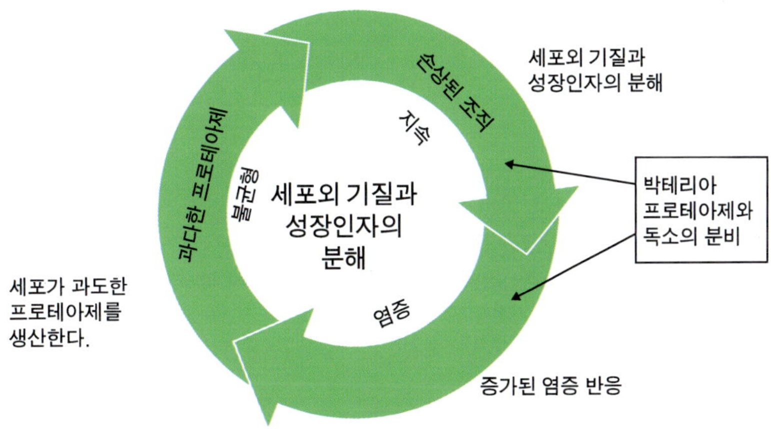

2-14-2 지연된 상처 치유 과정 시 프로테아제

그림 2-14 정상적인 상처 치유 과정을 거치기 위한 프로테아제의 역할

단백질(예: 성장 인자 및 수용체)이 과도하게 분해된다. 결과적으로 상처 치유가 지연되어 염증기가 비정상적으로 길어져 증식기로 넘어가지 못하게 된다. 프로테아제 활성과 억제의 균형이 깨지면 상처는 프로테아제 농도가 높고 프로테아제 억제제 농도가 낮은 만성 상처로 이어진다.

프로테아제는 플라스민, MMPs, 호중구 엘라 스타제(neutrophil elastase), 애덤스(Adisintegrin and metalloproteinases, ADAMs), 애덤스 프로테이나제(ADAMs proteases) 등이 있다.

Ⅳ. 상처 치유 형식

상처 치유 형식은 일차 유합(primary intention), 이차 유합(secondary intention), 삼차 유합혹은 지연된 일차 유합(tertiary or delayed primary intention) 세 가지로 분류된다.

1. 일차 유합

일차 유합은 손상 직후 바로 봉합(suture)하는 것을 의미한다. 수술 후 절개 부위 봉합이 대표적인 예이다. 이 방식은 상처 치유에 필요한 결합조직(connective tissue)의 양을 최소화 시키며, 감염에 대한 방어막을 만들어준다. 그래서 빨리 치유될 수 있으며, 흉터(scar)를 최소화 시킬 수 있다. 또한 상처가 다시 벌어지거나 감염되는 문제들을 예방할 수 있다. 그러나 상처가 오염(contamination)되었거나, 부종(edema)이 있는 경우 일차 유합을 하는 것은 안전한 방법이 아니다.

일차 유합에 의한 상처 치유

일차 유합에 의한 상처 치유에 관한 그림이다. 이 방법을 사용하기 위해서는 조직 손실이 없어서 상처의 가장자리가 당김이 없이 서로 붙을 수 있는 가까운 위치에 있어 봉합(suture)할 수 있어야 한다. 일차 유합에서 상피세포는 24~48시간 안에 상처 가장자리에서부터 이주해 오며, 3~5일 정도면 완전히 치유된다. 부분층 피부손상 시 상피세포는 한선, 피지선, 모낭에서부터 발생된다.

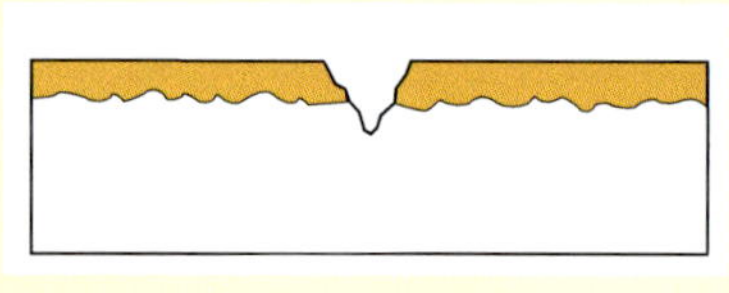

1. 조직 손상은 조직의 손실이 없는 상태여야 한다.

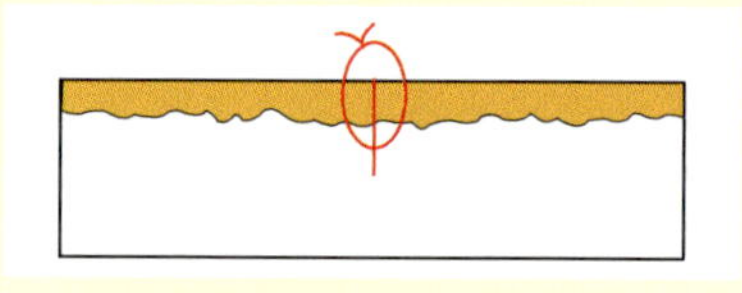

2. 피부 가장자리는 서로 붙을 수 있어야 한다.

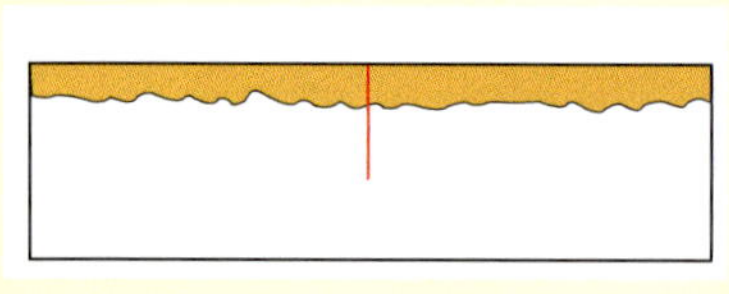

3. 피부 가장자리는 당김 없이 봉합(suture)이 가능해야 한다.

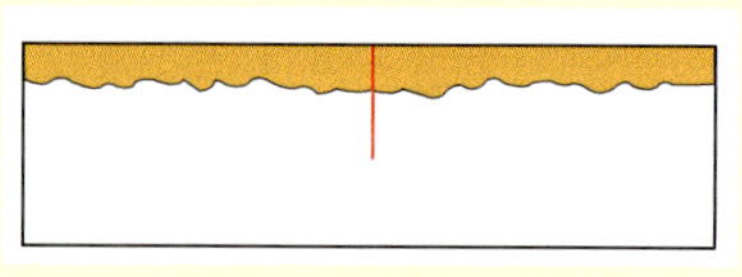

4. 치유 후에는 최소한의 흉터만 남는다.

2. 이차 유합

바로 봉합하지 못하고 개방된 상태에서 결합조직으로 채우는 상처 치유 형식을 이차 유합이라고 한다. 상처 가장자리가 근접해 있지 않아 봉합할 수 없는 경우가 대부분이다. 이러한 때에는 육아조직 형성으로 손실된 조직을 채워야 한다. 따라서 결손된 부위의 크기를 감소시키기 위해서 상처수축 과정과 상피화 과정을 거쳐야 한다. 일차 유합은 원칙적으로 재생과정만을 거치는 반면 이차 유합에 의한 상처 치유는 모든 과정을 거쳐야 하므로 일차 유합보다 많은 시간과 에너지를 필요로 한다. 또한 미생물에 대항할 수 있는 상피의 방어막이 없어 감염될 확률이 높다. 욕창, 당뇨성족부궤양 등 만성상처가 대표적인 이차 유합에 의한 치유 방식이다.

이차 유합에 의한 상처 치유

이차 유합에 의한 상처 치유에 관한 그림이다. 일차 유합을 적용하지 못하는 경우에 결체 조직으로 채워 상처를 치유한다.

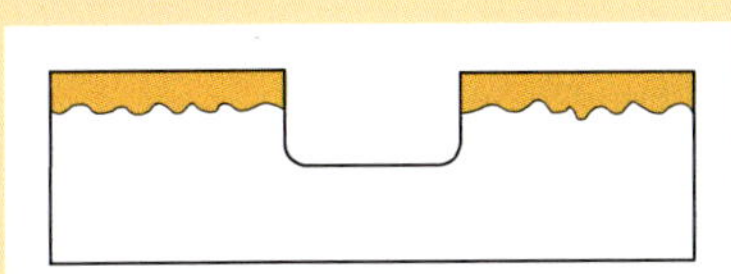

이차 유합 예1) 외과적 절개선임에도 불구하고 조직 결손이 심하여 피부 가장자리가 반대쪽 모서리와 붙기가 어려운 경우

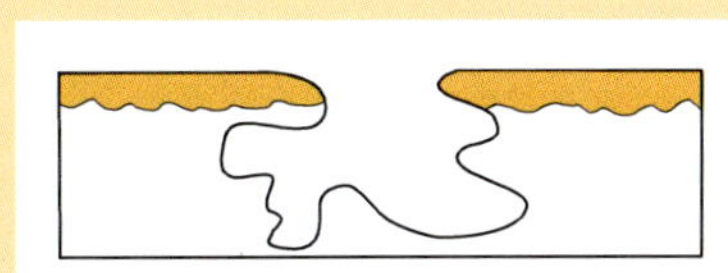

이차 유합 예2) 욕창과 같이 만성상처는 피부 가장자리가 괴사되어 악화된 경우

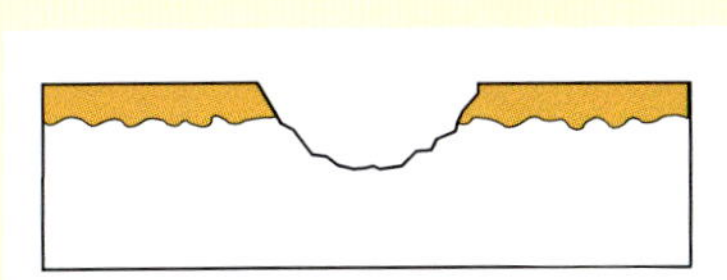

1. 육아 조직층이 서서히 상처에 차오른다.

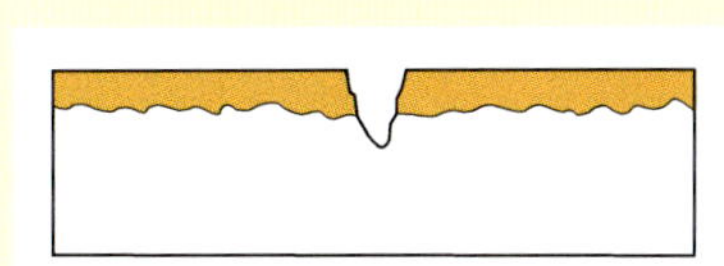

2. 수축은 상처 가장자리가 서로 붙을 수 있게 도와 준다.

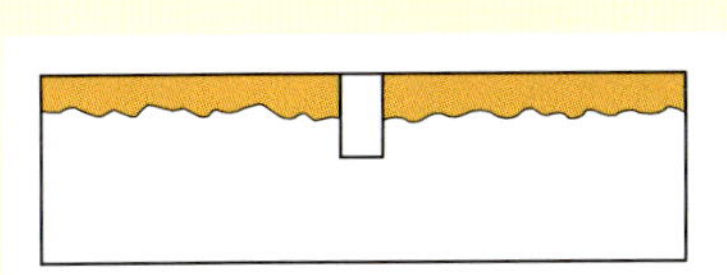

3. 상처가 치유되었을 때는 흉터가 남는다.

3. 삼차 유합 혹은 지연된 일차 유합

때때로 상처를 바로 봉합하지 않고 기다렸다가 일차 유합해야 하는 경우가 있다. 이것은 일차 유합과 이차 유합이 합쳐진 상태이며, 삼차 유합에 의한 치유 혹은 지연된 일차 유합이라고 부른다.

만약 상처가 오염되었다면 이 방법은 감염의 위험을 감소시키기 위해서 사용된다. 오염되었을 때 일차 유합을 하게 되면 박테리아가 자라고 증식하기에 좋은 따뜻하고, 촉촉한 어두운 환경을 제공하게 된다. 이런 경우 상처를 봉합하기 이전에 외부물질을 제거하여야 한다. 외부 물질이 완전히 제거되고, 상처가 깨끗해지고, 감염 증상이 없다고 판단되었을 때, 수술적 봉합, 즉 일차 유합을 한다.

표 2-8 상처 유합 방법

세포	기능
일차 유합	오염되지 않았으며, 외부 물질이 남아 있지 않은 상태에서 시행한다. 상처 가장자리가 많이 벌어지지 않은 경우에 가능하다.
이차 유합	일반적인 상처 치유 기전을 따라 오랜 시간에 걸쳐 치유된다.
삼차 유합	상처에 감염 증상이 없을 때 까지 기다린 후에 일차 유합을 하는 경우이다. 지연된 일차 유합이라고도 한다.

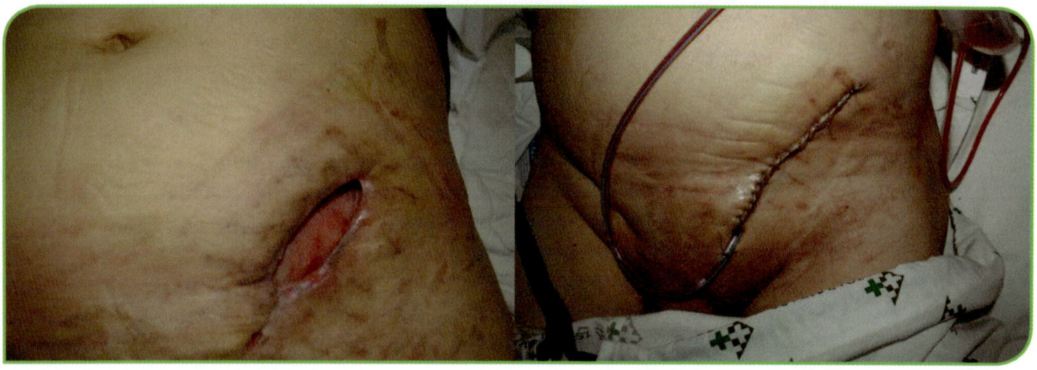

그림 2-15 삼차 유합 1), 삼차 유합 2)

V. 급 · 만성상처의 치유 과정 차이

급성상처와 만성상처를 명확하게 구별할 수 있는 정의는 없다. Bates-Jensen & Wethe는 "피부의 완전한 상태가 파열된 것이 시간이 지남에 따라 스스로 아무런 문제없이 치유 과정을 거친 것"이라고 급성상처를 정의한다. 전형적으로 일차 봉합을 시행하는 수술 상처나 외상성 상해는 급성으로 분류된다.

Sussman은 "시간적, 외양적으로 기대되는 연속적인 복구 과정에서 벗어난 상태로서 적극적인 치료를 필요로 하는 상처"를 만성상처라고 정의한다. Wound Healing Society는 "만성상처는 일반적, 순차적, 그리고 시간적으로 일련의 과정을 벗어난 것 또는 스스로 회복되는 능력이 없는 상처"라고 말한다. 이러한 상처는 보통 이차 유합에 의해 치유된다. 그 예로 당뇨성 족부궤양, 혈관성 궤양, 욕창 등이 있다.

만성상처는 급성상처와 치유과정에서도 분명한 차이를 보인다.

첫째, 만성상처는 염증반응이 길어진다. 만성상처는 단백질분해효소(proteinase)와 염증반응을 촉진하는 사이토카인(proinflammatory cytokine)의 혈중 농도가 비정상적으로 높아져, 염증반응을 조절하는 화학적 신호들이 빨리 나타나지 못해 치유가 지연된다.

둘째, 만성상처는 다양한 성장인자, 사이토카인과 단백분해효소 및 억제인자들의 장애가 발생한다. 특히, 세포벽 분해효소인 매트릭스 메탈로프로테아제(matrix metalloproteinase, MMP)는 세포성장주기에 큰 영향을 주며, 수많은 성장인자와 사이토카인의 생체이용률을 높이고, 조직형성, 염증반응, 상처 치유 등을 조절한다. 하지만 치유가 잘 되지 않는 만성상처는 세포벽 분해효소 MMP의 발현에 변화를 유발한다. 정상적인 각질형성세포의 증식에서는 세포벽 분해효소 MMP가 나타나지만, 종양 세포의 증식에서는 소실되거나 과증식하는 것을 볼 수 있다.

셋째, 급성상처는 정상적인 상처 치유 과정인 염증기, 증식기, 재형성기를 차례대로 거치며 1주 정도에 재상피화가 이루어진다. 그러나 만성상처는 이 과정을 정상적으로 거치지 못하고 염증 소견이 지속되거나, 섬유화 및 모세혈관의 과증식 등을 보이는 것이 특징이다.

급성상처와 만성상처의 구분에서 시간적인 기준은 모호하며 병변의 위치나 상처발생의 원인, 환자의 나이 및 전신적인 건강 상태 등이 상처의 치유를 결정하는 변수가 될 수 있다.

또한 반복적인 신체 손상, 허혈로 말미암은 손상, 박테리아의 오염, 외부 물질의 존재 등이 상처를 만성화시키는 요인이 된다.

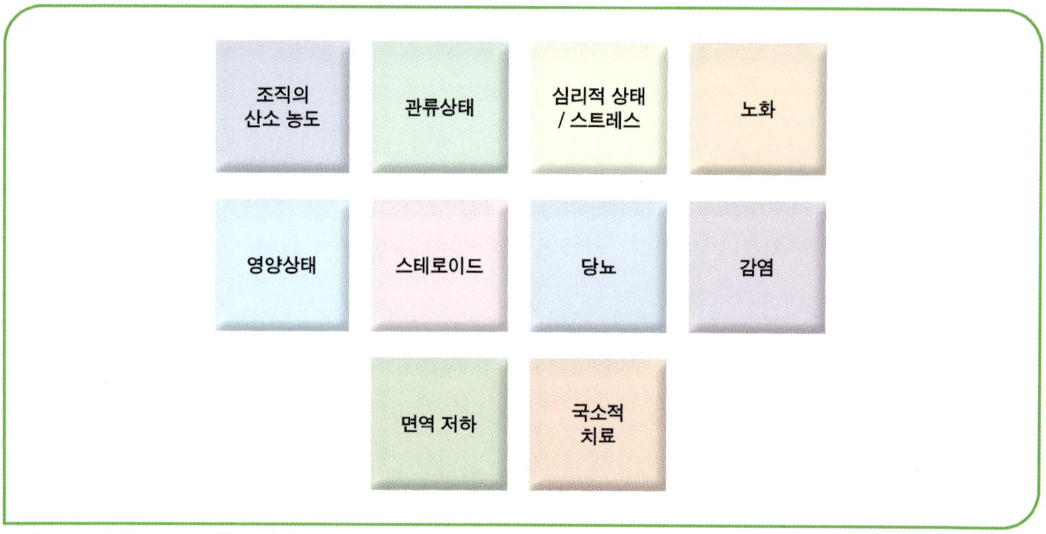
조직의 산소 농도
관류상태
심리적 상태 / 스트레스
노화
영양상태
스테로이드
당뇨
감염
면역 저하
국소적 치료

그림 2-16 상처 치유에 영향을 미치는 요인

VI. 상처 치유에 영향을 미치는 요인

상처 치유를 위해서는 국소적이 아닌 전신적인 부분에서 접근해야 한다. 환자의 전신적인 상태가 상처에 큰 영향을 미치기 때문이다. 그러므로 간호사는 환자의 전신 상태를 정확히 사정하고, 최상의 생리적 조건을 만들어 주기 위한 간호를 수행하는 것이 중요하다.

1. 조직의 산소농도와 관류

상처 치유 과정에서 산소는 세포 기능을 회복하고 활성화하기 위한 에너지를 공급한다. 그러므로 산소와 결합한 혈액이 세포로 충분하게 공급되어야만 상처 치유가 가능해진다. 세포의 허혈 상태가 상처에 좋지 않은 요소이긴 하지만, 상처 치유에 필요한 산소 농도가 얼마인지 명확하게 밝혀진 것은 없다. 일반적으로 세포 내 산소 분압(oxygen tension)은 대략 40mmHg이다. 최근 상처 치유 단계에 따라 세포 내 산소 필요량이 달라진다는 연구결과가 발표되었다. 섬유아세포를 증식시키고, 세균에 대해 내성이 생기는 시기에는 산소 분압이 30mmHg 이상 필요하다. 반면에 각질세포가 유사 분열하고, 콜라겐을 합성하는 단계에서는 산소 분압이 15~30mmHg 사이에서 잘 일어난다. 또한 저산소상태가 상처 치유에 도움이 될 때도 있다. 세포

이동과 혈관 형성(angiogenesis)의 경우에 세포 내 산소 분압이 10mmHg 이하일 경우에 잘 일어나는 것으로 알려져 있다.

세포의 산소 수준이 관류 상태와 혈액 내 산소화 상태 모두에 영향을 받는다는 것은 확실하다. 그러나 혈액 내 저산소 상태보다 조직 내 관류의 저하가 치유를 더 어렵게 만든다. 그러므로 산소 분압이 낮거나, 빈혈이 있다고 하더라도 조직으로 관류량이 적절히 유지된다면 치유에는 크게 영향을 미치지 않는다. 흡연은 관류와 산소화에 악영향을 미쳐 상처 치유를 어렵게 한다. 흡연 시 배출되는 일산화 탄소는 산소보다 먼저 헤모글로빈과 결합해 버려 혈액 내 산소 농도를 감소시킨다. 또한 담배 내에 존재하는 니코틴은 혈관을 수축시키며, 혈액을 응고시켜 관류량에도 영향을 미친다. 세포가 만성적으로 저산소상태에 빠지면 콜라겐 합성이 저하된다. 콜라겐 합성은 지속적으로 고농도의 산소 분압을 필요로 하기 때문에, 저산소상태의 상처는 콜라겐 합성의 저하로 적절한 장력(tensil strength)이 있는 결합조직을 생성하지 못한다.

또한 만성적 저산소상태에 빠지면 감염에 대한 저항력도 감소한다. 백혈구는 저산소 상태에서도 박테리아를 제거할 수는 있지만, 산소 농도가 충분한 상태에서 백혈구의 활동이 더 활발하게 이루어진다. 특히, 세포 내 산소 분압이 30mmHg일 때 백혈구의 활동이 제일 활발하다.

고혈압, 혈액이나 체액의 손실(hypovolemia), 외상, 패혈증, 심장기능의 손상 등 심폐기능에 영향을 미치는 급만성 질환은 관류와 산소화를 저하시켜 저산소상태를 촉진한다. 또한 방사선, 당뇨성 혈관병, 말초혈관 질환은 모세혈관을 손상시켜 관류에 영향을 미친다. 그러므로 상처 치유를 촉진하기 위한 중재방법에는 세포 관류와 산소화를 포함해야 한다.

2. 영양상태

영양상태(nutritional status)는 관류만큼이나 상처 치유 과정에서 중요하게 작용한다. 영양분은 상처 치유를 돕는 다양한 세포 활동에 필요한 성분을 공급한다. 또한 적절한 영양상태는 적절한 면역체계 유지와 상처 감염 예방을 위한 필수 조건이다.

3. 감염

감염(infection)의 존재 여부 역시 상처 치유에 큰 영향을 미친다. 상처 감염은 염증 단계를 연장시키고, 콜라겐 합성기를 지연시킨다. 또한 상피화를 막으며, 염증 반응을 촉진하는 사이토카인(proinflammatory cytokine)을 분비한다. 이것으로 면역 반응이 너무 강하게 일어나

오히려 세포를 파괴시키기도 한다. 상처 대부분이 만성화되는 이유는 감염되었기 때문이며, 감염된 상처는 더욱 적극적인 치료가 필요하다.

4. 당뇨

고혈당은 상처 치유에 나쁜 영향을 미친다. 콜라겐 합성과 축적을 방해하며, 장력을 감소시키고, 백혈구 기능을 약화시킨다. 이러한 문제가 생기는 이유는 단백질분해효소인 프로티아제(proteases, gelatinase) 농도가 증가하며, 성장인자 IGF-1과 TGF-B의 농도가 감소하고, 인슐린 분비가 불안전해지기 때문이다. 이때 인슐린 치료와 함께 외인성 성장인자(exogenous growth factor)를 투여해 준다면 콜라겐 축적을 높여, 장력을 증가시키는 데 도움이 된다.

또한 고혈당은 상처 치유에 필요한 백혈구를 끌어당기는 힘(chemotaxis)을 약화시키기 때문에 호중구와 단핵구의 식세포 활동이 활발히 일어나지 못하게 한다. 그 결과 식균작용이 감소하고, 세포 간 물질에 있는 대식세포가 감소하며, 혈관 변화로 관류상태가 악화한다. 이처럼 부정적인 요소들을 해결하기 위해서 고혈당증 환자의 상처 관리 시 반복적으로 발생하는 손상을 감소시키고, 세포 관류를 최대화시키는 것뿐만 아니라 당뇨 조절을 철저히 해야만 한다.

5. 스테로이드

스트레스 시 분비되는 코르티코스테로이드(corticosteroid) 또는 고코르티솔혈증(hypercortisolemia) 역시 상처 치유에 영향을 미친다. 이것은 염증 반응을 억압하고, 상피세포의 95%를 차지하는 각질세포와 섬유아세포에 필요한 세포 분열을 억제한다. 그래서 세포에 의해 생성되는 물질과 세포들을 존재할 수 있게 해 주는 세포외 기질 합성이 감소되고, 상피화가 지연된다.

또한 스테로이드는 백혈구와 대식세포의 이동을 억제하여 상처가 감염에 대해서 취약해지게 만들고 염증 반응을 약화시킨다. 대식세포 감소는 더 큰 영향을 미친다. 콜라겐 합성과 상처의 수축기를 촉진하는 성장인자 분비 및 상처 복구에 필요한 세포를 끌어 당기는 물질(chemo-attractant: 화학 주성인자)의 생산을 적절히 수행하지 못하기 때문이다.

6. 나이

노화는 피부와 세포에 많은 변화를 가져와 치유 과정 속도가 매우 늦어진다. 비만 세포와 대식세포의 기능이 약화하면서 염증반응이 지연되거나 감소하고, 각질세포와 섬유아세포의 유사분열(mitogenic)이 활발히 이루어지지 않는다. 또한 콜라겐 합성이 감소할 뿐만 아니라 콜라겐의 질이 떨어지며, 상피화도 느리게 일어난다. 노인들은 다양한 종류의 기저질환이 있을 뿐만 아니라 많은 종류의 약물을 병용하는 경우가 흔한데, 이것은 상처 치유에 나쁜 영향을 미친다. 노화는 피할 수 없지만, 치유를 최대화하기 위해 노인 환자에게는 최상의 전신상태를 유지시켜 주면서 상처를 관리하는 것이 중요하다.

7. 스트레스

스트레스(stress)는 ❶ 코르티코스테로이드(corticosteroid)의 혈중 농도에 영향을 주어 직접적으로 면역 기능에 영향을 주며 ❷ 교감신경(sympathetic nervous)에도 영향을 준다. 교감신경이 흥분하면 카테콜라민(catecholamine)과 같은 혈관수축물질(vasoactive substance)로 혈관을 수축시킨다. 그 결과 상처에 혈액 공급이 원활히 이루어지지 못하게 된다. 코르티코스테로이드의 혈중 농도와 세포 기능의 상관관계에 대한 실험에서 높은 코르티코스테로이드 혈중 농도는 세포기능에 영향을 미쳐, 상처 치유를 지연시킨다는 결과가 보고되었다. 상처 관리 시 신체적, 심리적 스트레스 모두 잘 조절되어야 함은 명백한 사실이다. 그래서 간호중재에는 환경중재(소음 감소, 실내 온도 조절 등), 통증 조절, 상상 요법, 음악 치료, 환자 교육, 상담 등 다양한 방법들이 포함되어야 한다.

8. 면역저하

질병이나 약의 복용으로 면역 체계가 억제된 상태는 염증 반응을 불완전하게 하는 주된 원인이다. 면역체계가 손상된 경우에는 염증 반응을 촉진하는 사이토카인이 분비되지 않는다. 특히 사이토카인 중 림포카인(lymphokine: 림프구가 항원에 자극을 받아서 분비하는 단백질)은 매우 적은 양으로도 대식세포를 활성화시켜 식세포작용을 도우며, 세포의 증식을 촉진하는 역할을 하는데, 면역저하시 이 작용이 억제된다. 그러므로 면역억제 시 상처 치유가 지연될 뿐만 아니라 감염에도 노출될 가능성이 커진다.

9. 그 외 다른 요소들

전신 건강상태가 좋지 않은 경우는 상처 치유에도 악영향을 미친다. 신장이나 간 질환, 악성종양, 패혈증이 대표적이다. 비정상적인 혈액학적 상태 역시 상처 치유에 영향을 준다.

왜냐하면, 적혈구는 산소 공급에 절대적으로 필요하며, 혈소판 지혈과정은 초기 상처 치유 과정에 필수적인 요소이기 때문이다.

또한 상처 기저부가 건조한 경우, 저체온 상태, 박테리아가 집락된 상태와 같이 국소적인 요소들도 치유과정에 영향을 미친다.

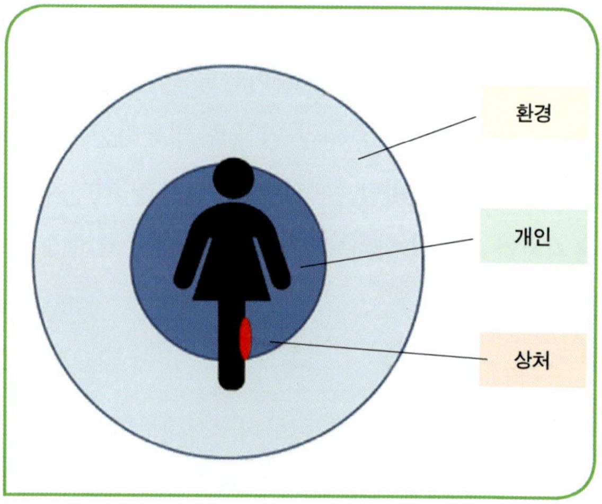

그림 2-17 상처 치유를 위해서는 총체적인 접근이 필수적이다.

그러므로 상처 치유를 최대화시키기 위해서 간호사는 전체적으로 바라볼 수 있는 능력(holistic perspective)을 가져야 한다. 또한 환자의 전신 건강상태를 강화시키기 위해서 노력하는 동시에 적절한 국소 치료를 제공해야 한다.

CHAPTER 3

상처의 사정과 평가

Wound Assessment and Evaluation of Healing

학습목표

1. 전층 피부손상과 부분층 피부손상의 차이를 구별할 수 있다.
2. 상처를 사정하고 기록하는 12가지 지침, 목록을 나열할 수 있다.
3. 만성상처의 감염에 대한 임상적 징후와 증상을 정의할 수 있다.
4. 상처의 길이, 폭, 깊이, 잠식, 동로를 측정하는 방법을 설명할 수 있다.
5. 일차치유봉합, 이차치유봉합, 지연된 일차치유봉합의 차이를 구별할 수 있다.
6. 수술 상처의 봉합능선에 대해 설명할 수 있다.

상처의 사정은 모든 상처 관리 방법을 결정하는 토대가 되며, 상처 관리에서 가장 먼저 수행되어야 하는 절차이다. 상처의 발생에는 다양한 요인들이 관련되기 때문에 포괄적인 상처 사정을 통하여 상처의 치유에 영향을 미칠 수 있는 요인을 확인하는 것이 중요하며, 상처 사정 수행 후 내용을 기록하여 의료진 간의 원활한 의사소통을 꾀함도 잊지 말아야 한다.

상처의 현 상태나 치유과정에 대한 객관적인 근거 없이 진행되는 상처 관리 방법은 더 큰 문제를 일으킬 수 있으므로 상처의 사정을 통해 상처의 호전과 악화를 판단하고, 이를 근거로 효율적인 상처 관리 방법을 수행해야 할 것이다.

I. 상처 사정의 내용

1. 위치

상처 발생 위치는 발생 원인을 유추하고 관리 방법을 결정하는 중요한 단서가 될 수 있으므로 상처의 해부학적 위치(anatomic location)를 사정하는 것은 가장 기본적이며 중요하다. 예를 들어 정맥성 궤양은 하지의 내측 면에 자주 생기고 압박요법이 필요하다. 당뇨병을 앓는 환자의 발바닥 궤양은 신경병증에 의해 발생하며 혈당의 오프 로딩(off loading)이 필요하다. 앉은 자세를 자주 취하는 환자에게 가해지는 압력은 좌골 결절에 상처를 발생시키며 앉는 곳의 표면에 대한 고려가 필요하다. 이외에도 상처의 위치는 의료진 간의 정확한 의사소통을 위해 필요할 뿐만 아니라 상처의 위치 자체가 치유과정에 영향을 줄 수 있기 때문에 상처 사정에서 정확한 위치의 사정은 필수적이다.

2. 크기

상처의 크기(wound size)는 여러 가지 상처의 사정 요소 중 가장 기본적인 요소로, 주기적 상처 크기 측정을 통하여 상처의 호전과 악화를 확인할 수 있다. 그러나 사람에 따라 상처의 가장 자리나 깊이에 대한 견해가 다를 수 있고, 보통 상처 크기의 증가는 상처의 악화를 의미하지만 이와는 달리 괴사조직 제거술 후 상처 크기의 증가는 상처 호전의 기회로 이해될 수 있는 등 상처의 크기를 측정하는 여러 방법은 신뢰도의 측면에서 문제를 안고 있다. 그러나 상처의 크기는 연속변수로 측정할 수 있다는 점에서 여전히 선호되고 있는 것이 사실이다.

다음의 표 3-1 에서는 상처 크기 측정에서 이차원적인 방법(길이, 폭)과 삼차원적인 방법(길이, 폭, 깊이) 각각의 장단점에 대하여 정리해 놓았다.

보편적인 상처 크기 측정 방법은 자를 이용하여 직선의 길이를 측정하는 방법(rulerbased linear)이다. 상처의 길이, 폭, 깊이와 더불어 잠식(undermining)이나 동로(sinus tract)의 위치와 크기를 센티미터(cm)나 밀리미터(mm)로 기록하게 된다. 길이의 측정은 상처의 전체적인 면적 및 부피 측정의 기초가 되며 상처의 객관적인 평가를 가능하게 한다. 그러나 상처의 경계가 불규칙한 경우에는 정확한 길이의 측정이 어려울 수 있으므로 상처 측정의 정확성을 높이려면 상처 크기 측정 때 일관된 방법의 사용이 필요하며, 이러한 일관된 방법을 이용한 지속적, 반복적 상처 크기의 측정으로 전반적인 상처 치유의 과정과 경향을 파악할 수 있다.

표 3-1 상처 크기 측정방법

방법	장점	단점	신뢰도	타당도	변화에 대한 민감도
사진촬영 카메라를 이용한 사진촬영	• 상처의 사정과 크기 측정에 모두 용이하다. • 상처의 변화를 관찰하고 비교할 수 있다.	• 이차원적인 방법이다. • 촬영 거리에 따라서 실물의 크기에 차이가 나므로 연속적 사진촬영 때에는 상처 치유 과정상 변화를 명확히 관찰하기 위해서 같은 거리에서 같은 방법으로 촬영해야 한다. • 상처 옆에 기준이 되는 측정 도구를 놓고 함께 촬영하는 것이 좋다. • 환자의 동의가 필요하며 프라이버시 측면에서 문제의 소지가 있다. • 인화 과정이나 해상도 등 이미지화 과정에서 상처의 양상이 예상치 않게 변경, 수정될 수 있다. • 카메라를 사용하기 위한 기술 습득이 요구된다. • 카메라와 필름 등 필요한 자재가 비싸다.	poor~fair	fair~good	fair
면적 측정 측정한 길이와 폭을 곱하여 계산하거나 모눈종이와 같이 눈금을 가진 투명비닐 재질을 이용하여 본뜨기를 시행한 후 상처 안에 포함된 사각형의 수를 세어 면적으로 나타내는 법	• 크기가 큰 상처나 불규칙한 모양의 상처에 유용하다. • 신뢰도가 높다.	• 이차원적인 방법이다. • 상처의 경계에 걸쳐진 사각형(모눈)을 어림잡아 계산할 경우 면적 측정이 부정확해질 수 있다. • 시간이 비교적 많이 소요된다. • 작은 상처에 사용할 경우 신뢰도가 감소한다.	good	good	good
본뜨기 투명비닐 재질과 펜을 이용하여 상처의 가장자리 모양을 따라 그리는 방법	• 다양한 드레싱 포장 재질을 활용할 수 있어 저렴하고 쉽다. • 연속적인 본뜨기를 비교하며 상처의 변화를 관찰할 수 있다.	• 이차원적인 방법이다. • 신체상의 상처 위치상 본뜨기가 어려운 경우가 있다.	good	good	good
액체 점적법 생리식염수나 증류수와 같은 액체를 상처 가장자리까지 채워지도록 상처 공동(cavity)에 점적한 후 주사기나 흡입으로 액체의 용량을 측정하는 방법	• 매번 환자가 동일한 자세를 취한 상태에서 연속적으로 수행 시 상처 공간 크기 변화를 측정할 수 있다.	• 환자의 자세에 따라 결과가 달라질 수 있다. • 얕은 상처이거나 거의 치유가 완료된 상처에는 적용이 어렵다. • 비현실적이다.	poor~fair	fair~good	poor~good

그러면 자세한 측정법을 알아보도록 하자.

길이는 자를 이용하여 최대길이 또는 머리에서 발끝 방향의 최대길이를 측정한다. 폭은 최대길이와 직각을 이루는 최대폭 또는 머리에서 발끝 방향의 최대길이와 직각을 이루는 좌우의 최대폭을 측정한다 그림 3-1. 상처의 깊이를 측정하는 가장 일반적인 방법은 면봉을 상처 기저부를 향해 끝까지 삽입한 후 엄지나 검지, 펜을 이용하여 피부 수준을 표시하여 측정한다 그림 3-2. 면봉에 계측 눈금이 표시된 경우 바로 측정할 수 있다.

3. 잠식이나 동로의 유무

전층 피부손상은 하부조직의 잠식(undermining)이나 동로(sinus tract)가 형성된 경우가 많으므로 자세히 사정, 평가하여야 한다. 동로는 상처로부터 연장되어 피하조직과 근육층을 통과하는

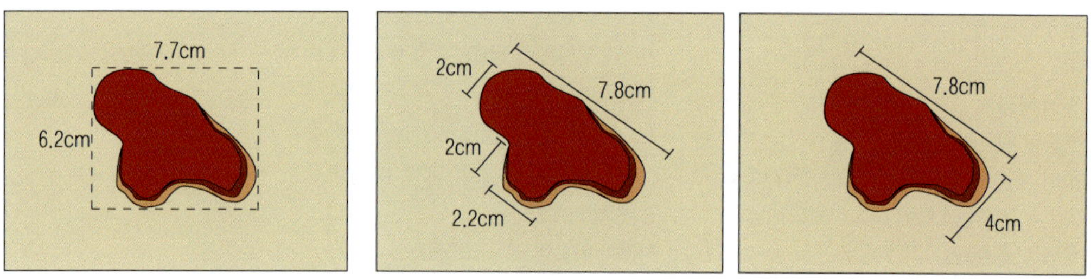

머리에서 발끝 방향의 최대길이×최대 길이와 직각을 이루는 좌우의 최대 폭 7.7cm×6.2cm=47.74cm^2

순수한 상처의 면적 20cm^2

최대길이×최대길이와 직각을 이루는 최대 폭 7.8cm×4cm=31.2cm^2

그림 3-1 **상처의 크기 측정(면적)**

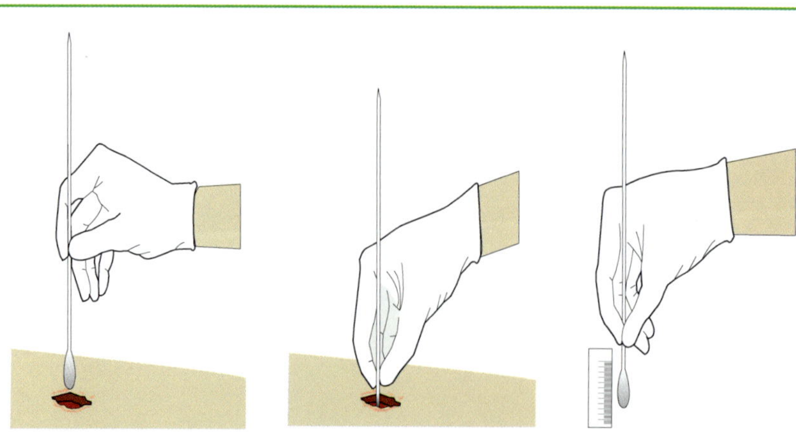

그림 3-2 **상처의 크기 측정(깊이)**

가느다란 홈이며, 잠식은 상처 가장자리 주변의 정상 피부 아래로 조직이 파괴되어 나타나는 현상이다. 보통 전단력(shearing force)이 작용한 욕창에서 잠식을 쉽게 볼 수 있다. 면봉을 이용하여 부드럽게 상처 기저부를 찔러 봄으로써 하부조직 침식이나 동공의 유무를 사정할 수 있다.

잠식과 동로는 깊이와 시계방향을 이용한 방향으로 기록할 수 있는데 면봉을 상처 기저부를

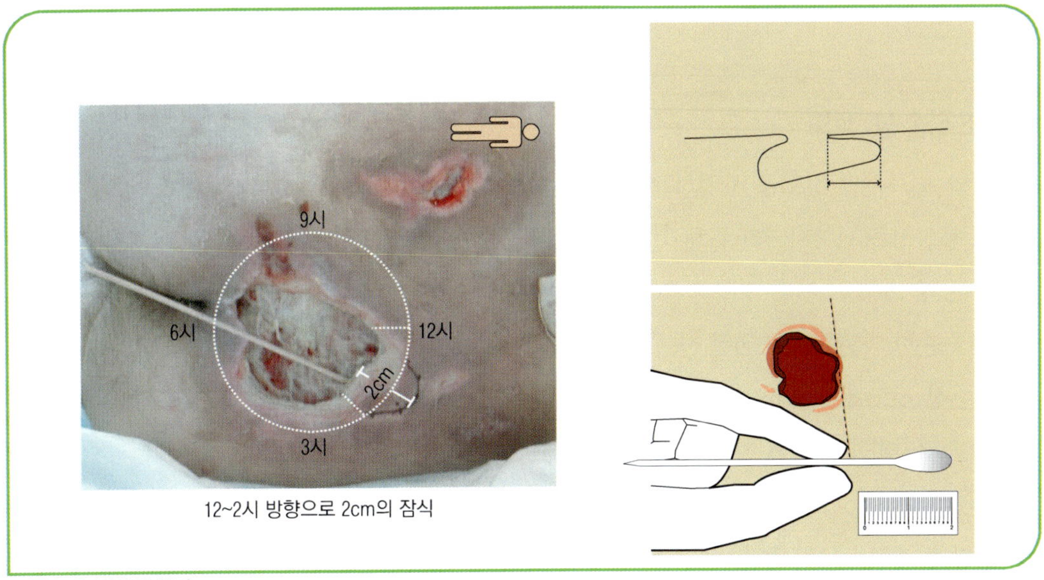

그림 3-3 잠식의 사정

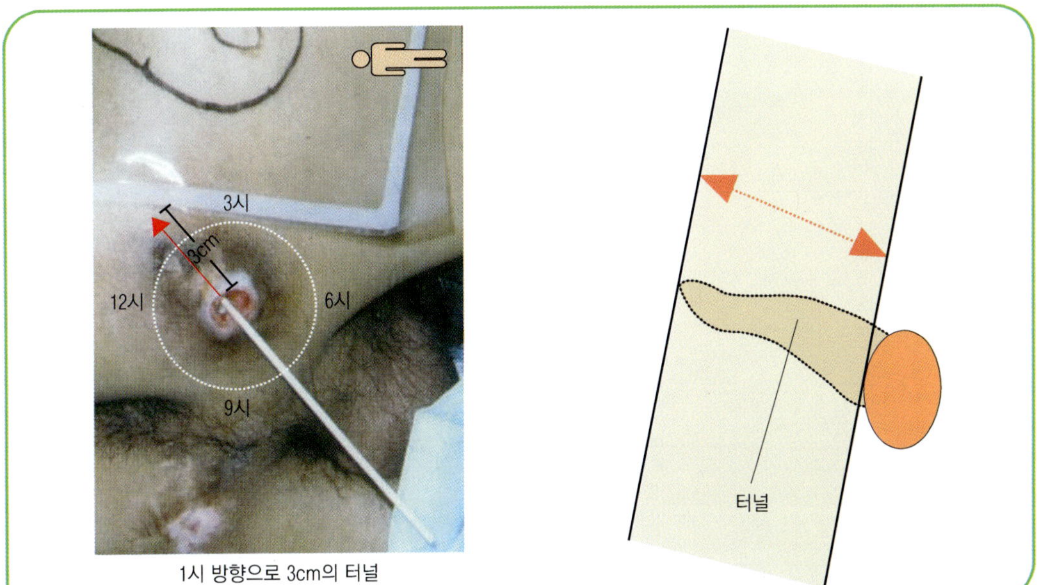

그림 3-4 동로의 사정

향해 끝까지 삽입한 후 엄지나 검지 또는 펜을 이용하여 피부 수준 또는 상처 가장자리 수준을 표시하여 깊이를 측정하고, 상처 중 환자의 머리 방향의 끝부분을 12시, 다리 방향의 끝부분을 6시로 하는 시계방향을 함께 기록한다 그림 3-3 , 그림 3-4.

하부조직의 잠식이나 동로의 위치와 크기를 정확히 기록해야 상처 치유 진행 과정을 잘 볼 수 있으며, 상처발생 요인이 제거되거나 적절히 감소하고 있는지를 살펴볼 수 있다. 예를 들어 어떤 상처에 전단력이 지속적으로 영향을 주고 있다면 하부 조직의 손상 정도가 점점 커지게 될 것이다.

4. 조직손상 정도

상처의 조직손상 정도를 사정하는 것은 상처의 사정과 평가에서 기본적인 요소임과 동시에 조직의 통합성을 회복시키기 위해 적절한 중재 방법을 선택하거나 치유 과정에 소요될 기간 등을 예측하는 데 도움을 준다. 정확한 조직손상 정도를 사정하기 위해 사정 전 상처 표면을 세척하여 표면의 느슨한 파편들과 드레싱 잔여물을 제거해야 한다.

조직손상 정도를 기술하기 위해 이용하는 방법들로는 부분층 피부손상과 전층 피부손상, 그 이외에도 다양하게 고안된 여러 상처 분류 체계들이 있다.

1) 부분층 피부손상과 전층 피부손상

부분층 피부손상은 진피 아래를 관통하지 않은 표피와 진피의 일부에 국한된 손상으로 재상피화에 의해 치유되며 전층 피부손상은 표피와 진피를 넘어 피하조직이나 그 이하의 손상이

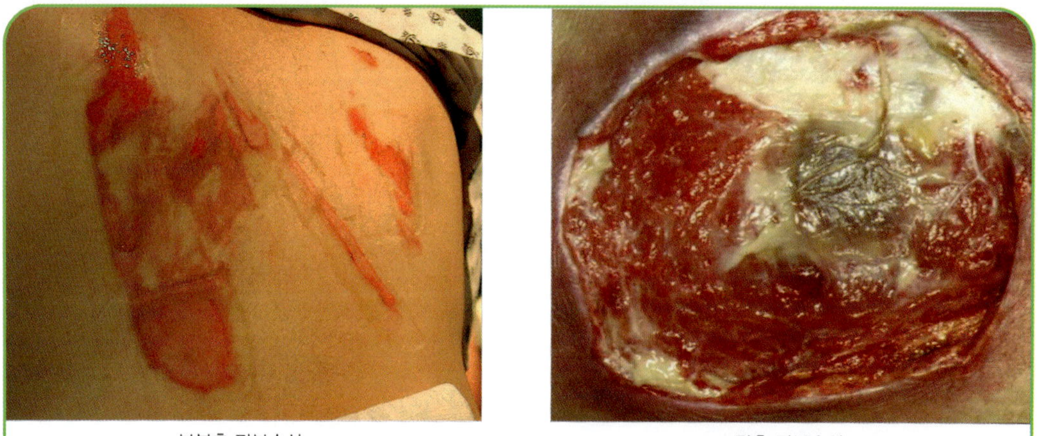

부분층 피부손상　　전층 피부손상

그림 3-5 부분층 피부손상과 전층 피부손상

발생한 상태 즉, 조직의 손상이 진피 아래까지 이르는 상태로 신생혈관과 결체조직의 형성, 상처의 수축, 상처 가장자리로부터 상피세포의 이주에 의해 상처의 복구가 이루어진다 그림 3-5. 이러한 부분층, 전층 피부 손상의 상처 분류 체계는 거의 모든 상처에 대해 누구나 쉽게 상처의 조직 손상을 기술할 수 있다는 것이 장점이다. 그러나 피하조직이 노출된 상처와, 뼈까지 확대된 상처가 모두 전층 피부손상으로 기술하게 되어 특정한 형태와 깊이의 상처에 대해 정확히 기술할 수 없다는 것이 단점이다.

2) 욕창이 아닌 상처의 분류 체계

당뇨병성 상처나 혈관성 상처의 분류 체계는 조직 손상 정도와 과거 상처 이력, 현재 골격 기형의 유무, 허혈 상태 유무와 정도, 감염의 여부와 정도 등 부가적인 요인에 따라 등급(grades)으로 기술할 수 있다. 이러한 다양한 분류체계는 12, 13장에 자세히 설명되어 있다.

3) 욕창의 단계

1975년 Shea는 최초로 조직의 층에 따른 상처 분류 방법을 기술하였고 그 후 여러 차례의 개정을 거쳐 현 욕창의 단계(staging)가 마련되었으며 이러한 욕창의 단계가 실무의 욕창 사정에 사용되면서 통일된 조직 손상 단계 기술이 가능해졌다. 정확한 단계를 기술하려면 피부와 그 하부조직의 해부 생리에 대한 지식이 요구된다. 즉 현재 관찰되는 피부나 상처 기저부의 조직이 무엇인지 기술하기 위해서는, 다른 조직과 식별해 낼 수 있는 능력이 필요하기 때문에 정확한 욕창의 단계를 사용하기 위한 지식습득과 훈련이 필요하며 이에 시간이 소요될 수 있다. 자세한 욕창의 단계는 9장에 자세히 설명되어 있다.

5. 기저부의 색깔

상처 기저부를 덮는 조직의 유형은 살아 있는 조직(viable tissue)과 살 수 없는 조직(nonviable tissue)으로 나눌 수 있다. 살아 있는 조직은 육아조직, 재상피화조직, 근육, 피하조직 등으로 상처를 관리할 때 살 수 없는 조직과 명백히 구별되어야 한다. 상처 기저부에 살 수 없는 조직이 있는 경우 상처 치유 과정을 방해하여 상처의 상태를 악화시키기 때문에 신중히 해결해야 한다.

기저부를 덮는 조직을 색깔로 표현할 수 있는데 분홍색(pink)은 상피화조직(epithelialization tissue), 붉은색(red)은 건강한 육아조직(granulation tissue), 노란색(yellow)은 부육조직(slough

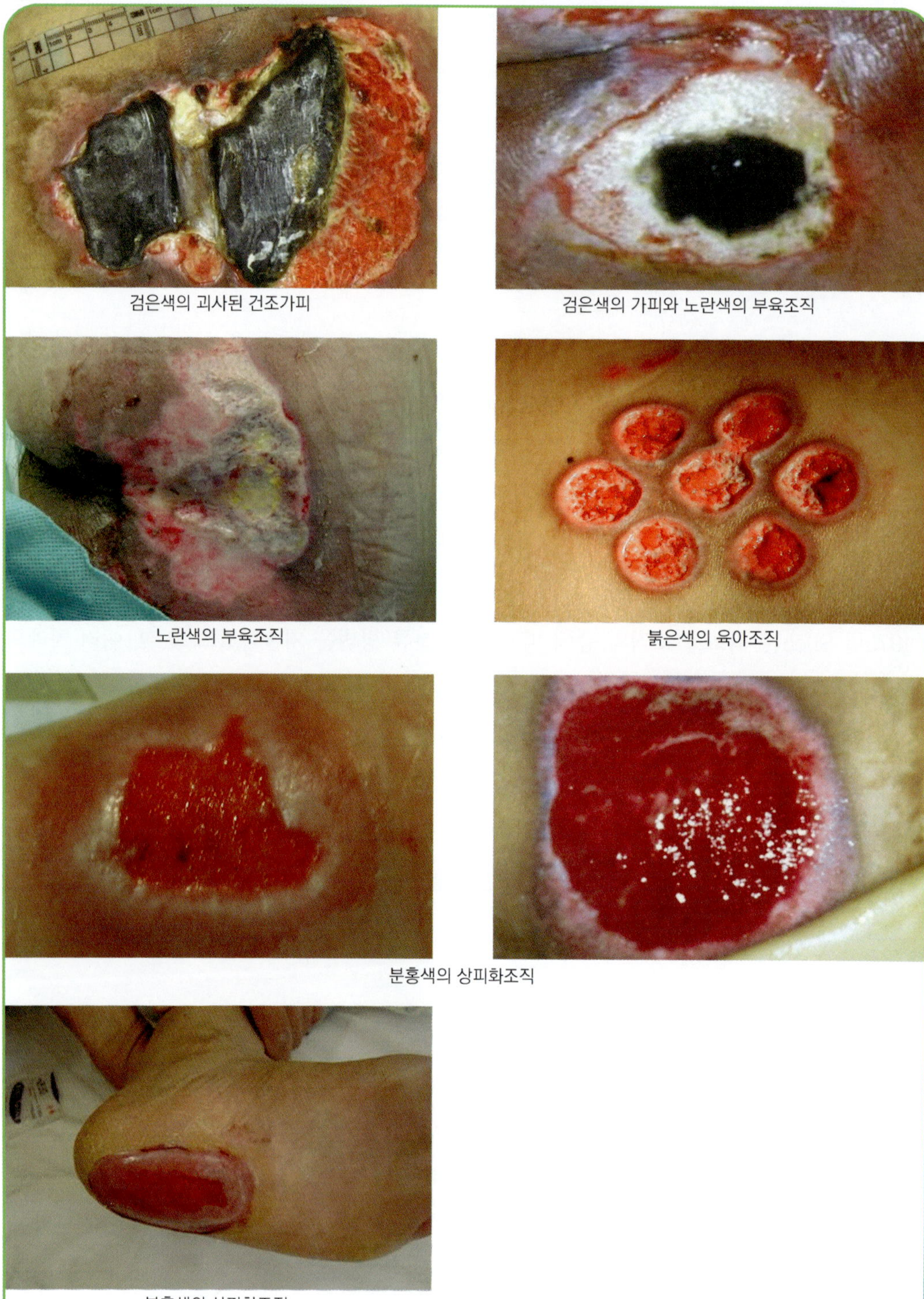

검은색의 괴사된 건조가피

검은색의 가피와 노란색의 부육조직

노란색의 부육조직

붉은색의 육아조직

분홍색의 상피화조직

분홍색의 상피화조직

그림 3-6 **상처 기저부의 색**

tissue)이거나 감염된 조직(infected tissue)이며 검은색(black)은 괴사된 건조가피(eschar) 상태를 의미한다 그림 3-6.

상처 치유를 위해서는 기저부 색깔에 따라 치료적 의사결정을 내릴 수도 있다. 일반적으로 상처 치유 과정 중에 관찰되는 기저부의 색깔에 따라 치유 정도를 예측하고, 치료 방법을 결정하기도 한다. 하지만 이러한 치료적 의사결정 시에는 기저부 색깔 이외에 대상자의 상처 상태를 적절하게 평가 할 수 있는 기타 영향 요인에 대해서도 반드시 사정해야 한다. 다음 페이지에 기술될 삼출물에 대한 내용을 포함하고 있는 상처 기저부 색깔에 따른 치료적 의사결정 알고리즘을 통해 이러한 내용을 확인할 수 있다 표 3-2.

또한 상처 기저부는 최근 상처 사정에 반드시 포함되어야 할 상처 주위 피부, 상처 가장자리와 함께 평가되어야 할 3가지 영역 중의 하나로 육아조직 확인, 상처의 생체 균주 부담(bioburden) 감소, 삼출물 관리, 죽은 조직 제거의 영역이 포함되어 있다 표 3-3.

6. 삼출물

괴사조직의 제거 등을 통하여 상처의 감염이 조절되고, 조직의 재생과 세포의 이동이 활발한 상태에서 성장인자들이 적절히 혼합된 상처의 삼출물(wound exudate)은 상처의 치유 과정에 많은 도움을 준다. 삼출물의 특징은 상처 내의 습기, 미생물, 괴사조직의 양에 따라 다양하다.

상처의 사정 시 삼출액의 다양한 특성(색깔, 양, 냄새, 점도 등)을 사정해야 한다. 삼출물의 색깔은 맑고 투명(clear)한지 혈장성(serosanguineous)인지 혈액성(sanguineous)인지 화농성(purulent)인지 황색(yellow)인지 황갈색(tan)인지 녹색(green)인지 등으로 기술한다. 삼출물의 양은 없다(none), 적다(light), 보통이다(moderate), 많다(heavy) 등으로, 삼출물의 냄새는 없다(absent), 약하다(faint), 보통이다(moderate), 강하다(strong) 등으로 기술할 수 있다 그림 3-7.

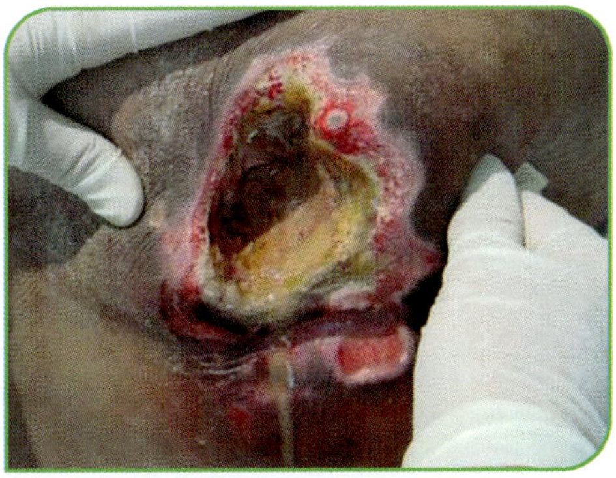
그림 3-7 화농성의 황색 또는 황갈색의 삼출물

과도하게 많은 삼출액의 양은 체액과 전해질 불균형을 가져올 수 있으며 주위 피부 문제를 유발할 수 있다. 냄새가 심한 화농성 삼출물의 경우는 감염을 의심해야 하지만, 대부분의 상처가 냄새를 가지고 있음을 기억해야 한다. 상처의 냄새는 상처의 청결 정도와 괴사조직

표 3-2 기저부 색깔에 따른 치료적 의사결정 알고리즘

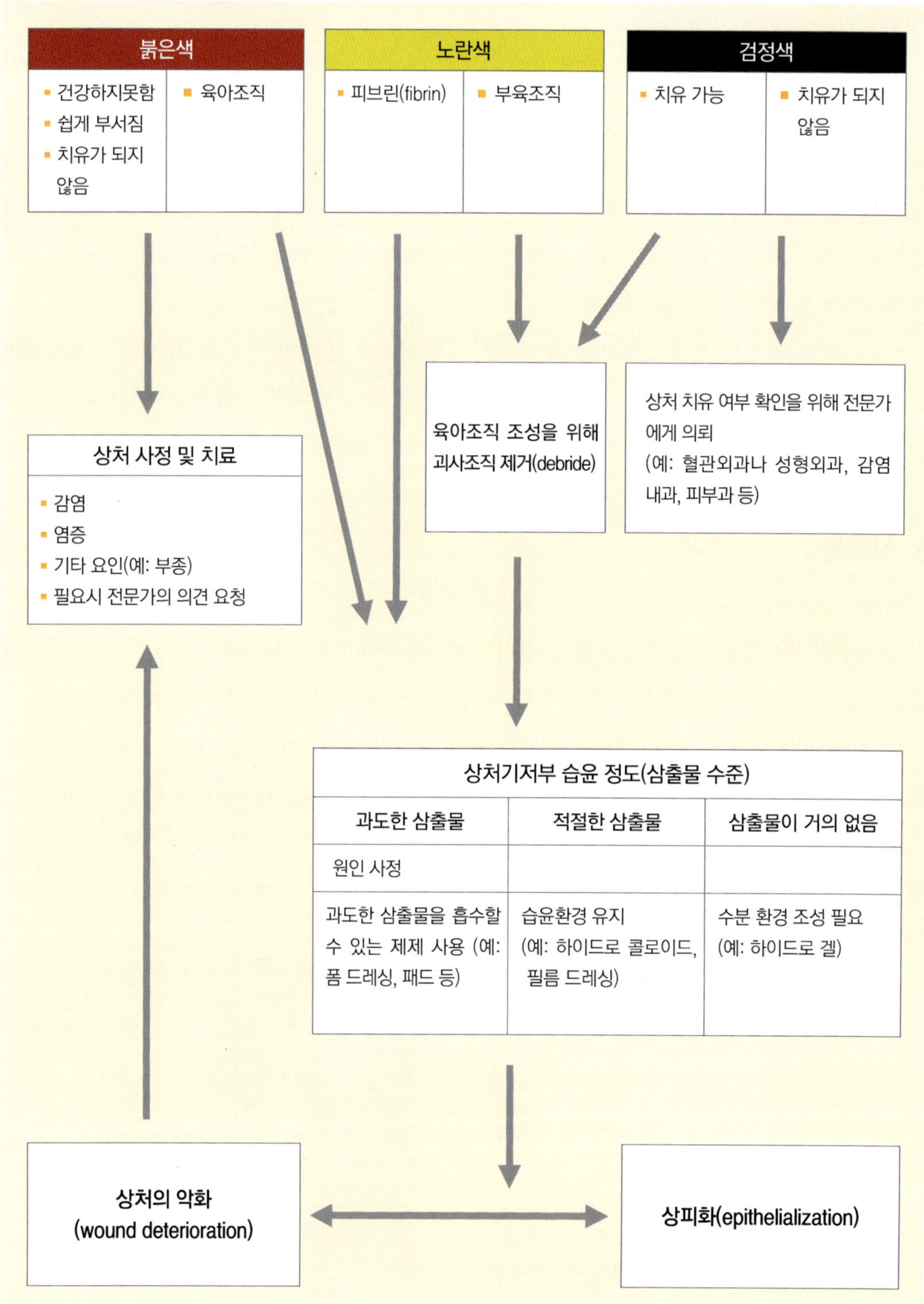

표 3-3 상처 기저부 사정

조직유형	삼출물	감염
체크 표시 하세요 괴사조직 △________% 부육조직 △________% 육아조직 △________% 상피화 △________%	△ 안에 체크 표시 하세요 **양** 건조함 △ 적음 △ 중간 △ 많음 △ **형태** 묽음 △ 진함 △ 혼탁함 △ 화농성(노란색/갈색/녹색) △ 핑크/붉은색 △	△ 안에 체크 표시 하세요 **국소** 통증 증가, 새로운 통증 발생 △ 홍반 △ 부종 △ 국소열감 △ 삼출물 증가 △ 상처회복 지연 △ 출혈성/약한 육아조직 △ 악취 △ 주머니(pocketing) 형성 △ **확산/전신** 국소증상 유사, 아래 증상 추가적 발생 홍반 △ 발열 △ 농양/농 △ 상처악화 △ 봉와직염 △ 전신 권태감 △ WBC 상승 △ 림프관염 △
상처 기저부의 조직 유형 및 실제 어느 정도 있는지 % 기록	삼출물 양과 형태 기록 (예: 점도, 색깔)	증상과 징후 기록, 병인을 구제적 명시
괴사조직 제거가 목표 (예: 감염 위험성 감소) 새로운 조직 성장 증진 및 보호	원인 교정이 목표(예: 압박요법) 습기 정도 조절 (건조한 상태의 괴저는 제외)	감염을 명확히 하는 것이 목표 감염 치료를 위한 생체 균주 부담(bioburden) 조절 악취 조절

출처: Dowsett, C., Protz, K., Drouard, M., & Harding, K. G. (2015). Triangle of Wound Assessment Made Easy. Wounds International.

존재 유무, 상처에 적용하는 드레싱의 종류에 따라서도 영향을 받는다. 밀폐드레싱을 적용한 상처의 삼출물은 괴사조직의 자가분해로 말미암아 화농과 비슷한 삼출물을 관찰할 수 있다.

7. 상처 가장자리

상처 가장자리의 적절한 사정은 잠식(undermining)의 크기를 감소시켜, 상처 회복을 저해하는 방해요소를 제거할 수 있다. 더불어 상처 가장자리의 사정 영역에는 두껍고 안으로 말린 조직의 정리와 삼출물 상처 주변의 조직 연화 감소를 위한 관리 부분까지 포함하여 설명하고 있다. 이러한 까닭으로 통합적인 상처 평가를 위해 상처 가장자리(wound edge)를 꼭 사정해야 하지만 간과되는 경우가 빈번하다.

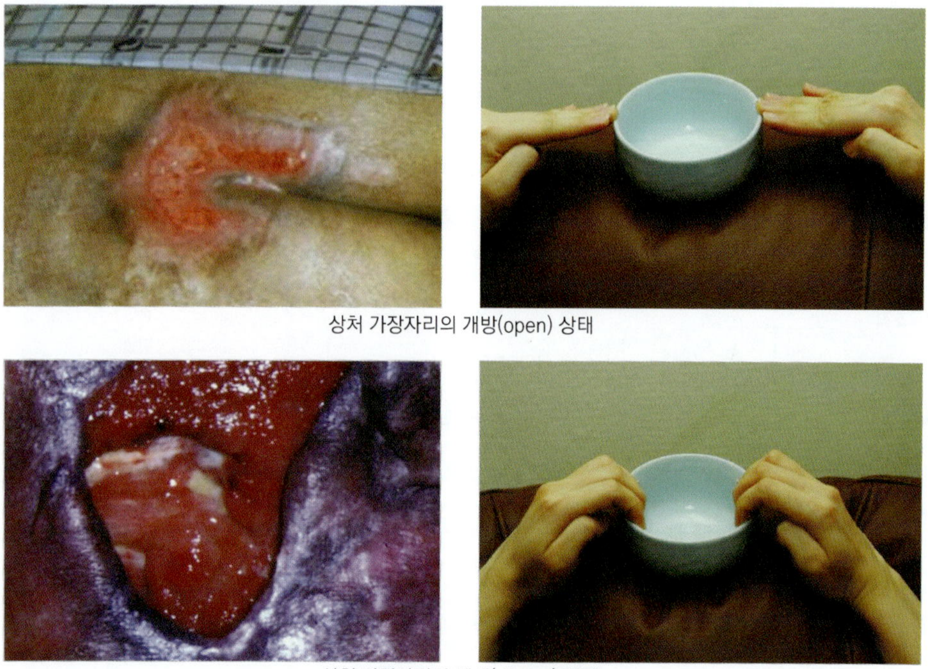

상처 가장자리의 개방(open) 상태

상처 가장자리의 폐쇄(closed) 상태

그림 3-8 **상처 가장자리**

상처 가장자리에서의 상피화 진행 여부와 그 방향은 상처의 크기 감소에 중요하며, 이상적인 상처 가장자리는 상처 기저부와 밀착되어 있어야 한다. 상처 관리자는 상처 가장자리에서 재상피화가 관찰되는지, 상피화의 진행 방향이 적절한지 자세히 관찰해야 한다. 상처 가장자리가 상처 기저부와 밀착된 형태를 상처 가장자리가 개방(open)되어 있다라고 표현하며 이와는 달리 상처 가장자리의 상피세포가 상처의 낮은 쪽으로 이주하여 가장자리를 둘러싼 형태를 상처 가장자리가 폐쇄되어 있다(closed) 또는 말려 있다(rolled)라고 표현한다 그림 3-8 .

상처 가장자리 사정을 통하여 만성상처와 원인에 대한 실마리도 알아낼 수 있다.

8. 주위 피부

상처 주위 피부의 상태가 환자의 연령, 건강 상태, 때로는 투약 상태까지도 나타내 주기 때문에 상처 주위 피부의 상태도 상처 사정의 한 부분으로 포함되어야 한다.

상처 주변 피부는 상처 가장자리로부터 4cm까지로 정의할 수 있는데, 그 이유는 드레싱으로 덮히는 피부의 경우 손상의 위험이 있는 부위이기 때문에 이를 사정에 포함시켜야 하는 부위이며,

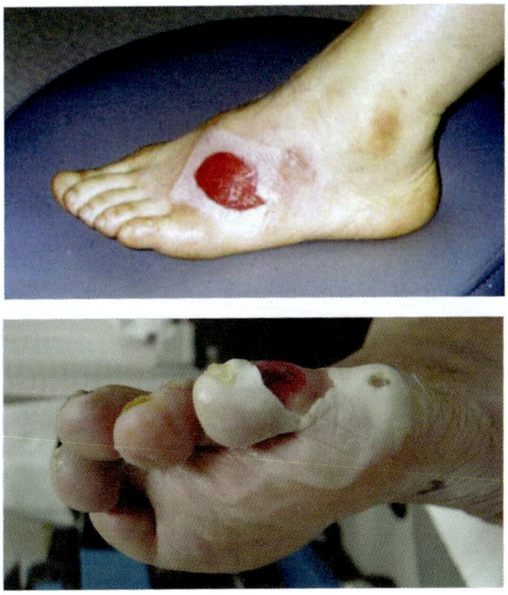

연화

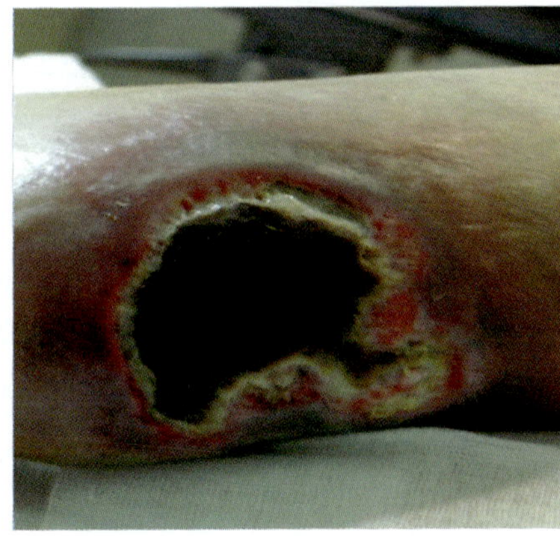

홍반: 괴사조직을 동반한 상처주변 부위의 홍반(erythema)

그림 3-9 **상처 주위 피부**

어떤 상처의 경우에는 상처부분의 바깥쪽으로 더 넓게 확장되어 손상이 나타날 수 있기 때문이다. 이러한 상처 주변에는 짓무름, 벗겨짐, 건조한(약한, 부서지기 쉬운) 피부, 과각화증, 굳은살, 습진과 같은 문제들이 흔히 발생할 수 있다. 따라서 주위 피부의 색(발적이 있는가, 희거나 창백한 부분은 있는가), 감촉(축축한가, 건조한가, 경결이나 연화가 있는가), 피부온도 (따뜻한가, 차가운가), 피부의 상태(벗겨짐(denudement), 연화(maceration), 찰과상(excoriation), 피부 박탈(stripping), 미란(erosion), 구진(papules), 농포(pustules)) 등을 사정해야 한다 그림 3-9.

상처 주위 피부의 사정을 통하여 선택한 드레싱과 드레싱의 적용과 제거 시 적절성을 알 수 있다. 예를 들면 부적절한 습윤 드레싱을 선택하거나, 드레싱을 너무 오래 내버려 두어 건강한 피부에 오랫동안 삼출물이 고여 있는 경우에는 상처 주위 피부의 연화, 피부염, 벗겨짐이 발생할 수 있다. 접착테이프를 부적절하게 제거한 경우에는 피부 박탈이 발생할 수 있다. 또한 상처주위 조직에 경결(induration) 부분이 만져지는지, 홍반은 없는지 사정해야 한다. 만약 이러한 증상이 있다면 이는 더 깊은 조직의 손상을 의미할 수도 있다. 그 밖에 정맥 · 동맥 부전, 감염, 압력에 의한 손상, 말초 신경병증, 괴저성 농피증, 정맥염, 칼시피락시스(calciphylaxis)의 주위 피부는 독특한 특징을 나타낸다.

표 3-4 상처 주위 피부의 특징

병변	상처 주위 피부의 특징
정맥부전	부종(edema), 갈색의 얼룩(browny discoloration), 피부염(dermatitis), 비늘모양(scaling)으로 벗겨짐 삼출물이 스며나와 축축함(weeping)
동맥부전	창백함(pale), 차가움(cool), 의존적 발적(dependent rubor), 털이 없음(absent hair), 건조증(xerosis)
감염	홍반(erythema), 통증(pain), 열감(heat), 부풀어 오름(swelling), 경결(induration)
압력	충혈(hyperemia), 부종(edema), 경결(induration), 변색(discoloration)
말초신경병증	무감각(insensate), 부종, 연조직염(cellulitis), 발적(erythema), 경결
농피성괴저증	불규칙하고 축축한 경계(ragged and boggy border), 주변보다 높아진 모습(elevated), 검붉은색(dusky red), 자주빛(purple)
정맥염	점상출혈과 관련된 촉진할 수 있는 희게 변하지 않는 자반, 비창백성 자반(nonblanchable purpura), 결절(nodules)과 소수포(vesicles)가 있는 경우도 있다.
칼시피락시스	검고 자주빛의 촉진할 수 있는 결절이 괴사와 궤양으로 진행, 신장 질환과 관련, 얼룩덜룩한 그물 모양의 반점, 병소 중앙의 괴사
칸디다증	농포의 발적성 위성 병변(pustular erythematous satellite lesions)

9. 이물질 존재 유무

봉합사와 같은 이물질이 개방 상처 내에 존재하는 경우가 있다. 급성상처 관리 시 상처 내에 잔재된 봉합사는 치유 과정을 방해하므로 자세히 관찰하여 제거하도록 해야 한다.

10. 상처 보유기간

상처 사정에서 거의 무시되는 것이 상처 보유기간, 즉 상처의 나이이다. 상처 사정 시 치유 과정이 잘 진행되는지를 알 수 있는 시간 변수들에 대한 사정도 꼭 포함되어야 한다.

상처 치유 과정에 대한 정확한 지식이 있다면 수술 후 7일이 경과했음에도 염증 반응의 증거 없이 치유되지 않는 외과적 상처나 몇 년간 지속되는 정맥성 궤양 등은 모두 정상적인 상처 치유 과정에서 벗어나는 것이므로 어떤 원인이 상처 치유를 지연시키는지 살펴보아야 한다.

11. 미생물의 존재

상처 내 미생물의 존재(bacterial burden)는 다양한 미생물의 상호작용 때문에 단순한 미생물의 수 이상으로 상처 치유 과정에 악영향을 미칠 수 있으며 보통 그 정도에 따라 오염(contamination), 집락화(colonization), 심각한 수준의 집락화(critical colonization), 감염(infection)으로 분류된다.

피부는 다수의 다양한 미생물과 지속적으로 접촉하는 상태로, 이러한 피부에 발생한 상처 또한 무균적일 수 없다. 따라서 모든 상처에는 일정한 수준의 미생물이 존재하지만, 정상적인 면역체계를 가진 환자는 상처 내 미생물에 대한 식균작용을 통하여 미생물의 성장과 숙주의 저항 사이의 균형을 이루게 되어 보통 상처 치유에 큰 악영향을 끼치지 않는 오염이나 집락화 수준을 유지하는 것이다. 그러나 숙주의 방어력이 낮아지거나 미생물의 양과 저항력이 증가하게 되면 미생물의 성장과 숙주의 저항 사이의 균형이 깨어지게 되어 심각한 수준의 집락화, 감염의 상태가 초래될 수 있다. 즉 감염은 미생물의 수, 특징, 저항력과 직접적으로 상관관계가 있고 숙주의 방어력과는 역 상관관계이다.

감염의 국소적 징후의 유무는 상처 사정의 일부분으로 반드시 기술되어야 한다. 감염의 전형적인 징후는 화농성 삼출물의 증가, 경결, 열감(warmth), 통증(pain)이나 압통, 발적 등이 있다. 대부분의 감염된 상처들은 보통 감염의 징후와 증상을 나타내지만 그렇지 않은 때도 있어 세심한 사정이 필요하다. 외과적 상처는 수술 후 5일 동안 정상적인 염증반응으로 발적이 관찰되며 이를 감염의 징후로 의심하지 않는다. 면역반응이 억제된 환자는 종종 감염의 전형적인 징후가 감추어질 수 있으며 새로운 통증만이 상처가 치유의 정상적 과정을 이탈했음을 알려주는 유일한 실마리가 되기도 한다. 만성상처는 상처 내에 미생물의 종류가 다양하고 수가 많더라도 감염의 전형적 징후가 결여될 수 있다. 만성상처에서 적절한 관리에도 상처의 치유가 지연되는 경우, 손상받기 쉬운 변색한 육아조직이 관찰되는 경우, 상처 기저부에 손상이나 붕괴가 있는 경우, 상처에서 악취가 나는 경우 무증상의 감염이나 심각한 수준의 미생물의

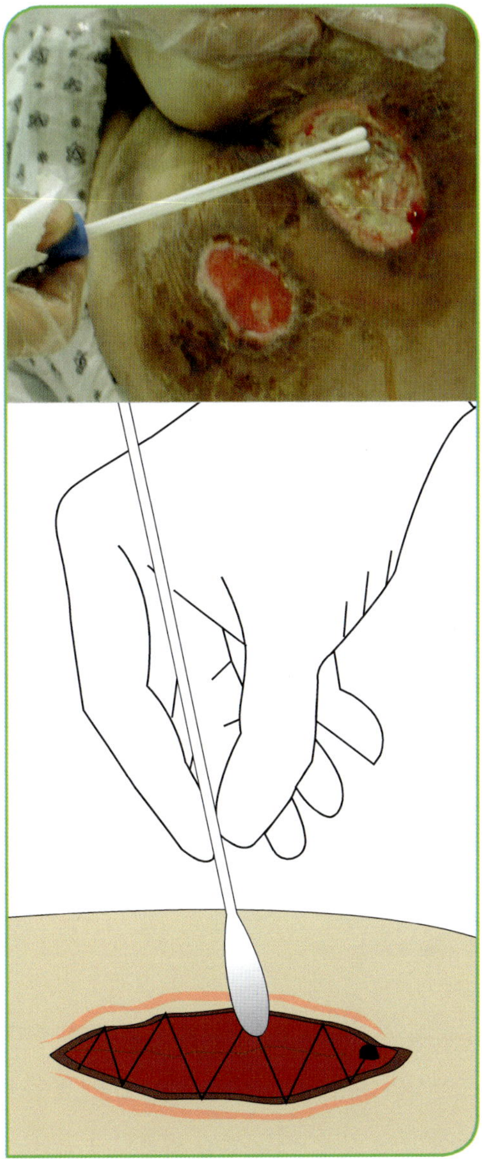

그림 3-10 상처도말배양검사

존재를 의심해 볼 수 있다. 보통 상처 관리 시 적절한 관리에도 호전 없이 정체된 상처는 심각한 균의 집락화를 나타낼 수 있으며 적절한 중재가 없으면 감염으로 악화할 수 있음을 늘 염두에 두어야 한다.

상처의 감염이 의심되는 경우 상처배양검사를 시행하게 된다. 여러 가지 상처배양검사 중 조직검사를 통한 배양검사가 가장 표준이라 여겨지지만, 이 방법은 침습적이고 기술을 요구하여 일반적으로 시행되기 어려운 경우가 많다. 실무에서는 상처도말배양검사가 적당한 대안으로 시행되고 있다. 상처도말배양검사 시에는 생리식염수로 상처를 세척하고 상처 가장자리를 마사지하여 상처로부터 나오는 삼출물을 수집하여 검사해야 하며 10 point 기법/Z기법을 이용한다 그림 3-10 . 대부분의 상처도말배양검사는 수행 방법이 결과에 큰 영향을 끼치는 경우가 많아 배양검사 자체를 감염의 결정적, 확정적 증거로 사용할지는 신중한 논의가 필요하다.

또한 이러한 국소감염의 증상과 함께 백혈구 수치의 증가, 고열 등의 전신감염 증상이 있는지도 확인해야 한다.

상처 감염과 관련된 내용은 7장에 자세히 설명되어 있다.

12. 통증

5번째 활력징후로서 통증(wound pain)은 오늘날 건강관리환경에서 매우 주목받고 있다. 그러나 상처의 통증은 간과되기 쉬우며 충분한 관리가 이루지지 못하는 것이 현실이다. 상처 통증은 상처의 감염이나 악화뿐만 아니라 현재 적용되고 있는 상처 관리 방법의 부적절성을 알려주기도 한다. 이와 더불어 환자의 만족과 직접적으로 연결되며 상처 치유 과정상에서도 나쁜 영향을 미칠 수 있으므로 상처 관리자는 입증된 통증 사정도구를 이용하여 규칙적으로 자주 사정해야 한다.

II. 상처 사정의 빈도

상처 사정의 빈도는 상처와 환자의 전반적인 상태, 건강관리 기관의 여건, 사용하고 있는 드레싱의 종류, 상처 관리의 목표 등 많은 변수를 고려하여 결정하며 여러 변화에 따라 수시로 조정될 수 있다. 예를 들면 면역억제 환자나 급성 치료 중인 환자와 같이 상처의 상태가 급격히 변할 수 있을 때에는 좀 더 자주 사정해야 하나, 장기간 건강관리 기관에 재원하고 있는 안정된 상태의 환자 상처는 입원 시와 그 후 주 1회 정도로 상처 사정 빈도를 결정할 수 있다. 물론 안정된 상태의 환자라도 피부손상의 위험성이 있다면 매일 피부를 사정해야 한다. 재가환자의 경우 상처 사정의 빈도는 간호사의 방문 빈도에 따라 결정되며, 간호사가 다시 상처를 사정하기 전까지의 기간 동안 상처의 관찰이 필요한 경우 가족 구성원에게 이를 교육하여 상처 관찰을 시행할 수 있다. 욕창은 드레싱 교환 시마다 사정되어야 하며 만약 상처나 환자의 상태가 악화되면 계획된 빈도보다 더 자주 사정해야 한다.

상처의 사정은 드레싱 교환 시에만 가능하기 때문에 국소적 상처 관리법을 선택할 때 상처 사정의 빈도도 고려해야 한다. 예를 들어 매일 사정해야 하는 상처를 관리하는 경우, 드레싱의 선택은 며칠마다 교환하는 방법보다는 매일 교환하는 방법을 선택하는 것이 효과적이다. 국소적 상처 관리법의 선택 후 자가분해나 삼출물의 흡수 정도 등을 평가하기 위해 좀 더 자주 상처의 사정이 필요하기도 하다. 그러나 만약 7일마다 드레싱을 교환하는 상처로 삼출물의 누수나 부종, 통증, 발적 등이 없다면 굳이 상처의 사정을 위해 드레싱을 제거할 필요는 없다. 이러한 상황에서 상처의 사정은 드레싱의 상태와 주변피부에 대한 관찰로 대신할 수 있다. 예를 들면 "드레싱은 건조하며 부착상태는 양호하다. 주변피부도 이상 소견 보이지 않는다."라고 기술할 수 있다.

III. 수술 상처의 사정

1. 상처 봉합의 형태

1) 일차치유봉합

상처의 모서리가 깨끗하게 절개되고 하부조직들의 손상이나 배액이 거의 없는 상처가 실이나 다른 물질을 이용, 즉각적인 단순봉합(simple closure)을 통하여 선흉터(linear scar)만 남기고 치유되는 것을 말한다 그림 3-11. 최소한의 조직 손실로 흉터가 적으며 일반적으로 특별한 합병증 없이 치유되는 것이 보통이다. 대개 4~12시간 내에 봉합해주는 것으로 비교적 깨끗하고 오염되지 않은 상처에서 시행한다. 절개선의 배액 유/무, 상처의 봉합능선(healing ridge)의 관찰이 필요하다.

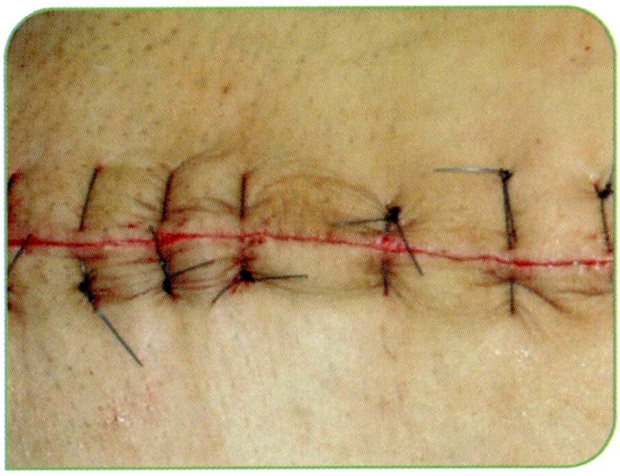

그림 3-11 일차치유봉합

2) 이차치유봉합

상처를 서로 접합시킬 수 없는 경우, 즉 피부의 괴사 또는 궤양 등이 있거나 감염의 우려가 있을 때 봉합하지 않고 상처의 수축(contraction), 육아조직(granulation)의 성장, 상피화(epithelialization)에 의해 치유되는 것을 말한다 그림 3-12. 이처럼 개방된 상처는 조직 손상이 심하여 육아조직의 형성으로 손상된 부분이 채워져야 하기 때문에 훨씬 많은 시간이 소요되고 흉터가 남을 수 있다.

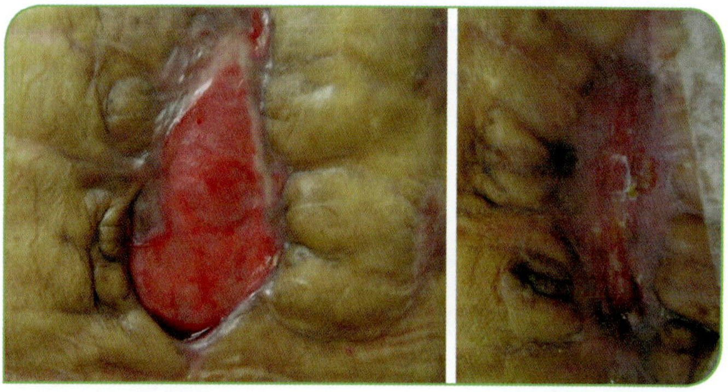

그림 3-12 이차치유봉합

3) 지연된 일차치유봉합

일차치유봉합과 이차치유봉합 과정이 혼합된 것이다. 이것은 조직의 손실이 있거나 상처의 감염이 심한 경우 또는 삼출물이 많은 경우 적절한 관리를 위하여 상처를 개방된 상태로 남겨 두었다가 치유 과정 방법으로 상처를 봉합하는 것이다 그림 3-13. 다시 말하자면 일차 유합이 지연된 형태로 일정 기간에 개방 상태를 유지한 봉합을 말한다. 유합이 지연되어 흉터가 남을 수 있으며 육아조직, 상피화, 수축 정도의 관찰이 필요하다.

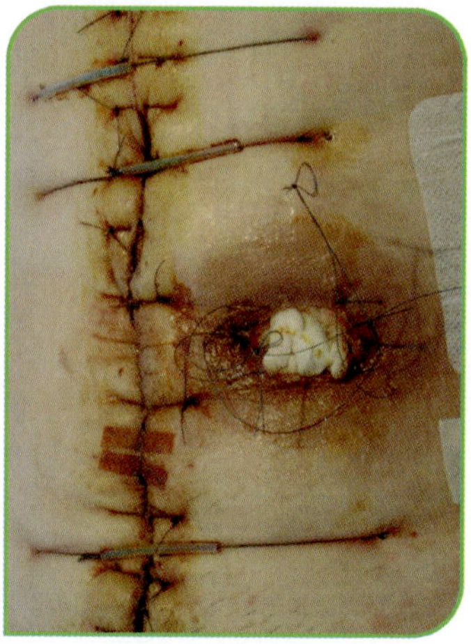

그림 3-13 지연된 일차 봉합

상처를 흔히 급성상처와 만성상처를 구분하기도 하는데 이러한 구분의 명확한 기준은 없다. 어떤 학자는 급성상처를 빨리 치유되고 특별한 사건이 없이 낫는 것으로 보는 반면 만성상처는 정상 치유과정에 실패하여 치유 기간이 오래 걸리는 것으로 보며, 어떤 학자는 급성상처를 "스스로 치유되는 것" 만성상처는 "상처 치유를 위해 다른 도움이 필요한 것"으로 보기도 하였다.

많은 부분에서 만성상처는 전형적인 치유 궤도를 이탈하여 치유 시간이 많이 소요되는 것이라고 정의되고 있다. 이러한 시간적인 관점에서 본다면 급성상처는 수술 과정의 결과로 만들어지고 치유 궤도를 적절히 따르는 상처라고 할 수 있다. 그러므로 이차 유합에 의해 봉합되도록 기다리는 수술 상처와 열개된 상처 등은 급성상처에서 제외된다.

2. 수술 상처의 사정

환자의 수술 부위를 정확하게 사정하려면 일차 드레싱의 상태, 재상피화 정도, 상처 봉합상태, 봉합능선의 여부 등과 상처의 국소적인 감염 여부를 나타내는 변화들을 모두 포함해야 한다.

일차 유합으로 상처 치유가 진행되는 봉합 부분은 상처 치유에 필요한 결체조직의 양이 적기 때문에 감염이나 특별한 합병증이 없으면 치유 속도가 빠르다 그림 3-14a .

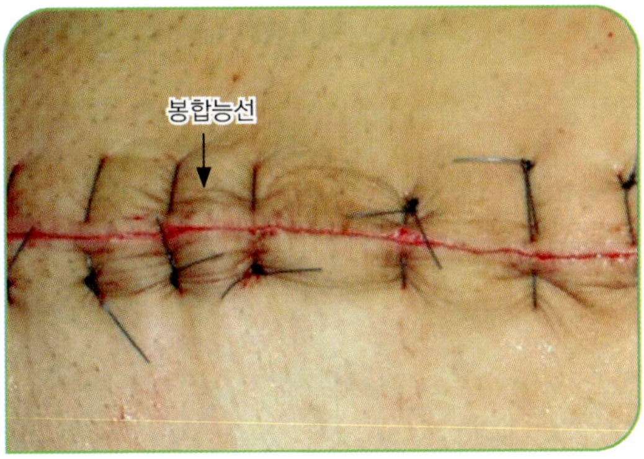

그림 3-14a 일차 치유 봉합의 봉합 능선

보통 재상피화(reepithelialization)는 상처 발생 24시간부터 시작하여 48시간에 완료되며 상처 발생 2~3일에 섬유아세포(fibroblast)가 나타나고 교원질 섬유(collagen fiber)는 3~4일 후 나타나 21일까지 계속 증가한다. 이러한 교원질 섬유의 형성을 눈으로 직접 볼 수는 없으나 촉진으로 봉합능선을 느낄 수 있다. 봉합능선은 교원질 섬유의 합성에 따라 상처 봉합 부위 양쪽 1cm 내 피부가 경결이 나타나면서 약간 융기되는 현상으로 수술 5~9일경 관찰할 수 있다. 만일 봉합능선이 촉지되거나 관찰되지 않는다면 상처 치유 과정이 정상적으로 진행되고 있지 않음을 뜻하거나 상처열개(wound dehiscence)의 전구 증상일 수도 있으므로 상처 치유 과정을 재사정해 보아야 한다. Hunt는 "대부분의 상처 열개는 봉합능선이 만들어지지 않은 환자에서 수술 5~8일 후에 발생하며 그중 50%는 감염과 관련되어 있다"고 하였다. 상처 관리에 관한 지식이 있는 간호사라면 수술 후 5~9일경 봉합 부위를 촉지하여 봉합능선의 형성 여부를 주의 깊게 사정해야 한다. 상처 치유가 지연될 특별한 문제가 없이 건강한 사람에서 봉합능선이 촉지되지 않는다면 상처의 긴장도를 줄이고 교원질 합성을 증진시킬 수 있는 중재가 필요할 것이다. 예를 들어 복부 상처에는 긴장도를 줄이기 위해 복대를 착용할 수 있다.

대부분의 수술 상처는 특별한 문제없이 치유되지만, 간혹 특별한 사정과 중재가 필요한 상처의 국소적 변화들이 나타나기도 한다. 배액이 없던 상처에서 갑자기 배액물이 관찰된다면 상처 열개나 누공 발생을 의심해 볼 수 있으며 추가적 상처 사정, 치료와 더불어 이차 유합에 의한 치유를 위해 상처 봉합사를 제거하기도 한다. 피부색이 변화거나 경결 부위가 생기거나 상처에 열감이나 심한 통증이 갑자기 발생하면 감염이나 혈종이 생겼음을 시사하며 즉각적인 외과적 중재가 필요할 수도 있다. 이러한 다양한 수술 상처의 합병증에 대해 살펴보기로 하자.

3. 수술 상처 합병증

1) 상처열개

열개(dehiscence)는 수술 후 초기에 근막층이 분리되는 현상을 말한다. 부분적으로 적은 부위에서 일어나 발견되지 않기도 하나 완전하게 상처가 분리되기도 한다 그림 3-14b . 상처가 크고 완전하게 분리되면 복강 내부의 장기가 밖으로 튀어나오게 되는데 이를 내장탈출(evisceration) 이라고 부른다. 보통 봉합 시에 너무 강하게 조여서 상처에 강한 압력이 가해지거나 장의 팽창, 복수, 기침, 구토 또는 복압에 의해 나타날 수 있다.

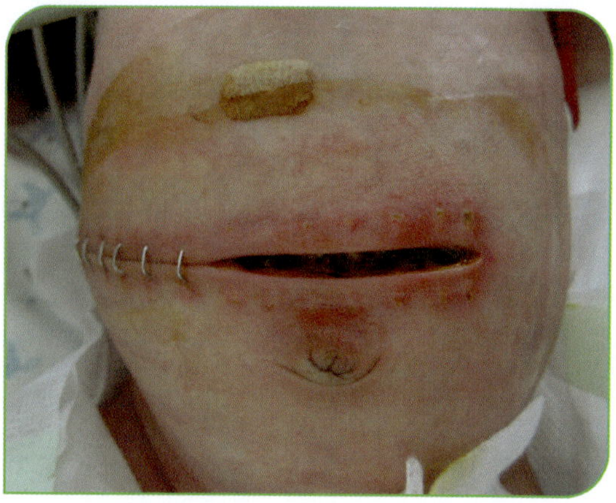

그림 3-14b **상처열개**

이외에 다른 선행유발인자로는 영양결핍(특히 vitamin-C나 아연 등의 부족), 비만, 후천성 또는 약물에 의한 면역결핍, 당뇨병, 신장기능결함, 진행성 암 등이 있다. 국소적으로 상처 자체에서는 감염과 혈종, 허혈(ischemia)이 열개를 유발하는 요인이 될 수 있다. 부적절하거나 불충분한 수술적 술기는 열개를 일으키는 가장 중요한 인자이다. 보정봉합(retension suture)을 이용하면 열개의 발생을 감소시킬 수 있다. 상처가 벌어지는 빈도는 0.5~3%이며 복부 수술에서는 평균 2% 정도이다.

2) 혈종

상처 내 혈종(hematoma)은 적절하게 지혈을 하지 않거나 응고 이상증이 있는 경우 발생한다. 상처 내 혈종은 근막의 불유합을 유발하여 절개 탈장을 일으키거나 세균 감염 시 배지 역할을 하여 부종, 발적, 통증 등의 상처감염을 가져온다. 피부층에 가까이 있는 혈종은 상처감염의 기회가 많은데, 상처를 봉합할 때 과도한 사강(dead space)이 있으면 이러한 현상이 초래된다. 혈종이 있으면 수술 절개부 아래가 붓거나 통증이 유발되며, 검붉은 색의 응혈이 배액되어 확인되는 혈종도 있다.

3) 장액종

상처 장액종(seroma)은 장액과 림프액이 고여서 나타나는 현상으로 수술 시 피하 림프관의 차단으로 말미암아 임상적인 증상이 나타나는 경우를 이른다. 겨드랑이나 서혜부를 박리하는 수술을 하면 자주 나타나고 복부나 사지를 수술하는 때도 발생한다. 이차적인 감염은 혈종에 비해 드물지만 배액관을 삽입하거나 제거를 위해 주사침으로 흡입하는 도중에 세균의 침투가 일어날 수 있다. 부종과 불편감이 동반되는데 수술 후 바로 나타날 수 있지만 1, 2주 경과하여 나타나기도 하며 상처감염이나 혈종에서 나타나는 발적과 발열은 대개 동반하지 않는다. 촉진을 하면 주위 피부와 달리 피부 하방에 액체가 고여 있어 조직이 물렁한 느낌이 있기 때문에, 보통 주사침을 이용해서 흡인해낸 후에는 압박드레싱을 실시한다.

4) 감염

외과적 상처감염은 미생물의 수와 상처 속의 세균 독성의 합이 숙주의 국소방어 기전을 이기고 점진적인 성장을 할 수 있을 정도로 충분히 강할 때 가능하다.

이러한 수술 부위에서 발생하는 모든 감염은 미국의 질병관리센터(Centers for Disease Control, CDC)에 의해서 수술부위감염(surgical site infection, SSI)으로 새로 불리우며 표재성(절개부 표층)(superficial incisional, 단지 피부와 피부하 조직만을 포함), 심와부(절개부심층)(deep incisional, 근막과 절개부위 근육만을 포함), 그리고 기관/강(organ/spaces, 절개 부위보다는 수술 중에 조작되는 해부학적 기관) 수술부위감염으로 나뉘어진다 그림 3-15a . 수술부위감염의 2/3가량이 표재성(절개부 표층)의 수술부위감염이나 심와부(절개부심층)의 수술부위감염이고 나머지 1/3 정도가 기관/강의 수술부위감염(organ/space SSI)에 속한다.

표재성(절개부 표층), 심와부(절개부 심층) 수술부위감염이 일어나면 발적, 국소 발열, 부종, 통증 등의 전형적인 증상이 발현된다. 증상은 수술 후 5~6일에 나타나지만 이보다 이르게 수술 후 3일(주로 발적과 부종 등)에 나타날 수도 있다. 체온은 미열로 발생하는데 봉합사를 제거하여 상처를 열어주지 않으면 세포용해(cellulysis)가 지속적으로 일어난다. 만일 상처감염이 의심이 되면 즉시 상처를 개방하고 세균 배양검사를 위해 상처에서 체액을 채취한다(wound culture). 괴사한 조직이 발견되면 근막염(fasciitis)이 발생하였는지 확인하여야 한다. 만일 탁한 회색(cloudy gray)의 삼출물이 괴사조직과 함께 존재한다면 괴사근막염(necrotizing fasciitis)을 의심해 볼 수 있다.

수술부위감염(SSI)의 자세한 내용은 7장에 설명되어 있다. 다음은 감염의 위험성에 따른 수술 상처분류에 대한 내용이다 표 3-5 .

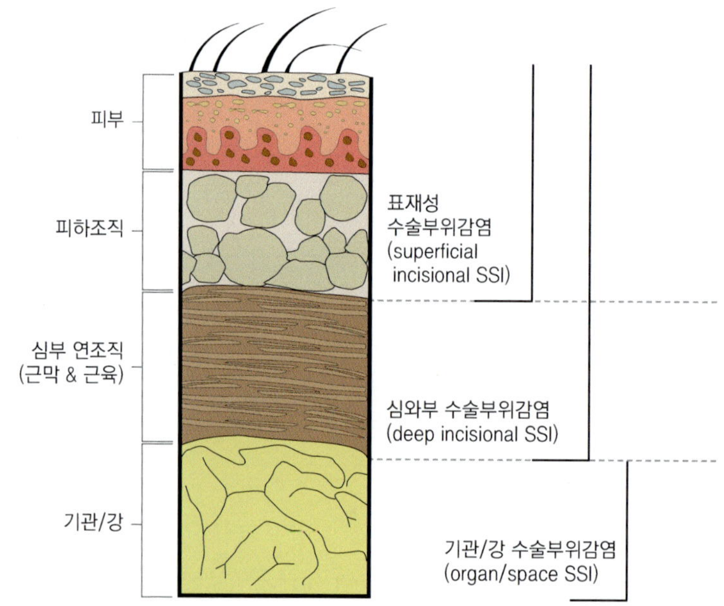

그림 3-15a 복벽(Abdominal wall) 단면으로 본 SSI

표 3-5 감염의 위험성에 따른 수술 상처 분류/오염도에 따른 수술 상처 분류(CDC, 1992)

- **청결상처(clean wound)**
  감염증이 전혀 없는 부위의 수술로서 호흡기계, 소화기계, 비뇨생식기계를 포함하지 않는 계획된 수술로 외상이 없고, 배액관이 있는 경우는 폐쇄 배액관인 경우를 말한다. 기대되는 수술부위감염률은 1~5%이다.
- **청결-오염상처(clean-contaminated wound)**
  수술 중 커다란 오염이나, 수술 전에 감염이 없는 호흡기계, 소화기계, 비뇨생식기계의 수술 상처를 말한다. 충수, 자궁, 구강의 수술과 소변배양에서 음성인 비뇨생식기계의 수술, 감염된 담즙이 없는 담도의 수술, 수술 중 오염이 약간 되었거나 기계적인 배액관이 있는 청결상처를 말한다. 기대되는 수술부위감염률은 3~11%이다.
- **오염상처(contaminated wound)**
  개방상처이나 오래되지 않는 사고 상처(보통 4시간 이내), 수술 중에 명백한 오염이 발생하었거나 소화기계로부터 다량 오염된 경우, 급성 감염이 있으면서 농이 형성되지 않은 경우, 감염이 있는 비뇨기계나 담도계 수술이 포함된다. 기대되는 수술부위 감염률은 10~17%이다.
- **불결-감염상처(dirty-infected wound)**
  괴사된 조직이 있거나 오래된 사고 상처(4시간 이상 지연된 사고상처), 수술할 기관이 수술 부위 감염을 일으킬 원인으로 수술 도중 판단되는 경우를 말한다. 즉 이물질이 박혔을때 대변 등의 오염 물질에 의해 오염된 경우, 수술 중 농양이 발견된 경우, 장 파열이 된 경우를 말한다. 기대되는 수술부위 감염률은 27% 이상이다.

5) 비치유성 또는 만성상처

적절한 상처 관리와 감염 관리에도 불구하고 일부 상처는 수술 후 30~90일이 경과하여도 완전하게 치유되지 않는 경우가 있는데 이를 비치유성 또는 만성상처라 부른다. 이에 영향을 미치는 요인은 연령, 면역력, 영양상태, 스테로이드제제의 복용, 방사선 및 항암치료 등 다양하다. 크론병을 앓는 환자들에게서도 자주 보이며 악성종양이 있거나 상처조직에 혈액공급이 불충분할 때 볼 수 있는 현상이다. 이러한 여러 요인 때문에 상처 치유에서 중요한 성장인자의 역할이 지연되거나 중단되어 콜라겐 형성에 실패한 경우로, 적절한 상처 치료에도 불구하고 육아조직의 형성이 아주 느리거나 없는 상태, 상처 수축이 거의 일어나지 않거나 상피화가 이루어지지 않는 상태를 말한다. 이런 경우 환자의 전반적인 상태에 대한 사정, 이를테면 영양상태나 투약상태, 조직관류 상태 등을 파악하여 이를 교정하는 것이 가장 중요하며 조직 관류를 증진시키기 위해 고압 산소치료(hyperbaric oxygen therapy)가 필요할 수도 있다. 또한 국소적으로 성장인자를 적용한다든지 음압요법(negative pressure wound therapy)을 이용한 방법 등이 고려될 수 있다.

6) 절개 탈장

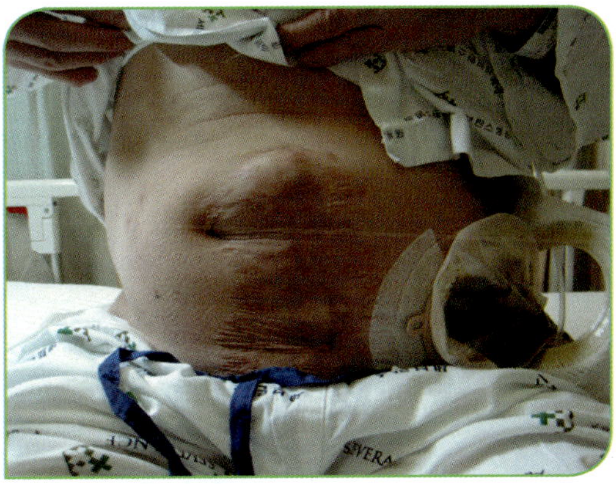

그림 3-15b **절개 탈장**

절개 탈장은 비치유성 상처에서나 상처 치유기의 후기에 근막 층의 봉합이 벌어지면서 발생한다. 수술 후 약 1%에서 발견되며, 복부, 옆구리, 서혜부의 상처에서 많이 나타난다. 절개상의 상처감염이 있던 환자의 10%에서 그리고 열개가 일어나서 재봉합을 시행했던 환자의 30%에서 발견된다. 반복적으로 재발하는 탈장은 비만이거나 기존에 여러 번 수술을 시행하여 적절하게 조직을 봉합할 수 없을 때, 콜라겐 형성에 문제가 있는 질환이 있을 때 관찰된다. 복부의 작은 절개 탈장은 환자가 기침을 하거나 배변 등을 위해 배에 힘을 주기 전에는 나타나지 않는다. 이전에 절개가 이루어졌던 부위가 불거져 나오면서 통증이 유발되면 절개 탈장이 있음을 시사한다. 비교적 크기가 큰 탈장은 미용이나 증상의 문제가 있을 뿐 위험한 상황을 가져오지 않는다. 처음 상처를 봉합할 때 세심한 주위를 기울여 감염이나 열개를 유발하지 않도록 하는 것이 예방법이다. 복대 등을 수술 후 초기에 사용하여 복부에 힘이 가해졌을 때 근막층이 벌어지지 않도록 해주면 도움이 된다 그림 3-15b.

Ⅳ. 상처 사정 / 평가 도구

상처 사정 시 상처 치유 정도를 객관적 점수로 측정할 수 있도록 고안된 도구를 사용할 수 있다. 이렇게 고안된 도구를 사용하는 경우 다양한 측면에서 상처와 치유 정도를 평가할 수 있을 뿐만 아니라 체계적인 상처 사정에도 도움이 된다.

1. ASEPSIS Incision assessment tool

ASEPSIS는 일곱 가지 상처 사정/평가 측정 변수들의 첫 글자를 모아 놓은 두문자어(acronym)이다.

- Additional treatment
- Serous discharge
- Erythema
- Purulent exudate
- Separation of the deep tissue
- Isolation of any pathogen(s)
- Length of stay in hospital

이 변수들은 네 가지 주관적 변수(serous discharge, erythema, purulent exudates, separation of the deep tissue)와 세 가지 객관적 변수(additional treatment, isolation of any pathogen(s), length of stay in hospital)로 구성되어 있다 표 3-6. ASEPSIS 도구는 주로 치유 과정에 의해 폐쇄된 상처를 사정하도록 고안된 도구로, 원래 심장 수술을 받은 환자에서 감염과 관련된 수술 상처에 항생제를 사용하며 상처감염을 평가하기 위해 개발되었다. 타당도 연구상, 상처 문제의 다른 임상적 지표보다 민감도나 특이도 면에서 높게 보고되고 있으며 상처 감염의 일반적인 정의를 바탕으로 고안된 다른 상처 사정 도구와 비교하였을 때에도 마찬가지로 높게 보고되고 있다. 심장 수술이 아닌 일반 수술을 시행받은 환자를 대상으로 하여서도 타당도 검증이 이루어졌으며, 검사자 간 신뢰도 검사 결과도 보고되어 있다. 아직 각 항목의 내용 타당도 검사에 대한 기술은 없으나 외과적 수술 상처의 평가에서 가장 빈번히 사용되고 있는, 비교적 신뢰도와 타당도 검증이 이루어진 양적 사정 도구이다. ASEPSIS는 특별히 상처감염이 있는 환자들을 위해 개발되었으므로 감염이 없이 건강한 환자에게 적용하는 것은 적절하지 않다.

표 3-6 ASEPSIS wound score

ASEPSIS wound score						
	Proportion of wound affected					
Wound characteristic	0	<20	20~39	40~59	60~79	>80
Serous exudate	0	1	2	3	4	5
Erythema	0	1	2	3	4	5
Purulent exudate	0	2	4	6	8	10
Separation of deep tissues	0	2	4	6	8	10
Points are scored for daily wound inspection						

Criterion	Points
Additional treatment:	10
Drainage of pus under local anaesthesia	5
Debridement of wound(general anaesthesia)	10
Serous discharge*	daily 0~5
Erythema*	daily 0~5
Purulent exudate*	daily 0~10
Separation of deep tissues*	daily 0~10
Isolation of bacteria	10
Stay as inpatient prolonged over 14 days	5

*Given score only on five of seven days. Highest weekly score used Category of infection: total score 0~10 = satisfactory healing; 11~20 = disturbance of healing; 20~30 = minor wound infection; 31~40 = moderate ound infection; F40 = severe wound infection

2. Southampton wound scoring system

Southampton wound scoring system은 분석이 용이한 이점을 가지고 있다. 병원뿐만 아니라 지역사회 기반에서도 사용할 수 있도록 정상적인 치유(normal healing), 경증 합병증(minor complication), 상처감염(wound infection)으로 4단계 또는 5단계로 분류(grade)되는 상처, 간호사가 분류한 상처 등급과 관계없이 퇴원 후, 항생제 치료가 필요한 상처, 흡인이나 제거가 요구되는 상처나 음낭 혈종(scrotal hematoma)으로 총 네 가지로 나누어 정의하고 있다. 이 도구는 ASEPSIS보다 훨씬 간단하게 사용할 수 있다는 장점이 있지만, ASEPSIS와 마찬가지로, 특정 수술인 서혜부 탈장 수술 후 상처 사정으로 개발되었기 때문에 사용에 제한이 있다 표 3-6 a.

표 3-6a Southampton wound scoring system

Grade	Appearance
0	Normal healing
I Normal healing with mild bruising or erythema	
A	Some bruising
B	Considerable bruising
C	Mild erythema
II. Erythema plus other signs of inflammation:	
A	At one point
B	Around sutures
C	Along wound
D	Around wound
III. Clear or haemoserous discharge:	
A	At one point only(<2cm)
B	Along wound(>2cm)
C	Large volume
D	Prolonged(>3days)
	Major complication
A	At one point only(<2cm)
B	Along wound(>2cm)
IV. Pus	
A	At one point only(<2cm)
B	Along wound(>2cm)
V. Deep or severe wound infection with or without tissue breakdown; haematoma requiring aspiration	

출처: Bailey IS, Karran SE, Toyn K, Brough P, Ranaboldo C, Karran SJ. *Community surveillance of complications after hernia surgery*. BMJ 1992; 304(6825): 469~71.

3. Wound assessment inventory(WAI)

WAI는 주로 일차치유봉합에 의해 폐쇄된 상처를 사정하도록 고안된 도구로, 수술 후 3일이 경과한 상처에서 보일 수 있는 염증의 주요 증상인 부종, 홍반, 절개부위 삼출물 정도를 수량화하여 상처를 사정, 평가한다. 이러한 감염의 증상은 0점(없음)부터 3점(현저히 나타남)까지 점수화할 수 있도록 되어 있으며 각 항목의 내용 타당도와 조사자 간 신뢰도 검사 또한 이루어져 있다. 평가자의 주관이 점수에 영향을 미칠 수 있는 위험성이 크고, 평가 결과가 사정되지 않는 여러 다양한 변수들에 의해 영향을 받을 수 있다는 단점이 있긴 하지만 측정변수가 임상에서 간단하게 사용 가능하도록 구성되어 있다는 장점이 있다.

4. Wound characteristics instrument(WCI)

WCI는 준거 관련 특정도구(criterion-referenced measurement)로서 Cooper에 의해 개발되었으며 개방성 상처나 이차유합에 의해 치유되는 상처의 사정에 사용되는 사정도구이다. 개방상처, 연조직 상처, 수술 상처에서 육안으로 평가할 수 있는 17가지의 평가 항목으로 구성되어 있으며 개방된 상처를 상처 관리자가 육안으로 보며 일반적인 용어를 이용하여 체계적인 방법으로 상처를 사정, 평가하도록 고안된 것이다. 이 도구는 상처 사정 시 일반적인 어휘를 사용한다는 점과 임상 실무자들로 하여금 체계적인 방법으로 상처 사정을 완성할 수 있도록 안내해준다는 점이 특징이다. 쉽게 간과 될 수 있는 상처의 미묘한 변화를 잡아내기 위하여 체계적이고 일관적인 상처 평가 기법이 요구된다. WCI는 신뢰도와 구성 타당도 검증을 받은 도구이다. 외과 의사들에 의한 내용 타당도 평가에서 평균 90%의 일치성을 보여주는 결과를 얻었으나 상처 관리 간호사들에 의한 구성 타당도와 신뢰도 결과는 항목 사이에서 약간의 차이를 보여 계속적인 신뢰도와 타당도 검증이 요구된다. 17가지 평가 항목 중 Edge or Rim of the Wound와 Tissue-Floor of the wound에 관한 본 도구는 다음과 같다 표 3-7.

표 3-7 Wound characteristic instrument(WCI)

Edge or Rim of the Wound
(position of the wound where the open tissue meets the normal hair bearing skin)

Extension of external skin over the wound

(5)	(4)	(3)	(2)	(1)
(Appropriate to wound and moving inward)		(Undercut)	(Gnarled)	(No new growth apparent)

Color of majority of edge of he wound

(5)	(4)	(3)	(2)	(1)
(Dull, pale pink)				(No edge apparent)

Amount of new edge surrounding the wound

(=75% around the edge)	(5)
(F50%, but <75% around the edge)	(4)
(F25%, but <50% around the edge)	(3)
(Between 1% and 25% around the edge)	(2)
(No new edge apparent)	(1)

-계속

표 3-7 Wound characteristic instrument(WCI)

Instructions :
Circle the ONE NUMBER that best approximates your assessment of the wound
Tissue-Floor of the wound

Floor-tissue shine	(5)	(4)	(3)	(2)	(1)
	(Glistening)		(Semi-glossy)		(Dull)
Floor-tissue moisture	(1)	(2)	(3)	(4)	(5)
	(Dry)		(Moist)		(Wet)
Floor-tissue color	(5)	(4)	(3)	(2)	(1)
	(Beefy red)		(Pink)		(Yellowish-brown)

5. Pressure sore status tool(PSST)

PSST는 육안으로 살펴본 15가지 상처의 특성을 나타내는 항목으로 구성된 도구로 각 항목은 구체적으로 정의되어져 있으며 완성하는 데 10~15분가량 소요된다. 각 항목들은 1점(가장 좋음)부터 5점(가장 나쁨)까지의 숫자 척도로 수량화하여 나타낼 수 있으며 전체 항목의 점수를 합산하여 상처의 상태를 측정하는 것이다. 합산된 점수의 범위는 13~65점까지이며 13점은 건강한 조직을 65점은 상처의 퇴화(degeneration)를 의미한다. 이 도구의 장점은 전체 점수뿐만 아니라, 각 항목이 나타내는 상처 특성의 점수도 시간이 지남에 따라 어떻게 변하는지 살펴볼 수 있다는 것이다. 그러므로 항목별로 상처 치유 과정이 잘 진행되고 있는지 혹은 악화되고 있는지 알 수 있다. 이런 이유로 PSST는 상처감염을 관리하거나 괴사조직을 제거하는 등의 특정한 중재 방법의 효과성을 평가하는 데 이용될 수 있다. PSST의 내용 타당도는 9명의 전문가 그룹에서 조사한 결과 0.91이었으며 조사자 간 신뢰도 계수는 종합병원의 상처전문 간호사가 이용했을 때 0.975로 나왔다. Bates-Jensen Wound Assessment Tool(BWAT)이라고 불리기도 한다. 도구의 자세한 내용은 9장에 제시되어 있다.

6. Pressure ulcer scale for healing(PUSH)

PUSH는 미국의 욕창자문위원단(National Pressure Ulcer Advisory Panel, NPUAP)에서 개발한 도구로서 상처의 크기(폭과 높이), 삼출물의 양, 조직의 유형 세 가지 변수를 관찰하여 욕창의 치유를 평가하는 도구이다. 각각의 변수는 하위 4~6단계의 숫자 척도로 구성되며 각 변수의 점수를 계산하고 합산하여 상처의 상태를 측정하는 것이다. 합산된 점수의 범위는 0~17점까지이며 0점이 치유된 상태를 의미한다. 시간이 흐름에 따라 합산된 총 점수를 비교하면 상처의 호전과 악화를 평가할 수 있다. 완성하는 데 약 5분 정도 소요된다. 도구의 자세한 내용은 9장에 제시되어 있다.

7. Sussman wound healing tool(SWHT)

SWHT는 1997년 Sussman과 Swanson이 특별히 욕창 치유 정도를 측정하기 위해 개발한 도구이다. 이 도구는 물리치료 기기(physical therapy technologies)의 효과와 상처 치유 여부를 사정하고, 이를 측정하면서, 조직 상태의 변화를 모니터링하는 데 초점을 두고 있다. 이 도구는 상처 치유에 부정적 영향을 미치는 5개의 요인과 긍정적인 영향을 미치는 5가지 요인을 확인하는 치유 영향요인 부분과 상처의 위치와 깊이, 상처 치유 단계를 평가하는 기본적인 상처 사정 부분을 포함하고 있다.

상처 치유 영향요인은 각 요인이 존재할 경우는 1점, 그렇지 않은 경우는 0점으로 구분하며, 상처의 깊이와 잠식은 상처 기저부의 여러 지점에서 평가되며, 이를 기준으로 기록된다 표 3-8.

표 3-8 Sussman wound healing tool

상처 치유 영향요인	
- 상처 치유의 부정적인 요소 ▪ 출혈(hemorrhage) ▪ 연화(maceration) ▪ 조직 잠식 및 터널 형성(undermining/tunneling) ▪ 홍반(erythema) ▪ 괴사(necrosis)	- 상처 치유의 긍정적인 요소 ▪ 상처 가장자리가 기저부와 잘 연결되어 있음 (adherence at the wound edge) ▪ 육아조직(granulation tissue) ▪ 상처수축이 관찰됨(apperance of contraction) ▪ 지속적인 상처 수축(sustained contraction) ▪ 상피화(epithelialization)
기본적인 상처 사정	
- 상처의 위치, 깊이, 상처 치유단계(wound healing phase)	

상처의 사정/평가 도구는 임상 실무자에게 상처의 상태를 사정하는 데 유용하게 사용될 수 있다. 그러나 불행히도 이러한 도구는 신뢰도와 타당도가 다양하며 각각 다른 특성이 있기에 선택에 앞서 신중한 고려가 필요하다. 도구를 선택하면서 임상 실무자들은 우선 사정하고자 하는 변수를 결정해야 하며, 신뢰도와 타당도를 고려하되 될 수 있으면 이전에 유사한 집단에서 신뢰도와 타당도가 보고된 도구를 선택하여야 한다. 도구의 사용할 때 하나의 도구로 상처의

사정과 평가를 충분히 한다는 것은 비현실적임을 염두에 두어야 한다. 하나의 도구는 상처의 역동적인 본질을 충분히 기술하고 평가하는 데 필요한 정보를 모두 기록할 수 없기 때문이다. 이러한 이유로 임상에서는 종종 도구 사용과 함께 상처 변수의 추가적인 서술을 시행하고 있다. 앞서 언급한 바와 같이 임상 실무자들이 현재의 도구들에 대한 이해를 높이고 기존 도구의 보완과 개발에 대한 인식을 같이한다면 좀 더 실무에 적합한 발전된 도구들도 개발될 수 있을 것이다.

이상적인 도구는 조직 치유의 상태를 체계적, 객관적으로 사정하는 정해진 절차와 방법을 제공해야 함은 물론, 이론적 기반과 근거가 확실해야 하고 타당도와 신뢰도가 높아야 하며 임상적으로 유용해야 한다. 현재까지 여러 도구가 계속해서 개발, 검증됐지만 많은 경우에서 임상 중심이 아닌 연구 중심으로 진행되어 임상 실무에서 적용 시 편리성을 염두에 두지 못한 것도 사실이다. 이러한 현실에서 임상 실무자들은 상처의 상태를 사정하기 위한 현재 이용 가능한 도구들의 장점과 한계에 익숙해져야 함은 물론, 이상적인 상처의 사정을 위하여 기존 도구의 보완과 개발에 대한 올바른 인식을 가져야 한다.

CHAPTER 4

상처 관리의 원칙

The Principles of Wound Management

학습목표

1. 상처의 발생 요인을 설명할 수 있다.
2. 상처 예방을 위한 다양한 중재방법을 열거할 수 있다.
3. 상처 치유에 영향을 주는 전신적 요인을 설명할 수 있다.
4. 상처 치유를 위한 국소요법의 원칙을 설명할 수 있다.

상처관리의 근본적인 목표는 치유(healing)이다. 하지만 대상자의 질병의 예후 및 전신 상태에 따라 목표가 달라지기도 한다. 예를 들면 말기환자는 현 상태의 유지나 증상의 완화 및 안위의 증진이 목표가 될 수 있다. 목표는 치료의 계획에 앞서 정해져야 하고 국소적인 치료방법을 결정하면서 목표에 맞는 실제적이고 적절한 방법을 선택하여야 한다. 또한 목표는 대상자의 상태 변화에 따라 달라질 수 있으며, 상처치료의 호전 여부를 판단하기 위하여 중간 단계의 목표를 수립하기도 하는데 이는 현재 시행하는 치료방법의 적절성을 판단하는 기준이 된다. 이처럼 효과적인 상처관리를 위해서는 환자의 전신 상태 개선과 함께 상처의 원인을 제거하거나 요인을 조절하여야 하며, 적절한 국소적인 치료가 필요하므로 아래와 같은 상처관리의 원칙을 갖는다.

I. 상처 관리의 원칙

원칙 1. 상처의 발생 요인을 파악하여 통제하거나 제거한다

급성상처는 수술이나 외상 등과 같이 원인이 분명하고 비가역적이나, 만성상처의 경우에는 원인이나 영향을 미치는 요인이 매우 다양하다. 그러나 적절한 치료를 시행함에도 불구하고 원인 제거가 선행되지 않으면 좋은 결과를 기대할 수 없다. 그러므로 상처발생의 원인 규명이 매우 중요하며 첫 번째 단계에서 발생 원인을 파악하여야 한다. 일반적인 외부원인에는 압력, 전단력(shear), 마찰(friction) 등 물리적인 요인 및 화학적 요인, 습기 등이 있다. 이와 같은 원인 외에 환자의 전반적인 건강상태 즉 심장병이나 고혈압, 당뇨, 폐쇄성 폐질환 등의 만성질환의 유무, 기동성, 감각 정도, 영양상태, 순환장애, 허혈(ischemia), 신경병증(neuropathy) 등의 내적인 위험 요인을 파악하여 이를 제거하거나 관리하여야 한다.

만약 압력이나 전단력, 마찰 등이 원인일 경우 적절한 지지표면을 선택하여 적용하고, 체위변경 계획표를 만들어 수행하며 체위변경이나 이동시에 전단력의 발생이 없도록 한다. 상처의 배액물, 장루의 배설물, 실금 등으로 배설물의 화학적인 원인에 의한 실금 관련 피부염(incotinence associated dermatitis)의 상처는 배변 및 배뇨훈련, 피부보호 크림이나 피부보호 필름을 사용하여 피부를 보호하고 배설물을 수집하기 위한 기구 부착 등의 방법으로 피부의 통합성 유지를 위한 중재를 하여야 한다. 의료접착제에 의한 피부손상(medical adhesive related skin injury)의 경우라면 사용하는 테이프나 기구 등의 의료접착제의 성분을 확인하고 사용방법과 기술, 알레르기의 유무 등을 확인한다.

정맥성 고혈압이 원인이라면 정맥성 고혈압을 감소시키기 위해 다리를 올려주거나 압박요법을 적용하고, 허혈성 질환이 원인인 경우는 허혈 부위의 혈류를 증가시키기 위해 차가운 곳에 노출되지 않도록 하며 니코틴이나 카페인의 섭취를 줄이고 수분을 공급한다. 당뇨 환자의 경우 상처 발생의 가능성을 인지시키고 상처예방 방법을 교육하며 신경병증을 동반한 경우에는 혈당조절과 함께 상처가 발생하지 않도록 예방교육을 하거나 보조기를 착용하도록 한다.

원칙 2. 상처 치유를 위한 전신 상태를 향상시킨다

상처는 감염이 통제되고 적절한 산소포화도, 성장인자, 사이토카인, 영양 및 수분상태 등이 만족할 만한 상태에서 치유 기전이 진행되므로 대상자를 사정할 때에는 환자의 의식 수준,

심혈관 기능, 폐 기능, 영양상태, 수분상태, 장기간 사용 약물 등 상처 치유에 영향을 주는 요소를 포함하여 사정한다.

심폐기능은 혈압, 맥박, 호흡수, 부종의 유무, 피부색, 온도의 변화, 동맥혈의 산소 분압 등을 통해 사정할 수 있으며, 영양 상태를 사정하기 위해서는 체질량지수(body mass index, BMI), 체중의 변화, 혈중 알부민 수치, 경구섭취, 경관섭취 등을 통한 전체 칼로리 섭취량, 영양 및 수면부족 상태를 나타내는 관절 부종, 건조한 피부, 손톱이나 머리카락의 갈라짐, 무기력 등의 증상이 나타나는지를 사정하고 이와 같은 사정의 결과를 토대로 상처 치유를 위한 최적의 전신 상태를 유지하기 위한 중재가 요구된다.

상처 치유에 필요한 산소와 영양분의 공급을 위해서는 적절한 혈액공급이 필요하다. 외부에서 과도한 압력이 지속되는 상태에서는 적절한 혈액 공급이 이루어질 수 없고 산소와 영양분이 부족한 환경에서 세포는 증식하지 못하며 괴사가 진행한다. 그러므로 부종이 있는 부위를 올려주거나 산소 분압이 낮은 경우 직접산소를 공급하거나 고압산소치료를 통해 조직의 산소포화도를 증진시킨다. 그리고 조직의 생존을 위한 수분을 공급, 유지하고 영양결핍의 교정을 위해 경구섭취를 권장하며, 경구 영양 보충제를 이용하거나 경구섭취가 불가능한 경우에는 장관영양 또는 정맥 영양 지원, 혈당의 조절, 스테로이드 투여 환자에 대한 vitamin-A의 투여 등의 상처 치유 방해요인을 조정할 수 있는 중재가 요구된다.

원칙 3. 적절한 국소요법을 적용하여 생리적 상처환경을 유지하고 개선한다

적절한 온도와 습윤한 상처환경의 유지, 오염이나 감염이 없으며, 삼출물의 관리를 통한 상처의 치유 및 상처주위 피부의 통합성을 유지하기 위한 국소요법의 적용원칙은 다음과 같다.

1) 괴사조직과 상처 내 이물질을 제거한다

괴사조직은 염증과정을 지연시켜 상처 치유를 방해하며, 세균증식의 배지로 작용하여 상처 감염을 유발하고 악화시키므로 다양한 방법에 의해 제거해야 한다. 괴사조직의 제거는 상처감염의 예방에 가장 효과적이고 최적의 치유과정이 진행되기 위한 필수 사항이나 단 감염이 없는 건조가피로 덮인 허혈성 상처는 함부로 괴사조직을 제거해서는 안 된다. 허혈성 상처의 건조가피는 외부로부터의 감염에 대한 방어기능을 하는데 제거해 버리면 상처를 개방상처로 만들어 감염의 가능성을 더욱 높이게 될 뿐만 아니라 감염이 될 때에는 조직과 상처에 산소가 충분히 공급되지

괴사조직을 제거하는 방법

- **보존적 괴사조직 제거방법(conservative sharp debridement)**

  괴사조직을 무균적 도구를 사용하여 제거하는 방법으로 자격이 있는 상처전문가에 의해 수행되어야 하며 괴사조직을 제거하는 빠르고 효과적인 방법이지만 가피로 덮여 있으면 상처의 깊이를 측정하기 어려우며, 통증과 출혈을 유발할 수 있고, 대부분이 감염되어 있어 감염을 확산시킬 수 있으므로 신중하게 선택적으로 적용해야 한다. 특히 건조가피로 덮여 있는 허혈성 궤양이나 혈액응고 기전에 문제가 있거나 항응고제의 복용 등 출혈의 위험이 있는 환자에게 시행해서는 안 된다.

- **물리적 방법(mechanical debridement)**

  물리적으로 괴사조직을 제거할 수 있는 방법에는 습-건식 드레싱, 고압세척, 월풀(whirpool)을 이용하는 방법 등이 있다. 습-건식 드레싱은 가장 널리 사용되어 온 전통적인 방법으로 생리식염수에 적신 거즈를 상처 표면에 적용한 후 건조된 상태로 제거하여 죽은 조직을 제거하는 방법이다. 이는 괴사조직이 많은 상처에 적용할 수 있지만 거즈의 잔여물이 상처표면에 남아 이물질로 반응을 일으킬 수 있는데 이는 박테리아가 자랄 수 있는 배지 역할을 할 뿐 아니라 상피세포가 거즈 내로 자랄 수 있고 거즈를 제거할 때에는 출혈을 유발하거나 새로이 형성되는 육아조직 등 건강한 정상조직에 손상을 줄 수 있다. 고압세척 방법은 죽은 조직을 효과적으로 제거하고 박테리아 수를 감소시킬 수 있으며 월풀은 괴사조직을 제거하기에 효과적이지는 않지만, 괴사조직을 느슨하게 하고 부드럽게 하며 삼출물을 제거하는 효과가 있다. 그러나 무균적으로 적용하기가 어려워 교차 감염이나 감염을 확산시킬 수 있다. 이와 같은 물리적인 괴사조직 제거방법들은 비 선택적 방법이라 하겠다.

- **자가분해방법(autolytic debridement)**

  상처 치유에 악영향을 미치는 요인 중의 하나는 탈수이다. 상처가 건조되면 정상조직의 파괴 및 가피가 형성되고 감염을 유발하며 상처 치유를 지연시킨다. 탈수를 예방하고 적절한 수분공급 및 습윤보유드레싱의 적용은 상처 스스로 정상적인 염증반응에서 나타나는 백혈구와 단백분해효소, 피브린 분해효소, 콜라겐 분해효소 등의 관여로 죽은 조직을 소화하여 상처 치유를 촉진하고 새로이 형성되는 세포들을 보호한다. 습윤한 환경을 유지하여 자가분해를 돕는 다양한 드레싱의 재료와 방법들을 선택적으로 사용할 수 있다.

- **효소를 이용한 방법(enzymatic debridement)**

  콜라게나아제(collagenase), 파파인-요소(papain-urea), 피브리놀리신(fibrinolysin) 등의 효소제제를 괴사조직에 직접 발라주어 피브린이나 세균, 부육 조직 등을 직접 용해시켜 괴사조직을 제거하는 선택적인 방법 중의 하나이다. 효과적으로 괴사조직을 제거할 수 있는 장점이 있으나 정상조직에 손상을 줄 수 있고 가격이 비싸며 사용자가 잘못 사용하는 오류를 범할 수 있으므로 사용자는 정확한 지식과 사용법을 숙지한 후 적용하여야 한다.

못해 상처 치유 및 감염 조절이 어려워지며, 하지 궤양의 경우 절단을 해야 할 수도 있다. 그러므로 이럴 때 권장되는 방법은 항생제 용액이나 연고를 상처에 직접 제공하고 세균 증식을 줄이기 위한 건조드레싱을 적용한다.

2) 감염을 규명하고 감염된 경우 치료를 하거나 통제한다

상처감염은 상처 치유의 단계에서 염증 과정을 지연시킨다. 즉 콜라겐 합성을 지연시키고 표피세포의 이동을 방해하여 상처를 악화시킬 수 있으므로 감염의 예방과 철저한 관리가 요구된다. 상처의 감염 예방을 위하여 세균을 상처표면에서 물리적으로 제거하기 위한 상처의 세척(wound cleansing)이 필요하며, 괴사조직의 제거 및 적절한 드레싱이 중요하다. 상처의 세척 방법은 생리식염수를 이용한 4~15psi의 압력이 세균제거에 효과적이라고 밝혀져 있으며 임상에서 이 압력을 사용하는 방법은 35cc 주사기에 19gauge의 주사바늘을 끼워 사용하면 된다. 또한 상처 감염의 증거가 있는지 면밀히 살펴보아 감염의 증거가 있거나 의심이 되는 경우에는 적절한 방법으로 균 배양 검사를 하고 그 결과에 따라 필요시에 항균제 치료를 해야 한다. 괴사조직이 없는 상처에는 호기성균이 가장 흔하며 괴사 조직이 있는 상처는 혐기성균과 호기성균이 모두 포함되어 있는 경우가 많다. 국소적인 감염의 조절은 소수성 드레싱 제료를 사용하여 균을 제거하거나 항균드레싱으로 조절할 수 있는데 폴리에틸렌이나 폴리우레탄 필름, 카르복시메틸 셀룰로즈 섬유, 폴리아크릴 등에 은을 코팅하거나 함유시켜 만든 은제품은 은 이온의 농축으로 박테리아를 죽여 광범위한 항균효과를 나타난다. 이는 상처로 직접 유출된 은이 단백질분해효소인 메탈로프로테이나제(metalloproteinase)의 활동을 감소시키고 염증을 감소시키는 것으로 살아 있는 세포에는 독성이 없고 감염된 상처에 사용하면 감염을 조절할 수 있으며 세균의 내성을 일으키지 않으므로 상처 치유에 긍정적인 효과를 가진다. 하지만 전신적인 감염 증상이 있고 상처주위의 정상조직이 감염되었다면 항균제의 전신적 투여를 고려해야 한다.

3) 사강을 채운다

사강(dead space)은 세균이 증식할 수 있는 배지를 제공할 뿐만 아니라 농(abscess) 형성을 가능하게 하므로 습윤 거즈나 하이드로젤, 하이드로콜로이드파우더, 하이드로콜로이드페이스트, 폴리우레탄폼, 칼슘알지네이트, 하이드로파이버, 은 드레싱 등 채우는 드레싱이나 음압치료 방법 등을 선택하여야 한다.

4) 지나친 삼출물을 흡수한다

많은 양의 삼출물은 상처 주변의 피부를 침연(maceration)되게 하거나 감염성 삼출물의 독소에 의해 주변 피부의 손상을 가져오므로 잦은 드레싱의 교환이나 삼출물을 흡수할 수 있는 드레싱을 선택하고 과도한 삼출물은 수집기구의 적용 및 음압(negative pressure)을 이용한 흡인 방법을 적용할 수도 있다.

5) 상처표면과 기저부를 습윤하게 유지한다

습윤한 환경은 표피세포의 이주(migration)를 돕고 새로운 혈관생성과 결체조직의 복구를 증진시키며 괴사조직이 자가 분해를 할 수 있게 하고 백혈구가 상처 기저부로 이동하는 것을 돕는다. 습윤한 상처 표면의 유지뿐만 아니라 적절한 수분공급은 피지선에서의 피지 분비를 돕고 각질층을 건강하게 유지시킨다.

습윤한 환경유지를 위한 드레싱의 선택 시에는 수분증발투과율(moisture vapor transmission rate)을 고려하여야 한다. 즉 드레싱의 습윤 유지 정도를 수분증발투과율(moisture vapor transmission rate, MVTR)로 측정하는데 수분증발투과율은 $g/m^2/day$로 표시하고, 드레싱을 통해 상처 기저부로부터 외부환경까지 습기를 배출시키는 능력을 말한다. 이러한 수분증발투과율은 드레싱재료마다 각기 다양하다. 초기에 개발된 필름드레싱의 경우 평균 400~800$g/m^2/day$으로 수분증발투과율이 840$g/m^2/day$보다 적어야 습윤드레싱이라고 할 수 있다. 정상피부의 수분 증발투과율은 96~216$g/m^2/day$로 낮은 수분증발투과율을 가진 폐쇄성드레싱은 건조하거나 삼출물이 적은 상처를 습윤한 환경으로 유지한다. 삼출물이 있는 상처는 수분증발투과율이 높은 드레싱을 적용해야 하며 이 경우에 흡수된 다량의 삼출물이 외부 환경으로 증발되지 않으면 삼출물은 누출되어 오염되고 조절되지 않은 삼출물은 세균 증식을 일으킬 뿐만 아니라 상처 주위 피부를 침연시킨다. 즉 지나친 습기는 상처 치유를 저해할 수 있으므로 드레싱 재료를 선택할 때에는 수분증발투과율과 삼출물의 흡수 능력(absorptive capacity)을 고려하여, 상처 표면은 습윤하게 유지하면서 상처 주위 피부는 건조한 상태가 유지되도록 하여야 한다.

6) 상처의 가장자리를 개방된 상태로 유지한다

상처의 가장자리는 상처의 표면에 연결되어 있는 경우와 연결되어 있지 않은 경우, 말려 있거나 상처 아래로 향하는 경우가 있는데 상처 표면과 연결되어 있는 것이 가장 이상적이다. 만약 상처의 가장자리가 상처표면과 연결되어 있지 않거나 상처 아래로 향할 때 치유가 지연되거나 치유가 어려워질 수 있다. 이 경우에는 가볍게 채우는 드레싱을 해주도록 하며 필요에 따라서는 상처 가장자리를 질산은 용액으로 소작하거나 수술로 절개해야 한다.

7) 적절한 온도를 유치하고 외부의 온도변화로 부터 상처를 보호한다

세포의 기능은 온도에 영향을 받는다. 세포 기능을 위한 적정온도는 36.4~37.2℃이다. 절연(insulation)은 상처 기저부로의 혈액공급을 원활하게 하고 표피세포가 쉽게 이주하게 한다.

그리고 대식 세포작용과 유사분열의 기능을 최적화하는 데는 온도조절이 필수적이다. 개방 상처에서 국소적 체온의 저하는 상처로부터 수분이 증발하거나 상처 세척액의 온도가 낮을 때 흔히 발생한다. 국소적 저체온 증은 혈관을 수축시키고 산소 요구를 증가시켜 치유과정을 지연하고 면역반응을 억제하여 감염되기 쉽게 한다. 치료환경의 적절한 온도 유지와 상처환자의 보온유지 및 상처로부터의 수분증발을 방지하는 것은 국소적 절연 효과를 가지므로 폐쇄(occlusive) 또는 반 폐쇄(semi-occlusive) 드레싱의 적용은 상처 치유를 위한 환경을 유지하는 데 도움이 된다.

8) 세균의 침입이나 외상으로부터 상처를 보호한다

피부는 외부환경에 대처하는 우리 인체의 일차적인 방어벽으로서의 기능을 갖고 있다. 표피는 물리적 손상, 외상, 해로운 화학물질, 미생물의 침입으로부터 보호할 뿐만 아니라 랑게르한스 세포는 피부에 면역을 제공하는 세포로서 박테리아 등을 흡수하여 미생물과 항체의 침범을 막고, 멜라닌 세포에서 멜라닌을 생성하여 자외선으로부터 피부를 보호한다. 피부는 약산성으로 pH 4.2~ 5.6을 유지하여 세균의 침투를 막는다. 피부가 손상되면 상처가 공기 중에 노출되므로 수분이 증발할 뿐만 아니라 국소적 이산화탄소의 손실로 인해 약알칼리성이 된다. 이러한 pH의 변화는 세균감염의 기회를 증가시키게 되고 피부손상은 백혈구, 단핵구, 대식세포의 기능을 저해하므로 감염의 기회가 증가한다. 외상은 새롭게 형성된 혈관, 결체조직, 표피를 손상시켜 상처 치유를 지연시킨다. 따라서 pH 균형을 유지하는 세척제 및 피부 보호크림을 사용하여 피부를 보호하고 약산성을 유지할 수 있는 드레싱이 감염 예방에 효과적이며 상피화(epithelialization)에도 도움이 된다.

CHAPTER 5

상처 관리 방법의 선택

Local Wound Care

학습목표

1. 일반적인 상처 치료 절차를 이해할 수 있다.
2. 효과적인 상처 관리 방법을 선택할 수 있다.
3. 드레싱의 기능과 드레싱 제품의 이상적인 조건을 이해할 수 있다.
4. 상처 특성을 이해하고 그에 따른 적합한 드레싱을 선택할 수 있다.
5. 상처 특성에 따라 관리 방법을 선택할 수 있다.

오늘날 임상 환경은 의료기술의 빠른 발전은 물론 의료와 관련된 과학기술의 발전을 요구하고 있다. 상처 관리 방법도 1880년대 후반 이래 많은 발전을 보여왔으며 그중에서도 1980년대 초반부터 20여 년 동안 극적인 변화가 있었다. 1980년 전에는 거즈 드레싱이 상처 치료에 이용되었고 오늘날에는 많은 종류의 상처 관리 제품이 생산되고 각 제품은 상처의 요구에 맞는 기능적 요소를 갖추고 있다.

상처가 있는 대상자들에게 수준 높은 간호를 제공하는 것은 상처 제품의 이해, 비용효과적인 치료와 적절한 상처 중재 이해로부터 시작하므로 적절한 상처 드레싱 선택과 정확한 방법 및 기술 적용으로 빠른 상처 치유를 위한 노력이 필요하다.

I. 일반적 상처 치료 절차

상처 관리를 위해서는 상처 유형이나 드레싱 제품에 상관없이 드레싱 제거, 상처 세척, 상처 사정, 드레싱 부위 보호, 상처 패킹, 드레싱 적용 등 몇 가지 기본 순서와 방법이 요구된다. 보편적인 예방조치도 필요하다. 드레싱을 교환할 때는 교차 감염을 최소화하기 위해 드레싱 제거 시에 착용했던 장갑을 벗고, 다시 새 장갑으로 교체한 후 드레싱을 해야 한다.

1. 드레싱 제거

드레싱을 제거할 때는 주변피부와 상처 기저부가 손상되지 않도록 보호해야 한다. 드레싱 교환은 사용 중인 드레싱 제품의 종류에 따라 다르지만, 계획된 교환 시기가 안 되었어도 과잉 포화 상태가 되어 주변피부로 삼출물이 샐 때 또는 드레싱이 오염되었을 때는 드레싱 교환을 해야 한다. 드레싱 교환은 일반적 주의지침이나 무균기법을 적용한다. 테이프와 같이 부착(adhesive) 면이 있는 것은 털이 자라는 방향으로 제거해야 하며 드레싱 가장자리를 서서히 말거나 모서리를 들어 피부로부터 천천히 떼어야 부착 면과 피부의 손상을 막을 수 있다. 드레싱 제제가 상처 기저부에 붙어 있으면 생리식염수나 상처 세척제를 이용하여 드레싱을 습윤하게 한 후 부드럽게 뗄 수 있다.

2. 상처 세척

상처 기저의 세균, 오염 물질, 이전의 드레싱 잔여물을 제거하는 과정으로 상처를 멸균하는 것이 아니라 씻어내어 깨끗하게 하는 것을 말한다. 상처 세척 용액은 생리식염수를 이용하며, 조직 파편이나 오염 물질, 감염이 의심되거나 있는 경우는 항균 물질을 이용해 세척을 한다. 상처 세척을 위해 충분한 압력을 가하며 일반적으로 35ml 주사기에 19G 바늘을 이용한 정도의 압력이 상처 기저 손상을 유발하지 않고 깨끗하게 하는 데 적당하다.

상처 세척 시에는 상처 주변 피부도 세척하는 것이 상처 주변의 미생물 수치를 감소시켜 상처 치유에 도움이 된다는 보고가 있다. 세척액 사용 후에는 상처 기저와 주변 피부를 잘 말려주어야 한다.

3. 상처 사정

정확한 상처 사정을 위해 상처 세척 이후에 시행하며, 상처 치료의 호전이나 치료 변화 등을 요구하는 상황을 잘 관찰하여 드레싱에 반영한다.

4. 드레싱 부위 피부 보호

드레싱 부착과 제거로 인한 피부 손상을 방지하기 위해 필요하다면 피부 코팅제(skin sealant)를 상처 주변 피부에 적용한다. 드레싱 제거 시 피부 손상을 감소시키기 위해 테이프 제거제(adhesive remover)를 사용할 수도 있다.

5. 패킹(packing)

패킹의 목적은 사강을 채워 상처 조기 폐쇄와 농양 형성을 예방하여 육아조직의 성장을 돕는 것이다. 패킹을 하기 전에 상처 깊이와 잠식(undermining)이나 터널(tunneling)에 대한 사정이 이루어져야 한다. 터널이 있으면 공간을 채워야 하는데 패킹 제제가 상처의 모든 면에 닿도록 하고 너무 많이 채우는(over packing) 것은 피해야 한다. 패킹 후에는 부가적인 흡수를 위해 이차 드레싱을 한다. 추가적으로 사강이 있는 상처를 패킹하는 것을 필러 드레싱(filler dressing)이라고 하며, 상처를 덮어주는 커버 드레싱(cover dressing)이 필요하다.

6. 드레싱 적용

상처의 사정 결과를 바탕으로 적당한 드레싱 제품을 결정하고, 선택한 드레싱 제품을 사용 설명서에 따라 사용하며 붙일 때는 제품을 당기지 말고 붙여야 한다. 둔부 주름 같은 곳에 웨이퍼형 드레싱을 사용할 때 반으로 접어서 사용하면 해부학적 굴곡 면에도 잘 밀착되어 안전하게 붙일 수 있다. 발뒤꿈치, 팔꿈치 등 웨이퍼 형태의 드레싱을 적용하기 어려운 부분에 사용할 수 있는 제품도 출시되어 있다.

7. 결과평가

각 대상자마다 국소 또는 전신 상태와 치료 반응에 대한 사정을 하고 간호사는 정기적으로 상처 치료에 대한 효과를 평가해야 한다.

II. 관리 방법 선택

이상적인 상처 드레싱 제품은 상처 치료가 신속하고 효과적으로 이루어질 수 있는 환경을 제공하고 회복 후 반흔을 최소화할 수 있어야 한다. 그러나 상처 치료에 이용 가능한 제품의 종류가 많아 적절한 제품을 선택하는 데 혼동을 가져오기도 한다.

적절한 상처 치료 중재는 가장 기본적인 원칙인 주의 깊은 사정에서 시작하며 상처 사정은 상처 치료의 원칙에 기반을 두어야 한다. 따라서 상처 치료 방법 결정은 상처 사정과 환자의 전체적인 상태에 대한 포괄적인 자료 수집에서 시작된다. 상처 사정은 치료 방법 선택과 적절한 드레싱 제품 결정에 도움을 줄 수 있다. 일단 완벽한 상처 사정이 이루어지면 사정에서 모인 자료와 전반적으로 기대되는 결과를 바탕으로 드레싱이나 치료 방법을 선택하게 된다.

상처의 종류와 원인에 따라 요구되는 기능도 다양하며, 이에 따라 드레싱이 달라지므로 상처 관리 방법을 선택할 때는 이용 가능한 상처 제품 중에서 사정된 상처의 특징에 맞는 것을 선택해야 한다. 상처 상태에 맞는 올바른 제품 선택과 적절한 시점에서의 사용은 상처 치유의 목표를 달성할 수 있게 한다. 일차적인 드레싱 선택은 피부침연(maceration)이나 상처 기저부를 건조하게 하지 않고 습윤한 환경을 유지해주는 제품 선택일 것이다. 즉 건조한 상처에 습윤한 환경을 만들어 줄 수 있고, 삼출물이 많다면 흡수를 해줄 수 있는 제품이어야 한다. 또한 괴사조직이 있는 상처는 금기가 아니라면 괴사조직을 제거해야 한다.

지속적인 재사정은 적절한 상처 치료에 꼭 필요하다. 재사정 후 상처 상태 변화의 특징을 파악하고 드레싱 변경 여부를 결정해야 한다. 제품을 변경할 때는 사용 전에 변경할 상처 제품의 설명서를 통해 사용법 및 주의사항을 확인해야 한다.

Ⅲ. 상처 관리 제품

다양한 상황에서 발생하는 상처 치료를 위해서는 적절한 드레싱 제제를 선택하는 것이 무엇보다 중요하다. 과거부터 피부의 상처를 치료하기 위해 다양한 소재의 재료가 이용되어 왔다. 이상적인 상처 관리의 목적은 상처 기저부가 완전하게 상피세포로 복구되고 조직 강도가 정상에 가까울 정도로 회복되는 상처 치유이다. 화상, 외상, 창상, 욕창 등의 피부 손상이 발생했을 때, 손상된 피부를 방치할 경우 이차적인 오염을 통하여 심한 결함을 남길 수 있기 때문에 상처 치료용 드레싱이나 약물치료제로 상처를 신속하게 치료하여 각종 부작용을 없애야 한다. 그렇게 되려면 상처는 오염되지 않고 습윤한 환경과 보온유지, 상처 기저부의 육아조직 증식, 상처주변 피부보호 등이 이루어져야 한다. 상처 치료에 영향을 주는 알맞은 드레싱을 선택하여 사용한다면 이러한 목표 달성을 촉진할 수 있다.

상처 드레싱은 일반적으로 일차 드레싱(primary dressing: 상처에 직접 접촉)과 이차 드레싱(secondary dressing: 일차 드레싱을 고정하거나 보호, 충격 흡수, 흡수성, 폐쇄성을 높이기 위해 일차 드레싱 위에 하게 됨)이 있다. 비록 드레싱 자체가 상처를 치유하지는 않지만 정확한 선택과 사용은 상처 치유를 촉진할 수 있다. 어떤 제품을 어떤 상처에 어느 단계에 사용할지 결정하는 것은 매우 중요하다. 환자와 상처의 사정이 완전히 이루어지면 상처 치유에 가장 적절한 제품을 결정해야 한다. 상처 치료 전문가의 중요한 역할 중의 하나는 의료 환경 내에서 이용 가능한 상처 제품의 적용에 대한 표준을 세우고 이를 체계화하는 것이다. 이를 위해서는 제품에 대한 이해가 필수적이다.

1. 드레싱 기능

1900년대 중반까지 상처 드레싱 방법은 기본적으로 모두 같았다. 직물 섬유로 만들어진 건조드레싱으로 상처를 감싸고 출혈을 흡수하며 외부 환경으로부터 상처를 보호하는 것이 드레싱의 역할이었다. 그 후 상처를 드레싱제로 덮을 때 더 빨리 치료될 수 있다는 것이 알려지면서 상처 치료를 위한 드레싱제의 여러 가지 이점이 강조됐다. 노출된 상처는 드레싱으로 덮인 상처에 비해 더 많은 염증이나 통증을 일으킬 수 있으며 두꺼운 가피 형성과 낮은 콜라겐 함유를 보인다. 따라서 상처 드레싱은 상처 치유를 위해 적절한 환경을 제공해야 한다. 즉 삼출물이 너무 많으면 흡수를 해야 하며 너무 건조하면 상처 기저부에 습기를 제공해야 한다.

상처 드레싱은 치유를 촉진하기 위해 정상체온 정도의 적정 온도를 유지해야 한다. 이러한 환경은 미세혈관 확장에 의해 조직 관류를 강화시키며 산소포화도를 높인다. 상처의 온도는 드레싱 교환에 의해 내려가기 때문에 가능하다면 드레싱 교환 간격을 최소화할 수 있는 것을 선택해야 한다. 드레싱 교환 후 90분까지도 온도가 내려간 채로 유지된다는 보고도 있다. 국지적인 저체온은 치유 과정과 면역 반응을 손상시킬 수 있고 혈관 수축과 산소에 대한 헤모글로빈 친화력 증가 때문에 감염 위험이 커질 수도 있다.

상처 드레싱은 미생물 감염을 막아주는 물리적 보호벽으로 작용하고 개방된 상처의 노출된 신경 말단을 보호하여 상처 통증을 경감시켜야 한다. 부가적 기능으로 상처 드레싱은 지혈, 부종 억제, 사강 제거 등이 있다. 조기 상처폐쇄 및 농양 형성을 방지하기 위해 사강은 제거되어야 한다. 그리고 이상적인 드레싱은 괴사조직이나 이물질, 잔해물을 제거하는 데 도움을 줄 수 있어야 하며 적절한 가스교환도 이루어져야 한다. 결국 드레싱은 상처 치료단계에서 새로운 조직의 생성, 삼출물 생성의 감소, 상피세포의 생성 및 자극 축소 등의 상처를 보호함으로써 상처 치료 효과를 상승시켜 치료 시간을 단축한다.

이상적인 드레싱 조건

- 적절한 습윤 환경 유지
- 흡수성, 투습성: 과도한 삼출물을 흡수하고 적절한 습도 유지
- 상처에 미립자나 유독 물질이 남지 않음
- 무자극성: 무독성, 과민반응 없음
- 보호작용: 외상으로부터 상처보호
- 손상 없이 드레싱 제거: 육아조직 손상 최소화
- 감염 방지: 박테리아 방어, 오염 방지
- 단열성: 보온 효과, 최적 온도 유지
- 가스교환 가능: 적절한 산소 투과도
- 통증 감소
- 편안하고 상처 특성에 맞는 제품
- 상처에 대한 비부착성 및 제거 용이성
- 경제성: 적합한 가격, 긴 부착 기간(잦은 드레싱 교환이 필요치 않음)

2. 습윤한 환경

상처 기저를 습윤하게 유지해주는 것은 상처 치유에 도움을 주므로 중요한다. 습윤 환경에서 각질 세포와 섬유아세포는 증식이 잘 되며, 콜라겐 합성, 혈관 생성, 상처의 구축화, 괴사조직의 자가분해 등이 활발하게 진행된다. 상처의 습윤한 환경은 염증기의 강도 및 기간을 줄이고 딱지 형성을 방지하는 등 상처 치유의 염증기, 증식기, 재형성기 전 과정을 촉진하게 되어 건조한 상처보다 상처 치유가 빠르다. 건조한 상처조직은 습윤한 상처 조직보다 감염, 흉터, 통증과 같은 합병증이 생기기 쉽기 때문에 입원기간이 길어질 위험도 있다.

Thomas Baynton은 1797년 처음으로 습윤보유 테이프를 정맥궤양에 적용하였다. 그 후 거의 150년 후 노르웨이 피부과 의사인 Oscar Gilje가 200개 이상의 정맥궤양 부위에 점착 테이프를 붙였을 때, 안 붙인 부분보다 치유가 빠르다는 과학적인 증거를 발표하였다. 1962년 영국의 동물학자 George Winter는 돼지를 이용한 연구를 통해 급성상처에서 폐쇄 드레싱이 상피화를 촉진한다는 결과를 발표하였고, 1963년 Hindman과 Maibach는 사람에서도 같은 결과를 얻었다. 사람과 동물을 이용한 많은 대조군 연구에서도 폐쇄 드레싱이 공기 중에 노출된 상처에 비해 상피 재형성이 30% 이상 빠르다는 것을 확인되었다. 이런 결과로 효율적인 상처 치료를 위해서는 습윤환경 유지가 필수적으로 요구되는 인자라는 것이 확인되었으며 삼출액이 피부를 재생하는 데 필요한 성장인자를 많이 함유한다는 사실까지 밝혀냈다. Winter에 의해 발표된 습윤환경 이론은 성장인자를 보존하고 상피세포의 이동을 촉진해 피부재생을 촉진한다는 연구로서 이를 바탕으로 많은 드레싱 제제들이 개발되었고 상처 치료의 진화가 시작되었다.

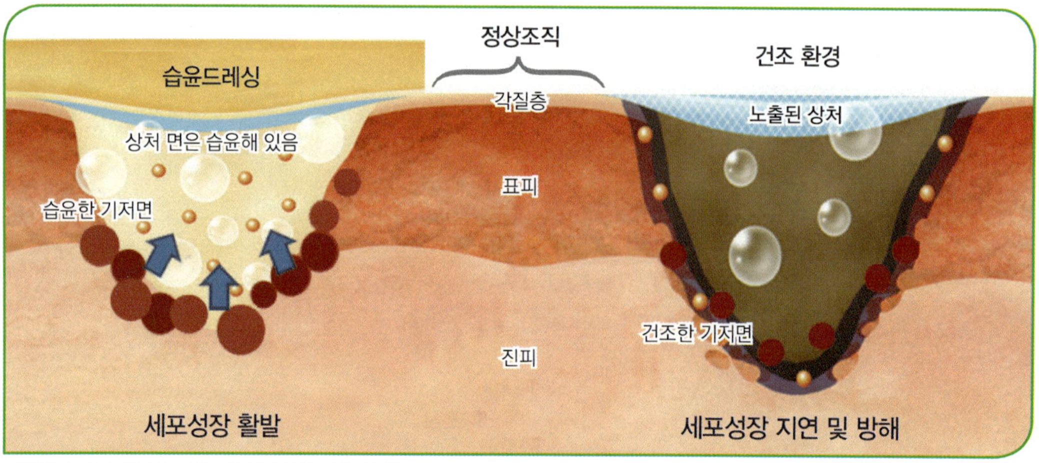

그림 5-1 습윤 및 건조 환경에서의 치유 진행 상황

건조한 환경에서는 삼출액에 포함되어 있는 다핵백혈구, 대식세포, 단백질분해효소, 세포성장 인자 등의 상처 치유에 관여하는 물질들이 외부로 배출되거나 건조되어 그 역할을 못하게 되나 습윤한 환경에서는 원활히 그 역할을 수행할 수 있기 때문에 상처 치유가 효율적으로 진행된다. 또한 습윤한 환경은 괴사조직의 자가분해를 촉진시키며 통증도 경감시키는 등 여러 작용을 통해 상처를 최적화시킬 수 있다. 그러나 상피화가 완전히 이루어지기 전에 습윤한 환경에서 건조한 환경으로 노출되면 세포는 괴사하게 되고 치유 속도는 늦어지고 상처도 깊어진다. 따라서 상처는 상피화 될 때까지 습윤한 환경을 유지해야 한다 그림 5-1 .

건조한 환경뿐만아니라 너무 습기가 많은 상처환경은 상처 치유를 느리게 한다. 상처 치유를 극대화할 수 있는 정확한 습윤 정도는 명확하지 않다.

3. 습윤보유드레싱

전통적인 거즈 드레싱으로도 상처 치유는 가능하지만 습윤한 환경을 유지할 수 있는 습윤보유드레싱이 이상적인 상처 치유 환경을 유지하는 데 더 적합하다.

드레싱은 상처의 삼출액은 흡수하고 상처를 보호하며 습윤한 상태로 유지하여 가피를 형성하지 않고 상처표면에 달라붙지 않아 제거할 때 손상을 주지 않아야 한다. 삼출액을 흡수한 후에는 이를 저장하고 제품의 보호층을 통하여 수분 형태로 배출하여 지속적인 흡수를 할 수 있게 된다. 보호층은 외부로부터 병원균이나 이물질 침입을 막고 적절한 수분증발 투과 기능을 갖고 있어 흡수층의 삼출액을 수분 형태로 방출할 수 있게 한다.

드레싱의 습윤 유지 정도를 수분증발투과율(moisture vapor transmission rate, MVTR)로 측정한다. 수분증발투과율은 드레싱을 통해 상처 기저부로부터 외부 환경까지 습기를 배출시키는 능력을 말하며 보통 g/m^2/day로 표시하나 mg/m^2/hr로도 표시할 수 있다. 이상적인 드레싱은 상처로부터 증발되는 수분손실을 최적의 수준으로 통제할 수 있어야 한다.

수분증발투과율은 low, medium, high로 구분된다. 하이드로콜로이드는 low에 속하며 평균 수분증발투과율은 11~13/m^2/hr(264~312g/m^2/day)이다. 폼 드레싱은 평균 33/m^2/hr(792g/m^2/day)정도로 중간 정도의 수분증발투과율을 보인다. 거즈나 약물이나 상처 치료제가 스며 있는 impregnated gauze는 평균 67/m^2/hr(1,608g/m^2/day) 정도로 수분증발투과율이 높다. 시판되는 필름드레싱의 MVTR 범위는 400~800g/m^2/day 정도가 많으나 3,000g/m^2/day 이상 되는 것도 있다.

드레싱의 수증기 투과는 삼출물 축적은 물론 과도한 탈수를 방지한다. 일반적으로 낮은 수분증발투과율을 가진 드레싱은 건조하거나 삼출물이 적은 상처에 사용할 때 습윤한 상처 기저부를 유지한다. 그러나 반대로 삼출물이 많은 상처인 경우 수분증발투과율이 높은 드레싱을 적용해야 한다. 제품의 수분증발투과율이 너무 낮아 흡수된 다량의 삼출물이 외부 환경으로 증발되지 않으면 삼출물은 누수되어 오염되며, 조절되지 않은 삼출물은 세균의 증식을 조장하고 상처 주위 피부를 침연시키므로 잦은 드레싱이 필요해진다. 반대로 너무 높으면 건조하여 가피 형성 및 건조에 따른 괴사조직이 발생하고 상처 치유가 지연될 수 있다.

드레싱 제품이 적절한 습윤 환경을 유지하기 위해서는 삼출액이 많아지면 수분증발투과율이 증가하여 수분 방출이 많이 되는 제품을 선택하고, 삼출액이 적어지면 수분증발투과율이 낮아져서 수분 방출을 줄여 적절한 습윤 환경을 유지하면서 건조를 막아주는 제품이 가장 바람직하다.

일정 수준으로 수분증발을 감소시킬 수 있는 드레싱을 칭하는 용어에는 폐쇄(occlusive), 반폐쇄(semi-occlusive), 습윤보유(moisture retentive), 합성(synthetic), 진보(advanced) 등이 사용된다. 폐쇄드레싱(occlusive dressing)은 수분과 가스(수증기, 산소, 이산화탄소)가 통과되지 않으며, 반폐쇄드레싱(semi-occlusive dressing)은 수분은 통과되지 않지만 어느 정도의 수분 증발과 가스교환이 이루어진다. 반폐쇄드레싱은 습윤 환경을 유지하는 습윤함유드레싱(moisture retentive dressing)이다. 많은 연구에 의해 습윤함유드레싱이 감염 위험 없이 상처를 회복시키고 드레싱 교환 횟수가 적으며 통증도 덜하다는 것은 이제 기정사실화되어 있다.

적절한 제품 선택을 위한 Tip

- 상처 특성과 치료 방법을 결정하기 위해 면밀한 사정을 해야 한다.
- 상처 치료 원칙을 알아야 한다.
- 드레싱 제품의 차이점을 알아야 한다.
- 이상적인 드레싱의 특징을 알아야 한다.
- 제품을 선택할 때 임상적 이점은 물론 대상자의 보험 상태, 경제적 능력, 접근성, 가격적 요인 등을 고려해야 한다.
- 최신의 치료 기법과 제품 정보에 뒤떨어지지 않기 위해 컨퍼런스, 세미나, 자가학습 기회를 이용한다.

Ⅳ. 드레싱 종류

상처를 치료하기 위한 드레싱 방법은 전통적인 거즈에서 습윤보유드레싱을 거쳐 조직공학 제품으로 발전해 오고 있다. 상처 제품 시장에는 3,000개 이상의 제품이 출시되어 있으며 상처 치유를 촉진하기 위해 많은 개발이 이루어지고 있다.

1. 거즈 드레싱

1880년 Joseph Sampson Gamgee가 표백한 탈지면을 거즈로 감싸 사용하였으며, 그의 이름이 붙여져 보편적으로 사용되고 있다. 거즈 드레싱(gauze dressing)은 전통적인 상처 드레싱으로 직조 형태나 부직포 형태로 되어 있으며, 오늘날에도 일차나 이차 드레싱으로 가장 쉽게 이용이 가능하다. 그러나 거즈 드레싱은 습윤한 환경을 유지하기 어려우며 상처에 달라붙거나 탈락섬유에 의한 이물 침입, 흡수력 부족으로 상처 주변 피부 침연 등의 문제가 있다. 직조 형태 거즈는 무명실을 천같이 짜서 만들게 되고 부직포 형태 거즈는 섬유를 상호 간의 특성에 따라 엉키게 하여 시트 모양의 웹을 형성, 이를 기계적 또는 물리적인 방법으로 결합시켜 만들게 된다. 일반적으로 부직포 형태의 거즈가 직조 형태 거즈보다 흡수성이 좋다. 느슨하게 짜인 거즈는 이물질, 부육(slough), 조직 파편 등을 느슨한 틈 사이에 붙게 하여 제거하는 습건식드레싱(wet to dry dressing)을 통한 물리적 괴사조직 제거에 이용된다. 그러나 육아조직에 적용할 경우 육아조직과 케라티노사이트가 드레싱과 같이 제거되어 상처 치유가 지연된다. 구멍이 작은 촘촘한 거즈를 이용하면 드레싱 교환 시 상처 기저부의 손상 위험을 줄일 수 있다.

거즈 드레싱은 정사각형, 시트, 롤, 패킹 스트립 등 형태가 다양하며 대부분 높은 투과성을 갖고 있다. 비교적 비폐쇄드레싱으로 삼출물이 매우 적은 상처인 경우 다른 드레싱이나 국소 제품(topical agent)을 결합해서 사용하지 않으면 상처 건조를 유발할 수 있다. 또한 거즈 드레싱은 박테리아와 같은 외부 균에 대한 방어 능력이 없기 때문에 감염에 대비하여 48시간 이내에 교환하는 것이 바람직하다 그림 5-2.

거즈 드레싱은 상처의 크기, 모양, 깊이, 원인에 관계없이 감염된 상처나 감염이 없는 상처에 모두 사용할 수 있다. 비록 거즈가 이상적인 드레싱 재료는 아니지만 상처 종류에 따라 안전하게 변형 사용이 가능하다. 예를 들어 삼출물이 없거나 적은 상처라면 습윤한 환경 유지에 도움을 줄 수 있는 국소 제품이나 생리식염수로 미리 촉촉하게 만든 거즈를 사용할 수 있다. 거즈는 단독

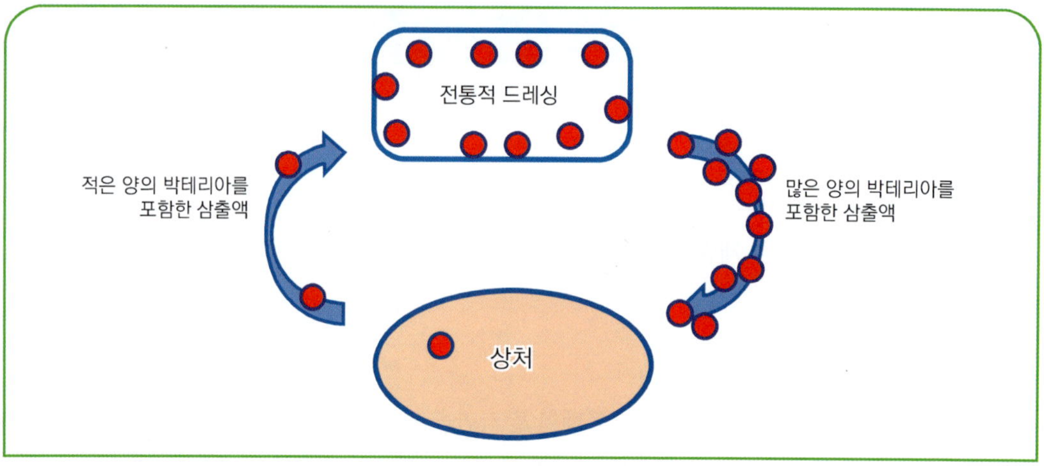

그림 5-2 전통적 드레싱에서 흡수된 삼출물은 상처에 박테리아가 자라는 데 영양을 공급하게 되고 드레싱 속에서 늘어난 박테리아는 다시 상처를 감염시킬 수 있다.

또는 국소 항균제, 효소(enzyme), 성장인자(growth factor), 비정질 하이드로겔(amorphous hydrogel), 알지네이트(alginate), 반폐쇄 폼, 투명필름 등과 같이 사용할 수 있다. 거즈는 감염된 상처나 효소를 이용한 괴사조직 제거가 필요한 상처에도 일반적으로 사용된다. 스트립 형태의 거즈 패킹은 상처의 조기 폐쇄 방지 및 터널이나 잠식이 있을 때 삼출물 제거에 이용된다. 거즈가 상처에 붙게 되면 드레싱 제거 시 조직에 다시 손상을 줄 위험이 있으므로 주의하여야 한다. 또한 거즈는 상처 기저부에 섬유 잔여물을 남길 수 있는데 이런 이물질이 육아종(granuloma)을 형성할 수 있다. 만일 이차드레싱으로 거즈를 사용한 경우 거즈가 오염되면 감염 위험을 감소하기 위해 교환해야 하며, 잦은 드레싱 교체의 필요성 때문에 시간적으로 비싼 비용이 든다.

2. 상처 치료제나 약물을 함유한 거즈 드레싱

거즈에 물, 생리식염수, 바셀린, 아연(zinc) 등의 물질을 스며들게 한 것으로 상처에 붙지 않아 드레싱 교환 시 통증을 줄여주고 조직 손상 없이 제거할 수 있다. 이러한 드레싱은 일반적인 거즈 드레싱에 비해 폐쇄성을 약간 증가시켜줄 수 있고 습윤한 환경 유지 능력 향상도 잠재되어 있다. 이런 유형의 드레싱은 접착면(contact layer)으로 사용할 수 있으며 이차드레싱이 필요하다. 임상적으로 바셀린을 침윤시킨 거즈 드레싱은 드레싱 교환 시 상처 기저부 손상을 막아 상처 치유를 촉진할 수 있으며 노출된 건이나 건초(tendon sheath)가 건조되는 것을 막는 데 도움이 될 수 있다. 바셀린 거즈(vaseline impregnated gauze)는 통증 없이 제거가 되므로 화상에

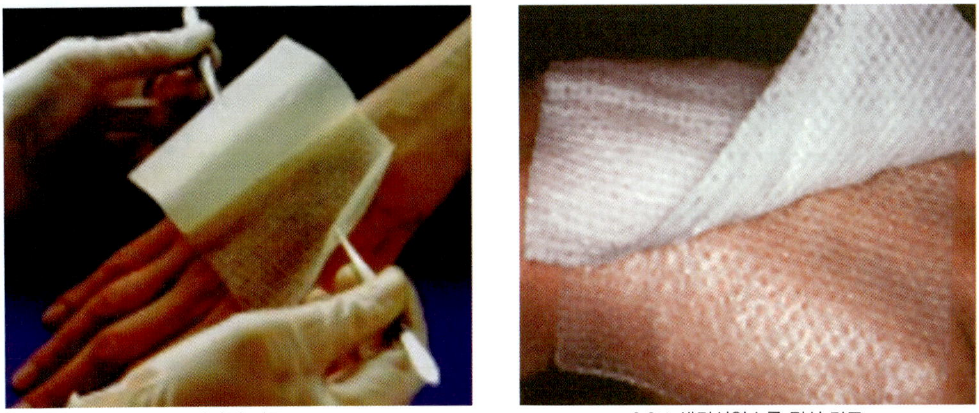

파라핀 거즈 / 0.9% 생리식염수를 적신 거즈

그림 5-3 impregnated dressing 예

일반적으로 사용된다. 그러나 약물을 함유한 거즈는 사용된 물질에 따라 대상자에게 부적절한 영향을 미칠 수도 있으므로 잠재된 위험을 숙고하여 사용해야 한다.

3. 투명필름드레싱

저자극성 아크릴 접착층으로 덮인 얇고 투명한 폴리우레탄 시트 형태로 되어 있으며 가장 먼저 폐쇄성 습윤드레싱으로 소개되었다. 수술 절개부 접착 도포로 소개되어 1970년대 후반부터 상처 드레싱으로 사용되었다. 대부분 제품이 투명 또는 반투명하므로 상처를 쉽게 확인할 수 있다.

투명필름드레싱(transparent film dressing)은 흡수력이 없는 반투과성 막으로 상처 기저부와 외부의 산소, 이산화탄소 및 수증기 교환은 가능하지만, 외부로부터의 물과 박테리아는 통과하지 못한다. 이러한 특징은 습윤한 환경을 제공하여 상피세포 이주를 돕는다. 드레싱 밑에 물기가 모일 수 있는데 이것은 가끔 고름이나 감염 증상으로 오인되기도 한다. 이 물기는 상처 표면을 깨끗하게 할 수 있는 자가분해에 유용한 부가물이다. 과도한 물기가 고이거나 드레싱 밖으로 샐 때는 교환이 필요하다. 적절한 시기에 교환하지 않으면 주변 피부 침연이 발생할 수 있다. 제품에 따라 수분증발투과율이 다르므로 상처 특징에 맞는 투명필름드레싱 제품을 선택해야 한다. 투명필름드레싱의 단열은 뚜렷하지 않다. 투명필름은 외부로부터의 오염, 물, 박테리아 침입을 방어할 뿐만 아니라 마찰로부터 보호해주고 자가분해 및 통증 경감에도 도움을 준다 그림 5-4. 탄력성이 좋고 신체 굴곡이 있는 부위에 사용할 수 있으며, 필름 대부분은 5일~7일까지 붙여 둘 수 있다.

반폐쇄 필름드레싱은 일반적으로 stage Ⅰ이나 Ⅱ 욕창, 표재성 상처, 경한 화상, 열상, 봉합선위,

도뇨관 부위, 피부이식의 공여부 등 여러 유형의 상처에도 사용할 수 있으며 그 외에도 응전력으로 인한 욕창예방 및 이차드레싱으로도 사용할 수 있다. 또한 육아조직이 있는 상처, 배액이 거의 없는 부육조직이나 검은 건조가피로 덮인 상처에 사용할 수 있다. 필름은 손상되지 않은 피부 경계로부터 1~2cm 정도 크게 적용하며 너무 당겨지지 않도록 하고 주름이 없게 부착해야 한다.

필름드레싱은 습하거나 유분이 많은 피부에는 붙지 않는다. 필름에 주름이 생겨 가장자리가 완벽히 붙어 있지 않으면 교체해야 하지만, 상처를 안전하게 덮고 있고 가장자리만 분리되기 시작할 때는 이 부분만 다듬을 수도 있다.

투명필름드레싱 제거 시 노인이나 피부가 약한 경우 무리한 힘이 피부에 가해지면 붙어 있는 상피조직을 파괴할 수 있어 주의를 기울여야 하며, 신생아나 영아는 추천되지 않는다. 또한 삼출물이 많은 상처, 감염된 상처에는 사용하지 않아야 한다. 제품 제거 시에는 모서리 부분을 들고 상처 밖을 향해 수평 방향으로 서서히 당겨야 제품 부착 부위의 피부 손상을 막을 수 있다.

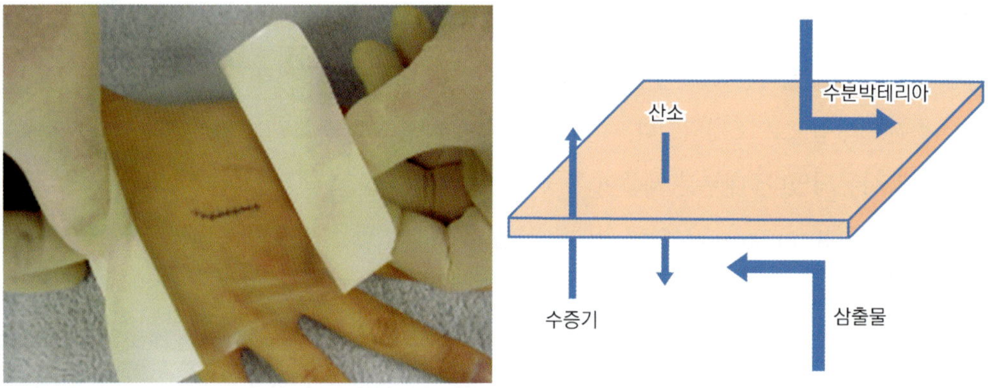

그림 5-4 투명필름드레싱 기능

표 5-1 투명필름(transparent film) 예

제품	제조사
BIOCLUSIVE	Johnson & Johnson
Mepore Film(Mefilm)	Molnlycke Health Care
OpSite FLEXIGRID, OpSite Flexifix	Smith & Nephew
Tegaderm	3M

4. 하이드로겔

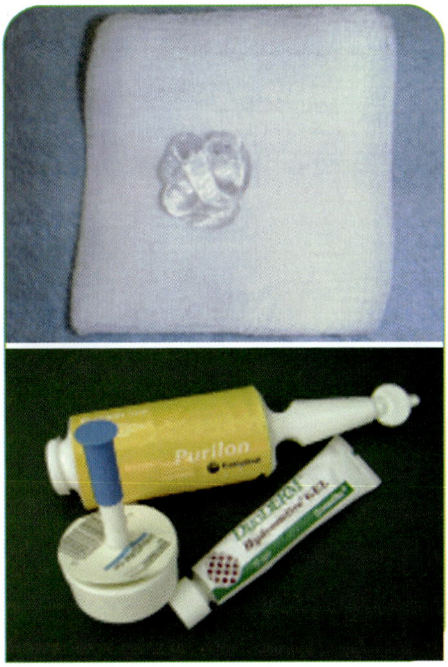
그림 5-5 하이드로겔 제품 예

제품에 따라 80~99%의 물이나 글리세린이 주성분으로 무정형 겔, 시트형, 거즈형이 있으며 멸균 제품과 비멸균 제품이 있다. 하이드로겔(hydrogel)은 다량의 물을 품은 친수성 폴리머(폴리에틸렌옥사이드, 폴리아크릴아마이드, 폴리비닐피롤리돈 PVP)를 말한다. 하이드로겔은 수용성 고분자의 단일중합체나 공중합체들이 물리화학적으로 가교 결합되어 있는 3차원 그물망 구조의 불용성 물질로, 외부로부터 유체를 흡수하는 팽윤 특성을 가지고 있어 생체 조직처럼 수분이나 체액을 다량 함유할 수 있으며 다른 합성 생체물질보다 부드럽고 뛰어난 생체 적합성을 갖고 있다. 팽윤에 의해 삼출액을 흡수하지만 건조한 상처에는 수분을 제공한다. 하이드로겔은 가스와 물은 투과하며 하이드로콜로이드나 투명필름보다 박테리아 방어 효과는 떨어진다. 특히 수분이 주성분일 때 이 제품은 쉽게 마를 수 있다. 상처에 바르면 청량감이 있으며 통증 감소 효과도 있다. 대부분의 하이드로겔은 접착성이 없어 이차드레싱이 필요하다.

시트형 하이드로겔은 삼출물이 적거나 보통 정도의 삼출물을 가진 상처에 사용할 수 있다. 따라서 주로 사용되는 곳은 표재성 손상이나 부분층 손상 상처로 찰과상, 피부열상, 수포, 공여부, 방사선 치료와 관련된 화상, 열에 의한 화상, 욕창, 당뇨병성 궤양, 수술 부위 등이다. 무정형 겔은 건조한 상처 기저부를 습윤하게 만들 수 있으며 괴사조직이나 가피를 부드럽게 하여 괴사조직 제거에도 이용할 수 있다.

주의점

하이드로겔은 제품의 높은 수분 농축 때문에 흡수 능력은 한계가 있으므로 삼출물이 많은 상처에는 사용을 피한다. 또한 수분 흡수가 천천히 이루어지므로 출혈이 있는 부위에도 적절하지 않다. 피부침연 발생이 우려되는 부위에는 피부 장벽을 이용하여 주변 피부를 과도한 수화작용(hydration)으로부터 보호해야 한다.

표 5-2 하이드로겔(hydrogel) 제품 예

제품	제조사
CURASOL Gel	HEALTHPOINT
DuoDERM Hydroactive Gel	ConvaTec
Hypergel, Normlgel	Molnlycke Health Care
IntraSite Gel	Smith & Nephew
NU-GEL	Johnson & Johnson
Purilon Gel	Coloplast
Restore hydrogel	Hollister Inc.
Tegagel	3M

표 5-3 거즈형 하이드로겔(hydrogel impregnated gauze dressing) 제품 예

제품	제조사
CURASOL	HEALTHPOINT
Normlgel Impregnated Gauze	Molnlycke Health Care
Restore	Hollister
SoloSite Gel Conformable	Smith & Nephew

표 5-4 시트형 하이드로겔(hydrogel sheet) 제품 예

제품	제조사
CURAGEL Sheets	Kendall
FlexiGel Sheet	Smith & Nephew
NU-GEL	Johnson & Johnson
Tegagel	3M

5. 하이드로콜로이드 드레싱

이 드레싱이 소개된 것은 1980년대로 웨이퍼 형태로 소개되어 여러 해 동안 상처 관리에 많이 이용되고 있다. 불투명, 반투명, 투명 등이 있으며 불투명한 제품은 제품 사용 후 상처 관찰에 어려움이 있다. 하이드로콜로이드(hydrocholloid) 제제는 젤라틴, 펙틴, 카복시메틸셀룰로오스(CMC) 같은 친수성 콜로이드 입자가 포함되어 있다. 하이드로콜로이드 종류의 흡수력은 다양하여 제품에 따라 수분 무게의 75~647%까지 많은 차이가 있다.

상처 표면에 직접 부착되는 부위에서 친수성 분자가 삼출물과 접촉하게 되면 친수성의 하이드로

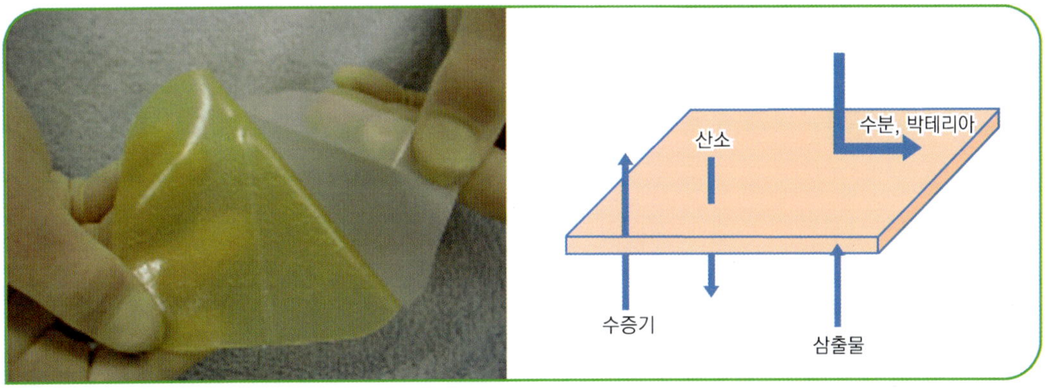

그림 5-6 하이드로콜로이드 드레싱 기능

콜로이드 입자가 삼출액을 흡수하여 서서히 겔 형태로 만들어 상처 면을 습윤한 환경으로 유지해주고, 보온력이 있어 상처 치료에 적절한 환경을 제공하며, 물리적 자극으로부터 상처 표면을 보호해준다. 형성된 젤은 상처 치료 과정에서 중요한 요소인 대식세포, 성장 인자와 단백질 가수분해 효소들을 함유하고 있어 상처 치유 속도를 증가시켜주며, 상처부위의 신경말단을 보호하여 통증을 감소시킨다. 드레싱 제거 시는 형성된 겔(gel)로 인하여 상처에 손상 및 환자에게 고통을 주지 않고 제거할 수 있는 장점을 가지고 있다. 하이드로콜로이드 드레싱은 외부로부터 침입하는 세균의 보호장벽 역할을 하고 상처 내에 존재하는 호중구 및 탐식세포를 증가시키고 괴사조직을 제거하며 상처 환경을 산성화시켜 세균성장을 억제한다 그림 5-6.

하이드로콜로이드 드레싱 제제에는 완전 폐쇄 환경을 만드는 제품도 있는데 이런 드레싱은 산소가 상처 기저부로 들어가지 못하게 하여 상처 기저부를 저산소증 상태로 만들어 신생 혈관

표 5-5 하이드로콜로이드(hydrocholloid) 제품 예

제품	제조사
Comfeel(multiple presentations)	Coloplast
DuoDERM CGF DuoDERM (multiple presentations)	ConvaTec
NU-DERM	Johnson & Johnson
RepliCare (multiple presentations) Cutinova Hydro, Cutinova Thin	Smith &Nephew
Restore (multiple presentations)	Hollister
Tegasorb, Tegasorb THIN	3M

형성을 자극하는 역할도 한다. 그러나 완전 폐쇄 환경은 혐기성 세균의 성장을 촉진하게 되어 감염 위험성이 증가하게 되므로 면역이 억제된 환자에게 사용할 때는 특히 주의가 필요하다.

오늘날 대부분의 하이드로콜로이드 드레싱의 바깥면은 가스교환이 가능한 반투과성(semipermeable) 고분자 필름으로 되어 있어 반폐쇄 환경을 제공한다. 하이드로콜로이드는 흡수 능력을 향상시키기 위해 알지네이트를 함유할 수도 있다. 얇은 제품은 두꺼운 제품에 비해 유연하고 신축성이 있으며 모양과 크기가 다양하여 발뒤꿈치, 무릎, 팔꿈치, 천골 부위 등 굴곡 부위에도 편리하게 사용할 수 있다. 흡수율은 제품에 따라 다양하며 일반적으로 전통적인 두꺼운 웨이퍼형은 적은 양부터 보통 수준의 삼출물을 흡수할 수 있으며 얇은 것은 흡수량이 적다. 하이드로콜로이드는 삼출물이 있을 때 자가분해를 증진시키는 데도 사용할 수 있으므로 괴사조직 제거가 필요한 상처에 사용되기도 한다. 하이드로콜로이드 드레싱은 이차드레싱이 필요 없고 교체 주기도 비교적 길다.

두꺼운 제품은 부분층 손상에서 전층 손상 상처에 사용하며 얇은 제품은 얕은 상처나 마찰이 많은 부위에 피부보호를 위해 사용할 수 있다. 2단계와 3단계 욕창, 가벼운 화상, 정맥부전궤양 등에도 사용할 수 있다. 연고나 파우더 형태의 하이드로콜로이드도 있으며 삼출물이 있는 상처의 공동(cavity)을 채우는 데 사용할 수 있다.

하이드로콜로이드 드레싱은 삼출물과 반응하여 팽창하거나 용해되어 상처에 남아 있게 되며 드레싱 교환 시에도 상처 기저부에 겔 상태로 남아 있을 수 있다. 특히 파우더나 연고는 상처 중심부에 플러그 형태로 남을 수 있으므로 드레싱 교환 시 생리식염수 등으로 제거해야 한다.

하이드로콜로이드제제는 상처 주변의 정상피부를 적어도 2.5cm 정도 덮을 수 있는 것을 사용해야 하며 만일 큰 제품을 잘라서 사용할 때는 끝이 말리거나 옷 등에 붙는 것을 방지하기 위해 이차 드레싱으로 테이프를 붙이는 것이 도움된다. 이 드레싱은 체온 정도일 때 가장 잘 붙는 특징을 갖고 있어 제품에 따라서는 30~60초 정도 쥐고 있을 것을 추천하기도 한다. 하이드로콜로이드는 수분을 천천히 흡수하므로 출혈이 있는 상처나 삼출물이 많은 상처에는 적절하지 않다. 하이드로콜로이드는 육아조직을 과잉 형성하여 상처 치유가 늦어질 수 있다. 과잉 육아조직

주의점

하이드로콜로이드 드레싱은 동맥성 궤양이나 3도 화상 같이 건조한 상처에는 금기이며 건조가피 및 감염된 상처나 주변 피부가 감염되었을 때도 추천되지 않는다. 적절한 간격으로 드레싱 교환을 안 하면 상처 주위 피부 침연(maceration)이 발생한다.

형성이 발견되면 사용을 중지해야 한다. 건이나 근막이 노출된 상처는 하이드로콜로이드를 사용하면 더 건조해질 수 있다.

6. 폴리우레탄 폼 드레싱

폴리우레탄 폼 드레싱(polyurethane foam dressing)은 상처와 닿는 면은 친수성, 외층은 소수성을 갖는 폴리우레탄 폼으로 만들어진 제품이다. 접촉필름은 상처 면과 부착을 방지하고 삼출물을 흡수하는 기능이 있으며, 흡수 폼 층은 저장 기능이 있고, 보호필름은 외부로부터 균이나 이물질에 대한 방어 기능을 갖고 있어 흡수된 삼출물은 폼 내에 저장하게 하며 이로 인해 적절한 습윤상태를 유지해 상처 치유를 촉진한다. 폼 드레싱은 가스 투과와 수분 증발이 모두 가능하며 수분 증발을 위하여 일반적으로 보호필름은 수분증발투과율이 높은 것을 사용한다 그림 5-7. 따라서 폴리우레탄 폼 드레싱의 수분증발투과율은 비교적 높으나, 수분 증발을 막고 수분을 저장하기 위한 보호필름을 사용하여 수분증발투과율을 낮춘 제품도 있다. 폴리우레탄 폼 드레싱은 얇은 것과 두껍고 쿠션감이 있는 제품과 점착성이 있는 제품도 있고 없는 제품도 있으며 보온력도 있다. 점착성이 있는 제품이라도 필름이나 하이드로콜로이드보다 상처에 붙지 않으므로 제거할 때 손상이 적다. 중간 정도에서 많은 삼출물이 있는 상처, 욕창, 뼈 돌출 부위 및 마찰 부위의 예방적 보호, 부분층 또는 전층 손상, 육아조직이 형성되거나 괴사조직이 있는 상처 기저부, 피부열상, 공여부, 경미한 화상, 수술 부위 및 기타 원인에 의한 상처에 적용할 수 있다. 폼 드레싱은 국소치료제나 효소를 이용한 괴사조직 제거술에도 같이 사용할 수 있다. 형태나 크기가 다양하며 공동에 사용할 수 있는 필로우형(pillow type)도 있다. 상처 경계면의

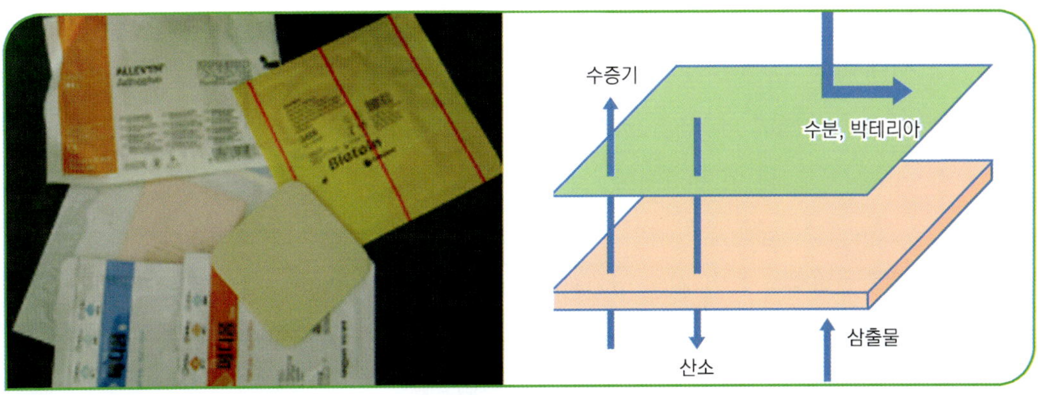

그림 5-7 폴리우레탄 폼 드레싱 기능

표 5-6 폴리우레탄 폼 드레싱(polyurethane foam dressing) 제품 예

제품	제조사
Allevyn Adhesive, Allevyn Cavity, Allevyn Dressing, Allevyn Island, Allevyn Tracheostomy, Allevyn Sacral	Smith & Nephew
Biatain, Biatain Silicone	Coloplast
BIOPATCH	Johnson & Johnson
3M Foam Dressing (nonadhesive) 3M Foam Adhesive Dressing	3M
Lyofoam, Lyofoam A, Lyofoam C Lyofoam Extra, Lyofoam T	ConvaTec
Medifoam	Mundipharma
Mepilex, Mepilex Border, Mitraflex, Mitraflex Plus	Molnlycke Health Care
PolyMem	Ferris Mfg.
메디터치	일동제약
Easyfoam	대웅제약

정상 피부를 1~2cm 더 덮을 수 있는 크기를 선택하여 사용한다. 폼 드레싱은 상처크기에 맞게 잘라서 사용할 수 있으며 삼출물 양에 따라 다르기는 하지만 7일까지 붙여 둘 수 있으며 피부 침연으로부터 피부를 보호하기 위한 피부 장벽(skin barrier)으로 사용이 가능하다.

폼 드레싱은 건조하거나 건조가피로 덮인 상처에는 적절하지 않으며 약한 피부 통합성을 가진 환자는 비점착 폼이 적절하다. 또한 실리콘이 포함된 제품을 사용하면 드레싱 제거로 인한 통증과 손상을 최소화할 수 있다. 두꺼운 폼제제는 마찰이 심한 부위에서 말리는 경향이 있으므로 침상에 누워만 있는 환자의 발뒤꿈치 욕창 같은 곳에 사용할 때는 세심한 주의가 필요하다.

7. 칼슘알지네이트 드레싱

알지네이트 드레싱(calcium alginate dressing)은 흡수성과 비접착성을 가진 생물분해성이 있는 제품으로 이차드레싱이 필요하다. 알지네이트는 갈조류에서 추출된 알긴산 칼슘염으로 구성되어 있으며 상처 삼출물과 같이 나트륨(sodium)이 풍부한 물질과 만나면, 칼슘이온이 나트륨이온으로 교환되어 녹기 쉬운 알긴산나트륨 겔(sodium alginate gel)을 만든다. 이러한 겔은 습윤한 상처 환경을 제공하고 박테리아를 가두어 놓을 수 있다. 알지네이트는 부드럽고 솜 같은 모양이나 직물 형태, 부직포 형태 등이 있다 그림 5-8.

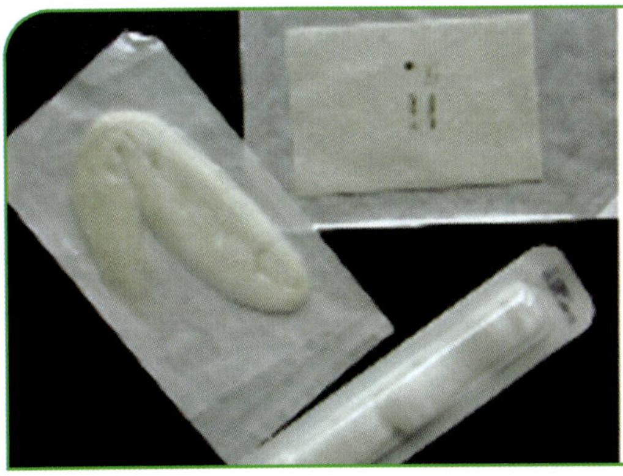
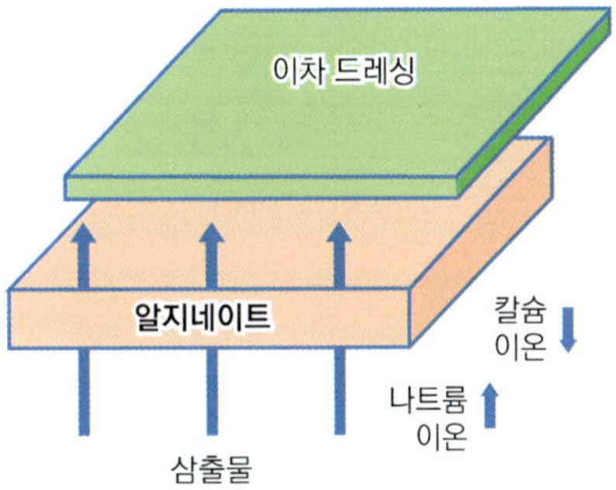

그림 5-8 알지네이트 드레싱 기능

드레싱 교환 시 젤 상태와 감염을 혼돈하지 않도록 주의해야 하며 상처에 남은 겔은 드레싱 교환 시 생리식염수로 씻어 내거나 핀셋으로 제거할 수 있다. 알지네이트는 자기 무게의 15~20배의 삼출물을 흡수할 수 있어 공동을 형성한 삼출물이 많은 상처, 욕창, 정맥성 궤양, 수술 절개 부위, 봉합이 터져 벌어진 부위, 터널, 동로(sinus tract), 피부이식 공여부, 감염된 상처 등에 매우 유용하다.

알지네이트는 높은 투과성과 비밀폐성으로 인해 거즈나 투명필름으로 이차드레싱을 할 경우 산소 투과가 가능하므로 감염된 상처에서도 이용할 수 있다. 그러나 알지네이트는 박테리아를 차단할 수 없으므로 이차드레싱 제품으로 박테리아 방어 기능이 있는 것을 선택하는 것이 좋다.

표 5-7 알지네이트 드레싱(alginate dressing) 제품 예

제품	제조사
AlgiSite M	Smith & Nephew, Inc.
CURASORB, CURASORB Zinc	Kendall / Tyco
FyBron	B. Braun
KALTOSTAT(various presentations)	ConvaTec
Melgisorb	Molnlycke Health Care
PolyMem	Ferris Mfg.
Restore CalciCare	Hollister
SeaSorb	Coloplast Corp.
SILVERCELL	Johnson & Johnson
Sorbalgon	Harmann-Conco Inc.
Tegagen HG, Tegagen HI	3M Health Care

건조하거나 가피로 덮인 상처, 이식 부위, 3도 화상 부위에는 금기이다. 지혈작용과 흡수력으로 출혈 부위에도 효과적으로 사용할 수 있다. 제품은 시트, 패드, 로프 형태가 있고 크기도 다양하며 쉽게 사용할 수 있고 손상 없이 제거가 가능하다. 시트 형태는 삼출물을 흡수하기 위해 상처 기저부위에 사용할 수 있고 로프 형태의 알지네이트는 터널이나 잠식 부위를 채울 때 이용할 수 있다.

알지네이트는 삼출물이 중간 정도에서 많을 때에 사용하며 특히 정맥궤양, 욕창, 신경병성(당뇨병성) 궤양, 화상 등에 사용한다. 삼출물이 많은 경우 하루에 한 번 드레싱 교환이 필요하지만, 삼출물 양에 따라 변화를 줄 수 있다. 감염된 상처인 경우 적어도 1일 1회 드레싱 교환을 해야 한다. 육아조직은 물론 부육으로 덮인 상처에도 자가분해 괴사조직 제거를 촉진하므로 모두 사용이 가능하다. 피부보호필름(skin sealant)을 사용하면 피부 침연으로부터 상처 주변 피부를 보호할 수 있다.

8. 하이드로화이버 드레싱

하이드로화이버 드레싱(hydrofiber dressing)은 소디움카르복시메틸셀루로스(sodium carboxymethylcellulose, NaCMC)로 이루어져 있다. 하이드로화이버 드레싱은 피브린과 피브로넥틴에 의해 상처 기저부와 드레싱 사이에 공간 없이 상처 표면에 잘 밀착된다. 알지네이트보다 흡수력이 더 우수하여 알지네이트보다 33% 더 높은 흡수력을 갖고 있다. 하이드로화이버는 상처의 삼출물과 작용하면 젤 상태로 변하여 습윤한 환경을 조성하여 적절한 상처 치유환경을 만드는데 삼출물은 수직으로 흡수되어 섬유조직 사이에 갇히게 되므로 주변 피부로 번지거나 새지 않아 피부 침염을 방지하게 된다. 또한 젤 상태는 조직 손상 없이 제거할 수 있다. 생체외(in vitro) 연구에서는 상처 안의 세균을 흡수하여 감금하는 것으로 나타났다. 삼출물이 많은 상처, 욕창, 하지궤양, 급성 상처, 2도 화상 등에 사용할 수 있으며 출혈 경향이 있는 상처 및 소량의 출혈이 있을 때 지혈 촉진을 위해 사용할 수도 있다. 제품은 부직포 형태의 패드나 리본 모양으로 되어 있으며 비점착성 이차드레싱의 사용이 필요하다. 하이드로파이버 드레싱(hydrofiber dressing) 제품으로는 AQUACEL(ConvaTec)이 있다.

9. 복합드레싱

복합(composite) 또는 결합(combination) 드레싱 제품은 여러 층으로 만들어지는데 대부분 3층으로 구성되어 있으며 일차 및 이차드레싱에 사용된다. 안쪽의 상처와 접촉 면은 비점착성으로 드레싱 교환 시 상처 기저부의 손상을 방지한다. 중간층은 수분을 흡수한 후 바깥쪽으로 내보내어 피부 침연을 방지하고 습윤한 환경을 유지하게 한다. 중간층은 하이드로겔, 폼, 하이드로콜로이드, 알지네이트 등으로 되어 있다. 외층은 일반적으로 박테리아 침입을 막을 수 있으며 일반적으로 반폐쇄 필름이나 제품에 따라 폴리우레탄 폼으로 되어 있는 것도 있다.

10. 은 드레싱

은(silver)의 효과적인 항균 능력은 오래전부터 알려져 있었다. 오늘날 거즈, 투명필름, 하이드로콜로이드, 폴리우레탄 폼, 알지네이트 등의 제품에 은을 함유하여 화상 감염, 개방상처, 만성궤양 등에 널리 사용되고 있다. 은을 함유한 제품은 일차 및 이차드레싱으로 사용할 수 있으며, 점착성이 있는 제품과 없는 제품이 있는데 은을 함유하고 있는 드레싱 제제에 따라 흡수력이 달라진다. 제품에 따라서는 방출된 은이온이 피부를 짙은 남빛으로 변하게 할 수 있는데 이는 불용성 황화은 침전 때문에 발생한다. 은 드레싱이 미생물 오염의 지속적인 감소를 보이고는 있지만 감염되지 않은 상처에서 예방적 목적으로 항균제를 침윤시킨 거즈 드레싱이나 국소적 약품을 사용하는 것이 상처 치유를 촉진한다는 증거는 없다.

표 5-8 복합 드레싱(composite dressing) 제품 예

제품	제조사
Alldress, Mepore Pro	Molnlycke Health Care
AIRSTRIP, Coverlet, CovRSite Plus Cutifilm, OpSite Plus, OpSite Post-Op	Smith & Nephew
Tegaderm Trasparent Dressing with Absorbent Pad	3M
Versiva XC	ConvaTec

표 5-9 은 드레싱(sliver dressing) 제품 예

제품	제조사
Acticoat 3, Acticoat 7, Acticoat Moisture, Controll ODOFLEX, Allevyn AG	Smith & Nephew
Actisorb	Johnson & Johnson
Aquacel Ag	ConvaTec
ColActive Ag	Hartmann-Conco Inc.
Kerlix AMD, Curity AMDExcilon AMD, TELFA AMD	Kendall / Tyco
3M Tegaderm Ag Mesh	3M
MEPILEX AG	Molnlycke Health care

은의 방출 속도 및 농도는 방출 방식, 상처 특성(깊이, 크기, 삼출량), 드레싱 유형 등 많은 요인에 영향을 받게 된다. 은 드레싱은 제품에 따라 불활성화시킬 수 있는 조건들이 있으므로 사용할 때는 제품 설명을 확인하여야 한다. MRI 검사 시 드레싱 제거를 해야 하는 제품도 있다. 은 드레싱 제품은 다른 습윤보유드레싱 제품보다 가격 면에서 고가이다. 1~2주 사용 후에도 호전이 없다면 전체적인 사정 후 제품 사용 중지 및 변경을 고려해야 한다.

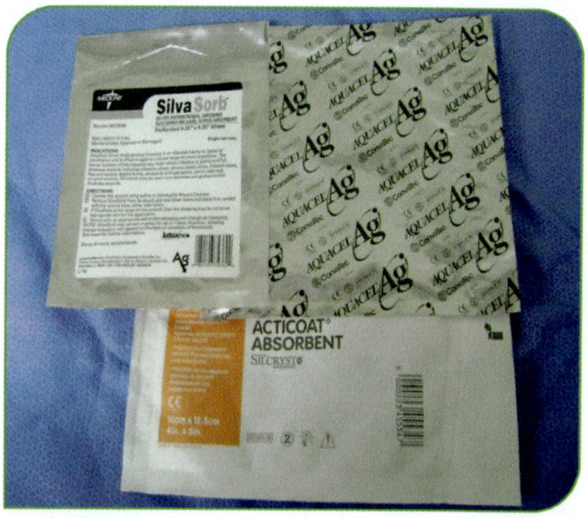

그림 5-9 은 드레싱

11. 요오드(iodine) 함유 드레싱

1811년에 베르나르 쿠르투아(Bernard Courtois)가 요오드를 발견한 이후부터, 요오드는 피부 상처의 감염 예방과 치료를 위한 살균 소독제로 광범위하게 사용되고 있다.

포비돈-요오드는 수술 전후의 피부 세척, 상처, 궤양, 화상 부위의 감염 예방 및 치료, 욕창과 궤양의 감염 치료, 칸디다 균이나 트리코모나스와 연관된 질염의 치료를 위해 사용된다. 항균작용을 하는 요오드는 상처 드레싱 제품에 함유되어 상처 치유를 유도하는 역할을 하며, 그 제품들은 다양해지고 있다.

0.9% Cadexomer iodine은 Cadexomer starch polymer에 0.9% iodine이 함유된 연고로 삼출물을 흡수(idosorb 1g당 6cc)하며 카덱소머 캡슐이 깨져 0.9% iodine이 유출되면서 살균작용을 한다. 72시간 동안 지속적으로 iodine을 유출하여 MRSA를 포함한 다양한 세균을 죽이며 삼출물을 흡수할 때 죽은 조직도 함께 흡수한다. 연고의 색이 갈색에서 회색으로 바뀌면 iodine이 모두 유출된 것이므로 교환하면 된다. 베타폼은 3% 포비돈 요오드가 함유된 폼드레싱 제품으로 삼출물과 만나면 포비돈 요오드가 유출되어 상처의 감염을 예방하고 치료하며, 레피젤은 3% 포비돈 요오드가 함유된 하이드로겔(hydrogel)로 건조한 상처에 습윤환경을 유지하면서 살균작용을 한다.

요오드의 부작용은 미비하나, 신부전 장애나 갑상선 질환, 요오드 민감성 환자는 사용을 피해야 하며 임산부, 모유수유 여성에게는 권장하지 않는다. 또한 장기간 넓은 면적의 상처에 요오드 제품을 적용 시 전신 흡수의 위험성이 증가하므로 주의해야 한다.

12. 제균드레싱(hydrophobic)

솔박 드레싱(Sorbact® Dressing)은 스웨덴에서 개발된 창상 피복재로 제품의 표면이 DACC (dialchylcabamoyl chloride: fatty acid derivative)라는 소수성 물질로 코팅되어 있다. 제품을 상처에 적용하여 삼출물과 접촉하게 되면, 소수성 물질이 미생물과 서로 물리적으로 결합하여 제거 시 미생물이 함께 제거되는 장점이 있어 살균제나 유독성 물질의 사용없이 소수성을 띠는 박테리아와 진균류를 효과적으로 제균할 수 있다.

13. 콜라겐 드레싱

콜라겐은 신체의 주요 단백질로 상처 치유와 회복에 필요하다. 콜라겐은 많은 분야에서 다양한 형태로 응용되고 있으며, 생체의료용 재료로 주목받고 있다. 콜라겐은 상처 치유제, 약물전달체 및 조직공학용 지지체 등에 널리 응용되고 있다. 콜라겐은 비교적 새로운 드레싱 제품으로 흡수력이 높은 친수성 습윤상처 드레싱 제품이다. 제품에 사용되는 콜라겐은 소과동물, 돼지, 조류에서 추출한다. 콜라겐 드레싱(collagen dressing)은 100% 콜라겐으로 만들거나 흡수력을 높이기 위해 10% 알지네이트나 다른 물질을 포함할 수도 있다.

콜라겐 드레싱은 육아조직이 형성되고 있거나 괴사조직이 있는 상처, 부분층 손상 및 전층 손상 상처에 사용하며 콜라겐은 상처 치유를 촉진하므로 잘 낫지 않는 상처에도 적절하다. 콜라겐 드레싱의 가장 좋은 방법은 괴사조직이 없는 상처 기저부에 사용하는 것이다. 건조하거나 최소한의 배액이 있는 상처는 젤을 1/4 inch 두께로 사용할 수 있다. 상처가 깊다면 젤을 사용하고 생리식염수에 적신 거즈나 다른 적절한 드레싱 제품으로 나머지 결손 부분을 채울 수 있다. 중간에서 많은 양의 배액이 있는 상처는 콜라겐 입자나 패드, 콜라겐과 알지네이트가 같이 있는 제품이 유용하다.

표 5-10 콜라겐 드레싱(collagen dressing) 제품 예

제품	제조사
BGC Matrix	Brennen
Biostep, Biostep Ag	Smith &Nephew
ColActive Ag	Hartmann-Conco, Inc.
Medifil, Skin Temp	BioCore
FIBRACOL plus CollagenPrisma, Promogran Prisma	Johnson &Johnson
WOUN'DRESS	Coloplast Sween

주의할 점은 3도 화상에는 금기이며 건조하거나 가피로 덮인 상처에도 적절하지 않다. 제조사는 소에서 추출한 보바인 콜라겐(bovine collagen)을 비항원 물질이 되도록 정제를 하지만 소과 동물 제품에 민감한 사람도 금기대상이다. 드레싱 교환 주기는 사용한 제품에 따라 다르지만, 최소 7일마다 드레싱 교환을 해야 하며 감염된 상처는 매일 교환하는 것이 추천된다. 콜라겐 드레싱은 이차드레싱이 필요하다.

14. 접촉층 드레싱

접촉층 드레싱(contact layer dressing)은 상처 표면에 사용했을 때 잘 붙지 않는 단일 층의 직조 형태의 그물이나 천공성 폴리머 네트로 구성되어 상처 기저부의 연약한 조직을 보호한다. 이 드레싱은 상처에 직접 사용하며, 상처와 이차드레싱 사이에서 보호 경계면으로 작용한다. 이것은 드레싱 교환 시에 그대로 놓아두며, 삼출물이 접촉 층을 통과하여 이차드레싱 속으로 들어가게 하여 상처 기저부를 외상으로부터 보호한다. 이 드레싱 제품은 일반적으로 매우 얇고 상처에 붙지 않는다. 접촉층은 연고, 크림, 성장인자와 같은 기타 국소 치료제나 조직 공학적으로 만들어진 피부 대체물질과 같이 자주 사용된다. 접촉층 드레싱은 3도 화상이나 감염된 상처는 금기이며 건조한 상처, 작은 상처, 점성이 있는 삼출물, 터널이나 광범위한 잠식이 있는 상처에는 추천되지 않는다. 제품 사용은 제조사의 사용설명서에 따라야 하며 제품 교환 빈도는 보통은 일주일에 1회를 하지만 상처 원인, 삼출물 양에 따라 달라진다.

표 5-11 접촉층(contact layer) 드레싱 제품 예

제품	제조사
Mepitel	Molnlycke Health Care
Profore Wound Contact Layer	Smith &Nephew
Tegapore	3M
TELFA CLEAR	Kendall

15. 꿀 드레싱

꿀은 수천 년 동안 상처 드레싱에 사용되어 왔지만 최근에 과학적인 효과가 증명되면서 상처 드레싱 제품으로 사용되고 있다.

꿀은 광범위 항균기능을 하며, 하지의 감염상처, 푸르니에 괴저(Fournier's gangrene), 피부

감염 등에 의료용 꿀 적용 시 치료 효과가 있는 것으로 보고되고 있다. 꿀은 과산화수소를 생성하여 세균의 성장을 방해하고, 상처의 치유를 돕는 면역반응을 자극하며 염증반응을 억제하고, 빠른 자가분해 괴사조직 제거(autolytic debridement)에도 효과가 있다. 또한 암모니아, 아민, 젖산을 생산하여 세균대사 과정에서 악취를 감소시키는 효과도 있다.

꿀 드레싱 적용 전에는 대상자의 알레르기 반응 여부를 확인해야 하며 알레르기가 있는 대상자는 일반적으로 방사선 조사된 꿀을 사용할 수 있다. 제품의 형태는 알지네이트 드레싱(Algivon Dressings; Advancis Medical, Apinate Dressing; Derma Sciences), 겔 드레싱(manuka Honey Wound Gel; Manuka Health NewZealand Ltd, Medihoney Wound gel; Derma Sciences), 고흡수성 섬유(ManukaHD; ManukaMed) 등이 있다.

16. 성장인자

성장인자는 사이토카인(cytokine), 인터루킨(interleukin), 집락형성인자(colony stimulating factor)를 포함하는 포괄적인 용어이다. 사이토카인은 폴리펩타이드로서 세포 간 상호작용을 위한 모든 전달을 담당하여 상처 치유의 조절에서 중요한 역할을 한다. 이러한 폴리펩타이드는 상처부위에 있는 여러 가지의 활성 세포에 의해 방출되어 세포증식, 세포이동, 또는 세포의 생합성 활동을 자극하거나 억제할 수 있는 "상처호르몬(wound hormone)"이다. 성장인자는 혈소판과 대식세포에서 처음 발견되었으며 그 후 여러 유형의 성장인자가 발견되었다.

상처 치유 과정에는 여러 성장인자가 작용하여 상처를 아물게 도와준다. 성장인자는 상처 치유의 복잡한 과정 중 각각의 세포 사이에서 신호를 전달함으로써 세포증식이나 화학 주성을 자극하는 기본적인 역할을 담당하고 궁극적으로는 세포외 기질 및 혈관화를 유도한다. 상처 발생 후 염증기가 지나 증식기가 되면 상처부위에는 염증세포, 섬유모세포, 각화성세포가 생성되며, 상처공간으로 염증세포의 침윤을 자극하는 생물학적 활성 및 각막 세포(keratocyte)와 섬유모세포의 증식을 유도하고, 육아조직에 새로운 모세혈관의 형성과 손상부위의 세포간질 침착과 재구성을 조절하는 혈소판유래성장인자(platelet derived growth factor, PDGF), 상피성장인자(epidermal growth factor, EGF), 섬유아세포성장인자(fibroblast growth factor, FGF), 형질전환성장인자(transforming growth factor, TGF) 등 여러 가지 성장인자들이 방출된다. 성장인자는 상처 치유가 마무리된 후에도 계속 조직의 보존과 세포와 세포 간의 신호 전달을 유지하는 데 중요한 역할을 한다.

상처 치유와 관련된 세포 내 활성은 국소적으로 활동하는 성장인자들에 의해 조절되며 이러한 성장인자들은 세포의 증식, 이동과 생합성 활성을 조절하고 자극하여 육아조직과 재상피화 형성을 돕는다. 각각의 성장인자들은 상처 치유 과정에서 특별한 역할과 기능을 가진다. 즉 결합조직을 형성하기 위해 감염 및 다른 세포들과 싸우기 위한 면역세포를 포함하여 상처에 유용한 세포 및 단백질을 끌어당기며, 결합조직 생성의 자극 및 증가시키고, 상처부위에 영양을 공급하기 위한 새로운 혈관을 생성하며 재형성 촉진 역할을 한다.

이처럼 상처 치유 과정은 국소적으로 성장인자들을 방출하는 특수한 세포 형태의 고도로 조절된 반응과 관련된 복잡한 과정이다. 최근 상처 치유를 가속화시키는 국소제제로 많은 성장인자들이 연구되고 있으며 이 중 가장 많이 연구된 성장인자로는 염기성 섬유아세포 성장인자(basic fibroblast growth factor, BFGF)와 혈소판유래성장인자(platelet-derived growth factor, PDGF), 상피성장인자(epidermal growth factor, EGF) 등이 있다. bFGF는 상처 치유 과정에 관련된 모든 형태의 세포에 유력한 유사분열 물질로 작용하며 맥관 형성이 높고 섬유아세포와 상피세포에 화학주성이 있어 상처 치유에 주된 역할을 하는 것으로 보인다. EGF는 상피화에 가장 밀접한 상피세포의 생산을 촉진하며 반흔 구축도 덜 된다는 논문이 보고되고 있다. PDGF는 상처부위로 방출되어 치유 과정에서 중요한 세포의 이동과 증식을 자극하며 호중구와 단핵구를 상처공간으로 보급하여 세균 오염을 조절하고 괴사조직을 제거한다. 단핵구는 상처 치유 과정 중 여러 가지 성장인자들을 계속 방출하고 생산하는 대식세포로 성숙한다. 또한 PDGF는 다른 성장인자들과 결합하여 상처 공간을 채우는 혈관 결합 조직 매개물을 생성하며 상처의 위축을 자극한다. PDGF는 처음 혈소판에서 발견되었으나 단핵구, 평활근, 상피세포와 여러 가지 전환세포에서도 발견된다. 성장인자에 대한 연구는 계속 진행되고 있으며 PDGF와 EGF는 현재 치료제로 개발되어 당뇨 환자의 족부궤양 치료로 사용되고 있다.

상처 특성에 따른 관리 방법

상처 드레싱 제품의 주요 종류에 대한 특성을 파악 후 상처 사정을 통해 얻어진 정보를 기초로 하여 적절한 상처 드레싱을 선택해야 한다. 대부분의 경우 상처 관리의 원하는 목표는 상처 치유로 상처가 완전히 상피세포로 덮이고 조직은 재조직되어 조직 강도가 정상에 가까워지는 것이다. 이런 과정이 일어나려면 상처는 오염되지 않아야 하고 보온이 유지되고 육아조직이 형성되고 주변 피부 손상이 없어야 한다. 가장 적절한 상처 치료를 결정하는 데 두 가지 주요 문제는 삼출물 유무와 육아조직 또는 괴사조직 유무이다. 이 두 주요 문제가 사정되었으면 가장 적절한 드레싱을 결정하기 위해 국소적인 상처 치료에 영향을 주는 요인을 찾아야 한다.

1. 배액성/비배액성

배액 유무 확인이 중요한 이유는 습윤한 환경에서 상처 치유 능력이 높아지므로 드레싱은 이런 환경을 유지할 수 있는 제품을 선택해야 하기 때문이다. 삼출물이 있는 상처는 흡수력과 침연으로부터 주변 조직을 보호할 수 있는 기능을 가진 드레싱이 필요하다. 삼출물이 없는 상처는 습윤하게 만들어 주거나 수분의 증발을 막을 수 있는 드레싱이 필요하다. 드레싱을 제거하기 전에 드레싱의 적용 상태를 점검한다면 삼출물 양과 삼출물을 해결하는 기능을 파악하는 데 도움이 된다.

2. 육아조직/괴사조직

육아조직이 형성되는 상처라면 외상으로부터 상처 기저부를 보호하기 위한 드레싱이 필요하다. 반대로 괴사조직이 있는 상처는 적절한 방법을 이용하여 괴사조직 제거를 해야 한다. 사용할 괴사조직 제거 방법에 따라 가장 적절한 드레싱이 결정되어야 한다. 예를 들어 자가분해를 이용한다면 습윤보유드레싱을 선택하여 수일간 적용시키게 되며, 효소를 이용한 괴사조직 제거술을 시행할 때에는 하루에 1~3회 드레싱을 교환해야 하므로 일반적으로 거즈 드레싱이 적절하다.

3. 육아조직/비배액성

기대한 목표에 맞춰 정상적으로 치유 단계가 진행되어 육아조직이 형성되고 삼출물이 없는 상처는 육아조직과 상처 주변 피부가 보호되어야 한다. 습윤한 환경을 유지하기 위해 무정형 하이드로겔과 같이 수분의 첨가가 필요하거나 또는 상처의 수분 증발을 막기 위해 좀 더 밀폐성이 강한 제품이 필요할 수 있다.

4. 육아조직/배액성

만일 상처가 육아조직이 형성되면서 삼출물이 있다면 육아조직과 상처 주변 피부 보호가 필요하다. 습윤한 환경을 유지하려면 좀 더 흡수력이 좋은 제품을 사용해야 한다. 괴사조직이 없고 육아조직은 있으나 삼출물이 많은 상처의 가장 흔한 이유는 감염이다. 면역 기능 부전 또는 만성 상처를 가진 환자에게 육아조직으로부터 많은 삼출물이 있거나 육아조직이 쉽게 부서지는 것은 무증상 감염에 대한 유일한 신호일 수 있다. 만일 상처가 감염되지 않았다면 드레싱을 자주 교환하거나 드레싱이 좀 더 흡수력이 있는 제품이어야 한다.

5. 괴사조직/비배액성

삼출물 없이 괴사조직만 있는 상처는 괴사조직 제거 및 가피를 부드럽게 하는 것이 필요하다. 습윤한 환경 유지를 위해 무정형 하이드로젤을 사용하거나 상처의 습기를 더욱더 보존하기 위해 밀폐성이 높은 드레싱이 필요할 수 있다. 이러한 상처에서 효소를 이용한 괴사조직제거술은 활성화된 효소가 괴사조직 제거를 도울 수 있으며 효소가 습윤한 환경을 만들고 유지하는 데 도움을 줄 수 있다. 주위의 조직은 밀봉제(skin sealant)로 보호한다.

6. 괴사조직/배액성

괴사조직과 삼출물이 있는 상처는 괴사조직 제거 및 삼출물 흡수와 주변 조직 보호가 필요하다. 괴사조직은 육아조직 상처보다 활동하는 박테리아 수가 많고, 삼출물이 많은 기저부는 미생물이 증식하는 데 좋은 환경을 제공하기 때문에 상처의 감염 징후를 관찰해야 한다.

드레싱 순서

1) 상처 드레싱을 실시하기 위해서 먼저 손을 씻는다.
2) 상처 드레싱에 필요한 물품을 준비한다.
3) 드레싱이 적용된 상태이면 피부손상을 최소화하여 드레싱을 제거한다.
4) 생리식염수가 담긴 35cc 주사기에 19G needle(주사바늘)을 연결하여 상처 기저부 중심에서부터 가장자리 방향으로 세척한다.
   세척은 상처 분비물과 잔여물이 제거되어 상처 기저와 주변 피부를 깨끗하게 해야 하며, 만약 오염된 상처의 경우에는 항균용액을 사용할 수 있다.
5) 상처를 세척한 후에는 마른 거즈로 두드려 닦아낸다.
6) 상처의 정도를 사정해 보고, 사정결과에 따라 드레싱 방법과 제품을 선택한다.
7) 상처의 주변 피부 보호를 위해 밀봉제(skin sealant)를 반창고가 붙을 자리까지 뿌려준다.
8) 침식(undermining)과 같이 사강(dead space)이 있는 상처는 필러 드레싱(filler dressing)을 적용하며, 삼출물의 양에 따라 흡수 드레싱 재료(삼출물 다량)나 습기유지 드레싱 재료(삼출물 소량)를 선택하여 가볍게 채운다.
9) 다음으로 커버 드레싱(cover dressing)을 하고, 안정감을 위해 투명필름 드레싱이나 테이프를 붙여줄 수 있다.
10) 적용한 드레싱 위에 시행일자를 적어준다.
11) 드레싱과 환자와 주변을 정리하고 손을 씻는다.
12) 상처의 사정 결과와 드레싱 방법을 기록한다.

기타 고려사항

1. 상처 감염

거즈보다는 습윤보유드레싱이 일반적으로 상처 치유에 효과적이지만 오염이 안 되었거나 군집 형성이 된 상처는 어떤 종류의 드레싱이든 사용할 수 있다. 그러나 감염된 상처는 폐쇄 환경을 만들게 되면 미생물의 성장을 촉진하게 되므로 배양된 균이 확인될 때까지 폐쇄드레싱 사용을 피하고 최소한 하루에 한 번 드레싱 교환을 해야 한다.

2. 상처 및 피부 특징

작은 상처는 거즈나 습윤보유드레싱 모두 성공적인 상처 관리를 할 수 있다. 깊은 상처는 농양 형성을 막기 위해 거즈, 거즈 패킹 스트립, 알지네이트 등을 이용한 가벼운 패킹과 이차드레싱이 필요하다. 만일 상처가 현재 사용하는 치료제의 흡수 능력보다 배액이 많아 상처 주위의 침연이 보이면 흡수성이 더 높은 드레싱 제품을 선택하거나 드레싱을 더 자주 교환하고 밀봉제(skin sealant)를 자주 사용한다. 접착테이프나 점착성이 있는 드레싱은 피부통합성이 좋지 않은 환자에게는 사용에 주의를 기울여야 한다.

3. 잦은 드레싱 교환

환자나 돌보는 사람이 드레싱 교환을 할 수 없거나 수행할 의지가 없다면 교체 기간이 길어 수일간 붙여 둘 수 있는 습윤보유드레싱이 거즈 드레싱보다 적절하다. 잦은 드레싱 교환이 필요한 상처에는 거즈가 가장 효과적일 수 있다. 일반적으로 볼 때 감염되지 않은 상처는 제품의 특징에 따라 최소한의 교환 주기로 적절한 드레싱을 유지할 수 있다. 점착성 습윤보유드레싱을 너무 자주 교환하게 되면 상처 주위 피부가 손상을 입을 수 있으므로 주의가 필요하다. 이런 드레싱은 교체 시기가 최소한 3일 이상일 때 사용하는 것이 적절하다.

4. 비용

상처 관리 방법 선택에서 비용에 대한 문제도 반드시 고려해야 한다. 일회 드레싱에 거즈드 드레싱이 가격이 낮지만 습윤보유드레싱은 교체 주기가 길어 수일간 드레싱 교환이 필요 없으므로 제품 비용과 숙련된 사람이 드레싱 교환을 하는 비용을 합하면 최종 비용은 줄어들게 된다.

CHAPTER 6

영양과 상처 관리

Nutrition and Wound Care

학습목표

1. 상처 치유와 영양의 역할을 기술할 수 있다.
2. 영양불량의 주요 신체 증상을 기술할 수 있다.
3. 영양 결핍과 관련된 생화학적 검사를 기술할 수 있다.
4. 영양 상태를 관찰하기 위한 요소를 제시할 수 있다.

영양은 생물이 생명의 유지, 성장, 장기나 조직의 정상적인 기능 유지, 에너지 생산 등을 위해서 음식물을 이용하는 과정으로 상처 예방 및 치료에 중요한 역할을 담당한다. 상처 치료에서 투약에 비유될 만큼 중요한 영양은 상처 치료와 밀접한 관계가 있다. 적절한 영양 공급은 상처 관련 합병증을 예방하고 상처 치유를 증진시키고 촉진할 수 있으나 영양 결핍 상황에서는 정상적인 회복 과정에 장애를 가져오게 된다.

상처의 정도가 심한 경우에는 생리적 대사가 증가하여 단백질 소모량이 큰 폭으로 증가하게 되고 포도당 대사와 기질 이용에 변형을 가져오게 되며 특히 수술 후에 영양불량이 발생하기 쉽다. 이는 수술 자체가 스트레스 요인으로 작용하여 영양필요량이 증가하기 때문이다. 상처 회복 과정에 문제가 있으면 상처부위의 장력이 감소하거나 감염 합병증이 증가하고 콜라겐 축적이 부족해진다. 만일 이러한 때 적절한 영양 공급이 이루어지지 않는다면 실질체중(lean body mass)의 감소로 인해 환자의 면역력이 저하되고 치료 효율도 격감하는 등 심각한 합병증을 가져올 수 있다. 따라서 적절한 영양 공급은 환자의 상처 회복에 매우 중요한 요인이 된다.

영양 사정은 상처를 가진 개개인의 특성에 맞추어 이루어져야 하며, 영양 사정을 기초로 한 영양에 대한 중재는 최근의 상태를 해결하기 위한 가장 적절한 방법을 선택해야 한다.

I. 영양불량

영양불량은 급성질환이나 만성질환을 가진 대상자의 중요한 건강 문제로 영양소 부족으로 인한 영양 결핍과 영양소의 과다섭취로 인한 영양 과잉이 포함된다. 영양불량은 음식물의 영양분 과잉이나 부족, 영양소 흡수에 문제가 있거나 정상 기능에 필요한 물질대사 변환에 문제가 있을 때 발생한다. 건강한 사람이 상처를 입더라도 5~7일 이상 불충분한 영양 공급이 계속되고 저장한 영양소가 고갈되면 영양 결핍이 발생한다.

영양 결핍은 두 가지 기본적인 과정, 즉 단순기아(simple starvation)는 영양대사 기능의 이상으로부터 발생한다. 단순기아는 각 조직세포의 영양소 이용 능력은 정상이기 때문에 적당한 영양 공급이 이루어지지 않는 상태에서 영양이 주어진다면 영양 결핍 상태가 쉽게 회복될 수 있다. 기아 상태에 있는 기간 동안 주로 이용되는 에너지원은 초기에는 당이며 시간이 지나면 지방이 사용된다.

다른 영양 결핍 기전으로 영양대사 기능의 변화를 들 수 있는데 이는 말기 간경변, 패혈증, 큰 수술 및 외상환자 등에서 볼 수 있다. 이 경우 영양소의 섭취와 조직세포로의 공급은 정상이나 세포의 영양 이용 기능이 비정상으로 변화되어 에너지대사상의 문제를 일으켜 상대적인 영양 결핍 상태에 빠지게 된다.

비록 질병이나 손상이 영양불량의 주요 요인일지라도 환자의 전체적인 사정을 통해 기타 가능한 요인도 확인해야 한다.

1. 영양 결핍 형태

영양 결핍(protein calorie malnutrition, PCM)에는 단백질과 열량 결핍인 소모증(marasmus)과 단백질만 결핍되고 탄수화물과 지방은 적절한 단백열량부족증(kwashiorkor) 및 복합형 등 세

가지 유형이 있다. 소모증은 내장 단백질, 면역 기능은 비교적 정상이며 점진적인 체중감소를 보이는 반면 단백열량부족증은 내장 단백질이 급격히 감소하고 지방 저장 및 체중은 정상 소견을 보인다. 단백열량부족증은 절대적인 단백질의 결핍이 그 원인으로는 환자의 섭취물이 에너지 양으로는 충분하나 단백질이 포함되지 않는 경우로 내장 단백질이 에너지로 소비되며 심한 경우 낮은 혈장 알부민으로 인해 부종이 생길 수 있다.

또한 수술, 화상, 외상 등의 신체적 스트레스에 의해서 유발될 수도 있다. 이러한 환자의 경우 비정상적인 대사변화로 내장 단백질이 소모되어 저항력의 감소, 혈관 벽의 약화, 상처 치료의 지연, 면역체계 손상 등 매우 위험한 상태에 빠질 수 있다. 대개 임상에서는 혼합형이 많다.

영양 결핍은 면역기능 감퇴, 병원감염 증가, 상처 치유 지연, 근력감소 및 육체 활동 감소로 정맥염 및 폐색전증 위험 증가를 가져오는 등 유병률 및 사망률을 높이며 재활 및 삶의 질도 떨어뜨릴 수 있다. 영양 결핍이 있는 대상자의 치료 목표는 양성질소균형(positive nitrogen balance) 유지, 내장 단백질 유지, 상처 치유, 손상 방지, 체중 증가이다.

2. 기아, 단순금식

기아(starvation)란 필수조직에 단백질 성분이 없는 상태를 말하는 것으로 영양소 특히 단백질과 칼로리의 공급이 요구량에 이르지 못하여 초래되는 현상이라고 할 수 있다. 기아에 대한 신체의 대사 반응은 혈당치는 떨어지고, 글루카곤은 증가하는 것에 비해 인슐린 분비는 감소하고 간과 신장에서 글리코겐분해(glycogenolysis)와 당신생(gluconeogenesis)이 증가한다. 단백질분해(proteolysis)는 처음에는 어느 정도 증가하여 저장 단백질의 소모가 이루어지나 단백저장기전(protein-sparing mechanism)이 활성화됨에 따라 후반에는 현저히 감소한다.

따라서 대사 항진과 기아 때의 대사 변화의 차이를 파악하는 것은 적절한 영양 공급을 이해하고 제공하는 데 필수적이다. 기아에 따른 적응 과정은 한마디로 실질체중(lean body mass)을 최대한 보존하는 데 목적을 두고 있으므로 에너지 소비를 감소시키고, 대체 연료를 사용하며 단백질 이화를 막는 것이다. 초기의 기아 상태에서는 연료원이 포도당인데, 이는 저장 글리코겐의 분해와 단백질의 당신생을 통해 얻게 된다. 기아 상태가 계속되면 주 에너지원이 지방산, 케톤체, 그리고 글리세롤로 바뀌게 된다. 기아에 적응한 상태에서는 단백질 합성도 감소하지만, 포도당 공급을 위한 당신생 요구가 감소하여 단백질 이화도 감소하게 된다. 저장된 지방이 고갈되면 우리 몸은 단백질을 에너지원으로 사용한다. 급속한 고갈 상태가 되면 골격근 크기가 빠르게 감소하고 혈청 단백질 수치도 감소한다.

3. 영양과다

다른 영양불량 상태는 영양과다(overnutrition)로 주로 비만 환자에게 나타난다. 비만 환자는 여러 비만 관련 문제로 인해 상처 치유 과정에 문제가 발생한다. 비만 환자에게 주로 동반되는 의학적 문제로는 당뇨, 고혈압, 비만으로 인한 구속성 폐질환(restrictive pulmonary disease) 때문에 발생하는 낮은 산소화 등이 있다. 또한 비만인 사람의 지방조직은 혈관 분포가 많지 않아 상처 치유 지연과 감염의 위험성이 있다. 비만으로 인한 상처는 아마도 원활하지 못한 상처 관류와 괴사된 지방 잔해가 치유를 방해할 것이라 생각된다. 당뇨병이 있고 비만인 경우는 혈당의 조절 정도와 인슐린 치료에 관계없이 상처 치유를 방해한다. 비만은 기동력에도 문제를 일으켜 폐렴으로 진행하거나 움직이지 않아 이차적으로 발생하는 심부정맥혈전증이 생길 수 있다. 상처 치유를 위한 열량필요량은 체중과 직접적인 관련이 있으며 비만인 사람은 정상체중을 가진 사람보다 유지하는 데 더 많이 필요하다. 상처를 가진 비만인 환자는 상처 치유를 위해 외인성 영양소가 필요하며 체중감량 식이는 추천되지 않는다.

표 6-1 영양불량과 상처 치유

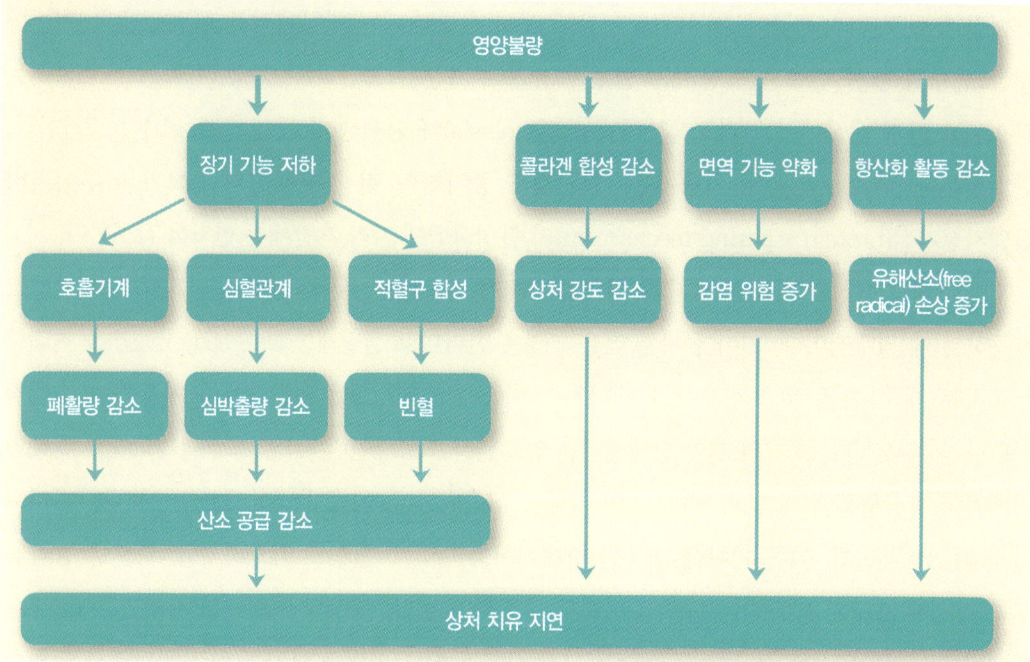

출처: Emma Johnston(2007). The role of nutrition in tissue viability, Wound Essentials, 2: 10~21.

II. 상처 치유와 영양의 역할

상처의 발생과 치유에는 탄수화물, 단백질, 지방, 비타민, 미네랄, 물 등 다양한 영양소가 관여한다. 이 중 탄수화물과 단백질은 상처 치유를 위한 재료 생성에 직접적으로 필요하고 몇 가지 미세영양소들은 조직 생성과 조정에 조효소(coenzyme)나 필수 성분으로 작용하게 된다.

1. 탄수화물

상처의 발생은 영양의 추가 공급을 요구한다. 작은 수술일 경우 대사량은 10% 정도 상승하며, 심한 화상은 대사량이 100% 이상 증가하기도 한다. 탄수화물은 에너지원으로 사용되며 단백질로부터 글리코겐을 합성하는 당 신생과정을 예방한다. 탄수화물은 모든 세포 내 활동의 에너지원으로 쓰이는 ATP(adenosine triphosphate)를 생산하는 데에 이용되고, 부족 시에는 골격근 등 인체를 구성하는 단백질이나 지방 조직을 분해하여 당을 생성, 부족한 양을 보충하게 된다. 이는 특히 큰 외상이나 화상으로 인해 아드레날린이나 코르티코스테로이드 같은 스트레스 호르몬이 분비될 때 활성화되는 특징을 갖는다.

탄수화물의 불충분한 섭취는 근육 손실, 피하조직 손실, 상처 치유 지연의 결과를 가져온다. 총 칼로리 요구량에서 탄수화물은 50~60%로 구성되어야 하며 단순당보다는 복합당 섭취를 늘려야한다.

2. 단백질

단백질은 상처 치유의 주요한 요소로서 상처 회복을 위한 주요한 재료일 뿐만 아니라 단백질 자체가 자연보습인자(natural moisturizing factor, NMF)로서의 기능을 한다. 상처배액이 많으면 삼출물을 통한 손실로 말미암아 평소보다 요구량이 늘어난다. 단백질 결핍은 상처 치유를 지연, 방해시키며 저 단백질 환자에서 상처열개(wound dehescence)의 위험은 증가한다. 심한 단백질 결핍은 섬유아세포의 증식과 활동력 저하, 교원질 합성과 성숙의 감소를 가져온다. 단백질 섭취원은 주로 식품이지만 근육이 분해되면서 아미노산이 생성되기도 한다. 이러한 과정을 통해 세포 분열과 상처 조직 형성을 위한 재료가 형성되는 것이며 이때 주된 단백질은 콜라겐이다. 콜라겐은 인체 건조 중량의 1/4 정도를 차지할 정도로 많으며 뼈와 인대에서부터 혈액과 피부에까지 광범위하게 분포한다. 10가지 이상의 콜라겐이 있으나 상처 치유 초기에는 주로 제3형의 콜라겐이 형성되다가 시간이 지날수록 제1형 콜라겐으로 대치되게 된다. 콜라겐의 합성과 세포 분열, 이동, 재생 조직의 형성에서 여러 가지 미세영양분이 필수적이며 부족 시에는 단백질의 합성에 장애를 가져온다.

혈청 알부민이 영양 상태 파악에 지표가 되기는 하지만 혈장 단백치와 상처 치유 간에 어떤 상관관계가 있다고 볼 수는 없다. 그러나 심한 만성 저단백혈증이 있으면 섬유증식이 되지 못하며 콜라겐 생성과 혈관생성이 저하되어 상처 치유가 지연된다. 또한 상처의 인장강도(tensile strength)가 감소하고, 육아조직 형성이 억제된다.

필수 아미노산 중 하나인 글루타민은 질소 균형을 향상시키고, 위장관의 흡수 기능과 면역 기능을 향상시킨다고 알려졌고, 아르기닌도 상처 치유와 면역 기능을 증진한다고 알려져 있다.

3. 지방

지방이 비록 고열량을 함유하고 있지만 높은 지방 농도는 면역반응에 좋지 않은 영향을 미치고 감염에 쉽게 걸릴 위험성 때문에 논쟁 중이다. 일반적인 권장량은 비단백 열량의 15~20% 정도이다. 지방은 조성이 더욱 중요한 역할을 하는데 오메가 3 지방산을 함유한 식이는 면역반응을 증가시키는 장점이 있다. 단순 기아 상태이면 필수 지방산을 공급하기 위한 소량의 지방만을 주어도 별문제가 없다. 필수 지방산 결핍은 피부각화, 상처 치유 장애, 감염 감수성 증가, 모세혈관의 약화, 혈소판 감소증, 간의 지방 축적, 의식 변화 등을 가져온다. 그러나 과도한 지방 공급도 저산소증, 호중구 기능부전, 대식구의 탐식능력 저하 등의 면역기능 저하를 가중시킬 수 있다.

4. 비타민과 무기질

공급된 열량과 단백질을 적절히 대사하기 위해서는 비타민과 미량 영양소를 보충해야 한다. 비타민 A, 비타민 C, Zn는 상처회복, 에너지대사, 단백질 합성에 필수적이므로 충분한 양을 추가 공급하는 것이 좋다.

비타민 C는 콜라겐 합성에 중요한 요소로서, 콜라겐 사이의 결합을 형성하여 결합의 안정성과 강도를 증가시키는 역할을 담당한다. 비타민 C의 부족으로 발생하는 괴혈병으로 하지 궤양이 발생하는 것은 예전부터 잘 알려졌다. 비타민 C가 부족하면 콜라겐 합성이 방해되어 상처 치유가 지연되며 섬유조직형성(fibroplasia) 동안 상처 치유가 중지된다. 즉 비타민 C는 콜라겐 합성 중 프롤린(proline)과 리신(lysine)의 수산화(hydroxylation)에 필요한 요소로 하이드록시프롤린

(hydroxyproline)이 없으면 새로 합성된 교원질이 세포 밖으로 수송되지 못하고 하이드록시리진(hyproxylysine)이 없으면 교원 섬유소가 교차결합되지 못한다. 이러한 결합이 없을 때 콜라겐은 생성되더라도 콜라겐 분해효소에 의해 제 기능을 할 수 없게 된다. 정상인에게 비타민 C를 보충해 준다고 해서 상처 치유가 촉진된다는 확실한 증거는 없지만, 외상 환자나 중환자에게는 대개 비타민 C 결핍 현상이 나타나기 때문에 이를 보충해 주는 것이 바람직하다.

비타민 A는 표피 재생을 촉진시켜 주고, 경우에 따라서는 상처 치유에 미치는 코르티코스테로이드의 나쁜 영향을 감소시켜준다는 보고가 있다.

1) 아연

아연은 체내 다양한 효소에서 발견되는 영양소로서 여러 가지 효소에 필수적이며 아연이 부족하면 RNA나 DNA가 단백질을 합성하기가 어렵게 되어 유전자 발현과 단백질 합성에 문제가 생긴다. 아연, 마그네슘, 철 등이 부족하면 상처 치유가 지연되기는 하지만 부족하지도 않은 개체에 이것들을 준다고 해서 상처 치유가 촉진되는 것은 아니다.

2) 철

철 결핍은 조직에 대한 산소 전달을 저해하여 상처 치유와 조직 재건을 지연시킨다.

3) 기타

상처 치유에는 비타민 B, 망간, 마그네슘 등이 필요하다.

4) 물

물은 세포 전체 중량의 70~90%를 차지하는 생물체에 가장 많이 함유되어 있는 물질이며, 생명에 필수적이다. 따라서 인체에 있어서 물은 곧 건강과 직결된다. 물은 상처부위의 수화작용 및 산소 관류를 돕고, 미네랄, 비타민, 아미노산, 포도당 등을 용해하며 이를 흡수 운반하여 세포에 공급한다. 또한 체내에 불필요한 노폐물을 몸 밖으로 배출하는 역할도 한다.

탈수 위험이 큰 환자는 주의 깊은 관찰이 필요하다. 일상적인 체중 사정은 체중 증가는 물론 다량의 수분 손실을 감지할 수 있게 한다. 갈증 감각이 떨어지는 노인 환자는 자주 수분 공급을 제공해야 한다.

표 6-2 상처 치유와 영양

영양	기능	주요 문제	공급원
지방	주요 에너지원, 세포막 구성요소, 염증 매개와 응고 요소의 형성에 관여	식이 에너지(Dietary energy)는 탄수화물과 지방 형태로 제공되어야 함	오일, 우유, 치즈, 버터, 마가린
탄수화물	세포 활성의 에너지원인 포도당을 제공	충분한 식이 또는 저장된 에너지가 없을 경우, 에너지원으로 유용한 단백질을 사용	쌀, 빵, 파스타, 국수, 옥수수, 감자
단백질	조직 합성과 복구에 필수	과도한 단백질은 탈수를 유발하고, 간과 신장의 부담을 증가시킴	고기, 달걀, 치즈, 우유, 요거트, 생선, 견과류
비타민 A	항산화, 면역반응 강화, 콜라겐 합성과 상피화 증진	과도한 섭취는 독성 유발	버터, 마가린, 오일, 우유, 치즈, 당근, 토마토, 달걀, 피망
비타민 C	항산화, 콜라겐 합성과 신생혈관 생성, 철분 흡수 강화, 면역기능증진	결핍이 없는 경우 비타민 C의 추가 제공은 효과 없음	오렌지, 포도, 녹색 야채, 토마토, 딸기
비타민 B 복합체	효율적인 에너지 사용, 콜라겐 생성, 효소계의 구성요소	thiamin, riboflavin, niacin, folate, vitamin B_{12}, vitamin B_6이 포함	곡물류, 시리얼, 우유, 유제품, 고기, 생선, 간
비타민 E	항산화, 면역반응 강화	초과 섭취는 상처 치유 방해	식물성 오일, 견과류, 씨앗류, 달걀 노른자
비타민 K	지혈작용	결핍은 매우 드묾	간, 야채류
구리	콜라겐 결합	결핍은 드묾	고기, 녹색 야채, 씨리얼, 차, 커피
마그네슘	조직재생에 필요한 요소	결핍은 드묾: 부족 시 망간(manganese)으로 대체 가능	차, 다양한 식품들에 분포
아연	섬유아세포 증식, 효소계의 구성 요소, 콜라겐 합성, 면역 기능	아연 보충제는 결핍 없는 환자의 치유를 촉진하지 않으며 독성 유발 가능	고기, 우유, 감자, 빵
철분	콜라겐 합성 촉진, 조직에 산소 전달 향상, 많은 효소의 구성 요소	섭취 부족과 혈액 손실은 철 결핍성 빈혈 초래	붉은 고기, 간, 시리얼, 계란, 녹색 야채, 정어리

출처: Emma Johnston (2007). The role of nutrition in tissue viability. Wound Essentials, 2: 10~21.

III. 영양 사정

여러 문헌에서 환자의 영양 상태가 이환율, 사망률 및 재원 일수와 깊은 연관이 있음을 보고하고 있다. 환자에게 적합한 양의 영양처방을 결정하기 위해서는 무엇보다도 환자가 현재 어떠한 영양 결핍 상태에 있는지 알아내기 위한 종합적인 영양 평가가 필수적이다. 환자의 영양 상태를 종합적으로 평가하려면 영양력(nutritional history)을 파악해야 한다. 영양 사정으로 현존하는 영양 문제 위험요인이나 영양부족 같은 문제를 확인할 수 있다. 초기 영양 사정은 환자의 영양 상태에 관한 기초자료를 제공하며 재사정은 변화나 중재 효과를 반영하게 된다. 영양 사정은 영양사, 간호사, 약사, 의사 등 다학제 팀을 이루어 수행될 때 가장 효과적이다.

1. 전체적인 사정

음식을 먹는 데 지장을 줄 만한 병력, 음식물 섭취량, 체중 변화, 신체검사상 영양 결핍 소견 유무 등에 관한 병력 청취와 이학적 검사만으로도 신뢰도가 있는 검사를 할 수 있다. 그러나 관심을 갖고 반복적으로 시행하면서 다른 사정 소견과 비교하여 재평가 과정을 거치는 것이 필요하다.

1) 환자력

의학적 요인과 더불어 사회, 환경적 요인 그리고 식습관 등에 대한 정보는 영양 문제를 정확히 진단할 수 있게 하여 문제 해결의 실마리를 제공한다. 영양불량 상태는 영양소 섭취, 소화, 흡수, 대사, 배설 및 요구량의 변화에 기인한다. 가장 오래전부터 사용되고 널리 쓰이는 영양 상태 평가는 환자력과 신체검사이다. 환자력에서 많은 정보를 얻을 수 있고 그 정보는 신체검사와 검사에도 유용하게 사용된다. 환자력은 대상자의 영양학적 건강에 대한 시간차적인 상황을 제공하므로 일반적 건강상태, 주요한 성인병, 유년시절 질병들을 알아낼 수 있다. 따라서 환자력 조사는 영양불량의 원인을 판단하는 데 도움을 준다. 영양실조를 의심하게 하는 상황들을 살펴보면 과신진대사를 초래하는 건강상태, 면역억제제 치료, 체중감소, 식욕 변화, 음식과민증, 식이 제한, 치아 문제, 미각 변화 등이 있다.

경제적 수입 정도, 식품구매 능력, 조리기구 구비 여부, 조리, 주거상황, 환경에 따른 적응 여부, 가족구성원 등도 영양적 문제에 영향을 미친다.

2) 식사력

환자의 평소 식습관과 섭취 패턴을 평가하고, 경장관 및 정맥을 통한 1일 섭취량과 섭취량의 변화가 있는 경우 찾아낸다. 환자의 영양소 섭취 상태 및 식품 알레르기, 식욕의 변화, 맛의 변화가 최근에 생겼는지, 민간요법, 보충식이나 영양보충제의 섭취 등 음식물 섭취에 영향을 미치는 요인은 무엇인지 파악하여 환자의 식사상태에 대해 판정한다.

2. 임상적 검사

영양 상태가 불량해지면 피부, 근육, 구강 등 신체 각 부위에 여러 이상이 발생한다. 환자와의 면담을 통한 이상 여부 확인으로 환자의 영양 상태를 추정할 수 있다. 그러나 대부분 비특이적으로 나타나 영양소가 심하게 결핍되어도 나타타지 않을 수 있으며 하나의 영양소만이 아닌 관련된 다른 영양소 결핍에 의해 복합적으로 나타날 수도 있다. 또한 영양 불량이 아닌 다른 원인에 의해서도 나타날 수 있으므로 주의해야 한다.

표 6-3 영양 결핍과 관련된 신체 증상

신체 부위	증상	결핍 영양소	기타
모발, 손톱	Flag sign(모발이 횡으로 탈색)		
	모발이 쉽게 빠짐	단백질	흔함
	머리숱 감소	단백질, 비오틴, 아연	비타민 A 가끔
	모발이 나선형으로 휘어짐	비타민 C 흔함	
	모발 탈색	단백질	가끔
	손톱에 횡선이 나타남	단백질	
피부	낙설(scaling)	비타민 A, 아연, 필수지방산	비타민 A 가끔
	셀로판형태의 피부	단백질	가끔
	갈라지고 터짐	단백질	드묾
	포화각화증(follicular hyperkeratosis)	비타민 A, 비타민 C	가끔
	점상출혈(petechiae)	비타민 C	가끔
	펠라그라성 피부염	나이아신, 트립토판	
	음낭 및 외음부 피부질환	리보플라빈	
얼굴	미만성 탈색(diffuse depigmentation)	단백질, 열량	
	코 주위 지루	리보플라빈, 나이아신, 피리독신	
	안면 창백	철, 엽산, 비타민 B_{12}	
	moon face	단백질	
눈	야맹증, 각막, 결막건조증	비타민 A	드묾
	안건염(angular palpebritis)	리보플라빈	
	비토트반(Bitot's spots)	비타민 A	
입	구각염	리보플라빈, 나이아신, 철, 피리독신	가끔
	구순염	리보플라빈, 나이아신	드묾

-계속

표 6-3 영양 결핍과 관련된 신체 증상

신체 부위	증상	결핍 영양소	기타
피하조직	부종	단백질, 티아민	흔함
	피하 지방 소모	단백질, 열량	흔함
근골격계	근육 소모	단백질, 열량	흔함
	골연화증	비타민 D	드묾
	전두 및 두정융기(frontal & parietal boss)	비타민 D	드묾
근골격계	골단 확장	비타민 C, D	드묾
	외반슬(knock-knee)	비타민 D, 칼슘	드묾
	흉곽 기형 과거	비타민 D	결핍
	근골격계 출혈, 근육통	비타민 C	
신경계	두통, 기면, 졸림		비타민 A 드묾
	감각 손실	티아민	가끔
	운동성 쇠약	티아민	가끔
	안근 마비	티아민, 인	가끔
기타	간비대	단백질	드묾
	상처 치유 지연	단백질, 비타민 C, 아연	혼합

출처: 김소영 외 (2008). 임상영양관리지침서 (제3판, pp. 13~15). 대한영양사협회.

3. 신체계측

신체계측은 키, 체중, 각 부위 둘레 및 두께, 체구성 비율을 측정하는 것으로 적은 비용으로 쉽게 측정할 수 있으며 다른 자료와 함께 이용하면 매우 유용한 정보로 활용할 수 있다. 신체계측 시 흔히 사용하는 방법에는 키, 체중 및 체중변화, 상완삼두근 피부두겹 두께(triceps skin fold thickness, TSF) 및 상완둘레(mid arm circumference, MAC), 체질량지수(body mass index, BMI), 허리 · 엉덩이둘레 비율(waist-hip ratio, WHR) 등이 있으며 영양판정 목적에 따라 선택할 수 있다. 신체계측 결과는 단백질과 칼로리 섭취 및 체내 저장상태를 판단하는 데 도움이 될 뿐만 아니라 체조직 구성을 판단하는 데 도움이 된다. 신체계측은 주기적으로 반복 시행하여 시간 경과에 따른 영양 상태 변화를 파악할 수 있어야 한다.

1) 키 · 체중

체중은 환자의 영양 상태를 평가하는 데 가장 중요한 요소이다. 키와 체중 측정은 가장 기본적인 항목으로 체지방량과 체단백량을 간접적으로 시사한다. 이환 전 체중이나 평상시 체중을 통해 질병이 미친 영향을 파악할 수 있으므로 계측결과는 환자 본인의 건강한 상태의 체중과 현재 체중을 비교하는 것이 표준치와 비교하는 것보다 더 바람직하다. 표준치는 나이, 체력단련 정도 및 질병의 영향을 고려하지 않았기 때문이다.

체중감소는 영양섭취가 불충분할 때 체단백(body protein)을 에너지원으로 소모함으로써 나타나는 것이므로 가장 간편하게 이용할 수 있는 지표이며 매일 측정하는 것이 좋다. 일정 기간 동안의 체중감소를 백분율(%)로 표시하여 영양 결핍의 심각도를 판단할 수 있다. 매우 급격한 체중감소는 근육조직의 손실 및 탈수 등으로 인한 이화 상태의 항진을 의미한다. 일반적으로 근육조직 0.5kg에는 약 400kcal가 저장되지만 지방조직 0.5kg에는 약 3,500kcal가 저장되어 있다. 따라서 칼로리 부족으로 인해 근육조직이 분해될 때는 지방조직보다 8~10배 정도의 심한 체중감소가 일어나게 된다. 영양 판정을 위한 체중변화의 지표로서 최근 체중변화 백분율과 평소 체중 백분율이 사용된다.

일반적으로 1개월 이내에 5% 이상의 체중감소가 있거나 의도하지 않았으나 6개월 이내에 10% 이상의 체중감소가 있으면 영양불량 위험도가 큰 것으로 평가한다. 그러나 부종이나 복수가

표 6-4 체중감소의 경중도

기간	약간의 체중감소	심한 체중감소
1주	1-2%	>2%
1개월	≤5%	>5%
3개월	≤7.5%	>7.5%
6개월	≤10%	>10%

출처: 김소영 외 (2008). 임상영양관리지침서 (제3판, p. 19). 대한영양사협회.

$$\text{최근 체중 변화 백분율} = \frac{\text{평소 체중} - \text{현재 체중}}{\text{평소 체중}} \times 100$$

$$\text{평소 체중 백분율} = \frac{\text{실제 체중}}{\text{평소 체중}} \times 100$$

있을 경우 병력을 고려하여 평가해야 한다. 감염 등 특별한 질병 없이 2주 이내에 10% 이상의 체중감소가 있을 경우 단백질이나 지방손실보다는 수분손실이 있음을 의미한다.

평소 체중 백분율이 85~90%이면 경미한 고갈 상태, 75~84%이면 중등도의 고갈 상태, 75% 미만이면 심한 고갈상태로 판정한다.

2) 체구성 측정

❶ 체지방 측정

체내에 저장된 지방은 장기간의 영양 결핍 시 주요 칼로리 원으로 사용되므로 체지방량을 측정하면 영양 상태를 알 수 있다.

피하지방 측정으로 상완삼두근 부위, 이두근 부위, 견갑골 하부, 장골 상부에서 피부 두께를 측정하며 상완 삼두근 피부두겹두께(triceps skinfold)가 가장 많이 이용된다.

❷ 체단백량 측정

체내 단백질량을 측정할 수 있는 방법은 신체의 상완위둘레(mid-arm circumference, MAC), 상완위근육둘레(mid-arm muscle circumference, MAMC), 상완위근육면적(mid-arm muscle area, MAMA)을 조사하는 것이다. MAMC와 MAMA는 골격근의 양 및 고갈 정도를 쉽고 빠르게 평가할 수 있다.

4. 생화학적 검사

1) 체내단백량측정

❶ 혈청 알부민

혈청 알부민(serum albumin)은 영양 상태 평가 시 가장 널리 이용되는 지표이다. 그러나 혈청 알부민은 반감기가 14~20일로 비교적 길어 단기간의 영양섭취를 반영하지 못하며 체내 저장량이 많아 영양 결핍 초기에는 감소하지 않고 간 기능, 신장기능, 탈수, 패혈증이나 외상 등 질병의 급성기에 영향을 받으므로 영양 지표로써 민감도와 특이도가 낮다.

❷ 혈청 트랜스페린

혈청 트랜스페린(serum transferrin)은 반감기가 7~10일로 알부민보다 반감기가 짧고 체내 저장량이 적으므로 영양 결핍의 초기에 변화를 보인다. 스트레스나 질병의 급성반응기에는 체내 단백질의 영양 상태와 상관없이 감소한다.

❸ 혈청 프리알부민

혈청 프리알부민(serum prealbumin)은 반감기가 약 3일로 알부민이나 트랜스페린보다 영양 상태 변화에 민감하여 현재의 영양 상태를 정확하게 반영하므로, 영양불량을 초기 단계에서 확인하는 데 유용한 지표로 사용될 수 있다.

2) 면역기능 측정

❶ 총 임파구 수

총 임파구 수(total lymphocyte count)는 내장 단백질(visceral protein mass)을 추정할 수 있는 지표이며 환자의 면역 체계 상태를 반영한다.

표 6-5 혈액학적 기준으로 본 영양 결핍증의 분류

영양 결핍 정도	경도	중등도	중증
Albumin(g/dL)	3.0~3.5	2.5~3.0	<2.5
Transferrin(mg/dL)	150~200	100~150	<100
Preablumin(mg/dL)	10~15	5~10	<5
TLC*(cells/mm3)	1,500~2,000	1,000~1,500	<1,000

* Total Lymphocyte Count

3) 질소 평형

신체는 섭취량과 동일량의 질소를 배설하여 질소 평형(nitrogen balance)을 유지한다. 질소 평형은 질소의 섭취량과 배설량을 비교하는 방법으로 체내의 질소 평형을 이루기 위해 요구되는 단백질 필요량을 산출할 수 있다. 질소를 함유한 단백질은 당질 및 지방대사와 달리 식이를 통해 흡수한 단백질을 필요에 따라 사용하고 나머지는 질소화합물로 배설한다. 이러한 특성으로 인해 단백질의 흡수에 따른 평가를 할 수 있게 된다. 소변으로 배출되는 질소의 85%는 크레아티닌 및 요산과 같은 요소 질소이다. 이를 위해 24시간 동안 섭취한 단백질의 양과 같은 기간의 요중 질소 배설량을 조사하여야 한다. 단백질의 섭취량을 줄이면 질소의 배설량이 섭취량보다 많아진다.

$$\text{질소 평형(g)} = \frac{\text{단백질 섭취량(g)}}{6.25} - \{(\text{UUN} + 4)\}$$

[UUN(urinary urea nitrogen): 24시간 요중 질소 배설량]

5. 영양 상태 판정

보편적으로 국제질병분류체계에서 분류한 영양불량 판정 기준을 이용하여 영양 상태를 평가한다. 외국에서 개발되어 타당성을 인정받고 있는 표준 도구로는 SGA(Subjective Global Assessment), PG-SGA(Patient-Generated Subjective Global Assessment), NRS2002 (Nutrition Risk Screening) 등이 있다. SGA는 환자의 병력 및 신체평가(체중 변화 여부, 식이 섭취 변화 여부, 위장관 증상, 거동능력, 질환, 대사적 스트레스, 신체계측 등)를 통해 영양 상태를 주관적으로 평가하는 방법이다. PGSGA는 SGA를 암환자에게 적합하도록 적용한 방법으로서, SGA를 점수화하여 보다 신속한 영양 평가가 가능하다. NRS2002는 체중감소율, 섭취상태, BMI, 진단명, 연령 등을 통해 영양 평가를 하는 도구로 진단명이 포함되어 질환에 따르는 영양요구량의 증가를 반영한다. 상태 판정은 영양요구량 산정이나 영양 공급 계획, 중재 및 모니터링에 중요한 근거가 된다.

Ⅳ. 영양 중재

1. 필요량 산정

대상자의 현재 영양 상태에 대한 판정을 한 후 영양관리 계획을 수립한다. 이때 칼로리뿐만 아니라 단백질 및 다른 영양소의 필요량도 결정하게 된다.

2. 일일 칼로리 필요량 산정

1) 열량 필요량

열량 필요량은 기초 대사율과 활동량에 따라 결정된다. 일반적으로 열량 필요량은 기초 소비열량(basal energy expenditure, BEE)을 이용하거나 체중 당 열량 필요량을 산정한다.

2) 체중당 열량 필요량 산정

단위 체중당 일정량의 열량을 곱하여 산정하는 방법이다. 타당도가 검증된 방법은 아니지만 빠른 시간 내에 열량 필요량을 계산할 수 있어 초기 열량 필요량 산정 시 많이 사용되고 있다. 일반적으로 현재 체중을 이용하여 계산하며, 체질량 지수가 30 이상인 경우는 표준체중을 이용한다.

표 6-6 활동계수와 스트레스계수

활동계수(activity factor)		스트레스계수(stress factor)	
Patients on ventilataor support[2]	1.0~1.1	Simple starvation[1]	0.8
Bedridden patients[2]	1.2	Elective operation[1]	1.05~1.15
Ambulatory patients[2]	1.3	sepsis[1]	1.2~1.4
		Closed head injury[1]	1.3
		Mutiple trauma[1]	1.4
		Systemic inflammatory response syndrome[1]	1.5
		Major burn[1]	2.0
		Cancer, based on severity of illness[2]	1.1~1.45
		Cancer, weight maintenance[2]	1.15~1.3
		Cancer, nutritional repletion, weight gain[2]	1.5
		Ventilator support, catabolic[2]	1.5

출처 : [1] Wiley W. Souba (1998). The ASPEN nutrition support practice manual (pp. 2~3). Silver Springs, MD: ASPEN.
[2] Elliott L, Molseed LL, McCallum PD, Grant B. (2006). The clinical guide to oncology nutrition (2nd ed, p. 56). Chicago, IL: ADA.

1일 열량 필요량 = BEE × 활동계수(activity factor) × 스트레스계수(stress factor)

해리스 베네딕트(Harris-Benedict) 공식

남자: BEE = 66.5 + (13.75×W) + (5.003×H) − (6.775×A)

여자: BEE= 665.1 + (9.563×W) + (1.850×H) − (4.676×A)

BEE: 킬로칼로리(kcal)

W: 현재 체중(Kg) H: 키(cm) A: 나이(세)

3. 단백질 필요량 산정

질소 평형을 유지하기 위한 단백질의 최소 필요량은 0.4~0.5g/kg 정도이다. 상처 회복의 재료가 되는 중요한 영양소로 식사 중의 단백질 조성에 따라 단백질 필요량에 차이가 나게 되는데 바람직한 신체 조건과 건강을 유지하기 위해 양질의 단백질을 이용할 때 체중 kg당 0.8g 정도가 권장되며 심한 영양 불량 상태에서는 충분한 공급을 위해 1.5~2.0g/kg/day까지 범위에서 산정한다. 특히 발열, 패혈증, 수술, 외상 및 화상이 있는 경우에는 단백질 이화율이 증가하므로 질소 평형을 위해 충분한 양의 아미노산과 단백질을 공급해야 한다. 이처럼 환자의 상태에 따라 요구량이 달라질 수 있으므로 질소 평형(nitrogen balance)을 측정하는 것이 가장 정확한 방법이다.

4. 수분 필요량 산정

1) 체중 기준

20kg까지는 일일 1,500㎖의 수분이 필요하며 20kg 초과 시에는 1,500㎖에 초과체중 kg당 20㎖를 추가하여 수분필요량을 계산한다. 단위 체중당 수분필요량은 보통 체격의 성인인 경우 30~35㎖/kg이 필요하다.

2) 칼로리 섭취량 기준

섭취 칼로리 1kcal당 1㎖로 수분필요량을 계산한다.

3) 비타민, 기타 무기질

비타민과 무기질은 영양섭취 권장량을 기준으로 한다. 동화작용을 위해 충분한 무기질의 공급이 필수적인데 특히 칼륨과 인은 동화작용 시 새로운 세포에 저장되므로 체내 저장량이 충분하지 않으면 혈청 수치가 떨어질 수 있다. 칼슘, 마그네슘, 아연은 혈중 알부민과 결합하고 있기 때문에 혈청 알부민 감소 시 무기질 저하가 동반될 수 있다. 낮은 아연 수치는 상처 회복을 저해하는 것은 분명하지만, 너무 높아지면 위장 장애와 같은 역효과를 발생하여 상처 치유를 방해하게 된다.

상처를 가진 대상자의 영양 공급은 기타 영양 공급 필요성을 가진 환자와 동일하다. 영양 공급 방법은 경구섭취, 경구영양, 정맥 영양 공급이 있다. 구강을 통한 경구섭취가 부족하다면 다른 영양 지원 방법을 생각해야 한다.

V. 영양 지원

환자의 체단백 손실을 완화하고 체중과 체지방 감소를 막아 환자의 회복을 위해 열량과 각종 영양소를 공급하는 것을 영양 지원이라고 한다.

인체 외부의 침입에 대한 방어능력, 정상세포의 유지 및 재생은 다양한 영양소의 섭취와 소모의 적절한 균형에 의해 통제되고 있다. 이러한 균형이 깨질 때 영양불량 상태는 대상자의 회복에 큰 장애가 될 수 있지만 균형 있는 영양 지원이 이루어질 때에는 회복을 촉진할 수 있다.

영양 결핍 상태에 있는 수술 환자는 정상인 수술환자에 비해 감염 등 합병증 발생률(morbidity)과 사망률(mortality)이 각각 23%, 8% 높은 것으로 발표된 바 있다.

이와 같이 영양 결핍이 병원 입원환자의 경우 치료결과에 직접적, 간접적으로 막대한 영향을 줄 수 있으므로 치료 차원에서 영양 지원을 시행해야 한다. 영양 지원은 다음과 같이 분류한다.

- **경장영양(enteral nutrition)**: 경구영양(oral feeding)
  경관영양(tube feeding)
- **정맥영양(parenteral nutrition)**: 말초정맥영양(peripheral parenteral nutrition, PPN)
  중심정맥영양(central parenteral nutrition, CPN)

1. 경장영양

소화기능이 완전하거나 어느 정도 있는 환자에게 장을 통해 소화할 수 있는 음식물을 공급하는 방법이다. 경장영양은 쉽고 안전하며 저렴하다는 점 이외에도 장점막의 퇴화를 방지하는 장점이 있다. 경구영양과 경관영양을 포함하나 일반적으로 경관영양을 말한다.

2. 경구영양

정상 소화 흡수 기능을 가진 대상자 구강으로 음식을 섭취할 수 없을 때 튜브를 통해 음식물을 위나 장으로 직접 주입하는 방법으로 구강 내 수술, 위장관 수술, 연하곤란, 의식불명, 식욕부진, 식도 장애 등이 있는 환자에게 튜브를 통해 영양액을 공급하는 것으로 정맥주사를 통한 TPN요법에 못지않은 효과를 거둘 수 있다. 경관영양은 TPN요법을 받는 환자가 경구섭취로 전환할 때 그 사이의 영양유지를 위해 사용되기도 한다. 최근에는 실리콘 고무를 사용해 좀 더 부드럽고 얇은 영양보급관(feeding tube)의 개발, 다양한 경장영양제의 생산으로 사용이 보편화되고 있다. 환자의 위장관이 정상적이고 또한 튜브의 설치에 어려움이 없으면 TPN에 앞서 우선 고려되어야 한다. 그러나 환자가 심한 구토증세, 위장관 폐쇄 또는 위장출혈을 보이는 경우는 이 방법을 피해야 한다. 경관영양 시 사용되는 튜브의 위치는 환자의 위장관 상태와 흡인 여부에 따라 달라지며 코로 튜브를 주입하는 방법과 위장관 수술을 통한 방법이 있다.

1) 장점

식사를 제대로 할 수 없는 환자는 결국 심각한 영양부족 및 결핍상태를 가져오게 된다. 삼키는데 문제가 있더라도 어느 정도 위장의 기능이 있다면 경관 급식의 대상이 될 수 있다. 위장관의 기능이 있는 사람에게 경장 영양은 정맥 영양에 비해 몇 가지 장점을 가지고 있다.

- 비용이 적음
- 급식에 대한 적응력이 좋음
- 영양액의 주입이 안전하고 편리
- 영양소의 체내 이용률이 큼
- 장점막 퇴화 방지, 감염감소
- 위장의 완전한 구조적, 기능적 유지 가능

2) 영양

경구로 음식섭취가 불가능하거나 부족한 경우는 소화, 흡수되기 쉬운 형태의 영양액을 위나 장으로 튜브를 통해 직접 경구영양을 하게 된다. 경관영양은 통상적으로 탄수화물, 단백질, 지방, 비타민, 무기질 등을 모두 함유하고 있으며 경구영양 시 대상자에 따라 칼로리 요구량, 위장관의 소화기능, 대사상태가 다르므로 요구량에 맞추어 영양분을 공급해야 한다. 또 경장영양제는 튜브를 통해 투여하는 경우 얇은 튜브를 통과해야 하므로 점도와 삼투압이 낮은 것이 특징이다.

3) 부작용

가장 흔한 부작용은 설사로 경관영양제의 삼투압과 조성, 투여속도, 오염 여부 및 함께 투여한 약제 등에 의해 나타날 수 있다. 경관영양제 투여 초기 1주일 이내의 설사는 적응 기간이므로 투여 계획대로 투여하는 것이 좋으며 1주일 이후의 설사는 영양액을 희석하거나 투여 속도를 느리게 하여 투여하는 것이 좋다.

3. 정맥 영양

1960년대 후반에 말초정맥(peripheral vein)을 통한 탄수화물의 투여방법이 개발된 이래 여러 가지 개선된 정맥 영양요법이 개발되어 왔고 특히 Dr. Dudrick에 의한 중심정맥을 통한 고영양 요법이 성공된 이래 급속도로 발전하여 왔다.

1) 중심정맥 고영양요법(central intravenous hyperalimentation, IVH)

경장영양 공급이 불가능 또는 부적당할 경우 세포조직 합성의 촉진과 스트레스에 대응해 정상적인 대사 상태의 유지를 목적으로 중심 정맥을 통해 고농도의 포도당(dextrose)과 아미노산의 혼합수액을 공급할 때를 말한다.

2) TPN요법(total parenteral nutrition therapy)

TPN은 환자의 영양 요구량에 정확히 맞도록 말초 또는 중심 정맥을 통해 당, 아미노산, 지방을 함께 공급하는 영양 요법이다.

3) 단백절약요법(protein-sparing therapy)

등장의 아미노산용액(2.75~3.5%)을 말초정맥을 통해 공급하는 영양요법으로 이 치료의 목적은 골격근질량(skeletal muscle mass)의 보존과 더 이상의 근육 손실을 방지하는 데 있다. 이 요법은 성인 외상 환자, 입원 전에 건강했던 환자, 수술 후의 환자 등에 주로 사용된다.

CHAPTER 7

상처 감염 관리

Infection Wound Management

학습목표

1. 상처 감염을 정의하고, 감염의 원인을 설명할 수 있다.
2. 상처의 오염, 집락화, 감염 전 단계(중증 집락화: critical colonization), 감염의 차이점을 알고 이를 구별할 수 있다.
3. 감염된 상처의 국소적 증상과 전신 증상을 정의할 수 있다.
4. 상처의 염증 소견과 감염증상을 구별하고, 그 차이점을 서술할 수 있다.
5. 감염된 상처를 사정하는 데 있고, 감염을 일으키는 위험요인을 정의할 수 있다.
6. 수술상처 감염(수술부위감염)에서 표재성감염과 심와부감염, 기관/강 감염의 정의를 설명할 수 있다.
7. 만성상처의 감염 증상과 징후를 서술할 수 있다.
8. 화상 환자 상처부위의 감염경로와 화상상처 감염예방에 대해 설명할 수 있다.
9. 당뇨 환자 상처부위의 감염으로 족부감염과 괴사성 근막염에 대해 설명할 수 있다.
10. 감염된 상처를 진단하기 위한 혈액학적 검사와, 흡인검사, 조직검사, 상처배양검사에 대해 설명하고 시행할 수 있다.
11. 감염된 상처의 관리를 위한 국소요법의 적용에 대해 서술할 수 있고, 소독제, 국소항균제제요법, 항곰팡이제제, 전신항균요법의 종류 및 작용에 대해 설명할 수 있다.

상처 감염은 재원일수 증가 및 의료비 증가, 간호요구도 증가 및 대상자의 사망과 관련하여 심각한 문제점으로 드러나고 있다. 상처 감염의 문제는 만성상처뿐만 아니라 급성 상처에도 항상 존재한다. 일반적으로 수술 부위 상처 같은 급성 상처는 빠른 발현 시간과 함께 치유 및 복구에서 특별한 문제가 없는 한 일반적인 상처 치유과정을 겪는 데 반하여, 이러한 급성 상처에 속하는 수술 상처 중, 병원성 감염으로 진단된 약 38%가 수술 후 가장 흔한 합병증으로 감염을 들고 있으며, 이러한 상처 감염으로 말미암아 사망한 환자 대부분은 장기(organs)나 신체 강(cavity) 내 감염이 포함되어 있다고 보고하고 있다.

하지만 만성상처의 경우는 손상된 조직의 전반적 기능 및 구조가 본래의 상태로 돌아오는데 일반적인 상처 치유 과정과 달리 적절한 상처 치유 과정이 지연된 상태로 정의될 수 있다. 욕창, 정맥성 궤양, 당뇨병성 궤양, 허혈성 동맥 궤양과 더불어 치유가 지연된 외과적 상처 등을 그 예로 들 수 있다.

건강한 피부 표면은 미생물의 증식이 억제되어 감염에 대해 방어작용을 하지만, 외과적 수술이나 사고로 말미암아 생긴 피부 손상은 감염의 접근 경로가 될 수 있다. 따라서 감염 관리는 상처 관리의 중요한 영역이며, 이와 관련하여 외과수술 후 개복상처 관리 및 교차감염 예방, 만성상처에서 상처 치유 지연과 관련한 감염 관리에 대한 보다 많은 연구가 필요한 실정이다. 따라서 상처 감염을 적절히 관리하기 위해서 감염된 부위에 대한 증상과 징후 및 정확한 사정을 위한 내용을 알아보고자 한다.

I. 위험요인

감염을 일으키는 병원균(microbes)에는 내인적(endogenous) 요소와 외인적(exogenous) 요소가 있다. 환경적으로 영향을 주는 외인적 요소의 예로는 병원성 감염(nosocomial infection)으로 1968년 미국병원협회에서 발간한 『병원 내 감염 관리』에서 최초로 언급한 이후 1970년 보건복지부에 의해 다시 정의되었으며, 미국질병관리센터(Center for Disease Control and Prevention, CDC)에서는 "병원에 입원 당시에는 감염되지 않았거나, 잠복기에 있지 않은 사람이 병원에 입원한 경우 감염증이 발생한 경우"로 정의하였다. 우리나라에서도 "입원 이전에 감염이 되지 않은 사람이 입원 후 병원 환경에서 병원성 미생물에 폭로되어 발생하였거나, 환자 자신이 이미 가지고 있던 내인성 미생물에 의해 발생한 감염"이라고 병원감염을 정의하고 있다. 환자의 허약 및 노약과 질병으로 말미암은 쇠약, 병원이라는 제한된 공간에서의 환자의 밀집, 각종 수술과 마취, 보조 기구의 이용, 약물 투여 등은 환자에게 병원 환경으로부터의 미생물 침입을 쉽게 하여 일반 건강인보다 병원감염의 가능성을 한층 더 높이게 된다. 이는 병원에 입원해 있는 환자의 건조한 피부, 갈라지거나 굳은살(cracked skin and callus), 조직연화를 통해 피부 통합성에 장애를 일으킴으로써 나타난다고 할 수 있다. 개방상처를 가진 대상자에게 감염을 일으킬 수 있는 예측요인으로는 숙주의 조직 손상으로 야기된 경우와 국소적 요인(local factors)의 두 가지 형태로 나누어 볼 수 있으며, 전자의 경우는 당뇨, 영양 불량, 비만, 스테로이드 사용, 면역저하 상태, 고령 등을 예로 들 수 있고, 후자의 경우는 허혈, 괴사 조직의 존재, 만성상처 등을 예로 들 수 있다. 상처 치유와 감염에 대한 저항은 항상 동시에 존재한다. 예를 들면 빠른 상처 복구는 감염에 대한 기회를 줄이고, 육아조직이 형성되었거나 적절한 관류가 유지되는 조직은 그렇지 않은 허혈된 조직보다 감염에 대해 보다 높은 저항력을 나타낸다. 따라서 감염 관리에서 이러한 국소적 요인을 조절하는 것은 상처 치유에 중요한 요소로 작용하게 된다.

1. 균의 집락화와 감염

만성상처에서 균의 집락화(wound colonization)와 감염을 구별하는 데는 종종 어려움이 따른다. 일반적으로 체표면인 피부와 소화기에는 정상적으로 미생물총(microflora)이라 불리는 적은 수의 상재균(resident flora)과 곰팡이균이 상주해 있다. 하지만 세균이 존재하는 상처는 상처 치유는 상처 치유 과정에 어려움을 일으키는데, 이러한 환경은 상처에 제공하여야 하는 산소와 영양 공급에 제한을 주게 되어 상처 치유를 지연시키게 된다.

1) 오염

미생물(microorganisms)이 인체 내외에서 증식하지 못하고, 일시적으로 피부 표면에서 생명을 유지하는 상태를 일컫는다. 주로 피부나 상처 주변에서 존재하던 정상 상주균에 의해 발생하는데, 외부 환경적 요인인 침대 시트나 기구 또는 내인적 원인인 소변이나 대변으로 말미암아 발생하기도 한다.

2) 집락화

만성상처에서 상처부위에의 균의 집락화는 항상 존재하는데, 이러한 집락화는 감염의 증상이나 징후 또는 숙주의 반응(host reaction)이 없는 상태에서 상처 내에 미생물의 증식이 존재하는 경우를 일컫는다. 이러한 상처는 국소적 또는 전신적 항생요법의 필요성 유무를 확인하기 위해 감염을 일으키는 원인균(pathogenic) 여부를 감별해 내는 것이 중요하다.

이 시기에 적절치 못한 항생제를 사용하였을 시에는 항생제에 대한 내성균(antibiotic resistant organisms) 발현에 영향을 미치기 때문에 주의를 기울여야 한다.

3) 감염 전 단계(중증 집락화)

상처에서 균의 집락화가 가속화되어, 숙주에 위협을 줄 정도로 중증 집락화(critical colonization)가 이루어져 있는 상태를 감염 전 단계로 정의할 수 있다. 이러한 용어의 사용은 중증도의 균의 집락화로 인하여 상처 치유에 심각한 장애를 가져오게 되는 상처의 상태를 기술하는데 최근 들어 사용되기 시작했다. 감염 전 단계로 기술되는 중증 집락화 기간에는 미생물이 상처의 표면에 남아 있으나, 연부 조직까지는 침투하지 않은 상태로 열이나 백혈구증가증(leukocytosis)과 같은 전신 반응을 나타내지 않는 시기이다. 대부분의 조직 g당 10^5개 이상의 세균이 존재하면 감염된 상처로 정의할 수 있다고 말하지만, 중증 집락화의 경우는 특정한 세균의 수치가 정의화되어 있지 않다. 만약 대상자가 적절한 국소 치료를 받고 있음에도 불구하고 상처의 치유나 호전 양상이 2주 안에 나타나지 않는다면 세균의 중증 집락화를 강력하게 의심해 볼 필요가 있다. 이러한 감염 전 단계는 전신적 항생제(systemic antibiotics) 사용이나 국소항균제제(topical antimicrobials) 적용 또는, 이를 동시에 사용하게 되는 감염 단계와는 구별된다. 일반적으로 국소소독제는 실제로 조직에

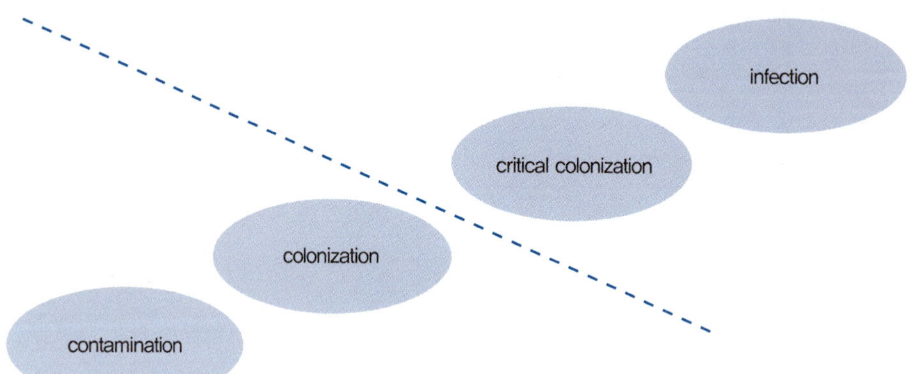

$$감염(infection) = \frac{미생물의\ 수(number\ of\ organisms) \times 미생물의\ 독력(virulence)}{숙주의\ 저항력(host\ resistance)}$$

그림 7-1 미생물 정도에 따른 상처의 상태; 감염의 연속성(microbial state of wound; infection of continuum)

침투한 감염상태에 사용하는 데는 부적절하지만, 이 같은 감염 전 단계인 중증 집락화 단계에서 사용할 시에는 감염으로의 진행을 예방하는 중요한 역할을 한다. 실제로 최근 연구에 의하면 만성상처에서 전신적 항생제를 사용한 경우에는 육아조직 표면에 존재하는 세균의 증식을 효과적으로 관리하는 데 필요한 적정 수준에 도달하는 데 어려움이 있다고 보고하였다.

하지만 이와는 반대로 감염 전 단계인 중증 집락화 단계나 상처 표면에 높은 세균증식으로 살아 있는 조직에 추후 감염을 일으킬 가능성이 있는 경우에는 국소 항균제제의 적용이 오히려 효과적인 상처 치료 과정에 중요한 역할을 할 수 있는 장점을 가지고 있다고 보고하고 있다.

4) 감염

상처에 생기는 감염은 살아 있는 조직(viable tissue)에 미생물이 침투된 상태로, 전신적인 증상을 나타내는 상태를 일컫는다. 감염 상태에서의 임상 증상은 상처가 급성인지 만성인지에 따라 다르며, 염증반응에 대처하는 숙주의 반응 여부에 따라 달리 나타난다. 감염된 급성상처의 경우는 보통 국소적 염증(local inflammation), 화농(pus), 삼출물의 증가가 나타나며, 확진을 위해서는 배양검사 결과 조직 g당 105개나 그 이상의 세균이 검출되는 경우 베타용혈성연쇄상구균(β-hemolytic streptococcus)이 동정되었을 경우에 진단내릴 수 있다.

국소적인 감염 증상으로는 피부색 변화(skin discoloration), 홍반(erythema), 부종(edema), 경결(induration), 통증(pain), 열감(heat), 화농(purulence)을 들 수 있다. 보통 급성상처가 감염되었을 때 나타나는 증상으로 욕창, 당뇨성 궤양 및 정맥성 궤양 같은 만성상처에는 상기 증상과 같이 나타나지 않을 수도 있음을 염두에 두어야 한다 표 7-1.

환자의 상처는 대상자의 면역반응(immune response)을 약화시킬 수 있는 현재 질병 상태와 약물 요법 유무 등에 의해 영향을 받는다. 따라서 만성상처는 이러한 요인에 대처하는 숙주의

표 7-1 상처 감염 양상

국소적 증상	전신적 증상	만성상처에서의 국소적 감염 증상
• 홍반(erythema) 또는 피부변색(skin discoloration) • 부종(edema) • 열감(heating) • 경결(induration) • 증가된 통증(increased pain) • 화농성 삼출물 (purulent wound exudates)	• 체온 상승(elevated temperature) • 백혈구 수 증가(elevated WBC count) • 고령 환자에서의 혼동 및 불안 (confusion or agitation in older adults)	• 쉽게 부서지는 육아조직 (friable granulation tissue) • 상처 손상(wound breakdown) • 악취(foul odor)

방어 능력과 이와 관련된 세균의 불균형 사이에서 비롯될 수도 있다. 감염된 만성상처는 종종 임상 증상이 뚜렷하게 나타나지 않을 수 있지만, 보통 삼출물 양상의 변화 및 통증의 증가, 상처 치유의 지연 등의 증상을 나타낼 수 있으며, 전신 증상으로는 체온의 상승 및 백혈구 수의 증가, 고령이면 혼동(confusion)과 같은 의식 장애를 동반하기도 한다 표 7-1.

Gardner가 최근 연구에서 정의한 만성상처에서의 감염 증상을 살펴보면, 통증의 증가, 쉽게 부서지는 육아조직(friable granulation tissue), 악취(foul odor), 상처 손상(wound breakdown)을 예로 들었으며, 이러한 감염 증상을 만성상처에서 국소적 감염의 근거가 되는 지표로 언급하였고, 증가하는 통증 및 상처 손상은 감염 증상 중에서 특이도 100%의 지표라고 보고하고 있다. 이와 더불어 만약 상처에서 지속적으로 증가하는 장액화농성 또는 화농성 삼출물을 볼 수 있다면 감염 여부에 대해 평가가 이루어져야 한다고 언급하고 있다.

II. 상처 감염의 사정

감염 증상이 일부 나타났다고 하여 반드시 감염을 의미하는 것은 아니므로 상처 감염을 진단하는 데는 어려움이 따른다. 따라서 감염된 상처를 사정하기 위해서는 전반적인 환자의 상태, 감염된 상처와 염증을 구별하기 위한 상처 및 상처 주위 피부 상태를 관찰하고, 세균의 집락화 및 감염의 여부를 진단하기 위한 배양검사 결과의 판독이 중요하다. 염증 반응의 증상은 종종 감염으로 오인되는 경우도 있기 때문에 상처의 감염 증상을 정확히 사정하려면 감염과 염증 증상에 대한 차이점을 우선 이해하여야 한다 표 7-2.

1. 홍반

염증 소견을 보이는 상처는 경계가 명확한 홍반을 보이며, 이러한 홍반의 정도는 상처의 넓이와 크기에 비례하여 나타난다. 반면에 감염된 상처의 경우는 홍반의 경계가 불분명하고 홍반의 정도가 상처의 넓이와 크기에 비례적이지 않으며, 감염으로 보이는 부위에 일직선이거나 상하로 연장되어 나타나는 붉은 선 양상을 띠는 홍반을 볼 수 있다 그림 7-2.

표 7-2 상처의 염증과 감염의 차이점

상처 특성	염증(inflammation)	감염(intection)
홍반 (erythema)	경계가 명확함. 상처의 색 변화가 뚜렷하지 않을 수 있다.	피부 변색(skin discoloration)과 홍반의 경계가 불분명하고, 확장되어 있으며, 피부 변색이 뚜렷하다. 감염으로 보이는 부위에 정상 피부와 구별되는 붉은선 양상의 홍반이 일직선이거나 상하로 연장되어 나타난다.
체온상승 (elevated temperature)	상처부위와 주위 피부의 온도 상승	전신 발열(systemic fever) (고령에서는 나타나지 않을 수 있다) 보통 고열이 발생하기 전 고령의 환자에게서 갑작스런 혼돈 증세를 보일 수 있다.
삼출물: 냄새 (exudate: odor)	괴사조직의 존재 여부와 치료 방법에 따라 감염 증세가 아니더라도 냄새가 날 수 있다.	일부 미생물과 관련한 독특한 악취가 난다 (pseudomonas aeruginosa, proteus)
삼출물: 양 (exudate: amount)	보통 소량: 삼출물의 양은 3-5일이 지나면서 점차적으로 줄어든다.	보통 중정도에서 다량: 삼출물의 양은 줄어들지 않으며, 다량의 배출을 보이며, 지속적으로 증가한다.
삼출물: 특성 (exudate: character)	혈액성, 혈장성 또는 장액성 (bleeding and serosanguineous to serous)	장액성, 장액농성, 화농성 (serous and seropurulent to purulent)
통증(pain)	다양함: 급성기에서는 촉진 시 가벼운 통증을 유발하거나 경우에 따라 심한 통증을 수반하기로 한다.	지속적이고, 계속적인 통증이 수반되며, 사정 시 통증과 관련한 주객관적 자료수집이 요구된다.
부종 및 경결 (edema and induration)	상처 가장자리에 종창(swelling)과 견고함(firmness)이 관찰될 수 있다.	상처에 부종과 경결 반응이 열감(warmth)과 동반되어 있다면 감염의 징후일 수 있다.

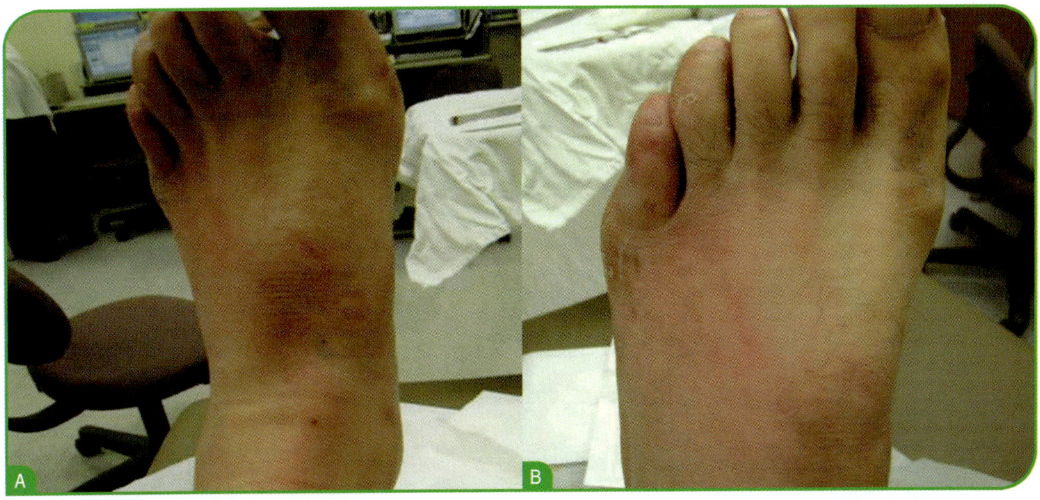

그림 7-2 **감염된 상처에서 보이는 홍반 양상**
A, B. 당뇨병성 족부병변에서 일직선으로 상하로 연장되면서, 경계가 불분명하게 선을 이루고 있는 홍반을 볼 수 있다.

2. 온도

염증을 보이는 상처는 상처부위에 국한되어 열감을 나타내지만, 감염된 상처를 가진 환자는 이 같은 반응이 증폭되어 실제로 손상 받은 부위를 벗어나 좀 더 넓은 범위에 걸친 전신반응을 보인다. 따라서 국소 부위에서의 열감을 나타내지 않고, 전신증상으로 고열이 나타날 수 있다.

3. 부종과 경결반응

염증 소견을 나타내는 상처는 상처의 넓이와 크기에 비례하는 약간의 부종(edema)을 나타내지만 감염된 상처는 상처의 넓이와 크기에 비례하지 않는 종창(swelling) 양상을 띠고, 주위 조직은 경결반응을 나타낼 수 있다. 하지만 상처사정 시 볼 수 있는 부종은 정맥부전(venous insufficiency)이나 림프기능장애(lymphatic dysfunction), 울혈성심부전(congestive heart failure)과 같은 병리적 원인부터 기인하여 나타날 수 있다는 사실을 간과해서는 안 될 것이다. 따라서 이 밖에 다른 이유로 인하여 나타난 종창 형태의 상처를 사정할 시에는 감염 여부를 식별해낼 수 있도록 대상자의 병력과 증상 발현 전에 나타났을 전조 증상에 대한 모니터링이 이루어져야 한다.

감염과 연관된 부종(infection-related edema)의 경우, 부종 자체가 상처부위에 한정되어 있고, 빠른 발현 시간을 가지면서 다른 감염의 증상과 맞물려 나타나는 데 반하여, 울혈성 심부전과 관련되어 나타나는 부종의 양상은 하지(lower extremities)에 양측성으로 나타나기 시작하여 증상이 심해지는 형태를 보인다. 정맥 부전과 중등도의 림프기능장애의 경우는 초기에는 아침에 경미하게 나타나기 시작하여, 일반적으로 의존성 부종으로 진행되는 양상을 보인다. 림프 기능장애와 관련하여 나타나는 부종은 일반적으로 서서히 진행되는 양상을 보이고 양측성일 수 있으며 림프절 절제술을 동반한 유방절제술과 같은 외과적 수술과 액와 부위에 방사선 조사를 시행받은 이후에 나타날 수 있다.

4. 통증

염증 소견을 보이는 상처에는 물론 통증이 나타나지만, 감염된 상처에서는 통증의 정도가 지속적으로 증가하는 양상을 보인다. 면역기능이 감소한 환자의 상처 감염을 알 수 있는 유일한 징후는 통증이며, 만약 기존에 존재하던 통증 정도가 증가하는 양상을 보인다면 감염을 의심해야 한다.

5. 상처와 관련한 조직 기능의 변화

상처가 염증 소견을 보일 시 상처로부터 영향을 받는 조직의 기능은 일시적으로 감소하는 경향을 보일 수 있지만, 감염된 상처가 있는 대상자는 일반적으로 전신 쇠약(malaise)이나, 빈맥(tachycardia), 저혈압(hypertension), 의식상태의 변화(altered mental status), 감염된 부위의 기능변화(altered function of the affected area) 등의 전신증상을 호소한다.

6. 삼출물과 배액양상

염증 소견을 보이는 상처로부터 배액되는 삼출물과 감염된 상처로부터 배액되는 삼출물의 양상은 양, 점성도, 색깔, 냄새 등에서 차이를 보인다.

1) 양

상처에 염증이 있는 경우 보이는 삼출물의 양(amount)은 상처의 크기에 비례하여 염증 부위에 국한되어 배액 되지만 감염된 경우에는 이와는 반대로 때때로 많은 양의 농성의 배액을 보인다. 새롭게 출현한 감염된 상처는 증가한 배액을 처리하기 위해 잦은 드레싱 교환이 요구되며, 보다 효과적으로 흡수되는 드레싱 방법을 선택하여야 한다.

2) 점성

일반적으로 염증 소견을 보이는 상처는 묽고(thin), 혈액성의 배액을 나타내지만 감염된 경우에는 탁하고 진한(thick) 양상을 보이거나, 끈적끈적한 점성도(viscous)의 크림 형태의 농성(purulent) 배액을 보인다. 이와 같은 농성 배액은 포도상구균(staphylococcus aureus)에 감염되었을 때 흔하게 나타난다.

3) 색깔

염증 소견을 보이는 상처에서 삼출물의 양상은 일반적으로 장액성(serous)을 나타내고 맑고(clear), 연한 노란색(slightly yellow in tint), 혈액성, 갈색 양상을 띤 혈장성(serosanguineous)을 보이지만 감염된 상처는 푸르거나 녹색, 노란색, 흰색을 보이는 배액이 나타난다.

4) 냄새

사멸된 조직(dead tissue)인 경우에는 조직의 감염 여부를 떠나 악취를 보일 수 있다. 하지만 냄새의 유무를 가지고 감염의 여부를 판단하는 데는 무리가 있다. 괴사조직 없이 염증 소견을 보이는 상처는 생리식염수로 닦아 낸 후에 냄새가 없어지지만, 이와는 달리 감염된 상처는 괴사조직이 없음에도 악취(malodorous)를 풍긴다. 감염으로 진단된 상처는 독특한 냄새를 갖는데, 프로테우스(proteus)에 감염된 경우에는 암모니아 양상의 악취를 내며, 녹농균(pseudomonas aerginosa)에 감염되었을 때는 녹농균 고유의 냄새(sickly sweet smell)와 함께 밝은 푸른색(bright blue) 또는 녹색의 배액을 동반하게 된다 그림 7-3.

7. 상처 상태의 변화

염증 소견을 보이는 상처에 적절한 처치가 주어지면 정상적인 상처 치유 과정을 통해 완치되지만, 감염이 되었거나 중증의 균의 집락화를 보이는 상처는 치유과정이 지연, 정체되는 양상을 보이거나, 상처 상태가 오히려 악화되기도 한다. 예를 들어 기존에 치유되었던 상처가

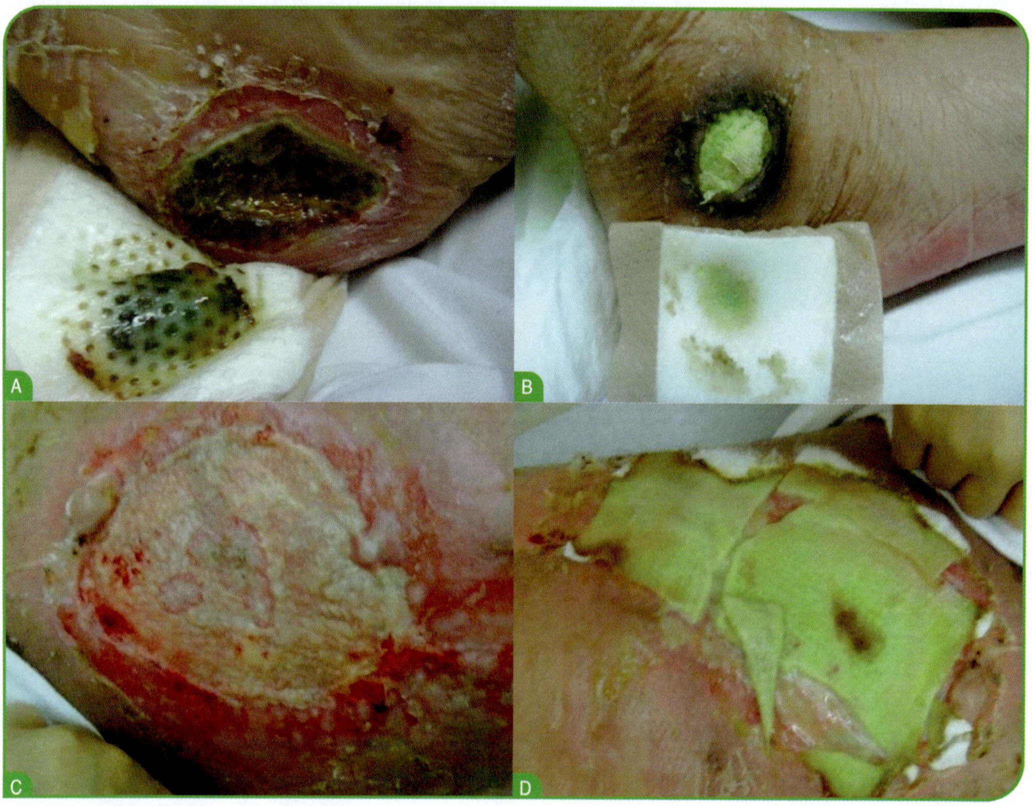

그림 7-3 **감염된 상처에서 보이는 홍반 양상**
A, B. 당뇨병성 족부병변에서 일직선으로 상하로 연장되면서, 경계가 불분명하게 선을 이루고 있는 홍반을 볼 수 있다.

새롭게 감염된 경우에는 그 크기가 증가할 수도 있으며, 건강한 숙주 조직에 세균성 독소(bacterial toxins)가 침범하여 감염을 일으킨 경우는 조직 잠식(undermining)이나 터널(tunneling)의 출현을 보일 수 있다. 더욱이 만성화된 상처는 감염의 증상과 징후가 명확하게 나타나지 않을 수 있어 감염을 진단하는 데 어려움이 따른다. 예를 들면 만성화된 상처에서 보이는 육아조직의 경우, 쉽게 부서지고(friable), 손상되는 형태를 보이며, 다양한 크기의 조약돌들이 모여 붙어 있는 듯한 양상의(cobblestone-like appearance) 비특이적 형태를 보이기도 한다 그림 7-4. 또한 상처표면에 존재하던 육아조직의 정도가 줄어드는 경우도 있으며 그림 7-5, 건강한 선홍색(beefy red)의 육아조직이 창백(pale)하거나 밝은 붉은색(bright red)으로 변할 수 있다 그림 7-6. 이와 함께 상처 치유 과정 시 상처 가장자리에서 나타나는 상피화 과정 진행을 찾아보기 어렵다.

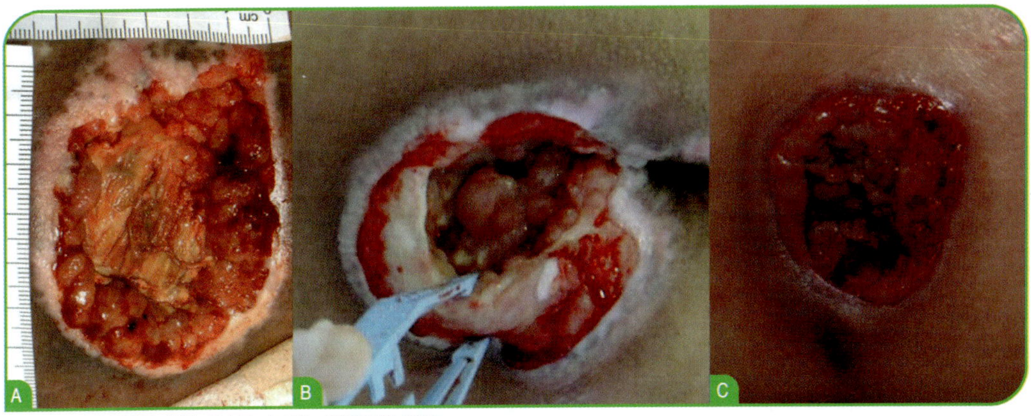

그림 7-4 **만성화된 상처에서 볼 수 있는 비특이적 형태**
다양한 크기의 조약돌들이 모여 붙어 있는 듯한 양상을 관찰할 수 있다.

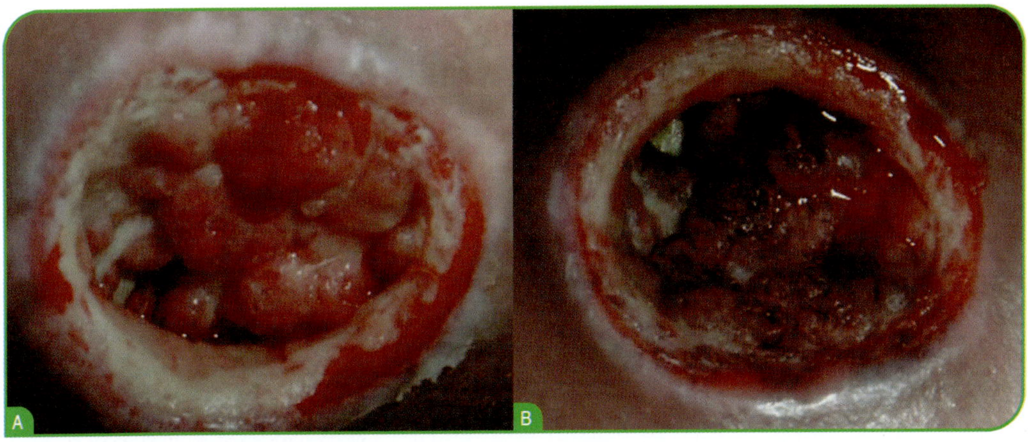

그림 7-5 **육아조직의 색이 검붉게 변한 모습**
다양한 크기의 조약돌들이 모여 붙어 있는 듯한 양상을 보이고 있으며 육아조직이 줄어들면서 검붉은 모습으로 변화한 모습을 볼 수 있다.

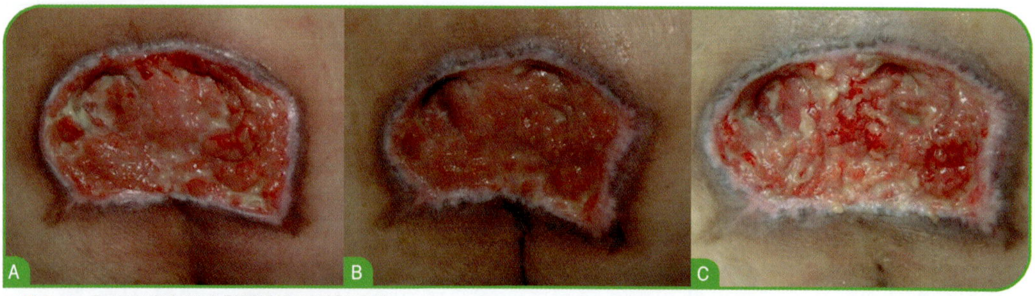

그림 7-6 **육아조직의 색이 창백하게 변화한 모습**
상처 기저부에 부육 조직이 줄어들면서 건강한 육아조직이 보이다가 만성화로 진행되면서 창백하게 바뀐 모습을 볼 수 있다.

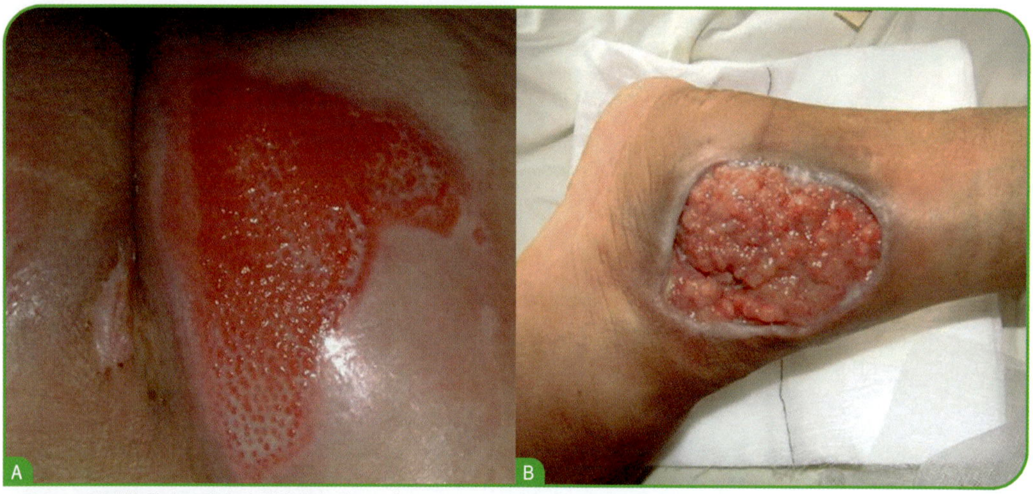

그림 7-7 **건강한 육아조직과 만성상처의 비교 모습**
A. 건강한 육아조직의 모습
B. 만성상처에서 볼 수 있는 다양한 크기의 조약돌들이 모여 붙어 있는 듯한 양상: 창백한 육아조직이 과증식된(hyperplasia) 모습.

III. 상처의 사정

임상적으로 상처 감염은 상처부위에 존재하는 미생물 수의 정도를 확인함으로써 진단할 수 있다. 대상자에게 나타나는 감염의 임상 증상과 징후, 상처도말 배양검사를 통한 결과를 토대로 감염 여부를 진단하고, 적절한 항균 요법을 선택하게 된다. 외래 환자의 감염된 상처를 치료하는 순서는 대상자에게 나타나는 감염의 증상과 징후에 근거하여 감염 여부를 진단하고, 적절한 치료를 위한 항생제 선택을 위해 상처 도말검사를 시행한다. 입원 환자는 외래 환자와 달리 항생제 요법을 즉시 시행한 다음, 배양검사를 통해 얻은 결과를 가지고 사용 중인 항생 요법을 수정하게 된다.

상처에서 조직 g당 10^5 이상의 세균이 검출되었을 경우에 감염으로 진단될 수 있지만, 다량의 세균이 집락화되어 생물학적 부담이 증가되었을 경우와 숙주의 저항력이 약해져 있는 당뇨 환자와 같이 면역 기능에 손상을 받았을 경우에는 감염이 없다 하더라도 10^5 이상의 세균이 상처에서 검출되는 경우도 있기 때문에 상처 도말검사를 통하여 상처 감염을 진단하고 이를 확진하는 데는 어려움이 따른다. 상처 도말검사와 배양검사는 상처조직 내에 있을 수 있는 세균과 이에 대한 감수성 결과를 제공할 수 있다는 장점이 있지만, 감염이 되지 않았더라도 앞서 말한 것처럼 만성화된 상처는 10^5 이상의 세균이 검출될 수 있다는 단점이 있다.

하지만 이러한 검사를 통한 세균의 존재 및 그 정도를 확인하는 것이 반드시 상처 감염과 일치하지 않더라도 상처 치유 과정에 장애를 일으키고 지연을 가져올 수 있는 요인을 확인할 수 있다는 데 의의가 있다. 하지만 상처가 감염되어 있을 때에도 도말에 의해 동정된 세균이 감염을 일으킨 감염원이 아닐 수도 있기 때문에 더욱 신중한 치료가 요구된다. 따라서 감염을 진단하기 위해서는 이러한 상처 감염 가능성과 관련한 전반적인 대상자의 병력 및 약물력, 신체사정, 검사 결과를 토대로 진행되어야 한다.

1. 대상자의 병력 및 약물력

상처 감염을 일으키는 위험요인에 대한 자료수집은 표 7-3 에서 언급한 사항을 중심으로 얻어질 수 있다. 대상자의 질병력은 과거 기록을 조회하거나, 대상자나 간호제공자로부터 얻게 되는데 이러한 정보는 감염을 진단하는 데 매우 중요한 정보로 이용할 수 있다.

감염 진단을 위한 초기 사정 내용은 언제 어떻게 상처가 발생했으며, 환경적 요인은 어떠했는지 알아보는 것이며, 전신적인 감염 증상의 유무 및 상처의 치유, 감염에 영향을 미쳤을 선행된 치료에 대한 영향 정도를 파악하는 것이다. 또한 상처 상태가 급성인지 만성인지를 파악하는 것이 치료 계획을 보다 직접적이고 효과적으로 세우는 데 도움을 준다. 대상자로부터 파악되는

표 7-3 상처 감염의 위험요인 사정 내용

- 깨끗한 상처임에도 불구하고 2주간 치료 후에도 상처 치유의 지연을 보이는 경우(상처 치유 결여)
- 비타민과 무기물 결핍; 비타민 A, B, C, D, K ; 아연, 구리, 마그네슘
- 질병력: 간, 신장, 심부전; 당뇨
- 약물력: 부신피질호르몬(corticosteroids), 비스테로이드성소염진통제(NSAIDs), 항암제사용
- 이물 파편(foreign debris): 봉합선(sutures)
- 면역 기능 결핍
- 허혈/저산소증
- 저체온증
- 괴사조직
- 최근 감염 기왕력
- 흡연 여부

중요한 정보로는 대상자의 전반적인 특성인 나이, 인지능력(cognitive ability), 기능적 영역 수행 여부(functional ability), 기동성 정도(level of mobility), 간호제공자 능력(caregiver ability), 약물력(medication), 영양상태(nutritional status), 대상자의 현재 질병상태(concurrent conditions)가 있다. 질병은 예를 들면, 당뇨, 정맥성 또는 동맥성 질환, 간과 신장 기능 등이 포함될 수 있다.

2. 신체사정

상처 배액의 양상과 염증 반응 정도에 대한 주의 깊은 사정은 감염을 진단하는 데 중요한 역할을 한다. 만약 염증반응이 5일이 지나도록 지속된다면 감염을 의심해야 한다. 특히 면역기능이 억제된 환자이거나 영양 장애 환자, 당뇨 환자, 항암 요법이나 스테로이드 요법을 받는 환자는 이러한 염증반응이 서서히 나타나거나 뚜렷하게 나타나지 않을 수도 있기 때문에 주의를 기울여야 한다.

피부와 연부조직에 발생하는 감염을 분류해 보면 원인균, 발병기전, 또는 해부학적 침범 위치에 따라 나누어 볼 수 있는데 일반적으로 해부학적 침범 위치에 따른 분류를 사용한다. 연부조직(soft tissue)은 근육, 인대, 지방, 혈관, 신경, 건(tendon), 섬유조직, 활막조직 등을 말하는데, 신체의 결합 조직 중에서 딱딱한 조직, 즉 연골(cartilage)과 뼈(bone), 그리고 혈액과 조혈조직(hemopoietic tissue)을 제외한 나머지를 일컫는다.

신체 사정을 통한 피부와 연부조직에 발생하는 감염의 분류를 해부학적 침범 위치에 따른 분류기준을 들어 살펴보면, 감염의 침범 부위를 근막을 기준으로 근막의 위층 조직을 침범하면 표층 피부감염, 근막보다 더 깊이 침범하면 심부 피부 및 연부조직 감염으로 구분하는데, 이는 심부 피부 및 연부 조직 감염의 사망률이 높기 때문이다 그림 7-8 a. 또 다른 분류의 예로는 급성 및 만성상처로 분류되거나, 상처 특성상 흔하게 감염을 동반하는 화상과 당뇨 환자의 족부 병변으로 나누어 살펴볼 수 있다.

우선 급성상처로서 수술 부위 상처 감염을 살펴보기로 한다. 미국 질병관리센터에서는 외과 수술 환자의 수술상처 감염(수술부위감염)(surgical site infection, SSI)을 절개 부위 및 기관이나 강의 감염(incisional and organ/space)으로 분류하여 정의하고 있다 표 7-4 a, b, c. 또한 이러한 수술상처 감염(SSI)에 영향을 미치는 위험요소를 분석한 자료는 표 7-5와 같다.

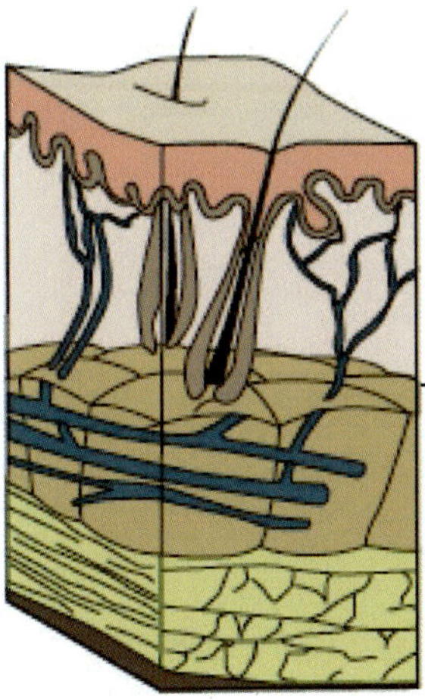

해부구조 (anatomy)		감염질환 (Infection)
표피(epidermis) 진피(dermis)	피부(skin)	단독(erysipelas) 농가진(impetigo) 모낭염(folliculitis) 농창, 대농포진(ecthyma) 절종(furunculosis) 옹종(carbunculosis) 연조직염(cellulitis)
표피 근막(superficial fascia) 피하지방, 신경, 동맥, 정맥 (subcutaneous fat, nerves, arteries, veins) 심부 근막 (deep fascia)	피하조직 (subcutaneous tissue)	괴사성근막염 (necrotizing fasciitis)
근육(muscle)		근괴사염 (myonecrosis)

그림 7-8a 연부조직의 구조 및 감염의 분류

표 7-4a 수술의 종류에 따른 심부 수술부위감염 (deep Incisional SSI) 또는 기관/강 수술부위감염 (organ/space SSI) 감시기간

30일 감시		90일 감시
수술 종류		
복부대동맥류 재건술	척추 후궁 절제술	유방 수술
사지 절단	간 이식	심장 수술
충수돌기 수술	목 수술	관상 동맥 우회술, 흉부와 기증부위 절개 포함
투석 단락	신장 수술	관상 동맥 우회술, 흉부 절개만 포함
담관, 간, 췌장 수술	난소 수술	개두술
경동맥내막 절제술	전립선 수술	척추 유합술
담낭 수술	직장 수술	개방골절교정
결장 수술	소장 수술	탈장교정술
제왕절개술	비장 수술	고관절 보철술
위 수술	흉부 수술	슬관절 보철술
심장 이식	갑상선 및 부갑상선 수술	심장박동기 수술
복부 자궁절제술	질식 자궁절제술	말초혈관 우회술
신장 이식	시험적 개복술	뇌실측로술

* 모든 표재성 수술부위감염(SIP/SIS-Superficial Incisional SSI)의 감시기간은 30일 이내로 한다.

표 7-4b 특정 부위별 기관/강 감염

감염 부위	
골수염	하기도의 기타 감염
유방농양 및 유방염	종격동염
심근염, 심낭염	뇌수막염, 뇌실염
디스크 공간 감염	구강 감염(입, 혀, 잇몸)
귀, 꼭지돌기(mastoid) 감염	남녀 생식기관의 기타 감염
자궁내막염	보철물 주변 관절 감염
감염성 심내막염	뇌수막염이 없는 척수 농양
결막염 외의 눈 감염	부비동염
위장관 감염	상기도 감염
간염	비뇨기계 감염
복강내 감염	동맥 또는 정맥 감염
두개골 내, 뇌 또는 경막 농양	질 커프 감염
관절, 활액낭 감염	

표 7-4 c 수술부위감염 기준(CDC, 2016)

기준	수술부위감염(SSI-surgical site infection)

표재성 수술부위감염(superficial incisional SSI) 다음의 기준을 충족하여야 한다.

수술 후 30일 이내에 발생한 감염으로
그리고(and) 수술 절개 부위의 피부 및 피하조직에 국한하여 발생한 감염
그리고(and) 다음의 4가지 조건 중 적어도 한 가지를 포함하는 경우이다.

a. 표재성 절개 부위에서 고름 배출
b. 임상진단이나 치료의 목적으로 시행한 배양 또는 비배양 미생물 진단검사를 통해 표재성 절개 부위나 피하 조직으로부터 무균적으로 채취한 검체에서 균이 분리된 경우(적극적 감시 배양/검사 [active surveillance culture/testing] 제외)
c. 외과의나 담당의** 또는 다른 관련 의료진이 의도적으로 표재성 절개 부위를 개방한 경우로, 배양이나 비배양 검사가 시행되지 않은 경우이면서 그리고(and) 통증 또는 압통, 국소 부종, 발적, 열감 중 1 개 이상의 증상이 나타나는 경우(배양 또는 비배양 검사 결과 음성인 경우 이 기준을 충족하지 못함)
d. 외과의나 담당의** 또는 다른 관련 의료진이 표재성 수술부위감염으로 진단한 경우

** 수술부위감염의 적용을 위한 목적에서 담당의는 수술의, 해당 사례에 대한 감염질환 및 다른 질환 의사, 응급의학과 의사, 의사 보조인력(임상간호사[nurse practitioner], 의료보조사[physician's assistant])에 해당함

표재성 수술부위감염에는 다음의 두 가지 유형(SIP, SIS)이 있다.

1. **일차 표재성 수술부위감염** (SIP-superficial incisional primary SSI)
   - 한 부위 이상 절개를 하는 수술을 받은 환자에게 일차적 수술 절개 부위에 발생한 표재성 수술부위감염 (예: C-section incision 또는 chest incision for CBGB)
2. **이차 표재성 수술부위감염** (SIS-superficial incisional secondary SSI)
   - 한 부위 이상 절개를 하는 수술을 받은 환자에서 이차적 수술 절개 부위에 발생한 표재성 수술부위감염 (예: donor site incision for CBGB)

-계속

표 7-4 c 수술부위감염 기준(CDC, 2016)

표재성 수술부위 감염에 대한 보고 지침	다음의 경우는 표재성 수술부위감염의 정의를 충족시키는 기준이 될 수 없다. • 연조직염(cellulitis) 진단/치료 (발적/온열감/종창), 이것만으로는 표재성 수술부위감염의 진단기준을 충족하지 않는다. 절개 부위에서 배액(draining)이 되거나 배양 또는 비배양 검사에 의해 균이 확인된 절개 부위는 연조직염으로 간주하지 않는다. • 봉합부농양(봉합사가 관통된 부위에 국한된 경미한 염증 및 배액) • 국소 자상(stab wound)이나 핀 부위(pin site) 감염. 이러한 병변의 그 깊이에 따라 피부 (SKIN) 및 연조직 (ST) 감염으로 분류될 수 있지만, 수술부위감염에서는 보고할 필요가 없다.참고: 복강경 투관침(trocar) 부위는 자상으로 간주하지 않는다. • 포경수술은 수술부위감염 조사 대상 수술이 아니다. 신생아에서 감염된 포경수술부위는 CIRC로 분류되며, 수술부위감염에서는 보고할 필요가 없다. • 감염된 화상 상처는 BURN으로 분류되며, 수술부위감염에서는 보고할 필요가 없다.

심부 수술부위감염 (deep incisional SSI) 다음의 기준을 충족하여야 한다.

표 7-4a에 제시된 수술의 종류에 따라서 수술 후 30일 또는 90일 이내에 발생한 감염
그리고(and) 수술 절개 부위의 심부 연조직(예: 근막층, 근육층 등)에 발생한 감염
그리고(and) 다음의 3가지 조건 중 적어도 한 가지를 포함하는 경우이다.

a. 심부 절개 부위에서 고름 배출
b. 심부 절개 부위가 저절로 벌어지거나, 외과의나 담당의** 또는 다른 관련 의료진이 의도적으로 심부 절개 부위를 개방 또는 흡입하였고, 임상진단이나 치료의 목적으로 시행한 배양 또는 비배양 미생물 진단검사를 통해 심부 절개 부위에서 균이 분리된 경우(적극적 감시 배양/검사 [active surveillance culture/testing] 제외)나, 배양이나 비배양 검사가 시행되지 않은 경우이면서 그리고(and) 발열(>38.0℃), 국소 통증 또는 압통 중 1 개 이상의 증상이 나타나는 경우(배양 또는 비배양 검사 결과 음성인 경우 이 기준을 충족하지 못함)
c. 농양이 있거나, 심부 절개부위감염의 다른 증거가 육안소견이나 조직병리학적 검사 또는 영상 검사로 확인된 경우

** 수술부위감염의 적용을 위한 목적에서 담당의는 수술의, 해당 사례에 대한 감염질환 및 다른 질환 의사, 응급의학과 의사, 의사 보조인력(임상간호사[nurse practitioner], 의료보조사[physician's assistant])에 해당함

심부 수술부위감염에는 다음의 두 가지 유형(DIP, DIS)이 있다.

1. **일차 심부 수술부위감염(DIP–deep incisional primary SSI)**
   - 한 부위 이상 절개를 하는 수술을 받은 환자에게 일차적 수술 절개 부위에 발생한 심부 수술부위감염 (예, C–section incision 또는 chest incision for CBGB)
2. **이차 심부 수술부위감염(DIS–deep incisional secondary SSI)**
   - 한 부위 이상 절개를 하는 수술을 받은 환자에서 이차적 수술절개 부위에 발생한 심부 수술부위감염 (예, donor site incision for CBGB)

기관/강 수술부위감염 (organ/space SSI) 다음의 기준을 충족하여야 한다.

표 7-4a에 제시된 수술의 종류에 따라서 수술 후 30일 또는 90일 이내에 발생한 감염으로 그리고(and)수술 도중 개방되거나 수술이 시행된 부위로, 근막/근육층보다 더 깊은 신체부위에 발생한 감염으로
그리고(and) 다음의 3가지 조건 중 적어도 한 가지를 포함하는 경우이다.

a. 기관/강에 위치한 배액관에서 농이 배출되는 경우(예, 폐쇄성 흡인배액기 [closed suction drainage system], 개방형 배액관 [open drain], T–관 [T–tube drain], CT 유도배액 [CT guided drainage] 등)
b. 임상진단이나 치료의 목적으로 시행한 배양 또는 비배양 미생물 진단검사를 통해 기관/강으로부터 무균적으로 채취한 체액이나 조직에서 균이 분리된 경우 (적극적 감시 배양/검사 [active surveillance culture/testing] 제외)
c. 농양이 있거나, 기관/강을 침범하는 감염의 다른 증거가 육안 소견이나 병리조직학적 검사 또는 영상 검사에서 확인되는 경우

그리고(and) 표 7-4b에 나열된 특정 부위별 기관/강 감염에 대한 진단 기준을 1가지 이상 충족하는 경우
(각 감염부위별 진단 기준은 해당 감염 부위 chapter 참조)

출처: Teresa C. Horan, Mary Andrus, Margaret A. Dudeck (2008). "CDC/NHSN surveillance definition of health care–associated infection and criteria for specific types of infections in the acute care setting". American Journal of Infection Control, 36(5): 309~332.

1) 수술상처감염

병원감염의 약 80%를 차지하는 내인감염(endogenous source)은 정상적으로 환자의 피부나 장내에 존재하던 세균에 의해 발생하거나, 입원 후 환자에게 시행된 카테터 삽입이나 수술 등의 처치로 말미암아 정상적으로는 균이 없어야 할 곳에 균이 삽입되어 감염증이 발생하는 경우를 말한다. 대표적인 예로는 중심 정맥 카테터 삽입으로 발생하는 표피포도상구균(staphylococcus epidermidis)에 의한 균혈증과 요로 카테터 유치로 인한 요로감염증 등이 있으며, 입원 기간 동안 점막의 산성도 변화와 항생제의 사용으로 인한 내성균의 과도한 증식 등으로 감염증이 생기는 경우이다.

병원감염 중 내인감염 다음으로는 수술상처감염이 전체의 약 20~30%를 차지하는 것으로 알려져 있으나 대개 수술 후 5~7일이 지나야 발병하고 잠복기가 길어서 퇴원 후에 발병하는 경우도 많아 실제로는 이보다 훨씬 더 많을 것으로 예상할 수 있다. 수술상처 감염 발생률은 연구결과마다 다소 차이를 보이지만, 수술부위가 청결한 상처에서는 1~2%, 청결/오염된 상처에서는 2~4%, 오염된 상처에서 7~10%, 불결/감염된 상처에서는 10~40% 정도의 감염률을 보이고 있어 청결

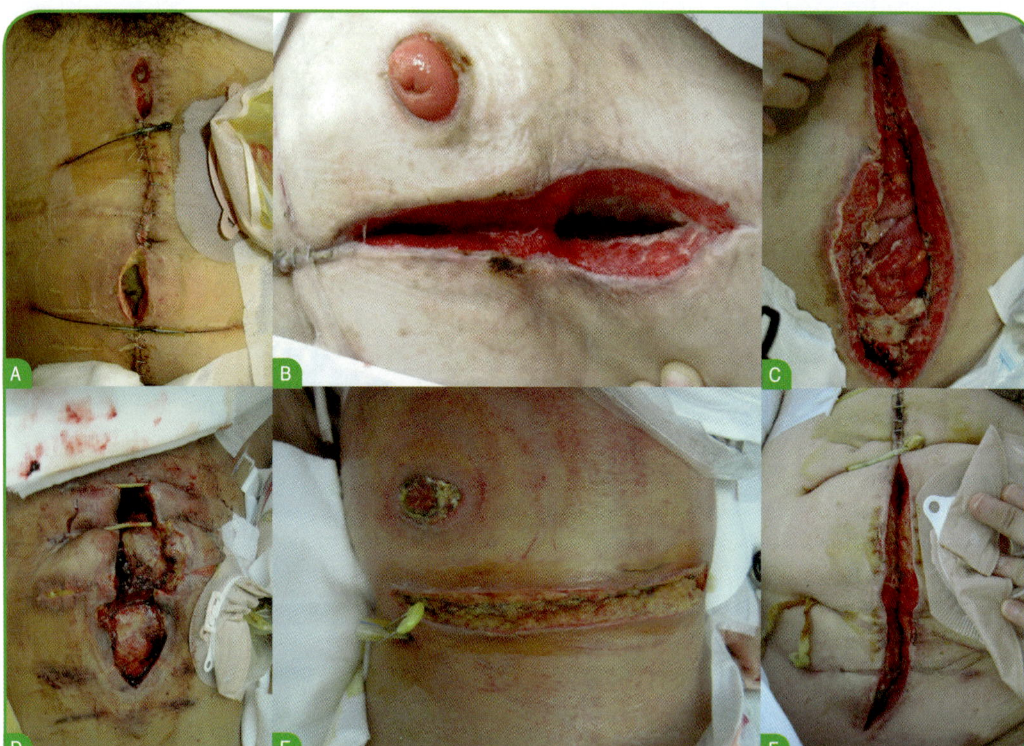

그림 7-8b 수술상처감염
A, B 심부 수술부위감염 C, D 기관.강 수술부위감염 E, F 표재성 수술부위감염

상처에서 불결상처로 갈수록 수술 후 상처 감염률이 높아짐을 알 수 있다. 주요 원인균을 살펴보면 황색포도상구균(staphylococcus aureus), 혈장응고효소음성포도구균(coagulase-negative staphylococci), 장내세균(enterobacteriaceae)과 혐기성균 등이나, 의료인이나 환자의 피부 상재균이 주요 원인균으로 작용하기 때문에 수술 부위에 따라 주요 원인균은 차이를 보인다. 하지만 블라스토마이세스(blastomyces), 히스토플라스마(histoplasma), 콕시디오이데스(coccidioides), 파라콕시디오이디즈(paracoccidioides), 크립토코쿠스(cryptococcus), 폐포자충(pneumocystis)은 주로 지역사회 감염을 일으키는 원인균주로 의료관련감염을 거의 야기하지 않으므로 수술부위 감염 원인균에서 제외된다. 수술 후 열이 나는 환자에게 국소적인 통증이나 압통, 발적, 농성 배액물이 수술 부위에 관찰되거나 상처가 열개되었을 경우에는 감염으로 진단할 수 있다. 심부 조직 감염이나 삽입물에 의한 감염, 복강 내 농양 같은 경우에는 신체 사정만으로 감염을 진단하는 데 어려움이 있기 때문에 컴퓨터단층촬영(CT)이나 자기공명영상(MRI) 등의 검사가 필요하다. 수술상처 감염에 영향을 미치는 위험 요소로는 당뇨나 심한 비만, 면역력을 저하하는 질환, 부적절한 수술 전 항생제 사용, 수술부위의 배액관 삽입 여부, 수술 전 입원기간, 수술 전 수술 부위의 면도 여부, 긴 수술 시간, 그리고 수술 전 치료되지 않은 다른 감염증 유무 등을 들 수 있으며, 기타 위험요소는 표 7-5 와 같다.

표 7-5 수술상처감염에 영향을 미치는 위험요소

	Smith 등, (2004)	Kompatscher 등 (2003)	Malone 등, (2002)	Barie, (2002)	Mangram 등 (1999)
Obesity	x			x	x
Intraoperative Hypertension	x				
Surgery Longer than 2 hours		x			
DM			x	x	x
Malnutrition			x	x	x
Low Hematocrit			x	x	
Ascites			x	x	
Steroid use				x	x
Age Extremes				x	x
Remote Infection				x	x
Chronic Inflammation				x	
Hypercholeseremia				x	

-계속

표 7-5 수술상처감염에 영향을 미치는 위험요소

	Smith 등, (2004)	Kompatscher 등 (2003)	Malone 등, (2002)	Barie, (2002)	Mangram 등 (1999)
Hypoxemia				x	
Peripheral Vascular Disease				x	
Prior Site Radiation				x	
Recent Operation				x	
Skin Carrier of Staphylocuccus				x	
Skin Disease In Area				x	
Nicotine Use					x
Perioperative Blood Products					x

출처: Ruth A. Bryant, Denise P. Nix (2007). Acute & Chronic Wounds Current management Concepts (3rd ed, p. 166). St. Louis, Mo. : Mosby Elsevier.

이를 예방하려면 수술 전 존재하는 감염증을 충분히 치료하여 교정한 상태에서 수술을 시행하여야 하며 적절한 예방적 항생제를 수술 30분 전에 투여하는 것이 중요하다. 대개 항생제는 수술 후 1일 또는 2일 투여로 충분하므로, 48시간 이상 예방적 목적으로 투여하지 않도록 한다. 또한 수술 후 상처부위를 자주 사정하여 상처 감염의 발생 시 초기에 대처하는 것이 중요하다.

2) 만성상처

만성상처는 감염 증상의 정도가 뚜렷하게 나타나지 않을 수 있기 때문에, 삼출물 양상의 변화 및 상처 주위의 열감(warmth), 발적(redness), 상처 기저부의 건강하지 않은 육아조직의 존재, 기존에 보이지 않던 통증(pain)과 압통(tenderness) 발현, 냄새(odor)의 변화 등을 민감하게 알아차려야 한다. 또한, 갑작스럽게 혈당이 상승되는 경우에도 감염의 전조 증상으로 간주하여야 한다 표 7-6 .

대부분의 감염된 상처가 일반적으로 알고 있는 감염의 판정 기준에 부합되는 증상과 징후를 나타내지만, 상처의 종류에 따라 감염의 증상이 뚜렷하게 나타나지 않을 수 있기 때문에 감염으로 진행되기 전에 감염 전 단계인 중증 집락화의 시기를 조기 발견하는 데 주의를 기울여야 한다. 이러한 이유로 말미암아 상처 종류에 따라 다르게 나타나는 감염의 차이를 정의하기 위한 기준(criteria)은 현재 개발 중이다.

표 7-6 만성상처에서의 감염의 증상과 징후

▪ 새롭게 생겼거나 증가된 부육 조직[a] ▪ 배액물의 증가 및 색/점성도 변화[a, b] ▪ 비정상적인 육아조직(poor granulation tissue) 쉽게 부서지고, 급작스럽게 증식하는 선홍색(bright red)의 육아조직[a, b] ▪ 상처 주위의 발적 및 열감[b] ▪ 당뇨 환자에 있어서의 갑작스런 혈당 상승(sudden high glucose)[b, c] ▪ 통증 또는 압통[b, c] ▪ 독특한 냄새(unusual odor)[b, c] ▪ 증가된 상처 크기/상처에 새로운 손상 부위 발견[c]

출처: [a]Cutting and Harding, 1994; [b]Stotts and Whitney, 1999; [c]Gardner, Frantz, Doebbeling, 2001.

3) 화상 환자의 감염

화상 환자의 감염 예방을 위해 무균술, 손 위생, 멸균물품, 필요 시 격리 등 원칙들을 철저히 준수하고 올바른 상처 관리가 필요하다. 화상 상처는 혈류가 없는 괴사성 조직으로 이루어진 개방성 상처이므로 감염에 취약하며, 호중구의 기능과 체액성 면역과 세포성 면역 기능이 모두 떨어져서 전반적인 면역기능 저하가 초래된다.

피부장벽 손상으로 개방된 화상 상처는 미생물의 침투가 쉽고, 상재화되고 증식이 용이하여 높은 밀도의 균이 존재하게 된다. 화상 상처 감염을 일으키는 원인 미생물의 감염경로는 의료인, 의료기관의 환경, 환자 자신으로부터 초래된다. 상처 감염을 일으키는 원인 미생물의 감염경로를 차단하여 화상상처의 감염을 예방하는 것이 중요하다. 화상상처의 감염은 세 가지 위험인자로 원인균, 환자의 감수성, 전파양상에 의해 결정된다. 화상감염의 원인균은 환자자신과 관련된 내인성미생물과, 환경, 의료진으로부터 유래된 미생물로 분류된다. 내인성미생물은 그람음성균, 그람양성균 및 진균이 주를 이루며 화상경과에 따라 분포가 달라진다. 적극적인 감염관리지침을 준수하는 것이 필요하다.

❶ 화상부위의 감염은 화상 연조직염(burn wound cellulitis), 침습적인 화상감염(invasive burn wound infection), 화상농가진(burn wound impetigo)으로 나누어 볼 수 있다.

화상 연조직염은 화상 손상 후 약 1주일 동안은 손상 받은 부위에 인접해 있는 손상되지 않은 피부에 발적이 나타난다. 발적이 확산되지 않으면 비 미생물적 연조직염으로 간주하여 특별한 치료가 요구되지 않는다. 그러나 발적 양상이 밝은 붉은색을 보이며, 빠른 진행 속도를 보인다면 베타용혈연쇄상구균에 의한 연조직염을 의심하며, 빠른 항생제 치료가 요구된다.

하지만 이런 감염은 손상 받은 상처부위에 흡인 검사를 시행하여도 원인균을 밝혀내기 어렵다는 단점이 있다.

침습적 화상감염은 화상부위의 괴사조직에 미생물이 증식하게 되면서 시간이 지남에 따라 괴사조직을 넘어 가피 아래로 미생물 이동이 일어나기 때문에, 괴사조직의 효과적인 제거는 대상자의 감염을 조절하는 데 필수적이다 표 7-7. 감염 발생의 변화를 초기에 사정하는 것이 중요하며, 화상부위가 갈색, 검은색, 자색 등의 색의 변화가 보이면 감염의 가능성을 고려해야 한다. 화상부위의 가장 확실한 증거는 부분적 피부 손상이 전층 피부 괴사로 진행하는 것이다. 침습적인 감염이 확진되면 가능한 빨리 가피와 그 이하의 감염 조직을 제거하는 외과적 수술을 하며, 이와 더불어 전신 항생요법을 시행하여야 된다 표 7-8.

표 7-7 화상부위 감염의 증후들

전신적 증후
• 체온의 변화(고체온 또는 저체온), 빈맥, 빈호흡 • 혈당 조절의 어려움 • 통증 • 마비성 장폐색 • 의식 수준의 저하
국소적 증후
• 부분적 피부 손상이 전층성 피부 괴사로 진행 • 상처의 색 변화 : 부분적으로 검붉은 색, 갈색, 검은색으로의 변화 • 가피 하부조직의 출혈성 색조 변화 • 과립조직의 변성과 새로운 가피 형성 • 상처 경계 부위의 비화상 피부에 부종이나 발적 또는 자색의 색조 변화 • 피하지방의 녹색 색조 침착 • 비화상 피부의 결절성 괴사 병변 • 이유 없는 가피의 빠른 분리 • 치유되거나 치유 중인 부분적 피부 화상의 수포성 병변 • 부분적 피부 화상을 입은 얼굴 상처에 톱니 모양의 가피 형성

표 7-8 화상부위에서 미생물 상태의 조직학적 분류

죽은 조직의 미생물의 집락 형성
a. 표재 집락 형성: 미생물이 화상부위 표면에 존재 b. 미생물의 침투: 미생물이 화상가피 내부에 존재 c. 가피 하부 증식: 미생물이 가피 하부에서 증식
살아있는 조직의 미생물의 침입
a. 미세 침입: 화상부위 직하부에 살아 있는 조직에 미생물의 미세한 병소 b. 전반적인 침입: 살아 있는 피하 조직에 다발성 미생물 병소의 존재 또는 미생물의 미만성 침투 c. 미세혈관 침입: 미생물이 화상을 입지 않은 작은 혈관이나 림프관에 존재

출처: 대한감염학회(2007). 감염학. 경기: 군자출판사.

화상 농가진(burn wound impetigo)은 다발성의 작은 표층부 농양으로 이러한 감염이 잘 조절되지 못하면 이전에 성공적으로 이식된 피부에 광범위한 파괴가 일어나거나 치유된 화상부위 또는 이식 공여 부위에 궤양이 발생할 수 있다. 표피가 소실되는 양상이 관찰되면 화상 농가진을 의심할 수 있고, 배양검사 결과 황색포도상구균이 분리되면 확진할 수 있다. 대상자가 과도한 전신성 반응을 보이는 경우는 독소충격 증후군독소-I(toxic shock syndrome toxin-I)를 분비하는 균주에 의한 감염을 생각하여야 한다. 화상 농가진의 치료는 농양을 배액 시키고 하루 2회 감염 부위의 소독과 뮤피로신과 같은 국소항균제를 도포하며, 포도상구균에 의한 독소충격 증후군은 반코마이신의 정맥주사 치료가 필요하다. 화상 환자의 국소항균제제의 도포는 국소적 감염에 의해서 부분층 손상의 상처가 전층 피부 손상의 상처로 변화하는 것을 막고, 전층 피부 손상의 상처를 상당 기간 무균의 상태로 유지하는 데 효과적이다. 예를 들어 0.5%의 질산은 용액을 균의 집락이 형성되기 전에 화상부위에 제공하게 되면 상당히 효과적이긴 하지만, 가피를 투과하지는 못하기 때문에 가피 내에 균이 증식한 경우에는 효과가 감소한다. 설파디아진은(silver sulfadiazine) 또한 그람음성균에 좋은 항균력을 보이지만 가피를 투과하지 못하기 때문에 예방의 목적으로 사용된다. 초산마페나이드(mafenide acetate)는 포도상 구균에 대한 효과는 떨어지나 그람음성균에 대한 광범위 항균력을 보이고, 가피를 투과하기 때문에 집락이 형성된 상처에도 효과를 보인다.

화상상처 감염의 세 가지 위험인자

화상상처의 감염은 세 가지 위험인자로 원인균, 환자의 감수성, 전파양상에 의해 결정된다. 화상감염의 원인균은 환자자신과 관련된 내인성미생물과, 환경, 의료진으로부터 유래된 외인성 미생물로 분류된다. 감염의 원인미생물은 그람음성균, 그람양성균 및 진균이 주를 이루며 화상경과에 따라 분포가 달라진다.

원인균

화상 환자 자신의 상처에는 피부장벽 손실로 미생물 침투를 용이하게 하며, 화상부위는 단백질이 풍부한 가피로 인해 미생물 증식에 좋은 배지가 되어 많은 종류의 균들이 상재화된다. 상재균들은 환자 자신에게 감염을 일으키기도 하고 교차오염의 병소로 작용한다. 화상의 초기는 주로 화상을 입기 전에 피부에 존재하던 그람양성균이 주를 이루고, 일주일 정도 경과하면 그람음성균과 항생제 내성을 가진 균의 집락화가 진행된다. 광범위 항생제 치료가 진행되면 진균과 항생제 내성균으로 변화한다. 대표적인 그람양성균은 MRSA(methicillin-resistant staphylococcus aureus)이며, VRE(vancomycin-resistant enterococci)도 증가 추세이다. 환자의 위장관이나 환자의 소화기관도 화상상처 감염의 주요 병원소로 작용한다. 소화기관의 세균이 화상상처에 감염을 일으키는 감염경로는 화상상처가 환자의 대변에 의해 오염되는 것과 소화기관의 점막이 허혈과 재 관류로 인한 손상을 받으면서 소화기관 내의 세균이 혈류로 유입되는 기전으로 설명하고 있다. 화상부위 괴사조직이 제거 되지 않고 남아 있으면 미생물 증식이 일어나 전신적인 감염으로 진행하여 패혈증이 초래될 수 있다. 화상 환자 감염은 주로 본인의 정상균총으로 인한 경우가 많다. 그람음성균에 의한 균혈증은 화상 환자의 사망율을 높이는 원인이다. 진균은 칸디다, 아스페르길루스(aspergillus), 털곰팡이(mucor), 리조푸스(rhizopus) 등이 중증감염을 일으키는 균이다. 칸디다균은 주로 내인성이나 환기 시스템을 포함한 환경에 의해 유래되는 경우도 있다.

환자의 감수성

인체의 기본적인 방어는 물리적 방어와 면역반응이며, 방어기전에 변화가 초래되면 감염에 대한 감수성이 증가한다. 기관 내 삽관, 혈관 내 카테터, 도뇨관 등 침습적 기구는 정상방어 기전을 손상시키며, 노인과 소아는 위험이 더 크며 임상적 경과가 더 나쁘다. 기저질환으로 당뇨병 등을 가진 환자나 광범위 화상 환자에서 합병증이 증가한다.

전파 양상

병원 환경은 화상 환자와 인접한 거의 모든 환경이 세균으로 오염된다. 이 오염은 대부분 화상 환자와의 직접 또는 간접적인 접촉을 통하여 일어난다. 공기를 통한 오염도 가능한 것으로 알려져 있으며, 화상범위가 넓을수록 환경오염은 증가한다.

환자 자신의 위 장관 내 상주균이 분변을 통해 화상 상처을 오염시키며, 상처부위 미생물이 의료진의 손이나 음식을 통해 환자의 위 장관에서 배양도 가능하다. 의료진의 손은 병원 환경에서 미생물 전파에 가장 좋은 매개체이므로 손 위생은 화상 환자의 감염 관리를 위해 가장 중요하고 기본적인 예방 및 관리방법이다. 의료인 비인두강의 황색포도상구균(staphylococcus aureus)나 A군 베타-용혈사슬알균의 보균자가 화상 병동의 감염 유행의 원인 병원소로 알려져 있다. 화상상처 감염이 병원 환경미생물에 의해 일어나지 않도록 적극적인 환경관리가 필요하다.

❷ 화상상처의 감염 예방

화상상처의 감염 예방을 위해 교차오염을 예방하기 위한 방어적인 조치, 입원환경에서의 감염원의 제거, 감염가능성이 있는 괴사조직에 대한 조기절제술, 항균물질의 국소도포, 감염의 위험이 있는 외과적 시술 시 예방적 항생제 투여 등을 통하여 효과적으로 이루어질 수 있다. 감염 예방을 위해 환자와 접촉 전에 가운이나 비닐 앞치마를 착용하고 장갑을 착용한다. 환자와 접촉 후에는 가운을 벗고 장갑을 벗고 손을 씻는다. 교차오염을 예방하기 위해 환자가 1인실 치료를 받는 것이 가장 효과적인 것으로 알려져 있다. 환경과 관련된 교차오염의 예방을 위해 환경의 오염수준을 최저로 유지하는 것이 필요하고 환자의 주변 환경을 자주 청소하고 소독한다. 환자를 1인실에 격리하면 교차오염을 낮출 수 있다.

격리

모든 화상 환자는 표준주의 준수가 필요하다. 화상 환자는 일반 환자와 달리 모든 환자가 개방상처를 가지고 있다. 이로 인한 환경오염의 증가, 교차오염에 의한 방어적 조치가 중요하다. 화상 환자는 장벽 예방법과 격리가 중요시되고 있다. 화상부위가 작고 폐쇄 드레싱 상태라도 모든 화상 환자는 표준주의를 적용한다. 25% 이상 중화상 환자는 다른 환자로부터 교차 감염에 특히 주의를 요한다. 항생제 내성균(VRE, MRSA, 다약제내성 그람음성균) 정착 환자는 표준주의와 접촉주의 지침을 함께 적용해야 한다. 화상 환자에게 사용한 의료기구의 멸균, 소독 지침은 일반적인 의료기구 지침과는 달리 높은 수준의 소독을 고려해야 한다.

조기 화상상처 절제술

조기 화상상처 절제술의 목적은 패혈증이나 감염을 일으키기 쉬운 죽은 조직을 제거하고 화상 상처을 일시적 또는 영구적으로 닫아서 감염을 예방하는 데 있다. 또한 상처의 염증기간을 줄여서 상흔을 최소화하여 기능과 외관의 문제점을 최소화하게 된다. 매일 상처을 치료하고 물에 잠기는 수치료법(hydrotherapy)을 통하여 괴사된 가피의 표면의 죽은 조직을 제거하며 이후에 화상상처에 육아조직이 만들어지면 피부이식을 시행한다. 현재는 조기에 외과적 절제술을 실시하고 이식하는 것이 안전하고 효과적인 치료 방법으로 바뀌어 기본적인 치료법으로 적용하고 있다.

항균제의 사용

■ 국소 항생제 치료

국소 도포 항균물질의 사용은 개방상처 표면에 세균의 상재화를 지연시키고 상재화균의 수를 감소시켜 화상상처의 감염의 위험을 감소시킨다. 국소 도포 항균물질로 사용되는 약제는 질산은, 초산마페나이드, 설파디아진은, 소결정성 은 드레싱(nanocrystalline silver dressing) 제제 등이 있다. 국소 항생제 선택은 각 기관 화상센터의 의료관련감염감시와 미생물학적 모니터링 결과를 토대로 화상상처의 특성과 약동학적 속성을 고려하여 결정한다.

■ 예방적 항생제의 제한적 사용

화상 환자에게 시행하는 예방적 전신 항생제 치료가 감염예방에 효과가 있는지는 찬반논란이 있다. 화상 환자에 대한 전신적 항생제 치료는 단기간에 걸쳐 미생물 검사 결과를 근거로 이루어지는 것이 원칙이다. 예방적인 전신적인 항균제의 투여는 국소도포제와 외과적 절제술만을 하는 것에 비해 화상상처 감염을 감소시키지 못하는 것으로 보고되고 있다. 예방적인 항생제의 투여는 반드시 필요한 경우에 단기간 사용되어야 한다. 예방적인 항생제는 특히 광범위한 화상을 입은 환자의 상처절제술이나 장시간의 상처 조작 등과 같은 이차적인 세균혈증을 일으키는 외과적 시술 시에 선택적으로 시술 전, 시술 중, 시술 후 한 번이나 두 번 정도로 짧은 기간 동안에만 사용하는 것이 적절하다.

■ 선택적인 장내오염원 제거 치료

선택적인 장내오염원 제거 치료는 숙주의 집락내성을 파괴할 수 있으므로 일상적인 치료로 권장하지 않는다. 특히 최근에는 조기 절제술의 시행으로 거의 필요성이 없어졌다. 병원 미생물 오염 가능성이 있는 음식물 섭취를 감소시키는 것이 필요하며, 익히지 않은 과일이나 채소는 자주 그람음성간균에 의해 오염이 되므로 식단에서 제외해야 한다.

❸ 혈행성 감염예방

혈행성 감염은 카테터 관련 감염을 포함하여 화상 환자에서 중요하다. 화상 환자는 넓은 체표면에 미생물균 집락을 형성하고 있으며, 화상상처부위에 집락해 있던 균이 카테터를 통해 감염을 일으키거나 화상상처 감염 후 이차적 감염으로 혈행성 감염이 발생하기 때문이다. 혈행성 감염예방을 위해 화상상처 및 각종 카테터 관리에 세심한 주의가 필요하다. 혈관 카테터는 오염의 최소화를 위해 가능한 화상상처에서 먼 부위나 반대편에 삽입한다. 국내

대학병원 화상센터에 심부 2도 이상의 화상 진단을 받고 입원한 화상 환자 대상으로 교환 시기 준수, 간호사를 위한 표준화된 정맥주사 관리교육을 통한 표준화 노력 후 정맥염 척도를 이용하여 조사한 결과 화상 환자의 말초 정맥관에서 발생하는 정맥염 발생율은 34%로 보고하고 있다. CDC 가이드라인(2011)에서는 말초 정맥관을 72~96시간마다 교환 할 필요가 없다고 하였으나 화상 환자에서 말초정맥관 교환주기 96시간 연장은 환자상처로 인한 미생물 집락이 많고, 교차오염의 빈도가 높은 감염의 위험성이 큰 열린 상처을 가진 화상 환자에게 적용은 신중을 기할 필요가 있다. 일반 환자보다 더 자주 세심한 관찰과 관리가 필요함을 알 수 있다.

4) 당뇨 환자의 감염

당뇨 환자의 감염은 일반인보다 그 빈도가 현저하게 높다. 상처 감염에서 연부조직 감염 및 골수염을 예로 들 수 있다. 이러한 감염에 영향을 주는 요인을 살펴보면 당뇨 환자의 면역 기능 변화, 당뇨합병증으로 말미암은 조직 관류의 감소, 대사이상을 들 수 있다.

당뇨병은 정상인보다 호중구의 부착능, 식작용, 화학주성(chemotaxis), 세포 내 살균력 등이 저하되어 있는데, 이러한 호중구의 기능 저하는 고혈당의 정도 및 기간과 밀접한 관계가 있다. 하지만 일부 호중구의 기능들은 혈당조절을 통해 개선될 수 있다고 알려져 있다. 당뇨 환자는 유병기간이 길어질수록 혈관의 죽상경화증과 미세 혈관병증의 발생이 증가하므로 조직으로의 혈액 공급이 감소하게 된다. 따라서 조직으로의 적절한 영양 및 산소 공급이 효과적으로 이루어지지 못하기 때문에 면역 반응과 피부 손상 시 회복 능력이 저하되고, 혈관기능의 변화와 모세혈관 투과성이 변화됨으로써 감염에 대한 감수성이 증가하게 된다. 당뇨 환자의 대사 이상은 일부 병원체에 대한 감수성을 증가시킨다고 보고되고 있다. 예를 들면 고혈당 상태에서는 호중구의 식작용이 감소하여 감염의 위험을 높인다고 여겨지는데 특히 수술 후 폐렴, 상처 감염, 패혈증과 같은 감염증이 고혈당과 밀접한 관련을 가지는 것으로 연구에서 보고되고 있다. 이는 수술을 통해 숙주의 방어기전이 손상된 상태에서 고혈당의 효과가 상승적으로 나타나기 때문에 고혈당 자체가 감염 발생의 위험요인이 되지만, 효과적인 혈당조절이 이루어지면 이러한 감염발생률은 감소하는 것으로 증명되고 있다. 그렇다면, 당뇨 환자의 감염 중 피부 연부조직 및 골 감염증으로 족부감염과 괴사성 근막염에 대해 살펴보도록 하겠다.

❶ 족부감염

당뇨병성 족부 병변은 당뇨 환자의 입원에 주된 원인이 된다. 당뇨병성 신경병증과 혈관 질환으로 말미암은 허혈성 변화가 있는 상태에서 외상을 받으면 족부 궤양을 일으키게 된다. 이 부위에 이차적으로 감염이 일어나면 병변의 악화로 말미암아 절단의 위험률이 높아질 뿐만 아니라 골수염이 초래되고, 전신 감염에 의한 사망을 일으키기도 한다. 하지만 이러한 환자가 감염을 동반하였다 할지라도 발열이나 오한 등의 임상소견이 나타나지 않는 경우가 많아서 진단과 치료에 어려움이 따른다. 당뇨병성 족부 감염에 가장 흔한 원인균은 포도상구균속(staphylococcus)과 연쇄상구균속(streptococcus)이며 약 50% 환자에서 그람음성균과 혐기성균의 혼합감염을 보인다. 상처 표면이나 삼출물의 배양검사는 실제 원인균보다 더 많은 종류의 균이 자라고 혐기성 병원균은 배양률이 낮다는 점을 염두에 둬서, 원인균을 찾기 위한 배양검사는 심부 조직이나 뼈에서 조직검사를 시행하여 검체를 얻는 것이 바람직하다. 항생제는 암피실린/설박탐(ampicillin/sulbactam) 같이 혐기성 세균을 포함할 수 있는 광범위 항균제가 권장되며 조직의 괴사나 괴저가 동반되어 있다면 즉시 괴사조직의 제거와 배농을 시행하여야 한다. 하지만 항생제에 반응하지 않는 감염증이나 괴저 등이 동반된 경우에는 절단술 적응이 된다.

골수염의 동반 여부를 판단하는 것이 매우 중요하기 때문에, 궤양 부위를 검사하여 골조직이 촉진되거나(probe-to-bone test) 단순 X-ray 촬영에서 골 용해 소견이 보이는 경우, 3상골 스캔 검사상 지연 영상에서 동위원소의 섭취가 지속되면 골수염이 있을 가능성이 큼을 시사한다. 자기공명영상은 골수염의 진단에서 민감도와 특이도가 매우 높은 검사로 주위 연부조직의 침범 정도를 판단할 수 있는 장점이 있다. 골수염이 진단되면 괴사된 부분을 적절하게 절제하고 배양 검사 결과에 따라 적절한 항생제를 6주 이상 사용하여야 한다. 또한 재발 방지를 위해 발 관리에 대한 교육을 하여야 하고, 하지 혈류장애가 동반되었는지에 대한 평가를 통해 이를 교정하여야 한다.

❷ 괴사성 근막염

괴사성 근막염(necrotizing fasciitis)은 연부조직의 감염증 중에 가장 심각한 감염에 속하며, 근막을 따라 퍼지는 연부조직 감염으로 정의된다. 하지, 회음부, 또는 복벽을 침범하는 경우가 흔하며 혈행성으로 병원균들이 근막 부위를 침범하는 경우도 있고, 피부에서 시작된 감염증이 심부 조직으로 진행하는 경우도 있다. 초기에는 피부 병변은 없으면서 침범 부위의 통증만을 호소할 수 있으며, 압통, 종창, 발열 등의 증상이 생긴다. 근막부를 통과하면서 혈관에 감염이 진행되면서 혈전 등이 생기면 피부의 색 변화, 수포, 괴저, 감각 저하 등의 소견이 동반된다. 25%에서 단순 x-ray를 통해 가스 음영이 보이고 50% 정도에서 연부조직 마찰음(crepitance)을 촉진할 수 있다. 성기 주위와 음낭, 회음부를 침범하는 괴사성 근막염을 푸르니에(fournier's) 괴사라고 부르는데, 90% 정도가 혼합감염으로 대장균(e-coli), 클렙시엘라(klebsiella), 프로테우스(proteus), 엔테로박터(enterobacter) 등과 같은 호기성 그람음성균과 박테로이데스(bacteroides), 혐기성 연쇄상구균(anaerobic streptococci)과 같은 혐기성 세균들이 원인균이다.

당뇨 환자에서 발생하는 괴사성 근막염은 치사율이 매우 높은 질환으로 적절한 치료를 하지 않는 경우 대부분 사망하게 된다. 치료는 조기에 광범위한 외과적 괴사조직제거술을 시행하고 광범위 항생제를 사용하는 것이다.

3. 진단검사

1) 전혈구검사

전혈구 검사(complete blood count, CBC)는 감염을 진단하는 데 있어서 중요한 역할을 한다. 전혈구 검사는 빠르고 비침습적인 검사로서 감염이 의심될 때 시행하는데, 만약 감염이 되었다면 백혈구 수가 증가하고 있음을 확인할 수 있다. 감별검사(differential) 결과를 살펴보면 말초순환에서 정상적으로 전체 백혈구량에 3~5%를 차지하는 미성숙 백혈구와 호중구가 증가하고 있음을 알 수 있다. 이러한 현상은 조직에 침입한 미생물에 맞서 대항하기 위한 일종의 신체 방어기전으로 나타나는 현상이다.

2) 균배양검사

세균에 의해 생산되는 독성에는 외독소(exotoxin)와 내독소(endotoxin)가 있다. 많은 그람양성 및 그람음성 세균이 병원성인자로 외독소를 생산한다. 그람양성균과 그람음성균은 숙주조직(host tissue)에 심각하게 손상을 일으키는 외독소를 모두를 분비하는 특성이 있는 데 반하여, 그람음성균은 상처의 표면에 잘 유착하긴 하지만, 조직을 파괴하는 해로운 내독소를 덜 분비한다. 이러한 세균에 의해 생성된 독소(toxin)에 의한 반응으로는 식중독(food poisoning)이 있으며, 고열과 발진, 표피박리(desquamation)및 다장기부전을 보이는 독성쇼크 증후군(toxic shock syndrome,

TSS)이 있다. 소아는 항체가 없어서 생기지만 항체가 있는 성인에서는 면역억제나 신부전 등의 기저질환이 있는 상태에서 발생할 수 있다. 독성표피괴사(toxic epidermal necrolysis, TEN)나 천포창(pemphigus), 수포성농가진을 일으키는 포도상구균성열상양피부증후군(staphyloco-ccal scalded skin syndrome, SSSS)이 대표적이다.

또한 세균은 자라는 환경 조건에 따라 호기성균과 혐기성균으로 나누어 설명할 수 있는데 호기성균은 산소가 충분히 주어진 조건(oxygen-rich)에서 생존이 가능하지만, 혐기성균은 이와는 반대로 산소가 제공되지 않는 환경 조건(oxygen-free)에서 생존이 가능하다. 감염은 세균의 증식, 침윤, 조직 손상으로 인한 숙주의 반응으로 나타난다. 예를 들면, 농양과 같은 화농성 감염을 유발하는 황색포도상구균은 구형의(spherical-shaped) 그람양성균이며, 인체 보균율은 15~40% 정도이다. 가장 중요한 보균 부위는 전비강의 점막이며, 겨드랑이, 질, 위장관에도 분포하는데, 특히 피부 점막의 집락 형성이 감염의 중요한 위험인자로 작용하게 된다. 표피 포도상구균은 피부와 점막에서 가장 많은 상재균이므로 면역억제 환자의 카테터 감염에서 중요하다. 하지만 호기성균일지라도 선택적으로 필요하다면 산소가 결핍된 환경에서도 살아남을 수 있는 기능을 가지고 있는데 이러한 균을 가리켜 통성 혐기성균(facultative anaerobe)이라고 부르며, 이는 호기성으로도 혐기성으로도 증식할 수 있음을 의미한다.

혐기성 세균에 의한 감염은 해부학적 구조 즉 피부나 점막이 손상되면서 그 부위에 있던 상재균들이 들어가면서 발생하게 된다. 혐기성균은 자라기 위한 환경이 조성되어야 하기 때문에 허혈성조직(tissue ischemia), 외상(trauma), 수술(surgery), 장파열(perforated viscus), 쇼크(shock), 흡인(aspiration) 등이 혐기형 세균 감염의 위험인자가 된다.

이처럼 모든 종류의 세균 중에서도, 상처의 감염과 관련된 혐기성균 감염을 살펴보면, 황색포도상구균(staphylococcus aureus), 녹농균(pseudomonas aeruginosa), 베타용혈성 연쇄상구균(β-hemolytic streptococcus)으로 이러한 혐기성균이 상처에 존재하는 경우는 감염으로 진단할 수 있다).

또한 정상적인 피부나 개방상처는 곰팡이 균에 의해서도 감염될 수도 있는데, 피부와 손발톱에 가장 흔하게 감염을 일으키는 곰팡이균은 백선과 칸디다균을 들 수 있다. 다른 미생물과 마찬가지로 곰팡이균 또한 피부 표면에 정상 상재균으로 존재한다. 광범위 화상을 입은 환자의 상처 감염을 치료하기 위해 장기간 동안 항생제를 투여하는 경우에는 상처부위나 개방상처 주위에 곰팡이균의 과도한 성장을 유발할 수 있다. 이밖에 곰팡이균 감염을 증가시키는 위험요인으로는 후천성면역결핍증(AIDS)과 같은 면역기능장애가 있거나, 습기가 많고, 피부가 접히는 부위(occluded area of skin)를 들 수 있다.

따라서 이처럼 다양한 세균에 의해 야기되는 상처 감염을 진단하기 위해 시행되는 상처배양 검사로서 상처조직검사(tissue biopsy), 흡인검사(needle aspiration), 도말검사(swab culture)에 대해 살펴보기로 한다.

❶ 상처 조직검사

조직 생검은 검사를 위한 조직을 채취하기 위해 기구를 이용하여 상처의 일부 조직을 얻어 시행하게 된다(예: scalpel, punch biopsy). 조직을 얻기 전에 항균 성분이 없는 멸균액(sterile solution)으로 상처부위를 세척하고, 국소마취(topical or local anesthetic)를 시행한 다음에 조직을 채취하게 한다. 조직 생검은 상처 배양검사에 있어서 가장 표준이 되는 검사방법(gold standard)으로 받아들여지고 있다. 하지만 검사 시행 후에 출혈 소인이 있을 수 있기 때문에 주의해야 하며, 조직 채취 후 상처의 파열로 인하여 치유가 지연될 수 있고, 생존 조직(living tissue)을 포함하여 채취하기 때문에 통증을 유발할 수 있다는 단점이 있다.

❷ 흡인검사

흡인검사는 바늘을 조직 안으로 삽입 후 미생물을 포함하는 조직액을 흡인하여 시행하게 된다. 검사가 요구되는 상처부위의 건강한 피부에 포비돈-요오드(povidoneiodine)와 같은 물질로 소독한 후 10cc 주사기에 0.5cc의 공기를 넣은 다음, 22 gauge 바늘을 이용하여 시행한다. 바늘을 삽입한 후 상처부위에 도달하면 여러 방향으로 이동하면서 음압을 이용하여 채취하도록 한다. 검사 결과는 채취된 검체당(per volume of fluid) CFU(colony-forming units)로 해석된다. 이 같은 검사는 충분한 양의 검체가 채취되어야만 검사할 수 있으며, 삽입한 바늘로 말미암아 형성된 통로를 따라 감염이나 조직 손상 및 누공 형성 가능성 등의 문제가 있기 때문에 드물게 시행된다. 하지만, 농양(abscess)을 보이는 상처의 감염 여부를 진단하는 데 초기 검사로 시행된다.

❸ 상처 도말배양검사

현재까지 만성상처에 존재하는 미생물의 수와 종류가 의미하는 내용에 대해서는 논쟁의 여지가 있는 게 사실이지만, 상처의 균 배양 검사는 감염의 징후가 보이거나 청결 상처임에도 불구하고 2주 안에 상처 치유에 어떠한 진행도 보이지 않을 때 감염 여부를 진단하기 위해 필요하다. 균 배양 검사는 상처에 존재하는 미생물의 수와 감염의 원인이 되는 미생물을 확인하여 이를 제거할 항생제를 선택하기 위한 목적으로 유용하게 시행된다. 이러한 균 배양 검사를 위한 임상 지표는 표 7-9 와 같다. 균 배양 검사는 검체를 통하여 호기성과 혐기성 미생물 존재 여부를 진단하기 위해 시행될 뿐 아니라, 감염을 확인하기 위한 빠른 진단학적 방법으로 알려져 있는 그람 염색(gram stain)을 위해 시행될 수 있다. 우선 그람 염색을 위해 조직 배양액을 슬라이드 위에 위치시킨 다음, 다양한 염색액을 이용하여 염색한 후 현미경을 이용하여 그람양성균인지 음성균인지를 분류하게 된다.

상처 도말배양(swab culture)을 위한 검사 시행 시, 상처에서 105 이하의 미생물 수가 존재할 때는 그람 염색 검사상 세균검출이 없고, 배양검사상 음성의 결과가 나타나게 된다. 그람염색 검사는 20분 정도가 소요되며, 예비검사(preliminary culture) 결과는 24시간 이내에 보고가 가능하며, 최종 검사 결과와 민감도는 48시간 이내에 알아볼 수 있다.

상처 도말배양은 검사를 채취하는 의료진에 따라 같은 방법으로 시행되지 않기 때문에 검사 결과의 신뢰도가 떨어지는 경우가 있어 어떻게 배양 검체를 채취하는지에 대해서는 현재까지도 의견 차이를 보이고 있다. 일부에서는 상처를 세척하기 전에 상처에서 배액 되는 삼출물을 채취하여 검사를 시행해야 한다고 권하는 반면에, 일부에서는 상처 세척을 완벽하게 시행한 다음에 'Z' 기법을 이용하여 상처의 끝에서 끝으로 이동하면서 검체를 채취하여야 한다고 권유하고 있다 그림 7-9 . 상처도말배양검사는 먼저 항균 성분이 없는 용액으로 상처를 세척한 다음 살균된 면봉으로 만들어진 채취봉(cotton-tipped applicator stick)을 이용하여 5초 동안 개방상처에서 $1cm^2$ 안에서 회전시키면서 검체를 채취하도록 권유하고 있다. 검체 채취 시에는 살균된 면봉 끝에 조직액(tissue fluid)이 흡수될 정도의 압력을 가하여 검체를 채취한 후 살균된 배지에 옮겨야 한다. 하지만, 상처는 감염이 되어 있음에도 불구하고 감염의 원인이 되는 세균이 검사 결과에서 동정 되지 않는 위음성(false-negative) 소견을 나타내는 경우가 있어

표 7-9 균배양검사를 위한 임상 지표

- **감염의 국소적 징후 (local signs of infection)**
  화농(pus), 냄새의 변화
  삼출물 양상의 변화(change in odor or character of exudates)
  발적(redness), 경결(induration),
  상처 냄새의 변화(change in wound odor)
- **감염의 전신적 징후 (systemic sings of infections)**
  열(fever), 백혈구증가증(leukocytosis)
  급작스럽게 상승되는 혈당(suddenly elevated glucose)
  신경인성 하지의 통증(pain in neuropathic extremity)
  적절한 치료에도 불구하고 2주 후에도 치유가 결여된 청결 상처(clean wound)

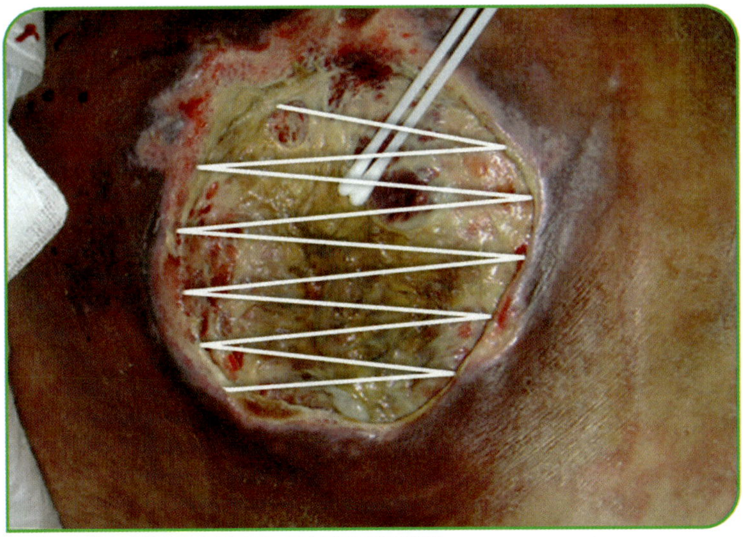

그림 7-9 'Z' 기법을 이용한 상처 도말 검체 채취 방법

상처도말배양검사는 반드시 청결하고, 건강하게 보이는 조직(healthy-appearing tissue)에서 채취되어야 한다. 따라서 정확한 진단을 위해서는 괴사조직(necrotic materials)이나, 건조가피(eschar), 부육조직(slough), 농(pus)에서 채취하지 않고 건강한 조직에서 채취하여 배양하는 것이 정확한 감염을 진단하기 위해 필요한 미생물의 수나 종류를 확인하는 데 더 효과적이다.

일부에서는 이와 같은 상처 도말검사 방법의 문제점으로 감염된 조직을 진단하기보다는 오히려 상처 표면상에서 존재하는 미생물만을 확인한다는 단점이 있음을 지적하고 있다. 하지만 여러 가지 진단 방법 중에서 상처 도말 기법은 감염을 진단하는 데 가장 빈번하게 사용되는 검사

표 7-10 상처 배양검사를 위한 주의사항

- 항생제 투여 전에 배양검사를 시행해야 한다.
- 항생제 투여 후에는 세균이 분리되지 않을 가능성이 커지지만, 세균 배양을 포기할 필요는 없다.
- 감염에 의한 삼출물을 채취할 때는 정상 상재균에 의한 오염을 최소화해야 한다.
- 청결한 조직(clean tissue)에서 검체를 채취하여야 한다.
- 살균기법(sterile technique)을 이용하여 검체를 채취하여야 한다.
- 채취된 검체를 배지에 옮길 때는 오염시키지 말아야 한다.
- 혐기성 배양을 위한 검체는 혐기성 상태를 유지하여 이동하도록 하고, 냉장 보관이 안 되기 때문에 즉시 검사를 보내는 것이 효과적이다.
- 병원균 대부분은 온도 변화에 큰 영향을 받지 않지만, 건조한 환경에서는 생존이 어렵다. 하지만, 연쇄상구균(streptococci)은 채취한 검체가 건조되어도 살아남는다.
- 개방상처는 가피를 제거하고 소독한 후 기저부 조직을 채취하여 보낸다.
- 개방상처에서 면봉 도말한 검체는 배양에 좋은 검체는 아니지만, 더욱 정확한 검사를 위해 도말 검체는 마르지 않도록 운송 배지에 넣어서 보내도록 한다.

방법으로, 미국의 상처장루실금간호사회(WOCN Society)에서 분석한 자료에 따르면, 임상에서 수행하는 욕창관리에서 상처 도말검사는 조직검사를 대신하는 검사방법으로서 추천되고 있다.

IV. 감염된 상처의 관리

상처는 감염이 사라지지 않는 한 치유되지 않는다. 감염이 된 상처의 치료 목적은 우선 건강한 조직에 손상을 주지 않으면서, 감염된 부위의 미생물의 수를 줄임으로써 상처에 가해지는 손상을 최소화하는 것이다. 감염된 상처에서 국소적치료(local treatment)로는 상처의 세척, 괴사조직 제거(debridement), 적절한 국소요법(topical therapy) 적용을 들 수 있으며, 전신적 치료로는 항균요법(antibiotics) 적용, 조직의 관류 유지를 통한 적절한 산소공급과 영양 공급을 들 수 있다.

1. 상처 감염의 국소요법

1) 상처세척

만성상처 관리에서 국소적 치료는 욕창 등의 상처 관리 부분 영역에서 가장 폭넓게 수행되고 있으며, 이 중 상처 세척은 드레싱 교환 시마다 시행할 것을 권유하고 있다. 모든 상처에서 세척은 4~15psi(pounds per square inch)(8~30mmHg)의 압력으로 시행되어야 한다. 세균 성장과 상처 치유를 지연시키는 괴사물을 제거하는 데 효과적이기 때문이다. 멸균증류수나 생리식염수를 이용하여 상처를 세척할 시에는 상처부위의 감염을 치료하기보다는 살아 있는 조직에 해를 주지 않으면서 상처 표면의 오염상태를 개선하기 때문에 가장 효과적이라고 할 수 있다. 상처세척액으로는 비독성(nontoxic)이면서 상품화되어 생산되는 제품을 사용할 수 있는데, 계면활성제(surfactants)가 포함된 제품을 사용할 경우에는 세척 효과를 강조할 수 있다는 장점이 있다. 상처세척액은 상처의 정확한 사정 후 상처의 특성에 맞게 안전성과 효율성을 고려하여 선택해야 한다. 등장성 생리식염수는 비용 면에서도 경제적이며 생리적으로 독성이 없어 일반적으로 선호된다. 방부제를 포함하지 않은 생리식염수를 이용하여야 하며, 개봉한 후 24~48시간 이내에 사용하여야 한다.

청결상처(clean wound)를 세척할 때에는 경한 상태의 상처오염을 관리하기 위한 목적이기 때문에 섬유아세포에 독성을 보이는 포비돈-요오드(povidone-iodine)나 아세트산액(acetic acid), 과산화수소(hyrogen Peroxide), 다킨액(dakin fluid; sodium hypochlorite) 등의 용액과 같은 항균액(antimicrobial solutions)과 피부세정액(skin cleanser)의 사용은 금해야 한다. 전통적으로 이러한 항균제제(antimicrobial agent)의 사용은 건강한 조직에 손상을 주기 때문에, 건강한 조직이 증식 중인 상처에는 사용하지 말아야 한다.

감염된 상처를 세척할 때에는 항균성분이 포함된 용액을 지속적으로 사용하지 말아야 하며, 피부세정제 사용을 금하고 생리식염수를 사용하여야 한다. 또한 항균액으로 상처를 세척한 후에 생리식염수로 닦아 내면 상처에서의 세포 독성을 줄일 수 있는 효과가 있지만, 이같은 항균액의 사용은 상처가 청결해지거나 괴사물이 제거되었을 경우 사용한 지 10~14일이 지난 후에는 사용을 제한하여야 한다.

상처를 효과적으로 세척하기 위해서는 괴사된 조직의 존재나 오염된 상태의 정도에 따라 손상된 조직이 치유되는 데 필요한 압력으로 세척을 시행하여야 한다. 4psi(8mmHg) 정도의 낮은 압력은 상처 기저부에 세척액을 부어서 씻어 내리는 정도의 압력을 의미하며, 15psi(30mmHg) 정도는 높은 압력으로 간주하는데, 35mL 용량에 19guage 바늘을 연결한 주사기를 이용하여 상처를 씻는 정도를 의미한다. 이와 같은 압력은 상처 표면으로부터 괴사 조직과 미생물을 제거하는 데 효과적이다.

표 7-11 심부 상처조직 세척방법

- 조직침식(undermining)이나 터널(tunneling)이 형성된 상처는 주사기와 카테터를 이용하여 세척하도록 하여 조직 손상을 최소화하고, 피부 표면 아래의 조직을 포함해 효과적으로 시행하여야 한다.
- 많은 양의 세척액을 사용하여 시행하도록 하고, 터널 상방의 조직을 부드럽게 문지르면서 상처의 터널 안에 축적되어 있는 삼출물을 배출해내도록 한다.
- 상처 세척을 시행한 용액이 깨끗해질 때까지 2~3번 반복하도록 한다.
- 상처 세척 후, 조직이 잠식된 공간은 보통 거즈나 알지네이트 제품(alginate rope products), 하이드로파이버(hydrofiber dressing) 제품을 이용하여 느슨하게 채워 상처 터널로부터 감염을 예방하도록 한다.

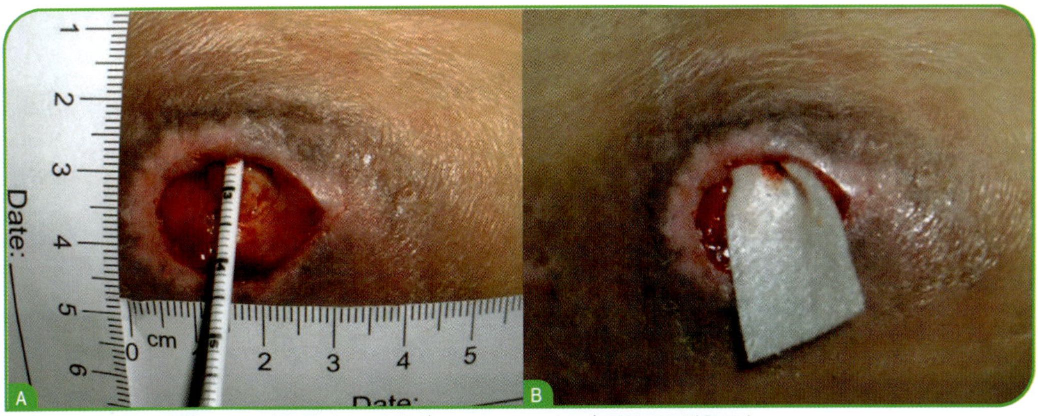

그림 7-10 상처의 터널(tunneling)을 하이드로파이버(hydrofiber dressing) 제품으로 채운 모습

표 7-12 소독제(antiseptic agents)의 종류 및 작용

종류	특성
Acetic acid (0.25% ~ 0.5%)	효능/효과 그람양성균 및 음성균, 녹농균(pseudomonas aeruginosa)에 효과적이다. 2주간 유효하다. 부작용 섬유아세포에 독성을 유발할 수 있다. 비세포독성 수준에 희석 시 살균력(baceriostatic)이 지속되지 않는다. 정상피부에 자극성을 나타내고, 상처에 통증을 유발시킨다. 상처에 광범위하게 사용 시 산증을 유발할 수 있다. 사용/주의사항 녹농균 감염(pseudomonas infections) 사용 시작 2주 뒤에도 감염이 지속될 시에는 사용을 위한 재사정이 요구된다.
Chloramine-T	효능/효과 녹농균(pseudomonas aeruginosa) 황색포도상구균(staphylococcus aureus) 대장구균(e-coli) 부작용 상처 치유 과정의 염증기 지연 콜라겐 합성 지연
Chlorhexidine gluconate - Hibitan	효능/효과 광범위 항균효과를 보이나, 피부에 존재하는 그람양성균에 높은 소독력을 나타낸다. 결핵균에는 효력이 없으며, 바이러스와 아포에 대해서도 살균력이 없다. 양전하를 띤 클로르헥시딘 글루코네이트가 음전하를 띤 세포막에 결합하여 살균 효과를 나타낸다. 저농도에서는 세포막 삼투압 평형에 변화를 주어 정균 작용을 나타내며, 고농도에서는 세포질 내 함유물을 침적시켜 살균 작용을 일으킨다. 피부 자극이 적다. 부작용 염증반응 증가 상처의 상피화 지연 자극 및 민감도 증가 포비돈-요오드(povidone-iodine)와 병용 시 불활성화 이독성: 귀에는 사용 금지 사용/주의사항 외과적 손씻기(surgical scrub)에 사용한다. 의료진의 손 세척액으로 사용한다. 수술 전 피부 준비(perisurgical skin preparation)와 손씨기(hand scrub)에 사용한다.
Sodium Hypochlorite - Darkin's solution	효능/효과 광범위 항균, 항곰팡이, 항바이러스(bactericidal, fungicidal, virucidal) 효과가 크고, 탈취 및 표백 효과가 있다. 감염된 만성상처에 효과적이다. 부작용 섬유아세포에 독성을 유발한다. 호중구 이동을 감소시킨다. 혈관생성과 상피화를 지연시킨다. 미세순환 장애로 조직 내 부종을 유발하기도 한다. 응전(clot)을 녹이고, 출혈을 유발한다. 광범위 상처부위에 사용 시 산증을 유발할 수 있다.

-계속

표 7-12 소독제(antiseptic agents)의 종류 및 작용

종류	특성
Sodium Hypochlorite - Darkin's solution	**사용/주의사항** 생리식염수에 희석하여 사용하여야 한다. (희석액은 세포독성을 나타내지 않고 정균작용을 나타낸다.)
Hydrogen peroxide(3.0%) -과산화수소수 리오가아제 리비솔 액	**효능/효과** 그람양성균과 음성균에 효과를 내고, 소독 시 산소발생으로 인하여 혐기성균에 살균력이 좋다. 살균력, 침투성, 지속성은 약하다. 낮은 온도에서 빠른 시간에 작용한다. **부작용** 섬유아세포에 독성이 있다. 공기 색전을 유발할 수 있다. 피부를 건조시키고, 육아조직에 궤양을 일으킬 수 있어 청결상처에서의 사용은 금한다. 새로운 상피세포 손상, 응전(clot)의 용해나 출혈을 유발한다. 미세순환(microcirculation) 장애를 유발하기도 한다. **사용/주의사항** 용액보관 시 직사광선을 피해야 한다. 사용 후 생리식염수를 이용하여 세척하여야 한다. 오염 및 괴사조직의 제거를 돕는다.
Povidone-iodine - Betadine Potadine	**효능/효과** 그람양성균과 음성균, 곰팡이균, 아포, 바이러스에 효과적이다. 손상받지 않은 상처, 깨끗한 상처에 사용할 때 광범위 소독효과를 나타낸다. 미생물의 세포벽을 빠르게 투과하여 단백질과 핵산의 구조와 합성력을 저해시킴으로써 살균력을 나타낸다. 아이오도퍼(iodophor)는 요오드에 액화시키는 물질을 첨가하여 수용상태에서 유리 요오드가 방출되게 함으로써 살균력을 발휘한다. 유리된 요오드는 미생물과의 직접 결합 또는 사화에 의하여 살균작용을 나타낸다. 포비돈-요오드는 요오드와 계면활성제의 부분결합물로서 수용성 요오드 합성제제이다. **부작용** 피부 자극, 민감성을 보인다. 광범위한 부위에 장기 사용 시 전신독성을 유발할 수 있다. 상피화를 지연시킨다. 상처의 신장력(tensile strength)을 79%까지 감소시킨다. 임부나 수유부에게 장기간 사용하지 않도록 하며, 요오드 과민증 환자, 갑상선 기능이상 환자, 신부전 환자 및 신생아에게 사용하지 않도록 한다. **사용/주의사항** 7.5% 용액은 정상 피부에 외과적 전처치로 이용된다. 1.0% 용액은 급성상처의 치료에 단기간 사용할 때 적절하며, 침습적인 시술을 하기 전의 피부 준비에 사용된다.
Alcohol - Iopropranol	**효능/효과** 살균력이 강하여 그람양성균과 음성균에 효과적이나 포자에는 효과가 없다. 병원균의 단백질을 침전시켜 살균효과를 나타낸다. **사용/주의사항** 개방상처에 사용을 금한다. 피부를 건조시키고, 자극을 유발한다.

2) 괴사조직제거술

괴사조직과 상처에 존재하는 이물질(foreign material)은 상처 감염의 위험을 증가시킨다. 괴사조직제거술(debridement)은 괴사조직은 물론 이물질을 제거함으로써 상처 치유 진행을 촉진 및 향상시키고, 감염을 효과적으로 관리하기 위한 국소치료요법 중에서 가장 중요한 역할을 한다 그림 7-11 . 괴사조직의 제거는 상처 감염을 예방할 뿐만 아니라 이미 감염된 상처를 해결하는 데 매우 중요하다. 상처 표면의 규칙적인 괴사조직과 삼출물의 제거는 상처에 존재하는 세균의 생물학적 부담을 감소시키고, 다루기 어려운 만성상처의 감염상태를 회복 단계로 접어들 수 있도록 급성상처로 전환해주고, 국소항균제제와 항생요법의 효과를 증가시킨다.

과거 국소항균제제가 개발되어 사용되기 전에는 이러한 괴사조직 제거 및 절단이 상처 감염을 중재하는 유일한 방법이었다. 하지만 최근에는 자가분해를 돕는 드레싱을 이용하여 상처의 표면을 습윤하게 유지하여 괴사조직을 제거하는 데 도움을 주는 방법을 이용한다.

건조한 상처 기저부에 수분을 공급할 수 있도록 건조가피 조직에 십자모양의 해치(cross hatching)를 넣은 후 하이드로겔을 사용할 수 있으며 상처 표면을 습윤하게 유지하면서 적당히 삼출물을 흡수할 수 있는 하이드로콜로이드 드레싱(hydrocolloid dressing)을 사용함으로써 괴사조직을 제거할 수 있다. 또한 상처로부터 나오는 다량의 삼출물 흡수를 돕고 습윤한 환경 조성으로 인하여 주위조직의 연화를 예방할 수 있는 하이드로파이버드레싱(hydrofiber dressing)과 폴리우레탄 폼 드레싱(polyurethane dressing)을 사용할 수 있다.

괴사조직제거술은 일정 기간 훈련을 받은 자격을 갖춘 의료진에 의해 수행되어야 하며, 외과적 괴사조직제거술(surgical sharp debridement)은 일반적으로 상처의 가장자리를 따라 건강한 조직의 일부와 감염된 조직을 함께 제거하는 것으로 의사에 의해 시행된다. 이러한 외과적 괴사조직제거술은 병원균으로 말미암은 조직 손상이 기타 다른 중재요법에 반응하지 않거나

표 7-13 항균 용어의 정의

용어		정의
Antimicrobial	항균제	미생물을 죽이거나 그 번식과 발육을 억제하는 제제
Antiseptic	소독제 방부제	미생물의 활동을 억제하거나 죽이는 살균작용(bactericidal)과 증식을 억제하는 정균작용(bacteriostatic)을 통해서 미생물의 성장을 저지하거나 방해하는 물질
Antibiotic	항생제	미생물에 의해서 유도되거나 반합성적으로 생산된 항미생물약으로 다른 미생물의 발육을 억제하거나 죽이는 능력을 가진 화학물질
Antibacterial	항균물질	세균을 파괴하거나 세균의 발육과 증식을 억제하는 물질
Antifungal	항진균제	진균의 번식과 발육을 저지하거나 억제하는 제제

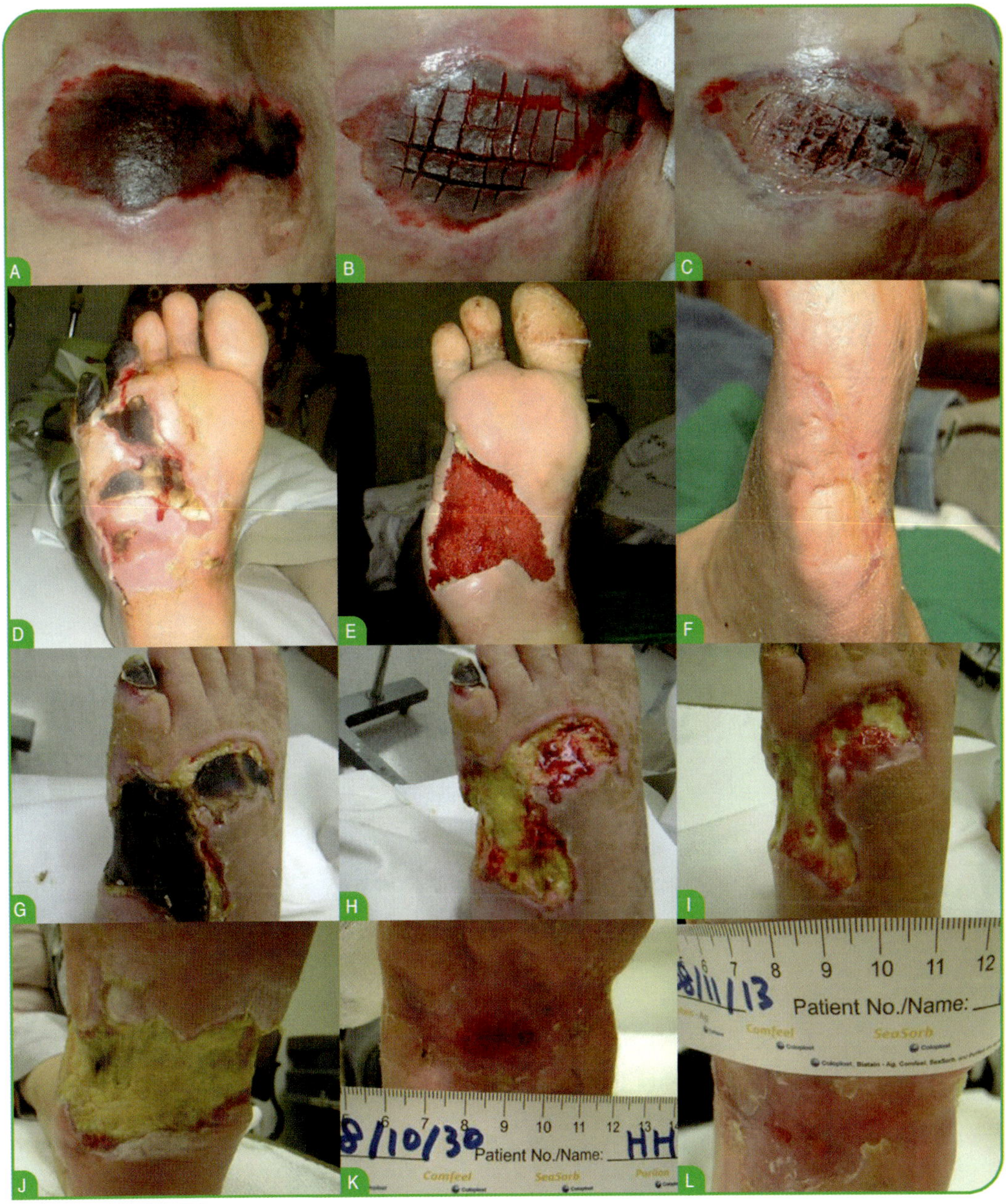

그림 7-11 **괴사조직 제거**

A. 상처 기저부에 괴사된 건조가피가 형성된 모습

B. 건조가피에 십자모양의 해치를 넣은 모습

C. 하이드로겔과 하이드로파이버 드레싱, 폴리우레탄 폼 드레싱 제품 사용 후 상처 기저부 일부에 자가분해가 이루어진 모습

D~F. 당뇨성 족부 병변의 괴사조직에 외과적 괴사조직제거술을 시행한 후 건강한 육아조직 형성을 보이고 있으며, 추후 완전한 재상피화 과정이 이루어진 모습을 관찰할 수 있다.

G~I. 당뇨성 족부 병변에 정상 조직과 구분되는 건조가피를 무균적 기구(블레이드와 큐렛 등)를 이용하여 제거하였으며, 제거 후 상처 기저부에 일부 남아있는 부육 조직과 함께 육아조직의 점진적인 성장을 관찰할 수 있다.

J~L. 당뇨성 족부 병변에 보이는 부육 조직 제거 후 상처 기저부에 육아조직의 성장과 상처 가장자리로부터 상피화 과정이 진행된 모습을 관찰할 수 있다.

감염이 빠르게 진행되는 양상을 보이고, 항균제제가 감염 부위에 도달할 수 없어 효과를 볼 수 없을 때(예: 농양이나 조직 관류의 저하) 중요한 중재요법으로 받아들여지고 있다.

3) 국소요법 적용

적절한 국소항균제제의 사용은 상처에 유착되어 있거나, 상처 표면에 존재하면서 감염의 위험률을 높이는 미생물의 수를 감소시키는 데 효과적이다. 국소항균제제의 종류에는 상처소독제(antiseptic), 항생제(antibiotic), 항균제제(antimicrobials) 등이 있다.

❶ 국소소독제

국소소독제는 항균액을 사용하여 비선택적으로 신체 표면에 존재하는 미생물의 활동과 증식을 억제하여 성장을 저해하는 역할을 한다. 역사적으로 볼 때, 국소소독제는 감염된 상처의 오염을 제거하는 목적으로 사용되면서 상처 치료의 기본으로 여겨졌다. 국소소독제는 미생물의 생식이나 대사성 활동을 억제하고, 미생물을 제거하기 위해 조직에 직접적으로 적용된다. 이렇게 유기체를 줄임으로써 상처 감염과 관련한 국소적, 전신적 합병증을 제거하고 상처 치유 효과를 촉진할 수 있다. 국소소독제 사용의 일차적 목적은 세균의 성장을 감소시켜 표피조직의 세균감염을 막고 이를 예방하는 것이다. 이차적으로 정상 피부에서의 세균의 집중(concentration)을 감소시킬 목적으로 외과적 전처치나 감염된 물질이나 기구를 멸균에 사용하기도 한다. 국소소독제의 가장 큰 사용 용도를 살펴보면 일반적으로 손세척(handscrub), 세정제(cleanser), 세척제(irrigants), 보호드레싱(protective dressings) 용도이며, 국소소독제를 사용하더라도 피부의 정상 상재균 중 대략 20% 정도는 국소소독제의 효과가 미치는 범위에서 벗어나 있기 때문에, 정상 피부는 멸균되지 않는다는 것을 염두에 두어야 한다. 또한 국소소독제의 과잉 사용은 오히려 대상자에게 알레르기 반응을 일으킬 위험을 가중시키고, 약물 독성과 심한 감염(superinfection), 불필요한 경제적 부담을 일으킬 수 있으므로 주의를 기울여야 한다.

국소소독제는 종류에 따라 각각의 세균에게 민감하게 작용하는데 예를 들면 아세트산은 일반적으로 녹농균에 효과적으로 작용한다. 국소소독제를 사용하면서 미국 FDA(Food and Drug Administration)에서는 포비돈-요오드의 경우 급성상처에 단기간 사용하는 데 대해선 승인하기는 하였지만, 이러한 사용이 상처치료를 위한 표준 지침에는 상처 치유 개선과 연관되어 있다고 언급하고 있진 않다.

과거에는 일반적으로 국소소독제 사용이 감염률을 줄이고 상처의 복구를 가속화한다고 믿었지만, 지난 몇십 년 동안에 걸친 연구 결과는 이러한 국소소독제에 대한 전통적 사고방식의 위험성에 대해 경고하고 있다. 국소소독제가 광범위 항균제이긴 하지만 섬유아세포와 각질세포, 호중구에 대해 독성을 보이며, 염증반응의 정도와 기간을 증가 및 지연시킬 뿐만 아니라, 상피화를 지연, 상처의 수축과정을 방해하여 치유를 더디게 하는 작용을 한다. 따라서 상처 관리에서 국소소독제 사용 제한은 중요하게 고려해야 할 사항이다. 이와 관련하여 미국의 욕창자문위원단(National Pressure Ulcer Advisory Panel, NPUAP)에서는 개방되어져 있는 욕창을 치료하는 데 국소소독제와 계면활성제의 사용을 금해야 한다고 기술하고 있으며, 만약 임상에서 이러한 치료 지침을 따르지 않고 이러한 제제를 사용할 때에는 반드시 논리적 근거를 제시하도록 하고 있다.

하지만 경우에 따라서는 드물게 개방상처에 이러한 제제를 단기간 사용하도록 허용하는데, 일부에서는 임상에서 국소소독제를 1~2주까지 사용할 수 있도록 제한을 두는 경우도 있다. 예를 들면, 녹농균에 감염된 상처는 아세트산에 담궈서(acetic acid soaking) 치료할 시 효과적일 수 있지만 만약 감염이 2주 이상 지속된다면 상처에 재배양검사를 하여야 하며, 국소소독제를 계속 사용했을 때 나타나는 위험성이 아세트산을 이용한 치료가 주는 효과보다 크다고 여겨지면 아세트산 사용에 대해 다시 고려해야 한다. 두 번째 예로는, 동물에게 물렸거나 농작물 작업 중 사고를 당한 급성 개방상처의 경우, 포비돈-요오드 같은 국소소독제를 2~7일 동안 단기간 사용하는 것이 상처에 효과적일 수 있다고 여겨지기도 한다.

이같이 일반적 치료 권고지침 밖의 예외적인 상황에서의 국소소독제 사용의 논리적 근거는 현재까지도 많은 논란이 있는 게 사실이지만, 앞서 예를 들었던 녹농균에 감염되었거나 동식물과 관련하여 야기된 상처는 전형적으로 상처 기저부에 다양한 미생물이 복합적으로 존재하고 있어 감염 예방이 필요하다고 판단되는 경우이다. 이는 상처기저부 내에 있는 모든 미생물을 제거하는 것이 감염을 예방하는 데 효과적인 방법이라고 전제할 수 있기 때문에 가능하다고 말할 수 있다.

개방상처의 경우, 국소소독제를 제공할 때에는 우선 생리식염수로 상처를 세척하고, 필요하다면 괴사조직을 제거한 다음, 상처의 공동(cavity)에 국소소독액을 묻힌 거즈를 가볍게 채우고, 이차적으로 거즈드레싱을 이용하여 마무리하면 된다. 하지만 개방상처에서 국소소독제 사용에 대한 일부 연구에서는 제제가 주는 세포 독성과 상처 치유 지연과 같은 문제점을 제시하고 있기 때문에 국소소독제 사용에서 이러한 문제점으로 인한 제한된 효율성에 주의를 기울여야 한다.

❷ 국소항균제제요법

국소항균요법(topical antimicrobial therapy)은 전신 항균요법에 비해 경제적이며 쉽게 사용할 수 있다는 장점이 있다. 또한 상처부위의 혈액 순환에 영향을 받지 않고, 상처에 직접 제공되기 때문에 혈행 장애가 동반된 감염 상처를 치료하는 데 전신항생요법(systemic antibiotics)보다 효과적이다. 예를 들면 박시트라신(bacitrasin)이나 네오마이신(neomycin), 폴리미신비설페이트(polymyxin b sulfate)를 혼합하여 만든 트리플항생연고(triple antibiotic ointment)와 같은 국소항균제제를 상처에 적용하였을 경우, 상처 기저부에서 점차 감염된 조직으로 스며들면서 세균의 성장을 억제시키는 효과가 있다고 알려져 있다. 하지만 이러한 국소항균제제를 상처에 적용한 후에는 시간이 지남에 따라 그 효과가 감소되기 때문에 규칙적으로 상처 표면에 여러 번 반복하여 제공해야 하는 단점이 있다.

최근에는 몇 종류의 항균제제 성분의 드레싱 제제가 임상에서 사용되고 있다. 예를 들면 요오드(iodine)나 은(silver)이 포함된 제제가 대표적이다. 이 같은 제제는 미생물에 의한 생물학적 부담을 줄이는 데 보다 효과적인 성분을 가진 상처 드레싱으로 분류된다. 과거부터 요오드를 포함한 드레싱은 세포 독성을 함유하고 있다고 알려져 있지만, 카덱소머요오드(cadexomer iodine)는 요오드가 시간이 지나면서 낮은 농도로 천천히 방출되도록 하여 세포 독성을 줄이고, 상처 치유 지연에 심각한 영향을 미치지 않으면서, 메티실린내 성황색포도상구균(MRSA)과 반코마이신내성장구균(VRE), 황색포도상구균의 제거를 포함하여 넓은 범위의 항균 효과를 나타낸다.

• 은

은(silver)을 포함된 국소제제는 지난 몇십 년간 널리 사용되고 있으며, 근래에 들어선 압박제제나 당뇨 환자 및 정맥 부전 환자가 사용하는 스타킹에도 함유되면서 상처 관리 영역에서 중요한 일부분을 차지하고 있다. 은은 호기성이나 혐기성균, 그람양성균과 음성균을 포함한 곰팡이균과 바이러스, 효모(yeast)균에 효과적으로 작용하는 광범위 항균 성분으로 알려져 있지만, 모든 은 제제가 항균효과를 나타내는 것은 아니다. 최근 들어 발표된 연구결과에 의하면 현재 상처 관리에서 사용하는 콜로이드성의 은 용액(colloidal silver solutions)은 항균효과가 없는 것으로 보고하고 있다. 또한 은은 최근 들어 반폐쇄성드레싱제제(semi-occlusive dressing formats)형태인 폼(foams), 하이드로콜로이드, 알지네이트, 하이드로파이버 등으로 제품화되어 생산된다. 모든 제품은 은이 양이온 형태로 상처에 방출되면서 항균효과를 나타내고, 동시에 상처의 삼출물이 흡수되게 되어 있다 표 7-14 . 은은 세포의 호흡 작용을 막거나, 세균의 핵산변성(denaturing bacterial nucleic acids)과 세균막의 투과성 전환(altering cell membrane permeability) 등의 여러 방법을 통하여 상처에 존재하는 미생물을 제거한다. 최근에 나오기 시작한 은 합성(silver compounds) 제제와 소결정성 은(nanocrystalline silver) 제제는 은을 상처부위에 천천히 방출시켜, 7일 동안 항균효과를 유지하면서 상처 기저부에 교원질분해효소(matrix metalloproteinase, MMPs)와 TNF-beta와 같은 염증 매개체(inflammatory mediators)의 수를 감소시키는 역할을 하기도 한다.

하지만 은 제제 사용에 관한 몇 가지 문제점들이 제기되고 있다. 그중 드물게 보고되는 것 중의 하나가 은에 대한 민감성이다. 광범위 화상 환자에게 은 제제를 이용한 드레싱 적용 시 국소적인 알레르기 반응이나 전신적인 독성 반응이 나타났다고 보고된 바 있으며, 또 다른 문제점으로 드러나고 있는 것은 비용효과적인 면이다. 일반적으로 표준 치료에 동등하게 사용되는 다른 드레싱 제제보다 비싼 가격이 문제점으로 인식되고 있다. 둘째는 불필요한 광범위 항균제제의 사용으로 세균에 대한 내성을 나타나게 할 수 있다는 점이다. 셋째로는 이러한 제제의 사용이 상처 기저부에 직접적으로 접착되어 사용되지 않으면 항균효과가 감소할 수 있다는 점이며, 마지막으로는 균이 집락화를 이루는 상처의 공동에 미생물에 의한 손상을 감소시키는 상처 치유 효과를 연구한 최근 보고에 따르면, 은이 함유된 항균 거즈와 표준 거즈 사용에 차이가 없었다는 것이다.

이러한 점을 볼 때, 임상에서 이러한 국소항균제를 사용함에 있어서 이용에 따른 잠재적 효과와 더불어 무방비한 사용에서 오는 불이익을 신중하게 고려하여 선택하여야 한다.

▶▶ 사용방법

크림 제제의 경우, 상처 표면에 제공되었을 때 부드럽고 매끄러운 양상을 보인다. 일반적으로 크림 제제는 제공 후 8~12시간 동안 효과를 보이며, 연고는 8~24시간 동안 효과를 보인다.

대부분의 연고가 라놀린(lanolin)이나 알코올(alcohol)을 함유하고 있어 환자에게 피부 자극을 일으킬 수 있지만, 크림 제제에 함유된 라놀린 성분은 연고에 비해 적게 포함하고 있으면서 파라벤(parabens)이나 에틸렌다이아민 디하이드로클로라이드(ethylendia mine dihydrochloride) 같은 보존제나 안정제를 포함하고 있어, 경우에 따라 연고와 마찬가지로 피부에 자극을 주기도 한다.

크림이나 연고 제제의 국소항균제는 우선 멸균 용기에 담겨 있어야 하며, 일단 개봉 후에는 오염되지 않도록 주의를 기울여야 한다. 사용 시에는 멸균 장갑과 멸균봉(applicator)을 이용하여 제공하도록 하고, 크림일 경우에는 멸균 압설자를 이용하도록 한다. 한 번 사용 후 오염된 압설자나 멸균봉은 재사용하지 않도록 한다. 또한 과도하게 사용할 경우 비용 문제뿐만 아니라 다음 드레싱 시행 시 상처에 남아 있는 약제를 제거하는 데 어려움을 유발하기 때문에 이를 염두에 두고 제공하여야 한다. 특히 크림 제제의 경우, 상처에 많은 양을 두껍게 제공하면 폐쇄 환경을 조성하게 되어 곰팡이균에 감염될 위험성을 증가시킬 수 있기 때문에 주의하여야 한다. 이러한 제제는 상처 표면에 직접 제공될 수 있다는 장점이 있지만, 종종 대상자가 상처 표면에 통증을 심하게 호소하는 경우나 분비물이 많아 표면이 미끄럽고 매우 습한 경우와 같이 상처에 직접적으로 제공되기 어려운 조건일 경우, 자칫 상처 주위 피부에 조직연화를 일으킬 경우가 예상된다면 드레싱 제제의 접촉 면에 항균 제제를 제공한 뒤 사용할 수도 있다.

알지네이트, 하이드로파이버 드레싱 제제를 감염된 상처에 사용 시에는 상처의 종류와 삼출물 정도에 따라 드레싱 교환시기를 결정하여야 하며, 일반적으로 폴리우레탄 폼 드레싱 제제와 같은 2차 드레싱이 요구된다. 보통 3~7일 이상 유지가 가능하지만, 잦은 드레싱 교환은 경제적 부담을 가중시킬 수 있기 때문에 비슷한 국소항균요법과 비교 시 큰 차이가 없을 때에는 비용효과적인 면을 고려하여 장기간 사용을 금해야 한다. 일반적으로 외과적 상처인 수술상처감염(수술부위감염) 중 표재성 수술부위 감염이나 심와부 수술부위 감염에 효과적으로 사용할 수 있으며, 만성상처의 경우에 있어서는 상처 기저부에 존재하는 미생물의 수를 감소시킴으로써 감염 전 단계인 중증 집락화 단계를 막고 감염된 상처에서 국소적으로 상처 감염을 치료하는 데 효과적으로 이용될 수 있다.

● 요오드

요오드(iodine)는 1840년부터 다양한 형태로 만들어져 국소적 상처소독제로 사용됐으며, 1950년대에 들어서면서부터 새롭게 변형된 형태의 아이오도포(iodophors)로 사용되고 있다. 대부분의 이러한 새로운 형태의 요오드는 화학적 중합체(polymer)와 함께 복합제제 형태로 만들어지면서(예: povidone, cadexomer), 상처에 서서히 방출되면서 작용하게 되어 있다. 현재까지 요오드에 내성을 가진다는 근거는 알려진 바 없으며, 여러 가지 세균과, 곰팡이, 마이코박테리아(mycobacteria), 원충류(protozoa), 바이러스 등에 대항하여 적극적인 항균 작용을 가지며, 하지 궤양, 욕창과 당뇨성 족부 궤양같이 잘 낫지 않은 상처에 적용할 수 있다. 카덱소머요오드(cadexomer iodine)는 다당중합체카덱소머(polysaccharide polymer cadexomer)와 0.9%의 요오드가 복합된 제제로서 카덱소머라는 독특하게 구성된 전분 매트릭스가 요오드의 운반체로로 작용하여, 요오드를 서서히 유출하면서 지속적으로 항균력을 유지할 수 있도록 해준다. 카덱소머 안에 비활성화 상태로 있던 0.9% 요오드는 상처에 적용된 후 삼출물과 만나면서 천천히 유출되기 시작하는데 저농도로 유출되기 때문에 건강한 세포에 해를 주지 않는다. 요오드는 상처 표면과의 농도가 평형이 될 때까지 상처로 이동하게 되며 상처 표면에 있는 요오드는 이온 형태로 변형되면서 세균을 죽이게 된다. 요오드가 요오드 이온으로 바뀌는 시기에 카덱소머요오드는 갈색에서 흰색으로 변하게 되는데, 이는 드레싱 교환 시기를 알려주는 지표가 된다 그림 7-12 . 카덱소머요오드가 상처에 제공되면 제제가 겔(gel) 형태로 변하게 되는데 이는 상처 치유를 촉진하는 습윤환경을 유지하는 데 효과적일 뿐만 아니라 상처 세척을 쉽게 한다. 또한 상처 표면으로부터 부육 조직과 삼출물을 자체 무게의 6배 이상 흡수할 뿐만 아니라, 72시간 이상 지속적인 항균력을 유지함으로써 박테리아 수를 줄여 상처 치유 기간을 단축해 주는데 사용 후에는 상처의 냄새와 부육 조직의 감소, 상처 크기의 감소를 동반한 육아조직의 증가를 기대할 수 있다 그림 7-13 . 카덱소머요오드는 상처에 직접 적용될 수 있도록 파우더나, 연고, 드레싱 형태로 상품화되어 있으며, 제공 후 2차 드레싱 제제를 덮고 3일까지 유지할 수 있다.

카덱소머요오드는 요오드에 알레르기 반응을 보이는 경우와 12살 이하 소아에게는 사용을 금하도록 되어 있으며 한 번 사용 시 50grams, 일주일 사용량이 150grams을 넘지 않도록 주의하여야 한다. 제제 적용 시 통증을 경험할 수 있지만, 대부분의 경우 1~2시간 이후에는 통증이 사라지게 된다. 하지만 일부에서는 통증에 대한 낮은 역치를 가진 환자는 이 같은 제제 사용을 금해야 할 필요가 있다.

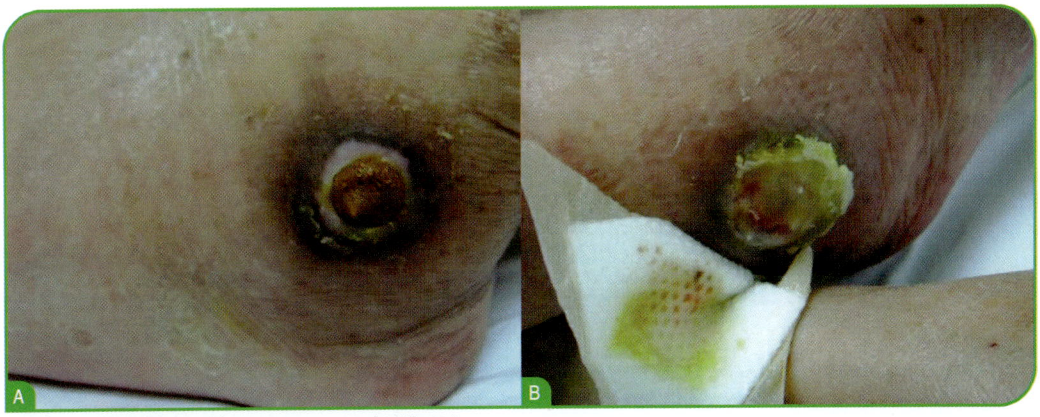

그림 7-12 **카덱소머요오드(cadexomer iodine) 적용 모습**
A. 카덱소머요오드를 상처에 처음 적용 시 갈색으로 보이는 모습
B. 적용 후에 흰색으로 바뀐 모습으로 이 시기가 드레싱 교체 시기가 된다.

앞서 설명한 바와 같이 국소항균제제 사용에서 여러 문제점이 상주해 있긴 하지만, 은 제제나 카덱소머요오드의 단기간 사용은 잠재적으로 존재하는 상처 감염과 이에 관련된 원인을 제거하고 괴사 조직을 제거할 수 있는 습윤성상처드레싱 제제로 사용되고 있어 상처 감염 관리에 효과적이라는 근거를 제공하고 있다. 따라서 전층 피부손상을 가진 화상 환자에게서처럼 감염에 대한 높은 위험성에 노출되었거나 면역 기능이 저하된 대상자의 경우, 상처에 존재하는 세균에 의한 손상을 줄이거나 이를 조절하는 것이 우선순위라고 여겨질 때에는 이러한 은 제제나 카덱소머요오드를 사용하는 것이 효과적일 수 있다. 연구에 의하면 카덱소머요오드의 사용은 만성상처에서 존재하는 세균의 정도를 감소시킬 뿐만 아니라 일반적인 생리식염수나 거즈를 사용한 기본적인 상처치료와 비교했을 때도 상처 치유 과정에 긍정적 효과가 있는 것으로 나타났다.

반면에 이러한 국소항균제제를 적용할 때 장기간 사용으로 말미암아 잠재적으로 약물에 대한 내성을 보일 수 있는 경우와 알레르기 반응을 보일 수 있는 위험성을 완전히 배제할 수 없어서 감염된 상처에 국한하여 사용하도록 제한을 두고 있으며, 감염의 증상과 징후가 사라졌을 때에는 즉시 사용을 중단해야 한다. 하지만 최근에는 예외적으로 이물질로 인하여 상처의 오염 여부가 육안적으로 확인되는 경우와 감염의 위험성이 있는 개방상처의 경우는 예방적으로 이를 사용할 수 있도록 허용하고 있으며, 미국의 욕창자문위원단(National Pressure Ulcer Advisory Panel, NPUAP)에서는 감염의 가능성에 대비하여 잘 낫지 않는 상처에 대해서는 이 제제를 2주 동안 사용하도록 권고하고 있다. 또한 일부 곰팡이 균에 대한 감염을 관리하기 위해 항곰팡이제(예: oxiconazole nitrate)를 개방상처에 제외한 정상 피부와 손발톱에 제공할 수 있도록 예외를 두고 있다.

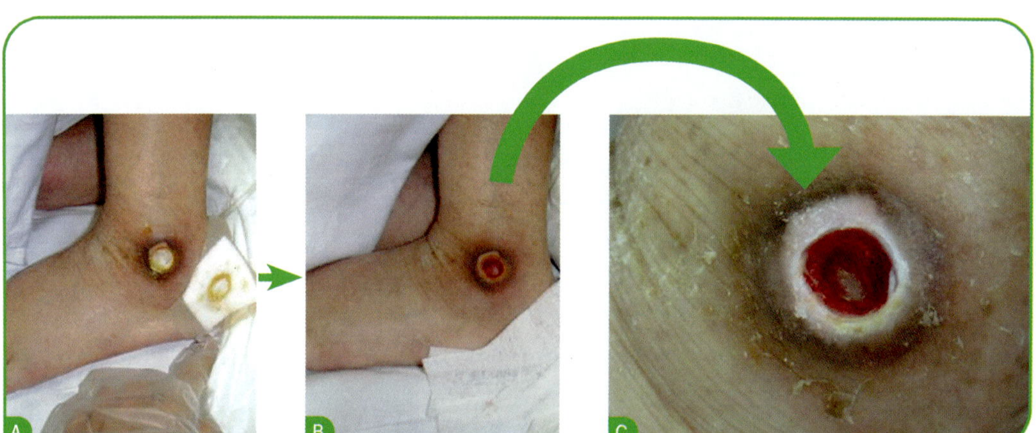

그림 7-13 **카덱소머요오드 적용 후 육아조직 증식 모습**
A. 카덱소머요오드 사용 후 흰색으로 바뀐모습
B, C. 상처크기가 감소되면서 육아조직 형성이 증가된 모습

표 7-14 상처치료에 일반적으로 사용되는 국소항균제제

종류	특성
Bacitracin - 연고	효능/효과 그람양성균 그람음성균과 간균(bacilli) 내성: 매우 드묾 하루 1~5회 제공 부작용 지연성 과민증(hypersensitivity)이 나타나기도 함 사용/주의사항 상처 표면(superficial)과 부분층 피부손상(partial-thickness wounds) 부위 설파계에 알레르기 반응을 보이는 화상 환자에게 비설파계열 약물로서 사용 (설파다이아진은(silver sulfadiazine)의 대체제제)
Gentamicin sulfate 0.1% - 연고나 크림	효능/효과 그람음성균 연쇄상구균 포도상구균 내성: 흔하게 나타남 하루 1~4회 제공 부작용 설파계에 알레르기 반응을 보이는 환자에게는 사용 금지 피부감수성 장기간 사용이나 광범위 상처에 사용 시 이독성(ototoxicity), 신독성(nephrotoxicity) 발현 홍반(erythema) 소양감(pruritus) 사용/주의사항 상처 표면과 부분층 피부손상 부작용으로 인하여 예방적 투여는 금하며 감염 증상이 해결되면 즉시 중단해야 한다.
Mafenide acetate 0.5% cream (Sulfamylon) or solution - 크림이나 용액(solution)	효능/효과 광범위 항균효과: 그람양성균, 그람음성균 녹농균(pseudomonas aeruginosa) 상처의 건조가피에 침투 가능 하루 1~2회 제공 부작용 임산부와 설파계에 알레르기 반응을 일으키는 환자에게는 사용 금지 곰팡이균의 성장 가능성 각질세포와 섬유아세포의 활동 저지 높은 피부민감성 발현율 설파다이아진은(silver sulfadiazine)보다 더 심한 통증을 유발할 수 있다. 발진, 가려움증, 두드러기 지연된 사용이나 광범위 사용 시 산증이나 과도환기와 같은 전신반응을 유발할 수 있다. 사용/주의사항 화상상처 상처의 건조 가피에 쉽사리 침투할 수 있다(코나 귀 부위 화상 시 유용).

-계속

표 7-14 상처치료에 일반적으로 사용되는 국소항균제제

종류	특성
Mupirocin (bactroban) - 연고나 크림	효능/효과 메티실린내성황색포도상구균(MRSA) 포함한 그람양성균과 그람음성균 하루 3회 제공 부작용 화끈거리고(burning), 찌르거나 또는 쏘는 느낌(stinging)이 들 수 있다. 사용/주의사항 일반적으로 MRSA에 감염된 상처에 세균에 대한 내성발현을 줄이기 위해 사용된다.
Neomycin sulfate - 연고나 크림	효능/효과 그람양성균과 일부 그람음성균에 효과를 보이는 광범위 항균제제 내성: 흔하게 나타남. 하루 1~3회 제공 부작용 설파계에 알레르기 반응을 일으키는 환자에게는 사용 금지 피부 발진 유발 광범위한 상처에 제공 시 이독성과 신독성 유발할 수 있다. 사용/주의사항 상처 표면과 부분층 피부손상 부위
Polymyxin B sulfate - 연고	효능/효과 그람음성균 하루 1~3회 제공 부작용 설파계에 알레르기 반응을 일으키는 환자에게는 사용 금지 사용/주의사항 화상, 상처 표면과 부분 층 피부손상 부위
Polysporin powder - 분말	효능/효과 바시트라신(bacitracin)과 폴리믹신B황산염(polymyxin B sulfate)의 혼합 가루약 광범위 항균 제제 부작용 설파계에 알레르기 반응을 일으키는 환자에게는 사용 금지 사용/주의사항 콜라게나아제(Collagenase: 콜라겐에 있는 펩타이드 결합의 가수분해를 촉매하는 효소)와 섞어서 감염되었거나 괴사된 조직에 사용할 수 있다.
Silver sulfadiazine 1% cream (Silavadene, SSD Cream, Thermazene) - 크림	효능/효과 광범위 항균제제로 그람음성균(E.coli, enterobacter, klesiella)과 그람양성균(S. aureus), 칸디다 알비칸스(candida alicans)에 효과적이다. 내성: 드물다. 하루 1~2회 제공 부드럽고, 시원한 느낌 상처 기처부에 느슨한 얇은 막의 형태로 제공하고, 매 드레싱 교환 시마다 반드시 제거해야 한다. 부작용 임산부와 설파계 알레르기 반응을 일으키는 환자에게는 사용 금지 피부민감성: 발진 섬유아세포와 각질세포에 독성이 있다. 곰팡이균의 과도한 성장 가능성이 있다.

-계속

표 7-14 상처치료에 일반적으로 사용되는 국소항균제제

종류	특성
	사용/주의사항 일반적으로 화상 환자에게 광범위하게 사용된다. 모든 상처의 깊이와 사이즈에 상관없이 사용 가능하다.
Silver(ionized) - Absorbent bilayered sheet, - Burn dressing - Alginate - Foam and other forms	**효능/효과** 이온화된 은(silver)은 증류수에서 활성화되며, 생리식염수는 염화은(silver chloride)을 침전시킨다. 황색포도상구균, 연쇄상구균속, 슈도모나스속에 효과적이다. 감염의 예방과 균 집락을 예방 박테리아 침입에 효과적인 방어벽 형성 지속적인 은 방출을 통한 상처 표면에 항균보호 효과 상처와 삼출물에 따라 3~7일 이상 유지 가능 **부작용** 은이나 알지네이트에 민감한 사람에게 사용 금지 MRI(자기공명단층촬영)을 받을 환자에게 사용 금지 건조하거나 삼출물이 없는 상처에 사용 금지 **사용/주의사항** 욕창, 하지 궤양, 당뇨성 족부궤양, 화상 피부이식 공여/수여부
Triple antibiotic (Neosporin) - 연고	**효능/효과** 네오마이신, 바시트라신, 폴리믹신B황산염의 혼합제제 각각의 약제보다 더 넓은 범위의 항균 효과 제공 상피화 증진 **부작용** 설파계에 알레르기 반응을 일으키는 환자에게는 사용 금지 **사용/주의사항** 상처 표면과 부분 층 피부손상 부위 안면 화상
Cadexomer Iodine(Iodosorb) - Yellow brown 분말 형태 - Paste, 연고	**효능/효과** 72시간 이상 지속적 항균효과 유지 육아조직에 독성이 덜하며, 바이러스와 곰팡이, 효모 등을 포함한 광범위 항균효과 상처 표면의 괴사조직과 삼출물 제거 황색포도상구균, 연쇄상구균속, 슈도모나스속에 효과적이다. 생리식염수를 이용하여 상처 세척 후 3mm 두께로 제공한다. 이차 드레싱 필요 갈색에서 흰색으로의 색 변화 시 드레싱 교환(일주일에 2~3회. 삼출물 양상에 따라 매일 교환할 수도 있다.) **부작용** 전신흡수 가능성 갑상샘기능이상 환자 금기 조직연화 가능성 **사용/주의사항** 족부궤양, 욕창, 당뇨성 족부궤양 삼출물이 있는 만성상처 부육 조직이 있거나 감염이 있는 경우 감염의 위험이 있는 경우 한 번에 50g 이상, 일주일에 150g 이상, 3개월 이상은 사용 금지

표 7-15 은이 함유된 드레싱 제제

이름	성분	드레싱 형태	제조회사
Acticoat	Ionic silver	Wound contact layer	Smith & Nephew
Acticoat absorbent	Ionic silver	Calcium alginate	Smith & Nephew
Acticoat silver 220	Silver and activated charcoal	Silver impregnated activated charcoal cloth	Johnson & Johnson Wound Management
Arglaes	Ionic silver	Transparent film or powder	Medline Industries
Aquacel Ag	Ionic silver	Hydrofiber	Convatec
Contreet H	Ionic silver	Hydrocolloid	Coloplast
Contreet F	Ionic silver	Foam	Coloplast
Iodosorb	Molecular iodine	Gel or paste	Health Point Ltd.
Prisma Matrix	Ionic silver	Collagen-oxidized regenerated cellulose	Johnson & Johnson Wound Management
Silvasorb	Ionic silver	Hydrogel sheet or amorphous gel	Medline Industries
Silverlon	Ionic silver	Silver coated nylon cloth	Argentums, LLC.

❸ 항곰팡이제제

진균은 균 집락 형태에 따라 효모균(yeast)과 곰팡이라고 불리는 사상균(mold)으로 나누어진다. 일반 배지에서 균 집락이 균사가 없이 증식하면 효모균이라고 하며 보통 발아하여 증식하는 둥근 형태의 진균을 총칭하여 나타낸다. 균사를 생성하여 균 집락이 솜털의 양상을 띠면 곰팡이 즉 사상균이라고 한다. 효모균 중 가장 흔하게 감염을 일으키는 것은 칸디다 알비칸스(candida albicans)이다. 균사를 형성하는 사상균은 병원감염 중에서 청소를 잘 하지 않는 천장이나 환기구 입구의 먼지에 존재하면서 감염을 일으킨다. 일반적인 진균은 병독성이 약하기 때문에 건강한 사람에게는 병을 일으키지 않지만, 스테로이드 호르몬 또는 항암제 치료를 받는 환자는 면역기능이 저하되어 있기 때문에 진균에 의한 감염증에 쉽게 노출된다 그림 7-14 . 또한 당뇨병 환자는 세포성 면역이 저하되어 있고 인슐린 주사, 당뇨병성 신경병증으로 피부 장벽이 손상되어 있어 일부 진균 감염증이 더욱 흔하게 나타난다.

항곰팡이제제는 좁은 범위에서의 다양한 화학적 형태를 보이고 있으며 모든 항곰팡이제제가 모든 곰팡이균을 제거하지는 못하지만, 대부분은 곰팡이균에 대한 정균작용을 하고 일부에서만 각질 박리작용(keratolytic action)에 효과적이다. 광범위 항곰팡이제제는 일반적으로 비선택적으로 작용하기 때문에 피부에 자극적일 수 있지만 많은 종류의 제제가 진피를 통해서 제한적으로 흡수되는 성격을 가지고 있다. 이러한 제제의 사용은 대상자가 침습적 시술이나 설사, 부적절한 위생상태, 당뇨, 발한 등과 같은 환경에 노출되어 곰팡이균 감염이 강력하게 의심되거나 진단되었을 때 사용이 가능하다. 곰팡이 감염이 완전하게 사라질 때까지 감염 기간 전반에 걸쳐 사용하게 되는데, 항곰팡이제 사용이 금기되는 경우는 항곰팡이제제 성분에 알레르기 반응이 있을 경우이다. 대상자가 기저질환이 있는 내부적 요인일 경우 질환이 진행됨에 따라 일부에 있어서는 치료에 어려움이 따르기도 하며, 외부적 요인으로는 항곰팡이제제가 피부조직에 침투되는 데 영향을 준다. 외부적 요인의 예로는 온도, 주위 수증기압을 들 수 있는데 분말 형태의 제제는 피부 주름이 잡혀 있으면 습기 정도를 감소시켜주기 때문에 효과적일 수 있다. 포자를 형성하지 않는 혐기성균의 경우는 악취를 보이는데 이는 궤양성 상처에서 볼 수 있는 특징으로 대변으로 인한 오염에 노출되었을 때 나타난다. 이럴 때 메트로니다졸 겔(metronidazlole topical gel– Metrogel)의 사용은 상처와

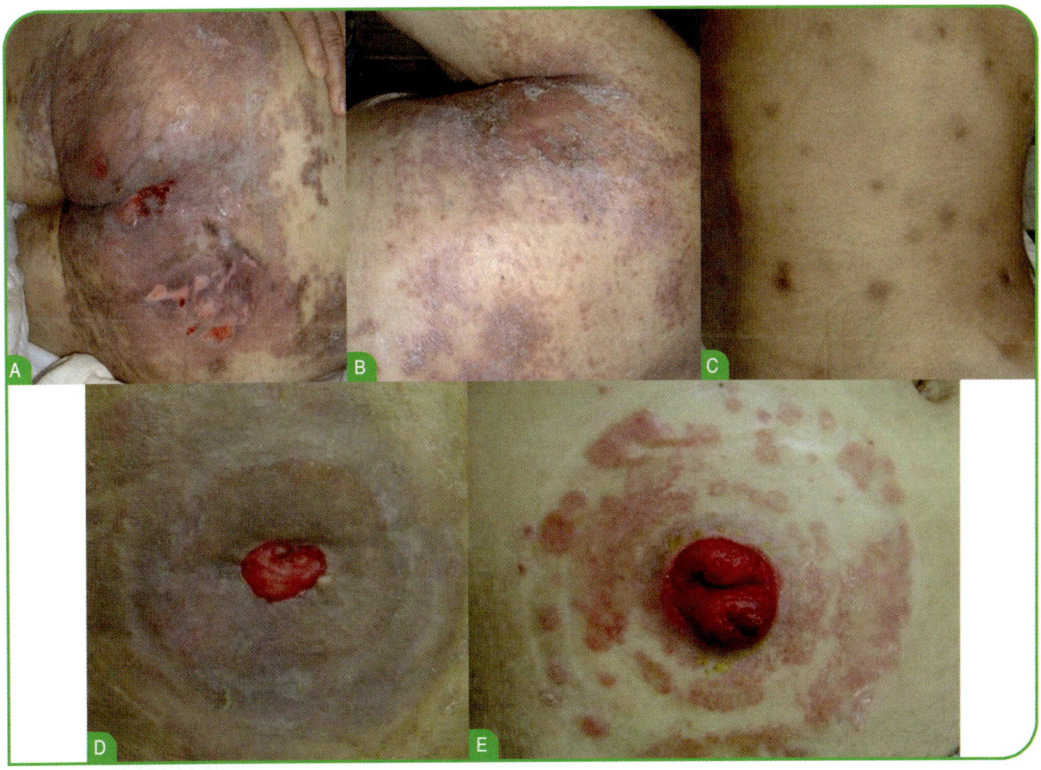

그림 7-14 **진균(곰팡이균)감염**

A B. 곰팡이 균에 감염된 피부
C. 심장이식을 시행 받은 환자가 면역억제제 및 스테로이드 요법 시행 후 곰팡이 균에 감염되어 나타난 피부결정형 병변
D. 방광암 진단 후 회장도관요로전환술(ICUD: Ileal Conduit Urinary Diversion)을 시행받은 환자의 요루 주위 피부가 곰팡이균에 감염된 모습
E. 직장암 진단 후 저위전방절제술(low anterior resection)과 회장루조성술(diverting ileostomy)을 시행받은 환자에게 항암방사선 요법을 적용 후 장루 주위 피부에 곰팡이균 감염과 동반하여 나타난 접촉성 피부염

관련한 악취를 감소시키거나 제거하는 데 효과적이라고 보고되고 있다. 0.75% 메트로니다졸 겔이나 1% 용액을 하루에 2회 정도 제공하면, 4~7일 안에 상처의 80~90%에서 악취가 감소하거나 사라지는데, 보통 2일 안에 악취가 감소하는 효과를 볼 수 있다.

4) 전신항균요법

국소항균요법 적용과 비슷하게 전신항균요법(systemic antimicrobial therapy)의 적용은 세균 감염에 따른 부담을 줄이고, 구강 약물요법을 더욱 쉽게 적용하는 것을 목적으로 한다. 전신 항균요법은 연조직염이나 고열, 백혈구 증가증과 같은 감염에 대한 전신 반응이 나타날 때 적용한다.

Barie(2002)는 올바른 전신항균요법 선택을 위해 다음 서술내용에 따라야 한다고 정의하고 있다. 전신항균제제는 안전하여야 하고 일정한 범위를 가지고 있되, 감염 부위에 나타난 세균에 저항할 수 있는 적절한 항균 범위를 가지고 있어야 하지만 과도한 남용은 항생제 내성을 일으킬 수 있으므로 주의하여야 한다. 이 같은 제제를 사용할 시에는 치료 효과에 도달할 수 있도록 혈액 내에서 일정 농도를 유지하는 것이 중요하다고 하였으며, 이는 다시 말하면 항생 요법을 투여하는 데 일정한 시간을 유지하는 것이 효과적임을 강조하고 있다.

감염된 상처를 치료하려면 국소요법과 함께 전신 항균요법을 병행하게 되는데 이를 일반적으로 항생요법이라고 부른다. 임상에서는 감염된 상처를 치료하면서 국소 항균요법을 적용하였는데도 불구하고 패혈증(sepsis)이나 감염의 증상이 진행된 양상을 보이는 경우 항생제를 사용하도록 하며, 심와부 감염에서도 역시 항생요법이 요구된다. 항생제는 전형적으로 항균요법과 함께 적용하는데 이는 단일요법(isolation)으로 처방되기도 하지만 복합요법으로 시행되기도 한다. 일부 연구에서는 구강을 통한 항생요법의 투여는 감염된 상처에 적절한 수준에 도달하지 못한다는 이유로 감염된 부위의 세균의 성장과 발육을 억제하는 데 비효과적이라고 보고하기도 하였다. 구강을 통한 항생요법을 적용하는 데, 특히 조직 관류가 감소되어 있고, 국소적으로 허혈 양상이 있을 경우에는 더욱 중요한 이슈로 논의될 수 있다. 이 같은 환자는 재혈관화(revascularization)가 상처 치유에 중요한 부분으로 간주되기 때문에 심한 감염을 보이는 상처에는 높은 강도의 전신 항생요법의 투여를 목적으로 정맥을 통한 투여를 병행하는 것이 상처 치유에 더욱 효과적이라고 말할 수 있겠다. 따라서 감염된 상처가 있는 대상자에게 적절한 항생요법을 선별하려면 감염을 일으키는 미생물의 형태를 감별하고, 각각의 다른 항균제제에 감수성을 나타내는지와 함께 비용적인 문제에 대해 고려하여야 하며, 전신 항균요법 적용에 따라 나타날 수 있는 부작용 여부 또한 반드시 고려하여 시행하여야 한다.

표 7-16 국소항곰팡이제제

종류	특징
Nystatin (Mycostatin) - 크림 또는 연고	**효능/효과** 칸디다속(candida) 내성: 생길 수도 있다. 하루 1~3회 제공
Miconazole - 크림, 연고, 스프레이	**효능/효과** 국소적 적용 심한 감염 시 정맥내로 투여되기도 한다. 윤선, 버짐 **부작용** 소양감
Oxiconazole nitrate (Oxistat) - 크림 또는로션	**효능/효과** 윤선 (tinea) 하루 1~2회 제공하여 보통 2~4주간 지속한다. **부작용** 소양감 (pruritus) 화끈거림 (burning) 피부염 (dermatitis) 조직연화 (maceration) **사용/주의사항** 피부와 손발톱의 곰팡이 균 감염에 사용한다.

❶ 임상적용

백여 종이 넘는 서로 다른 미생물의 형태가 존재한다 할지라도 상처 감염을 일으키는 주된 원인이 되는 감염원으로 작용하는 미생물의 수는 이 중 극히 일부로 제한된다. 만약 상처 감염이 의심된다면, 상처 배양검사와 조직 검체를 얻고, 그 결과에 근거하여 즉시 광범위 항균요법을 처방하게 된다. 예를 들어 욕창(pressure ulcers)은 일반적으로 대장균이나 연쇄상구균, 포도상구균을 들 수 있으며, 만성이나 전층 피부가 감염된 욕창이면 그람음성균과 혐기성균이 원인이 되기도 한다. 연조직염 감염은 대부분은 황색포도상구균이 원인이 되며, 면역 기능이 저하된 환자의 연조직염은 녹농균과 같은 그람음성균에 의해 유발되기도 한다.

면역 기능 저하란 숙주의 방어기전이 양적 혹은 질적으로 저하되거나 결핍된 상태를 의미한다. 이로 말미암아 방어기전에 장애가 오게 되면 감염의 위험성은 일반인보다 많이 증가하게 된다. 암 환자에서 항암화학요법의 치료에 의해 면역 억제가 유발되며, 당뇨 환자 또한 대사이상을 통한 면역기능 저하는 당뇨병성 족부 병변의 이차적 감염으로 말미암아 피부 통합성의 장애는 물론 심각한 전신 감염으로 진행되기도 한다. 감염에 대한 일차적 방어는 피부와 점막으로, 외상이나 암, 항암화학요법이나 방사선 치료, 침습적 시술의 시행으로 인하여 점막이 손상되었을 때에는 감염의 위험성이 증가하게 된다. 일차적 방어인 피부와 점막이 손상되면, 피부와 점막에 정상적으로 상재하고 있는 호기성 및 혐기성 세균들이 감염을 유발하게 된다. 특히 암환자는 호중구 감소증이 유발되거나, 이와 관련하여 광범위 항생제를 경험적으로 투여하게 되면 상재균들의 불균형이 초래된다. 이와 더불어 그 양상이 변화하게 되면서 그람음성균 중에서도 녹농균이나 장내 그람 음성 간균으로 바뀌게 되고, 또한 칸디다 등의 진균들이 집락을 이루면서 감염원이 된다.

신경인성 당뇨병성 궤양은 평균적으로 서로 다른 4~5가지의 미생물에 의해 감염되며, 전형적으로 자연적인 정상 상주균의 균형이 깨지면서 유발된다. 이 같은 감염은 주로 황색포도상구균이 원인이 되며, 연쇄상구균류, 그람음성균과 혐기성균 순으로 감염의 주를 이룬다. 더 나아가 전체 급성 골수염(osteomyelitis)의 96%와 전체 만성 골수염의 45%가 황색포도상구균에 의해 유발된다.

임상의는 상기에서 언급한 여러 가지 상처에서 채취한 검체를 가지고 균배양검사와 항생제 민감도 검사를 한 후 검사결과에 기초하여 항균요법을 조절하여 처방할 것이다. 복합요법의 시행은 항생제의 단독요법 보다 몇 가지 경우에 한하여 저항성을 보이기도 하기 때문에, 상처에 감염을 일으키는 원인균이 한 가지 단독요법에 효과적으로 반응하지 않을 때에만 사용이 고려 될 수 있겠다. 예를 들면 리팜핀과 반코마이신의 복합요법은 만성 골수염을 치료하는 데 단독요법보다 더 효과적으로 알려져 있다. 이 같은 방법으로 즉각적인 감염 대처가 가능하며, 부적절하거나 비효과적인 항생요법의 노출을 제한함으로써 항생제에 대한 내성의 위험성을 최소화하여 잠재적인 감염의 진행을 피할 수 있다고 할 수 있겠다.

CASE 1 방사선 치료 후 감염된 상처 관리의 예

- 2007년 3월 2일 근치적 유방절제술(modified radical mastectomy, Rt.)과 피부이식술(skin graft)을 시행받았다.
- 이후 다수의 홍반성구진(multiple erythematous papules on Rt. ant. Trunk) 소견을 보여, 시행한 조직 검사상 피부 전이로 진단되어 항암방사선요법을(CCRTx) 시행하였으며, 방사선요법 45Gy을 시행받은 후, 피부반응(skin reaction)이 심하여 일단 방사선 치료 중단 후 장루상처간호사에게 의뢰하였다.
- 항암방사선요법(CCRTx)에 의한 면역기능 억제와 관련하여 균 배양 검사결과 동정된 녹농균에 의한 감염을 조절하기 위해 국소항균요법(silver dressing) 적용과 더불어 하이드로겔, 하이드로파이버, 폴리우레탄 폼 드레싱을 사용하여 치료하였다.

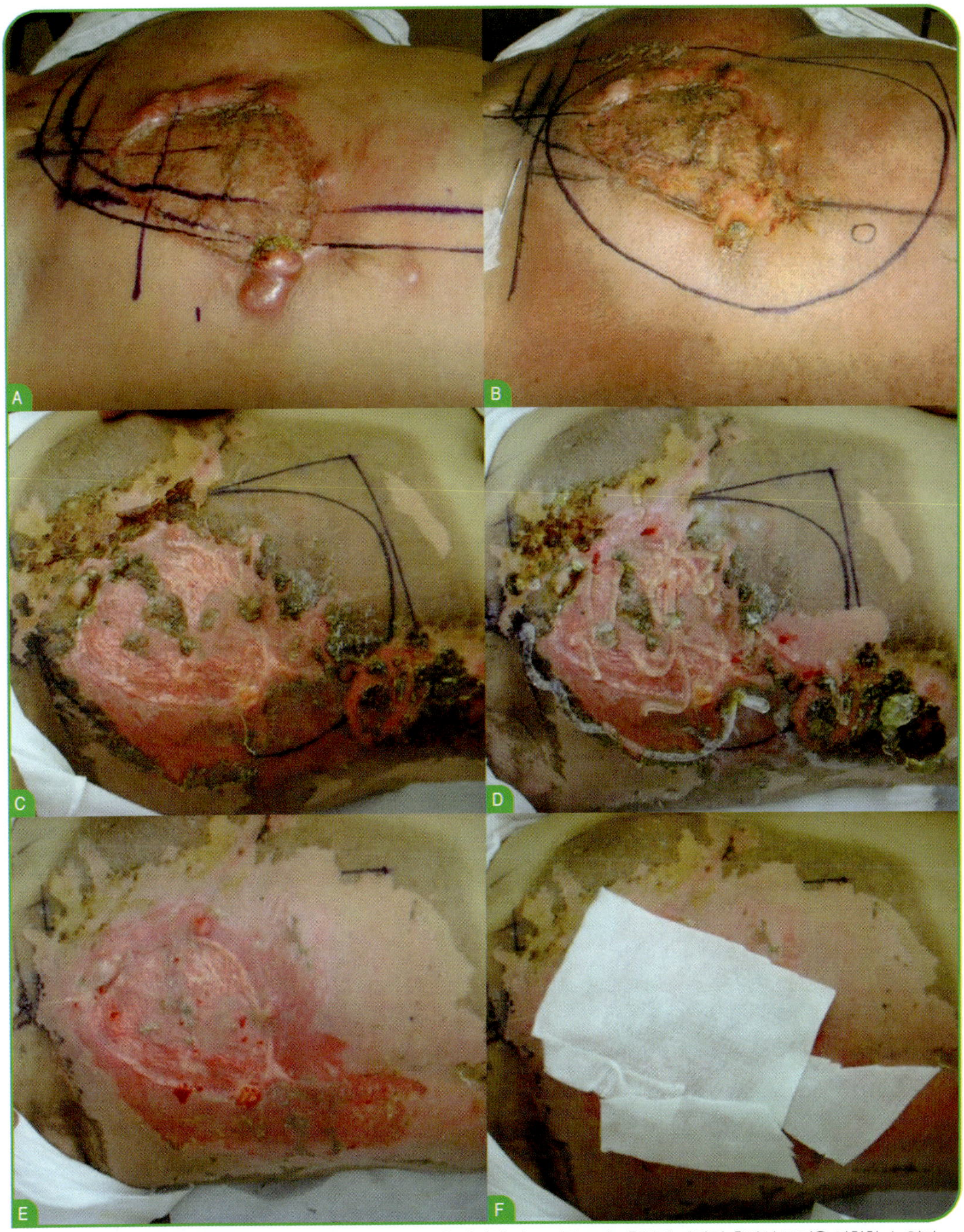

그림 7-15 A. 유방절제술 시행 후 피부 이식을 시행 받았으며, 방사선 치료 시작 모습: 흉벽에 다발의 홍반성 구진을 관찰할 수 있다.
B. 방사선요법 시작 2주 뒤 모습
C. 45Gy 용량의 방사선 치료를 받고 생긴 피부 반응
D. 건조되어 박리된 표피(dry desquamation) 제거를 위해 하이드로겔을 사용한 모습
E. 하이드로겔을 사용 후 상처 기저부가 깨끗해진 모습을 볼 수 있다.
F. 상처 기저부에 감염조절을 위해 국소 항균제제 드레싱을 제공한 모습

-계속

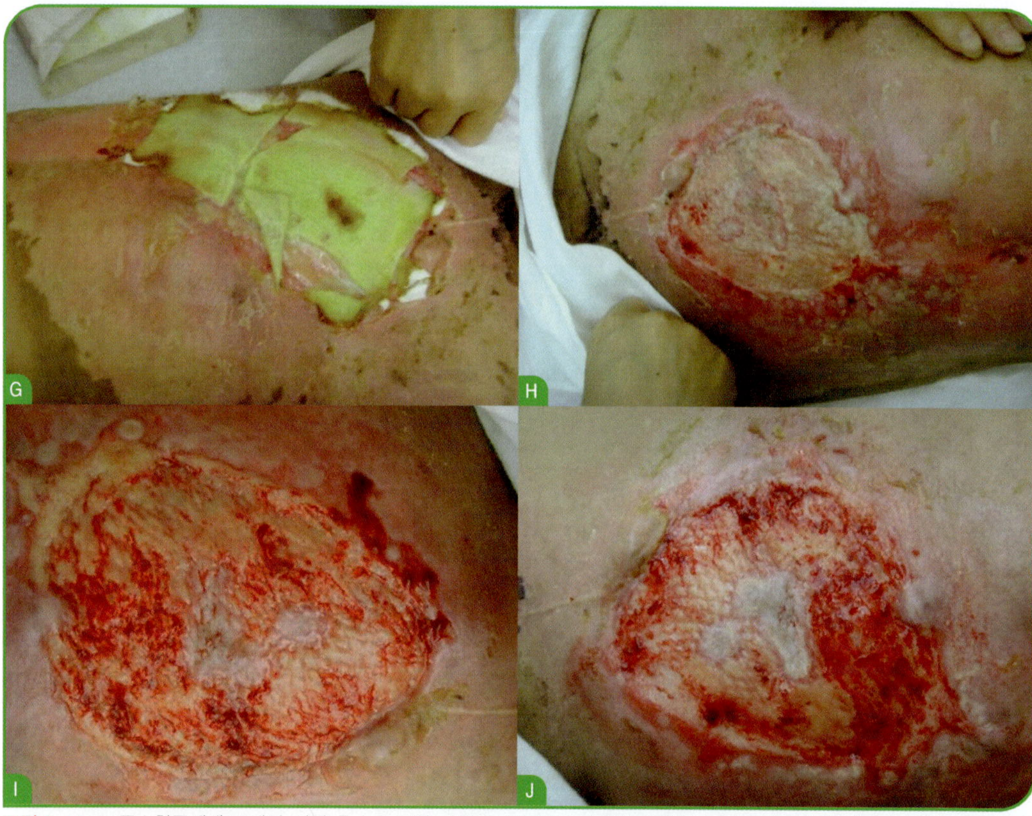

그림 7-15 G. 국소항균제제 드레싱 시행 후 녹농균에 감염된 상처에서 배출된 삼출물로 인하여 드레싱 제제가 녹색으로 변화한 모습을 관찰할 수 있다.
H. 드레싱 제제 제거 후의 모습
I, J. 정기적인 국소 항균제제 드레싱 시행 후 상처 크기가 줄어들고 깨끗해진 상처 표면을 관찰할 수 있다. 상처 기저부에 육아조직 형성과 함께 가장자리부터 재상피화 단계를 확인할 수 있다.

CASE 2 감염된 만성상처 관리의 예

- 61세 여자 환자로 심방중격결손패치재건술(ASD patch repair)을 시행받았으며 기관절개술(tracheostomy) 시행 후, 위루(gastrostomy)를 통해 영양주입 유지 중이다.
- 양측 복사뼈 부위(both malleolus area)에 Stage II 욕창이 발생하여 장루상처간호사에게 의뢰되었다. 초기 하이드로파이버 드레싱과 하이드로콜로이드 드레싱으로 유지하였으나 증세가 악화되고, stage III로 진행하여, 폴리우레탄폼 드레싱으로 교환하면서 치료 유지하였으나, 괴사조직이 없음에도 불구하고 악취(malodorous)가 관찰되기 시작하고, 녹색의 배액(green drainage)을 동반, 녹농균 고유의 냄새(sickly sweet smell)를 보이면서 감염된 만성상처로 진행하는 양상을 보였다.
- 상처도말 검사상 다량의 황색포도상구균(staphylococcus aureus)과 소량의 엔테로박터(enterobacter aerogenes), 녹농균(few psedomonas aeruginosa)이 동정되었다.
- 효과적인 감염상처 관리를 위해 국소항균제제요법(topical antimicrobial therapy)을 적용하였다. 상처의 삼출물의 양과 드레싱 교체 시기, 상처 크기, 상처표면의 부육 조직 제거를 고려하여, 감염된 상처의 항균력 유지를 위해 카덱소머요오드를 적용 후 이차 드레싱으로 폴리우레탄 폼 드레싱을 적용하여 치료하였다.

Wound Management

▷ 카덱소머요오드(cadexomer iodine)를 72시간 적용하고 이차 드레싱으로 폼 드레싱을 적용하였다.

▷ **초기 드레싱 시**

황색포도상구균(staphylococcus aureus), 엔테로박터 에로게네스균(enterobacter aerogenes), 녹농균 (pseudomanas aeruginosa)에 의한 상처 감염으로 다량의 삼출물과 냄새를 보였으나 카덱소머요오드 적용 일수가 경과할수록 상처표면의 부육 조직이 제거되고 상처 기저부가 깨끗해지면서 육아조직 성장이 관찰되었다.

▷ 이와 더불어 상처의 냄새와 부육 조직의 감소, 상처 크기의 감소를 동반한 육아조직의 증가를 기대할 수 있었다.

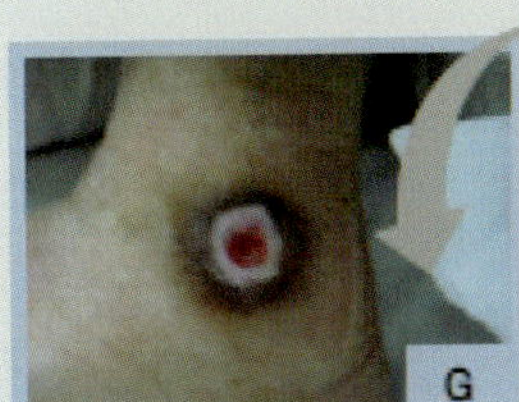

Lt

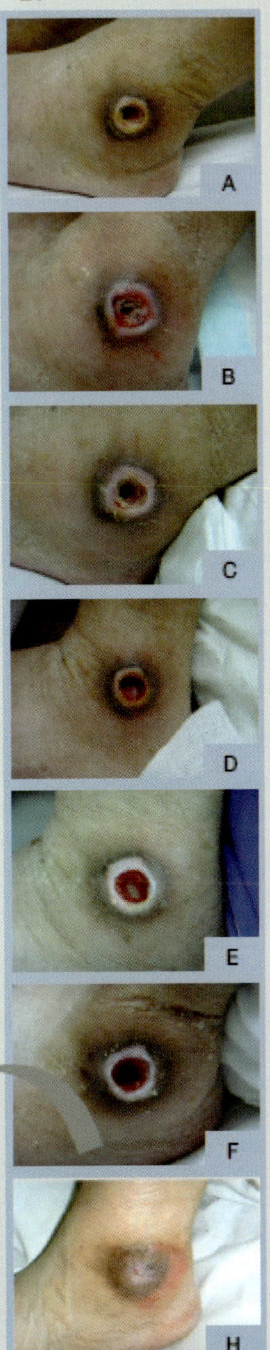

Rt

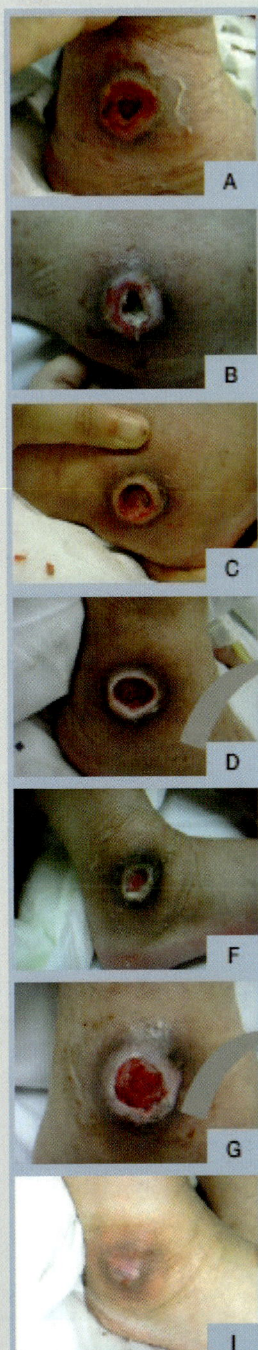

The Outcome

▷ 카덱소머요오드는 간접적으로 백혈구의 활동을 자극하여 상처 표면에 존재하는 생물학적 부담을 감소시키는 데 효과적으로 작용한다.

▷ 카덱소머요오드는 감염된 상처의 항균력을 유지시켜 주면서, 건강한 세포에는 손상을 주지 않고, 상처표면의 부육조직을 제거하고 삼출물을 흡수함으로써 효과적인 항균 드레싱으로 선택될 수 있다.

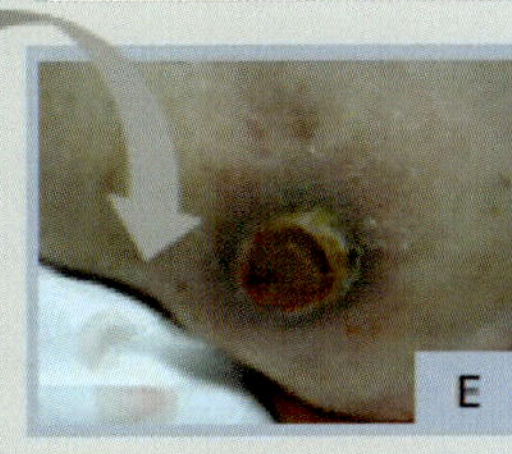

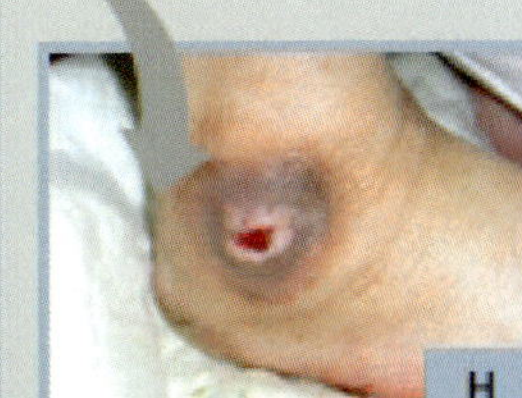

CASE 3 수술 후 감염된 외과적 상처 관리의 예

- 58세 남자 환자로 직장암(rectal cancer)으로 진단받고, 저위전방전제술과 회장루조성술(low anterior resection with double stapling method diverting loop ileostomy)을 시행받았다.
- 회장루복원술(ileostomy repair) 시행 5일 후 발생한 문합부 누출로 인하여(anastomosis site leakage)로 부분적 소장절제술과 유착박리술(segmental resection of small intestine & adhesiolysis)을 시행받았으며, 제3세대 세팔로스포린계 항생제 사용을 시작하였다.
- 수술 후 WBC 27,670/μL로 백혈구증가증(leukocytosis)과 함께 고열이 관찰되었으며, 상처 절개 부위를 따라 터널 형성이 관찰되고, 장액종(seroma) 및 소량의 농성 배액을 보여 상처 도말검사와 배양검사를 시행하였다.
- 상처 균 배양 검사상 장내세균으로 다량의 장속 박테리아(enterococcus faecalis) 및 소량의 황색포도상구균이 동정되었으나 더 이상의 고열은 관찰되지 않았고, 백혈구증가증 또한 감소하는 양상을 보여 항생제 교체 없이 개방상처를 유지하면서, 베타딘-생리식염수 습윤드레싱과 국소 항균제제 드레싱(silver dressing)을 사용하였다.
- 수술 후 10일째 소량의 농성 배액과 함께 복강내액(peritoneal fluid)이 배출되는 양상 관찰되어 의심되는 부위를 모두 개방상처로 유지시키면서, 베타딘-생리식염수 습윤드레싱을 하면서, 국소 항균제제 드레싱을 유지하였다.
- 수술 후 13일째 시행한 상처 배양검사 결과 균이 동정되었으나 감소하는 양상이 관찰되면서, 더 이상의 백혈구증가증 소견 없이 WBC 6,490/μL로 안정되는 양상이 관찰되었다.
- 국소 항균제제 드레싱과 폴리우레탄 폼 드레싱 후, 상처 기저부에 육아조직 형성이 관찰되고 더 이상의 농성 배액이 없어 외래에서 습윤드레싱을 유지하면서 상처 관리를 마쳤다.

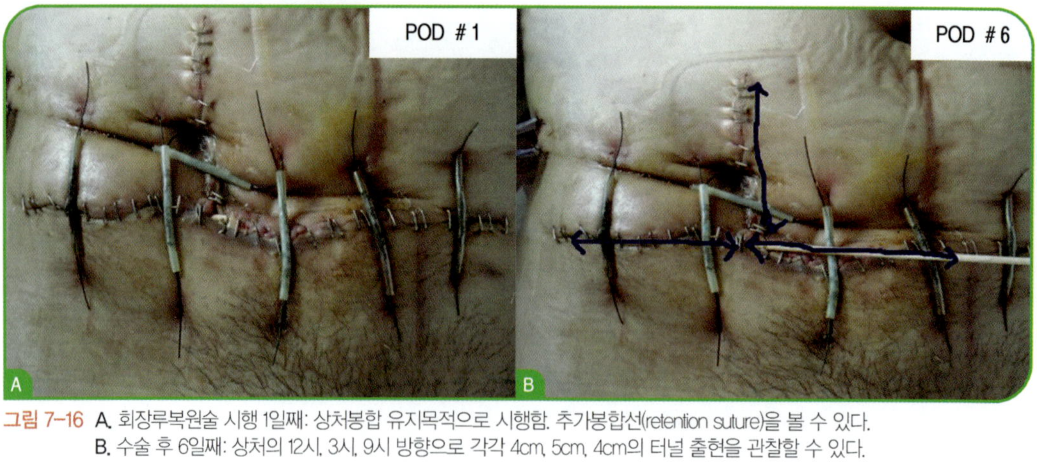

그림 7-16 A. 회장루복원술 시행 1일째: 상처봉합 유지목적으로 시행함. 추가봉합선(retention suture)을 볼 수 있다.
B. 수술 후 6일째: 상처의 12시, 3시, 9시 방향으로 각각 4cm, 5cm, 4cm의 터널 출현을 관찰할 수 있다.

-계속

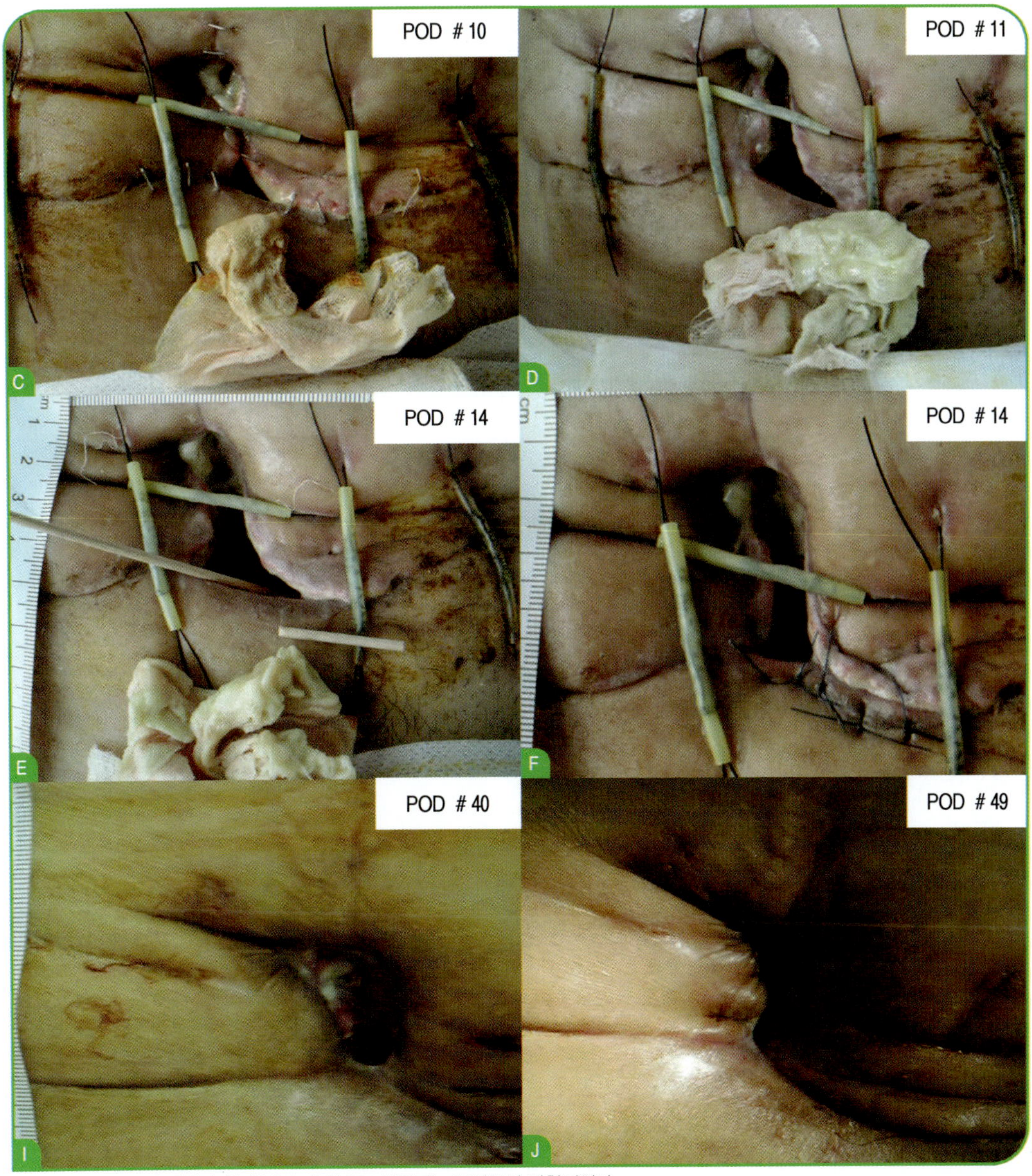

그림 7-16 C. 농성 배액과 함께 복강 내 액으로 생각되는 분비물이 관찰되었다.
D. 봉합사를 제거하고 개방상처로 유지시키면서 베타딘-생리식염수 습윤드레싱과 국소 항균제제 드레싱을 사용하였다.
E. 국소 항균제제 드레싱과 폴리우레탄 폼 드레싱 제제 사용 후, 상처 기저부에 육아조직 형성이 관찰되고 더 이상의 농성 배액은 관찰되지 않았다.
F. 상처 기저부에 육아조직을 확인한 후 이차 봉합을 시행한 모습이다.
I. 상처 기저부에 육아조직의 성장이 관찰되어 통원 치료를 통해 습윤드레싱을 유지하였다.
J. 상처 치유가 완료된 모습이다.

CASE 3-1 수술 후 감염된 외과적 상처 관리의 예

- 62세 남자환자로 궤양성 대장염(ulcerative colitis)으로 전대장절제술시행 후 회장루조성술을 시행받았다.
- 회장루 주변 절개 부위에 표재성 수술부위감염(superficial Incisional SSI)이 진단되어 상처 개방 후 국소항균제를 이용한 소독과 함께, 음압상처치료요법(negative pressure wound therapy)을 적용하였다.
- 음압상처치료요법 적용하면서 퇴원 후 가정간호사를 통하여 상처 간호를 시행하였으며, 주기적인 외래방문을 통해 상처 사정과 함께 음압상처치료법을 지속하였다.
- 상처기저부에 육아조직 형성이 관찰되어, 지연된 1차 봉합을 통해 마무리하였으며, 추후 재상피화된 조직을 관찰할 수 있었다.

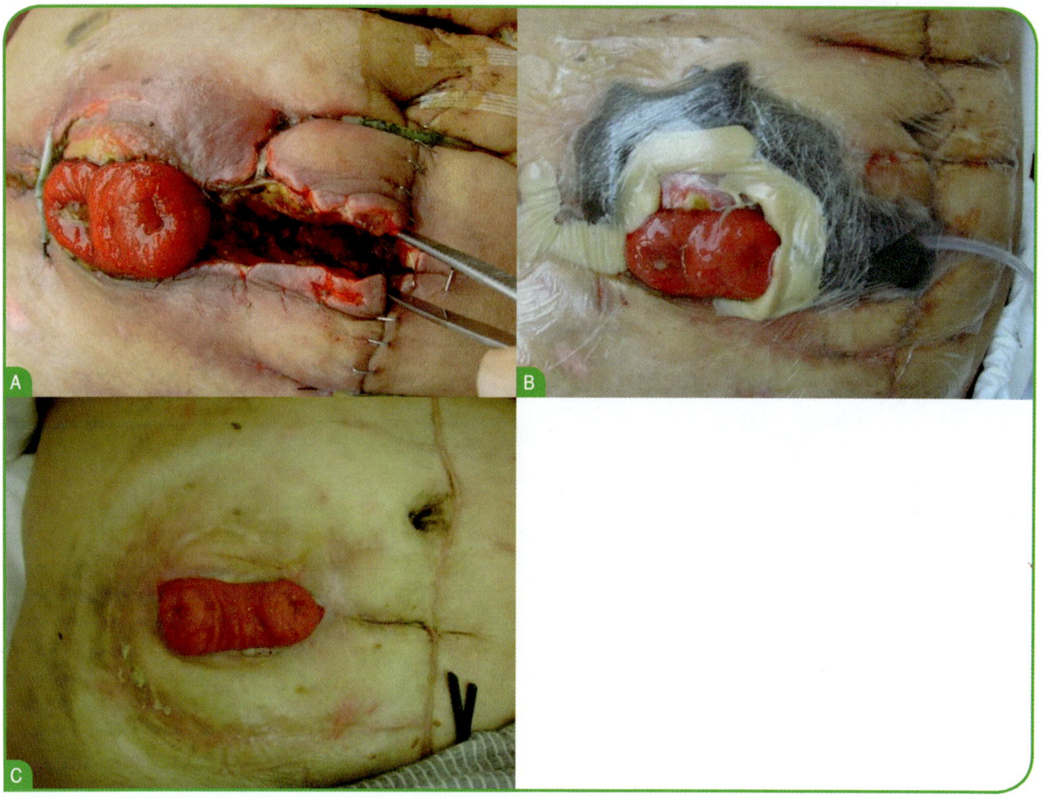

그림 7-17 A. 장루주변 절개 부위의 표재성 수술부위 감염이 관찰됨.
B. 국소항균제 소독 후 음압상처치료요법(negative pressure wound therapy)을 적용한 모습
C. 절개 부위에 재상피화가 이루어진 모습

CHAPTER 8

욕창

Pressure Ulcer

학습목표

1. 욕창 발생 기전에 대해 이해하고 기술할 수 있다.
2. 욕창단계를 구별할 수 있다.
3. 욕창 발생에 영향을 미치는 요인을 파악할 수 있다.
4. 국소적인 욕창치료 원칙을 적용할 수 있다.
5. 욕창 치유 상태를 올바르게 평가할 수 있다.
6. 욕창 예방을 위한 중재를 할 수 있다.
7. 욕창 예방 사정도구를 사용해 체계적인 전략을 세울 수 있다.

욕창은 뼈 돌출부에 압력 또는 전단력이 결합된 압력의 결과로 생긴 피부 또는 하부 조직의 국소적 손상으로 움직임에 제한이 있거나 감각이상, 만성질환이 있는 환자 또는 노인환자들에게서 주로 발생하는 건강문제이다. 욕창은 전세계에 걸쳐 빈번하게 발생하고 있는 문제로 단지 간호사들에게만 국한된 문제가 아니라 모든 의료인이 주의를 기울여 예방하고 치료해야 할 문제로 간주되고 있다. 미국욕창자문위원단(national pressure ulcer advisory panel, NPUAP)은 해마다 백만 명 이상의 환자들이 욕창으로 고통받고 있으며, 욕창 발생과 관련된 사망도 해마다 6만 건수에 이른다고 추정하고 있다. 또한 욕창은 통증을 유발하며, 경제적 비용뿐만 아니라 환자 및 돌봄 제공자의 삶의 질을 감소시키며, 합병증과 사망률 증가와 관련이 되어 있다. 미국의 경우, 연간 욕창 간호에 소요되는 비용은 $11,000,000,000(USD)에 달하며, 욕창 환자 개인당 소요되는 비용은 $500(USD)에서 $70,000(USD)로 추정된다고 하였다. 또한 욕창은 재원 일수 및 재입원률을 증가시키는데 병원에서 1건의 욕창이 발생할 경우 환자 재원 일수는 5배 증가된다고 보고하였다.

현재 욕창의 예방 및 관리를 위한 다양한 지침들이 만들어지고 있는데 대표적으로 미국욕창자문위원단(NPUAP), 유럽욕창자문위원단(EPUAP), 범태평양 욕창연합(PPPIA)에서 만든 Prevention and Treatment of pressure ulcers: Clinical practice guildeline(2014), WOCN society의 Guideline for Prevention and Management of Pressure ulcers(2016), Registered nurses' association of ontario(RANO)의 Assessment & management of pressure injuries for the interprofessional team(2016), 병원간호사회의 근거기반임상간호실무지침 욕창간호(2013) 등이있다.

I. 용어

현재까지도 욕창 용어와 관련된 논쟁이 이어져 오고 있다. 가장 오래된 용어는 'decubitus'로 최초로 Wohlleben(1777)에 의해 'gangraena per decubitum'으로 기술되었다. 이는 '누워 있기 때문에 생긴 죽은 조직'이라는 의미로, 환자가 침상에 누워 있는 동안에 발생한 상처를 의미한다. 이외에도 사용된 용어를 살펴보면, Groth(1942)는 'decubitus', Reichel(1958)은 'decubitus ulcer', Kosiak(1959)은 매우 제한적이긴 하지만, 병인론적 경로에 대한 의미를 내포한 'ischemic ulcers(허혈성 궤양)'로 여러 가지 용어를 사용하였다. 하지만 이 용어 중 어느 것도 그 의미를 정확하게 기술하고 있지는 않다.

'Bedsore'라는 용어는 글래스고(Glasgow)에서 1975년 욕창 병인에 관한 국제 컨퍼런스가 최초로 개최된 후에 『Bedsore Biomechanics』라는 책이 출판되면서 사용하기 시작하였다. 그 당시 욕창은 연부 조직과 지지면의 접촉에 의해 발생될 수 있고, 이에 전단력과 전단력에 의한 변형(shear deformation)이 욕창 발생에 매우 주된 역할로 작용한다는 지식에도 불구하고, 침대와 관련된 용어로 'bedsore'를 지속적으로 사용해 왔다. Bedsore에서 Sore가 의미하는 바는 신체에서 고통스럽고, 아픈 부위를 뜻한다.

1980년대에 이르러 'pressure sore'라는 용어가 대중적으로 사용되기 시작했고, 더 이상 침대와 관련된 손상으로 사용되지 않았다. 1990년대 초반 이래 'pressure ulcer'라는 용어는 치료에 실패하거나 치유가 어려운 피부 표면에 생긴 개방성 궤양으로 언급되면서 널리 사용되고 있다. 하지만 이 용어는 피부 하부 조직으로부터 발생한 심부 조직 손상과 피부 손상이 없는 욕창 1단계를 정확하게 기술하지는 못하고 있다.

다양한 용어들이 의료인과 환자들에 의해 여전히 사용되고 있다. 유럽과 북아메리카에서는 pressure ulcer, 미국 욕창자문위원단과 동남아시아, 호주, 뉴질랜드에서는 pressure injury를 채택하여 사용하고 있다. 용어 사용에 대한 논의는 현재까지도 진행 중에 있으며, 이 책에서는 욕창 용어를 pressure ulcer로 사용하였다.

II. 병태생리학적 변화

압력에 대한 정상적인 생리반응은 다음과 같다. 외부 압력에 의해 말초혈액순환이 막히면 일시적인 조직 허혈상태가 야기되는데 이때 다시 혈액순환이 돌아오면 허혈상태를 회복시키기 위해 눌린 부위로 혈관이 확장되면서 반동성 충혈(reactive hyperemia)과 같은 보상기전이 일어나게 된다. 이렇게 야기된 홍반(erythema)에 손가락으로 10초가량 눌렀다 떼었을 때 창백하게 변했다가 3~4초 안에 다시 홍반을 띠는 양상을 'blanching erythema'라고 한다 그림 9-1 . 감각이 있는 환자는 'blanching erythema'가 있는 부위의 통증을 쉽게 느끼고 압력을 쉽게 제거할 수 있게 된다.

그러나 욕창의 임상적인 증상의 범주에 속하는 'non-blanching erythema'는 눌러도 창백하게 변하지 않는 홍반을 뜻한다 그림 9-2 . 이는 손상된 혈관에서 혈액이 조직으로 울혈된 상태로 혈액 공급 시스템이 손상을 입었다는 신호이며 조직손상이 곧 진행될 것을 암시하거나 이미 어느 정도 시작되었다는 것을 의미하기도 한다.

1. 세포성 반응

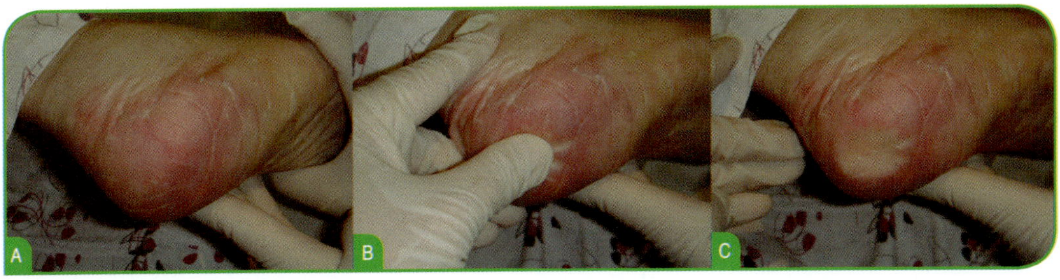

그림 9-1 창백성 홍반(blanching erythema)

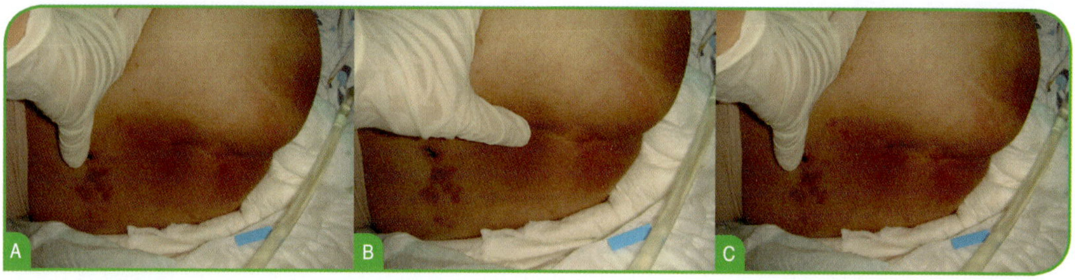

그림 9-2 **비창백성 홍반(non-blanching erythema)**

압력 때문에 말초혈관의 흐름이 막히면 이에 따른 일련의 사건들이 연달아 일어나게 된다. 주변 조직에 산소와 영양분 공급이 중단되고 림프액의 흐름이 막히게 되면 이로 인해 대사 산물이 쌓이고 산증(acidosis)이 일어나게 된다. 압력이 지속 될수록 혈소판(platelet)과 다형핵백혈구(polymorphonuclear leukocyte)가 축적되어 혈관 삼투압이 증가하고 국소적인 부종이 발생하면 이 부분의 순환이 느려짐에 따라 조직의 산소 부족 상태가 더욱 악화된다. 결국, 세포가 죽게 되고 이로 인해 조직 염증이 가속화되면서 세포손상이 확대된다. 세포의 손상이 늘어 갈수록 건강한 세포들에게도 위협이 되어 세포손상을 더욱 가속화시키기 때문에 이는 위협적인 현상이라고 할 수 있다 그림 9-3.

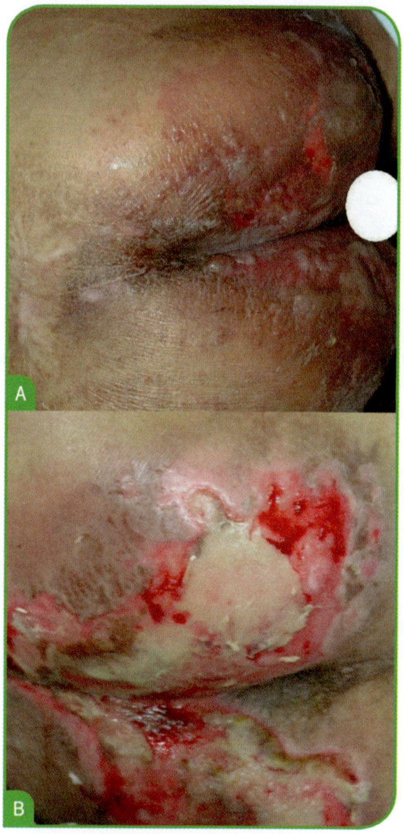

그림 9-3 **세포손상**

A. 부종 때문에 발생한 혈액, 림프액 순환장애로 대사산물이 축적되었다.

B. 재관류 이후 피부층의 국소적인 세포손상이 유발되었다.

만약 압력이 완화되지 않는다면 낮은 조직 관류 때문에 연쇄적으로 조직괴사가 일어난다. 그러나 혈관폐쇄라는 사건으로 말미암아 연달아 발생하는 그 이후의 사건들이 혈관 손상을 가져오기 때문에 처음은 압력 때문에 시작되지만, 그 압력 때문에 눌렸던 혈관 안에서 혈전이 발생하고 혈관 내 상피 세포의 손상이 동반되고 이 때문에 림프액의 흐름이 변화되고 세포 내 간질액의 구성이 변하게 된다.

또한 짧은 시간이라도 강한 압력이 가해졌다면 혈관의 손상은 그 즉시 일어나 허혈상태를 야기하게 된다. 한 번 가해졌던 압력이 완화되고 조직 관류가 다시 정상적으로 돌아오더라도 손상된 혈관 내 상피 세포들이 떨어져나와 혈관을 막게 된다. 혈관 내 상피세포가 떨어지면 심부 콜라겐에 의해 혈소판이 활성화되고 혈전(clot) 형성을 촉진하게 된다. 더욱이 손상받은 내상피 세포는 그들이 갖고 있던 항응고의 특성을 잊어버리고 혈관 폐쇄를 촉진시키는 응고물질(thrombogenic substance)의 분비로 결국은 조직의 허혈상태를 야기하게 된다.

조직의 허혈상태가 지속되면 조직에 중성구(neutrophil)가 등장하면서 조직의 손상을 더욱 악화시킨다. 그 이유는 휴면기 내 상피세포의 산소요구량보다 무려 30배 더 많은 산소가 필요해지기 때문이다.

변화된 림프액의 흐름도 조직손상에 영향을 준다. 즉 압력받아 손상된 조직에는 림프액의 흐름이 끊기기 때문에 조직세포 간질액에 단백질이 쌓이고, 결과적으로 세포간질액의 삼투압이 높아져 부종이 발생한다. 또 이에 따라 세포는 탈수상태가 초래된다.

요약하자면, 강하거나 지속적인 압력 때문에 혈액 흐름과 림프액의 흐름이 막히면 세포 간질액이 이동을 한다. 산소와 영양분을 공급받지 못한 조직은 독성이 있는 대사산물이 쌓이게 되고 세포 간질액은 단백질이 쌓이게 되며 이로 인해 세포 탈수와 조직손상이 발생하게 된다는 것이다.

2. 근육성 반응

압력으로 인해 나타나는 근육손상은 피부층의 손상보다 더 확연하게 나타난다. 외부압력에

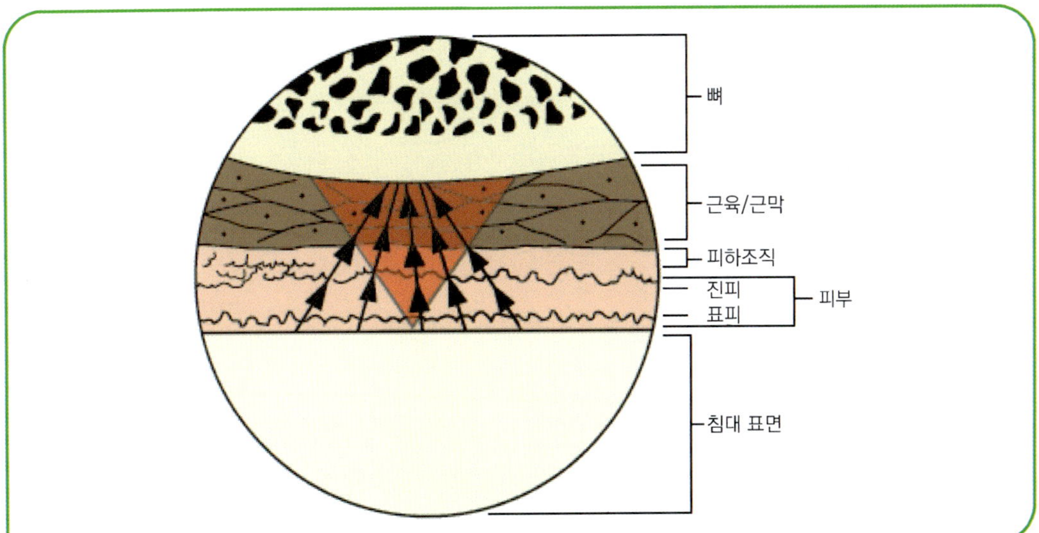

그림 9-4 압력의 원뿔

의해 뼈 돌출부위가 눌릴 때 그 사이의 연조직이 가장 큰 압력을 받게 되기 때문이다.

근육층은 허혈상태에 매우 민감하게 반응하기 때문에 그 손상이 더 크다. 원뿔형의 모양으로 형성되는 압력의 크기 때문에 욕창의 발생은 심부에서 먼저 손상이 시작되어 피부층으로 확대된다는 Bottom to Top 이론이 있다. 이는 욕창에서 피부의 단순 손상으로 보이는 것이 빙산의 일각일 수 있다는 것을 뜻한다 그림 9-4. 이를 Mc Clemont는 "압력의 원뿔"이라 표현했다.

혈류 시스템은 segmental, perforator, cutaneous의 3가지로 나눌 수 있는데 segmental system은 대동맥(aorta)에서 기인되는 큰 동맥으로 구성되어 있고 perforator system은 근육층에 혈액을 공급함과 동시에 피부층에도 혈액을 공급한다. cutaneous system은 피부층에 존재하는 말초혈관과 동정맥 등 주로 온도 조절과 영양 공급을 제공한다. 심부에 있는 perforator system의 순환이 막히면 근육층 손상에 이어 연쇄적으로 피부층의 손상을 동반하게 된다. 또한 피부층은 perforator와 cutaneous system에 의해 모두 혈액 공급을 받기 때문에 근육층 손상 시 덩달아 영향을 받으며 피부층에서 실질적으로 필요한 혈액 양보다 많은 양의 혈액을 공급받기 때문에 혈관 손상으로 막혔을 때 그 대사 산물의 양도 많아져 조직 손상이 더 많아진다.

III. 원인요소

1. 압력

압력(pressure)은 한 단위면적에 수직으로 걸리는 부하를 의미하며 욕창 형성에서 가장 큰 원인요소이다. 그러나 압력 때문에 욕창이 형성되기까지는 몇 가지 요소가 함께 작용한다. 즉 압력의 강도, 압력의 기간, 그리고 조직의 내구성이다.

압력 = 체중 / 피부에 닿는 면적

1-1. 압력의 강도

피부에 가해지는 외부압력은 아래에 있는 골격구조로 전달되며 뼈와 외부경계 사이에 있는 모든 조직을 압박한다. 외부에서 50mmHg의 압력이 가해지면 돌출된 뼈 부분에서는 200mmHg까지 무려 3~5배에 달하는 압력이 가해질 수 있다.

압력 강도(intensity of pressure)의 중요성에 대해 이해하기 위해서는 모세 혈관압(capillary pressure)과 모세 혈관 폐쇄압(capillary closing pressure)에 대한 이해가 필요하다. 모세 혈관압은 혈관막을 통해 수분을 밖으로 내보내려는 경향을 의미한다. 모세 혈관압은 측정에 어려움이 있어 정확히 밝혀지지 않았으나 다양한 방법들이 이를 측정하기 위해 시도되고 있다. 그중 초소형의 유리관(피펫)을 이용해서 모세혈관에 직접 적용하고 이 유리관에 압력 측정계를 연결해서 압력의 수치를 얻는 방법이 주로 쓰이고 있다. 초소형 유리관을 이용해 얻은 모세혈관압은 소동맥분지에서 32~35mmHg이고 세정맥분지에서 12~15mmHg이며 중간 모세혈관(midcapillary)은 20mmHg이다. 모세혈관 압력을 측정하기 위한 간접적인 방법이 소개되었고 그 결과 '기능적 모세혈관 압력'이 17mmHg라는 결과를 얻었다. 이는 모세혈관이 개방된 상태를 유지하고 기능하기 위해 필요한 압력이라는 의미이다 그림 9-5.

모세혈관 폐쇄압 또는 임상적인 폐쇄압(critical closing pressure)은 모세혈관의 순환을 막는 데 필요한 최소한의 압력이다. 1941년 Landis가 수정된 기술을 사용하여 고정한 결과 모세혈관 폐쇄압력을 45~50mmHg가 된다고 주장하였다.

1961년 Lindan에 따르면 건강한 성인 남자가 누워 있을 때, 엎드려 있을 때, 옆으로 누웠을 때, 앉았을 때의 압력분산을 계산하기 위해 특별히 제작한 실험용 침대를 이용하여 측정하였다. 압력의 범위는 대체로 10mmHg에서 100mmHg였는데, 방석이 없는 의자에 앉았을 때 좌골결절에서 측정되는 압력은 무려 300mmHg였다. 앙와위에서 천골, 두부, 팔꿈치에 40~60mmHg 압력이 가해지면 2시간 후에 현미경상 욕창의 병리학적 변화가 나타난다. 그러나

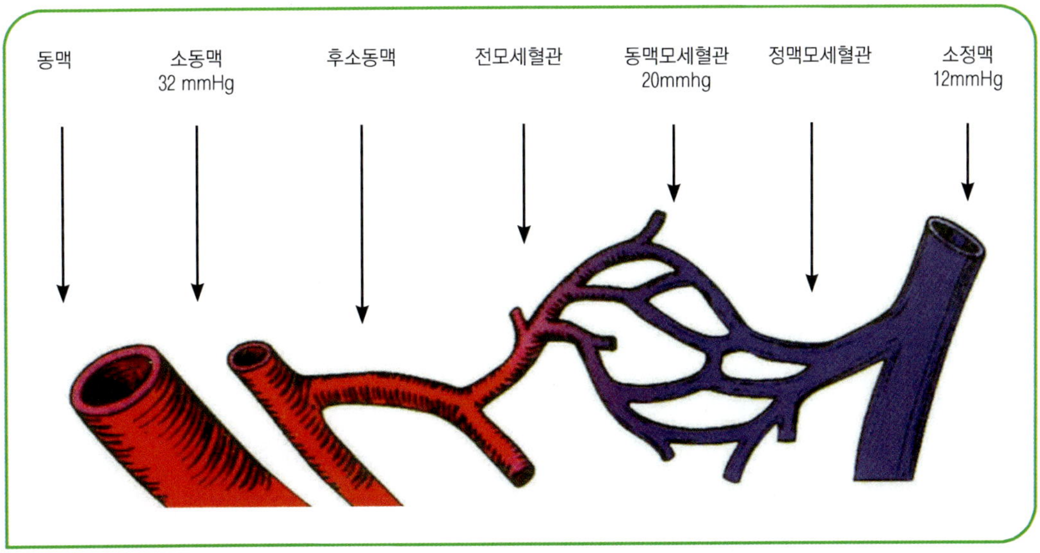

그림 9-5 **혈관압**

모세혈관의 압력을 초과하는 계면압력이 항상 조직의 허혈상태를 가져오지는 않는다. 예를 들어 정상감각을 갖고 있는 환자의 경우 모세혈관 폐쇄와 조직 저산소증으로 나타나는 불편감에 반응하여 체중을 이동하기 때문이다. 하지만 척수손상이 있거나 다른 이유로 감각이 떨어져 있는 환자라면 이러한 불편감을 인지할 수 없고 인지해도 반응할 수 없는 경우가 생기므로 병리적인 손상이 진행되게 된다.

1-2. 압력의 기간

압력의 기간(duration of pressure)도 욕창 형성에 매우 중요한 역할을 하며 압력의 강도와 함께 측정되어야 한다.

짧은 시간 동안 높은 압력이 가해져 욕창이 생기는 것과 같이 오랜 시간 동안 낮은 압력이 지속되어도 욕창이 발생한다. 압력이 지속된 시간과 압력의 강도 사이에는 다음 그림과 같은 상관관계가 있으며 100mmHg의 압력을 쥐의 근육에 가했을 때 2시간째부터 근육의 미세한 변화가 관찰되었다 그림 9-6.

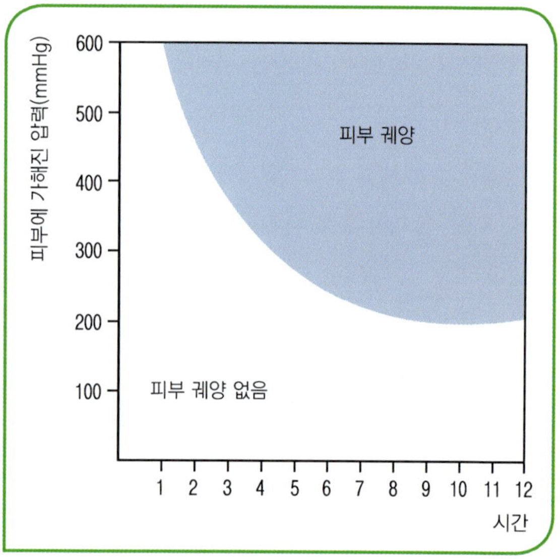

그림 9-6 압력기간에 따른 조직손상 상관표

2. 전단력

1958년 처음으로 욕창 발생에 영향을 미치는 요소로 간주되기 시작한 전단력(shear force)은 중력과 수평면 사이에 작용하는 힘에 의해 발생한다. 예를 들어 환자 침상의 머리쪽을 올리고 있으면 중력에 의해 침상의 발치쪽으로 환자가 미끄러지게 된다. 이때 반대로 침상 표면에서는 환자를 미끄러지지 않게 지지하는 힘이 발생하는데 이 두 힘이 엇갈리면서 피부의 내부층이 절단되는 현상이 발생하게 된다. 피부는 움직임이 자유롭지 못하기 때문에 전단력이 가해지면 뼈 돌출부위를 덮는 조직의 깊은 근막층이 손상을 입게 되고 근막을 통과하는 혈관망들이 당겨지고 꼬여 파괴된다. 전단력이 압력과 함께 가해지면 훨씬 더 많은 손상을 초래하며 잠식이 생길 수 있다. Bennett과 Lee(1988)은 욕창의 40%가량이 전단력 때문에 발생한다고 설명하였다 그림 9-7.

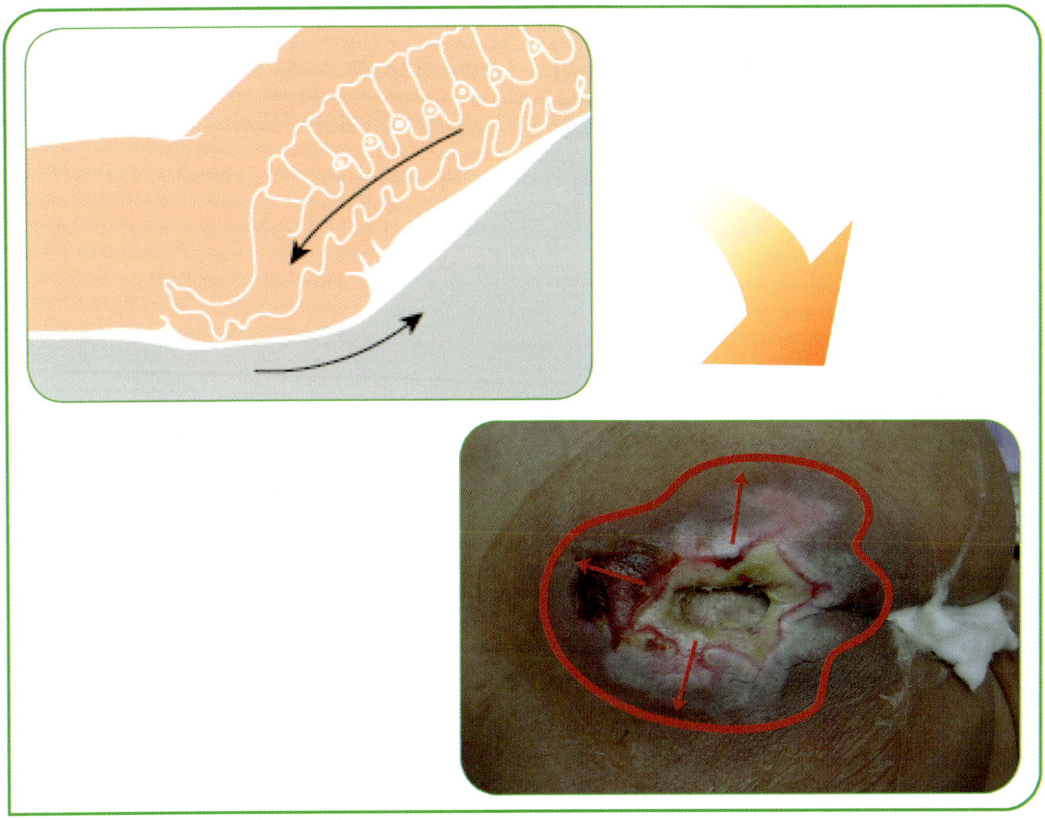

그림 9-7 전단력과 압력에 의해 발생한 욕창

3. 조직 내구성

조직 내구성(tissue tolerance)은 욕창 발생에서 병인적인 영향을 끼치는 세 번째 요소라고 할 수 있다. 또한 피부의 건강상태나 원상복귀 할 수 있는 능력, 피부를 지지하는 구조층의 능력 등을 나타내기도 한다. 이 개념은 1930년 Trumble에 의해서 소개되었으며 그 후 Husain의 실험에 의하면 쥐의 근육에 100mmHg의 압력을 2시간 동안 가하면 근육의 미세한 변화가 관찰되고 그 후 72시간 후에는 50mmHg의 압력을 단 1시간 동안만 가해도 근육 손상이 야기된다는 것이 밝혀졌다. 이는 욕창 발생의 위험이 있는 환자들에게 매우 경각심을 갖게 하는 결과로 두 번째 가해진 압력과 시간이 훨씬 적었음에도 결정적인 근육손상을 일으키는 원인이 된다는 것을 의미한다. 또한 겉으로 보이는 증상이 없어도 심부 근육손상이 일어날 수 있다는 것을 말한다. 조직 내구성은 피부와 그 하부 구조층의 능력(혈관상태, interstitial fluid, 콜라겐 등)에 의해 영향을 받는다.

조직의 내구성에 영향을 끼치는 요소로는 외적 요인과 내적 요인으로 나눌 수 있다. 외적 요인에는 습기, 마찰, 자극 등이 있으며 피부가 외적 요인에 저항하는 능력은 내적 요인에 따라 달라진다. 내적 요인은 조직 관류에 영향을 끼치는 혈압, 체외순환, 혈장 단백질, 흡연, 헤모글로빈과 혈색소, 혈관관련 질병 유무, 당뇨, 혈관수축제 사용 여부, 체온 상승, 영양 등 매우 다양하다. 이 중 연령, 척수손상 유무, 영양상태, 스테로이드 복용 여부 등이 콜라겐의 합성과 분해에 큰 영향을 끼치는 요소이다. 조직 내구성에 영향을 미치는 요인들을 자세히 살펴보면 아래와 같다.

3-1. 활동과 기동성 제한

활동 제한은 주로 누워만 있거나 휠체어 생활을 하는 대상자를 의미하며, 기동성 제한은 움직임의 빈도, 이동 능력이 감소된 대상자를 의미한다. 이러한 대상자들은 압력, 전단의 노출, 마찰력에 쉽게 영향을 받게 된다. 역학조사에서도 활동 및 기동성 제한이 욕창 발생 가능성을 증가시킨다는 것이 지속적으로 확인되고 있다.

3-2. 관류와 산소화

흡연은 조직 관류와 산소화에 영향을 미치는 요인으로 관류와 산소화의 변화는 욕창 발생 가능성을 증가시키게 된다. 특히 척수손상환자 군에서 확실하게 욕창 발생과 관련이 있는 것으로 밝혀졌다. 발병률은 흡연량이 늘면 함께 높아지는 것으로 나타났으며 고 흡연자일수록 재발 확률도 높아졌다.

3-3. 마찰

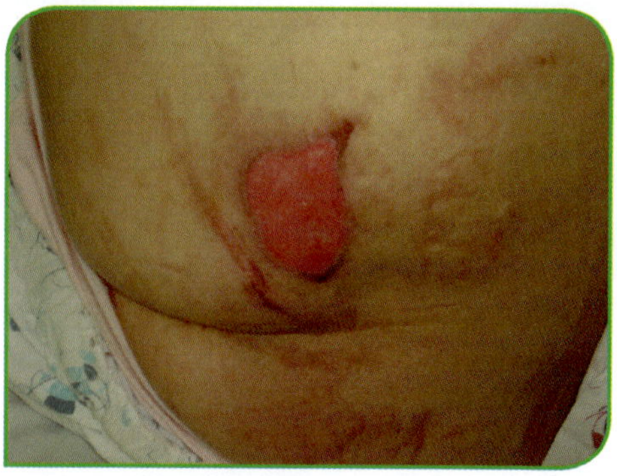
그림 9-8 마찰로 인한 손상

마찰(friction)로 인한 손상은 표피와 진피층이 벗겨지는 형상으로 마치 경미한 화상이나 sheet burn 등과 유사하다. 마찰력 자체가 욕창을 발생시키는 일차적인 원인은 아니지만 파괴된 상피를 벗겨내거나 피부의 파열을 일으키게 하는 원인이 될 수 있고 전단력과 함께 작용하는 경우가 많다. 이를 예방하기 위한 방법으로는 환자 이동 시 끌림을 방지하고 들어서 이동시키는 방법이 필요하며 이동장비(lift device), 이동시트(lift sheet) 등을 사용해서 이동한다 그림 9-8.

3-4. 습기

습기(moisture), 특히 실금을 말한다. 습기가 지속되면 표피의 방어기전이 변해 외부 자극으로부터 손상받기 쉬워진다. 즉 피부 연화(maceration)를 일으키는데 이 상태는 주로 하얗고 약하고 물에 불어 있는 상태로 간혹 주름져 있는 경우도 있다. 건강하고 건조한 피부에 비해 압력, 마찰력, 전단력에 취약해지기 쉬우며, 박테리아의 침입을 받기 쉽고 집락화되기도 쉽다 그림 9-9 .

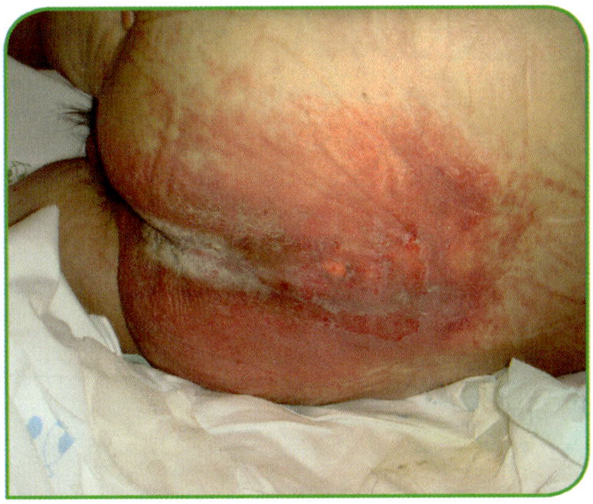

그림 9-9 습기로 인한 손상

3-5. 영양

영양은 영양 요구량을 충족시키기 위해 충분한 양의 탄수화물, 단백질, 지방, 비타민, 미네랄 및 수분을 섭취하는 과정이다. 영양 상태가 불량한 경우 상처 치유를 방해하고 욕창 위험을 포함한 많은 부정적인 결과들과 관련 있기 때문에 이를 확인하고 사정하여 필요한 영양 요구량을 제공해야 한다(자세한 내용은 영양과 상처 관리 부분 참고).

영양상태 사정은 영양실조의 상태를 측정하고 필요한 영양교정을 위한 기초 정보를 얻는 데 도움이 된다. 2012년 미국영양식이요법학회(Academy of Nutrition and Dietetics)와 미국비경구 · 경장영양학회(American Society for Parenteral and Enteral Nutrition, ASPEN)는 임상 현장에서 성인의 영양불량 상태를 확인하고 기록하기 위해 진단적 특성을 포함한 표준화된 지침을 사용할 것을 권고하고 있다. 성인 영양불량은 증가된 요구량, 흡수 장애, 운반 장애 및 영양분 활용 억제 그리고 불충분한 섭취 지속에 따라 주로 발생하며 대사항진 상태 또는 과분화 대사 상태나 염증으로 인해 발생할 수도 있다. 미국영양식이요법학회와 ASPEN에서는 다음 특징 중 두 가지 이상이 나타난다면 영양불량으로 정의하도록 합의문을 도출하였다.

- 불충분한 에너지 섭취
- 의도하지 않은 체중 감소
- 근육량 감소
- 피하지방 감소
- 국소적 또는 전신적인 체액 축적
- 기능 상태 감소

혈청 알부민과 전알부민은 일반적으로 영양 상태에 대한 신뢰할 만한 지표로 고려되지 않는다.

3-6. 연령

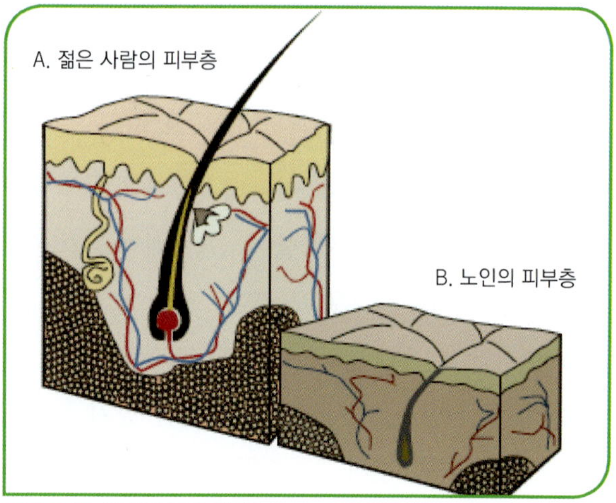

그림 9-10 연령에 따른 피부차이

욕창은 여러 다른 위험 요인을 가지고 있는 유아나 신생아를 포함한 모든 연령대의 대상자에게 영향을 미칠 수 있다. 하지만 유병률 조사에 따르면, 욕창은 일반적으로 고령과 관련성이 있다고 설명하고 있다. 특히 고령은 피부상태 변화뿐만 아니라 기동성과 활동성, 관류 및 산소화, 영양, 피부 습기를 포함한 욕창의 주요 위험 요인에 부정적인 영향을 미치는 요인으로 여겨진다. 노화에 따른 피부의 변화를 살펴보면, 진피와 표피의 맞닿는 부위가 평편해져 외부의 전단력이나 마찰에 저항하는 힘이 감소하며, 혈액이나 림프액의 흐름이 점차 감소하고 신경섬유도 감소한다. 또한 진피층의 두께가 얇아져서 투명해지며 외부압력에 심부조직이 쉽게 손상된다. 피부 재생속도도 느려지고 방어기전이 떨어지며 감각을 인지하는 기능도 감소해 자극에 즉각적으로 반응하는 속도가 떨어진다. 혈관손상이 쉽게 일어나고 피하지방층이 감소해 멜라닌 색소가 밀집되게 된다. 즉, 여러 가지 변화 때문에 외부압력에 더욱 쉽게 손상을 입게 된다 그림 9-10. 소아 환자에게도 욕창은 중요한 문제이지만 이에 대한 인식이 부족한 문제점이 있다. 특히 소아는 성인과 다른 고유한 해부학적 특성의 차이로 욕창 발생 위험이 있으며, 체표면적 비율에 있어서도 성인과 차이가 있는데 소아는 성인에 비해 머리-신체 비율을 볼 때 머리의 크기가 불균형적으로 크다. 이러한 요인들이 욕창 발생 위험에 영향을 미치게 된다. 또한 출산 시 체중, 피부 성숙도, 인큐베이터 온도 및 습도, 지지면 사용, 제한된 자세 변경, 의료기기 사용 여부가 욕창 발생에 영향을 미치는 요인들로 설명되고 있다.

3-7. 저혈압

Trumble(1930)이 조직내구성(tissue tolerance)에 대한 연구의 필요성에 대해 언급할 때 환자가 통증을 느끼는 데 필요한 외부 압력은 모세혈관압보다는 환자의 혈압과 더 관련이 있다고 정의했다. 실제로 수축기압 100에 이완기압 60 이하가 욕창 발생과 관련이 있는 것으로 나타났으며, 저혈압은 생명유지에 필요한 주요한 장기에 우선적으로 혈액이 공급되어야 하므로 피부로 오는 혈류가 감소되어 피부조직의 내구성에 영향을 주게 된다.

3-8. 스트레스

정신적인 스트레스와 같은 심리적인 문제도 욕창 발생과 관련이 있다. 입원환경이 스트레스원이 될 수 있다. 노인환자의 75%가량이 병원 입원에서 퇴원까지의 기간에 기능적인 능력이 떨어지는 것으로 밝혀졌다. 스트레스를 받은 사람에게서 조직의 내구성이 감소하는데 이때 코르티솔(cortisol)이 그 촉진작용을 하는 것으로 여겨진다. 코르티솔은 사람이 스트레스에 노출되었을 때 일차적으로 글루코코르티코이드가 분비되고 스트레스 관련 호르몬 반응을 중재하는 대처기전에 영향을 준다.

다음은 코르티솔과 관련된 기전 2가지를 살펴본 것이다.

1. 코르티솔은 콜라겐 합성보다 콜라겐 분해를 불균형적으로 많아지게 함으로써 피부의 기계적인 특성을 변화시킬 가능성이 있다. 척수손상 환자의 피부 콜라겐 감소는 욕창 발생과 매우 밀접한 관련이 있다.
2. 코르티솔이 결체조직의 구조를 변형시키거나 모세혈관과 세포 사이에서 물, 소금, 영양소 등의 확산을 방해함으로써 세포 대사에 영향을 끼칠 수 있다는 이론이다.

3-9. 발열

체온 상승은 욕창 발생에 영향을 끼친다. 아직 이 기전에 대해서는 정확하게 증명된 바 없지만 열이 1도 올라가는 데 13%정도 산소요구량이 더 높아진다는 견해에 따른 것이다.

Ⅳ. 욕창 관리

욕창은 상처 관리의 기본 원칙에 따라 관리되어야 한다. 즉 원인요소를 제거하고, 환자의 전신상태를 호전 및 유지하도록 지지하며 마지막으로 상처의 상태에 적합한 국소 요법을 적용하는 것이다. 국소적인 상처치료에 앞서 상처를 정확히 사정하는 과정이 필요한데 이는 욕창에 대한 전반적인 사정은 최적의 치료 계획과 상처 치유의 지속적인 모니터링에 대한 정보를 제공하기 때문이다.

1. 욕창의 단계분류

욕창 단계 분류체계는 1975년 Shea에 의해 최초로 조직 손상 정도를 표현함으로써 욕창 분류 도구를 개발하였다. 그 이후로 1983년 Torrance가 5개의 하부 단계로 구분한 욕창 분류 도구를 개발하였다. 2003년에 유럽욕창자문위원단(European pressure ulcer advisory panel, EPUAP)에서 욕창분류체계를 개발하였고, 2009년 유럽욕창자문위원단과 미국욕창자문위원단(National pressure ulcer advisory, NPUAP)이 합의하여 'International NPUAP/EPUAP 욕창분류체계'를 개발하였다.

욕창분류체계는 욕창의 피부와 조직 손상 정도를 기술하는 데 매우 유용한 시스템으로 이를 통해 의료진 간의 의사소통을 향상시키며, 욕창 치료 방법 선택을 위한 정보를 제공하고, 의료기관 간의 정보를 비교하고, 욕창 예방 계획을 수립하는 데 기여할 수 있다. 다음의 욕창 단계는 International NPUAP/EPUAP 욕창분류체계에 기초하여 정의하였다.

1) Stage I(1단계 욕창)

주로 뼈 돌출부위에 형성된 국소적인 비창백성 홍반(non-blanching erythema, 그림 9-11)이 있는 온전한 피부(intact skin) 상태이다. 여기서 비창백성 홍반은 육안으로 보이는 지속적인 피부 발적이며, 모세혈관계/미세순환에 구조적인 손상을 나타내는 것이다. 이를 평가하기 위해서는 손가락 압박법(finger press method, 그림 9-12)과 투명 디스크 압박법(transparent disc method, 그림 9-13)이 있다 . 손가락 압박법은 3초 동안 발적 부위를 손가락으로 누르고 떼었을때 손가락을 뗀 부위가 하얀색 또는 정상 피부색을 보이는지 평가하는 방법이며, 투명 디스크 압박법은 투명판을 발적 부위에 대고 눌러 평가하는 방법으로 이때 눌린 부위 피부의 발적이 지속된다면 이는 욕창 1단계를 의미한다.

검은 피부의 경우는 창백(blanching)을 구분하기 힘들 수도 있다. 이때는 주위 피부색과 다른 색을 띠는 것으로 구별할 수 있다. 손상받은 부위는 아프고, 단단하거나 또는 부드러울 수 있고 인접한 부분에 비해 좀 더 따뜻하거나 또는 차가울 수 있다.

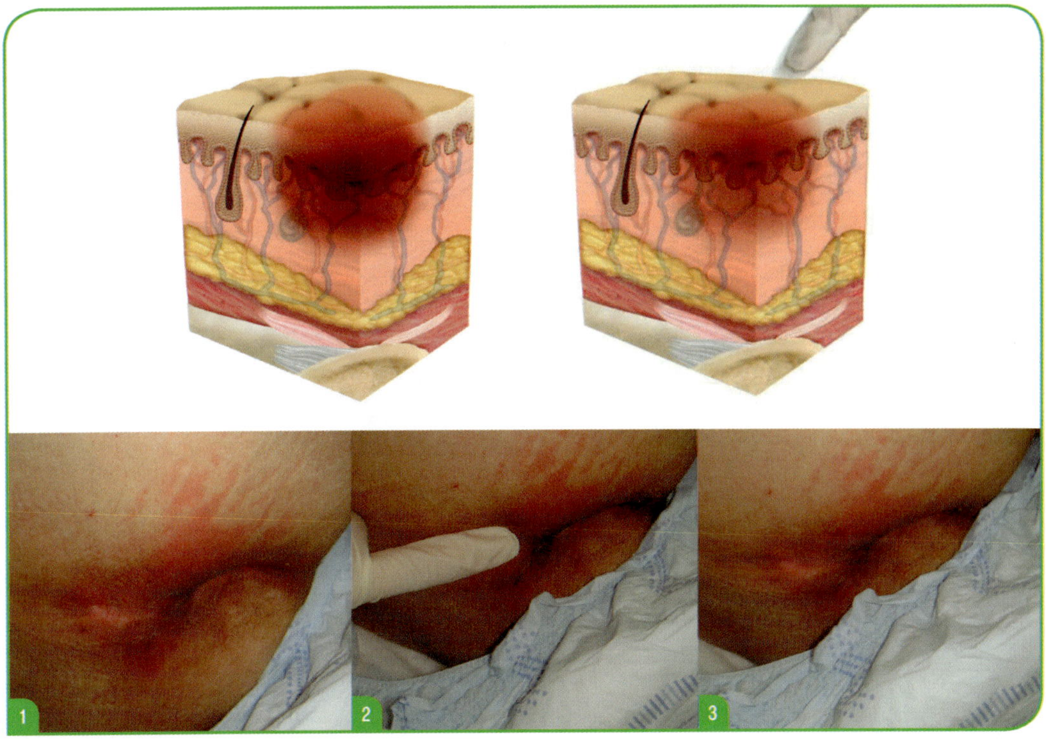

그림 9-11 Stage Ⅰ

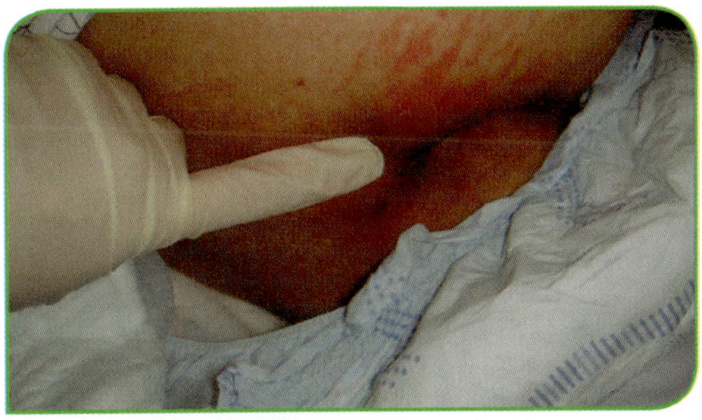
그림 9-12 손가락 압박법(finger press method)

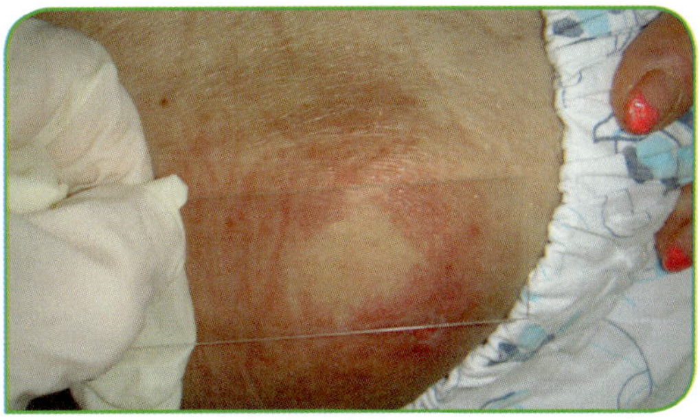
그림 9-13 투명 디스크 압박법(transparent disc method)

2) Stage Ⅱ(2단계 욕창)

진피의 부분층 피부 손상은 붉은 핑크색의 상처 기저부를 가진 얕은 개방 상처로 부육조직은 없다. 장액이 차 있는 물집이 터졌거나 혹은 터지지 않은 상태로 형성되어 있기도 한다.

반들반들하거나 건조한 상태의 얕은 궤양으로 부육이나 멍이 없다. 이 단계를 피부 찢김, 테이프 손상, 회음부 피부염(습기관련피부염, 실금관련 피부염 등), 피부 짓무름 또는 표피박리 등을 설명하는 데 사용해서는 안 된다 그림 9-14.

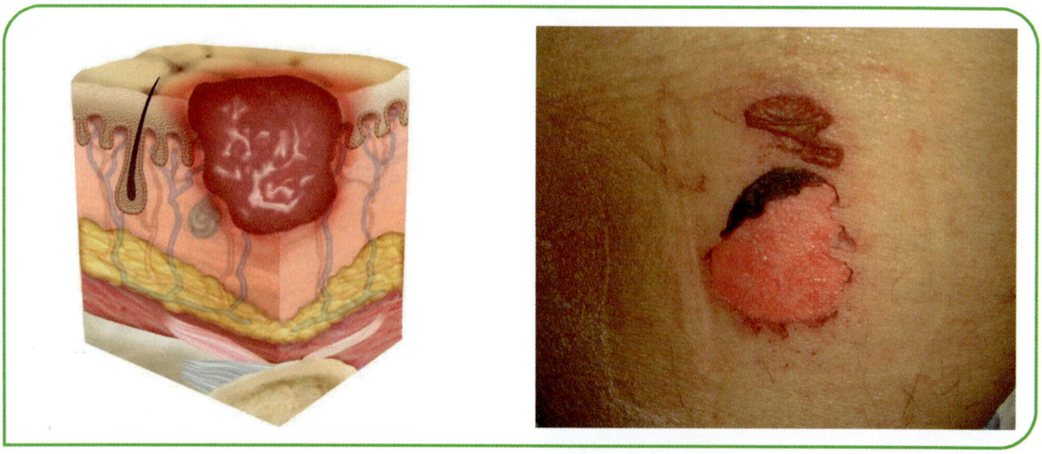

그림 9-14 Stage II

3) Stage Ⅲ(3단계 욕창)

전층 피부 손상. 피하지방이 드러나 있을 수 있으나 뼈, 인대 또는 근육은 노출되어 있지 않다. 부육은 있을 수 있으나 조직 손상의 깊이는 모호하지 않다. 잠식과 동로가 있을 수 있다.

3단계 욕창의 깊이는 해부학적 위치에 따라 다양하다. 콧등, 귀, 후두부, 복사뼈에는 피하지방층이 없어 3단계 욕창이 얕을 수 있다. 반면에 피하지방층이 두꺼운 부위는 매우 깊은 3단계 욕창으로 발전할 수 있다. 뼈/인대는 보이지 않거나 직접적으로 만져지지 않는다 그림 9-15.

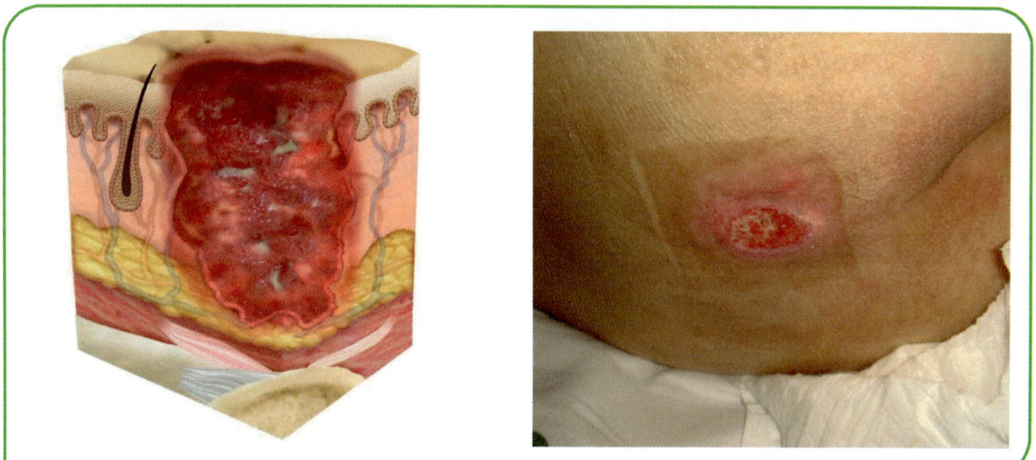

그림 9-15 Stage III

4) Stage IV(4단계 욕창)

뼈, 인대 또는 근육이 노출된 전층 피부 손상으로 부육 또는 건조가피가 상처 기저부 일부에 나타날 수 있다. 종종 잠식과 동로가 있으며 4단계 욕창의 깊이는 해부학적 위치에 따라 다양하다. 콧등, 귀, 후두부, 복사뼈에는 피하지방층이 없어 4 단계 욕창은 얕을 수 있다.

4단계 욕창은 근육이나 지지구조(근막, 인대 또는 관절낭)까지 손상되어 골수염이 발생할 수도 있다. 노출된 뼈/인대는 보이거나 직접 만져지기도 한다 그림 9-16.

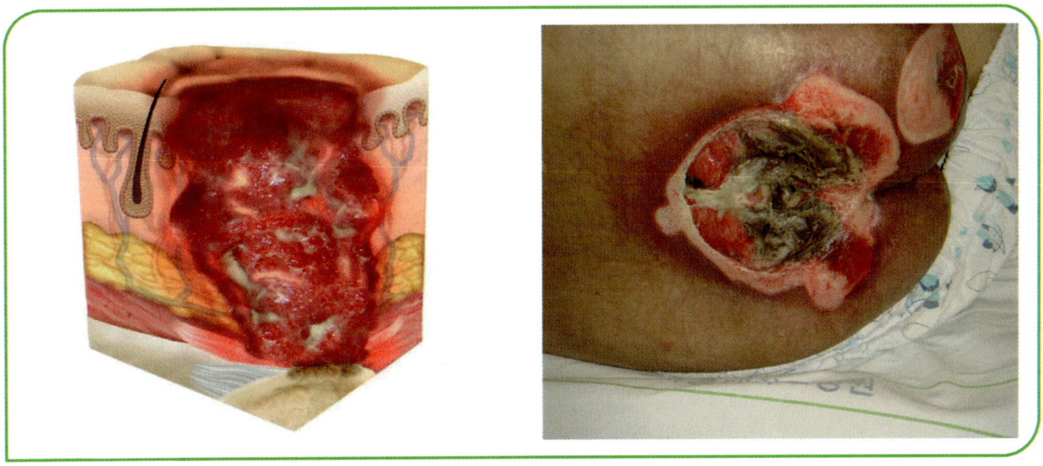

그림 9-16 Stage Ⅳ

5) Suspected deep tissue injury(심부조직손상 의심 단계)

압력 또는 전단에 의해 생긴 연부 조직 손상으로, 온전한 피부에 자주색 또는 적갈색의 국소적인 색의 변화가 있거나 혈액이 찬 수포(blister)가 관찰된다. 이 부위는 주변 조직에 비해 통증이 있고, 단단하고, 흐물흐물하고, 축축하고, 따뜻하거나 또는 차가울 수도 있다.

심부 조직 손상은 어두운 피부색을 가진 사람에게서는 구별하기 힘들 수 있다. 손상의 진행은 짙게 변한 상처 기저부 전반에 걸쳐 얇은 물집이 생길 수 있으며, 더 진행되면서 얇은 건조가피로 덮일 수 있다. 적절한 치료에도 불구하고 피부 손상이 빠르게 진행되어, 피부 심부층으로 진행될 수 있다 그림 9-17.

6) Unstageable(미분류 욕창)

궤양의 기저부가 부육(노란색, 황갈색, 회색, 녹색 또는 갈색) 또는 건조가피(황갈색, 갈색 또는 검정색)로 덮여 있는 전층 피부 손상이다.

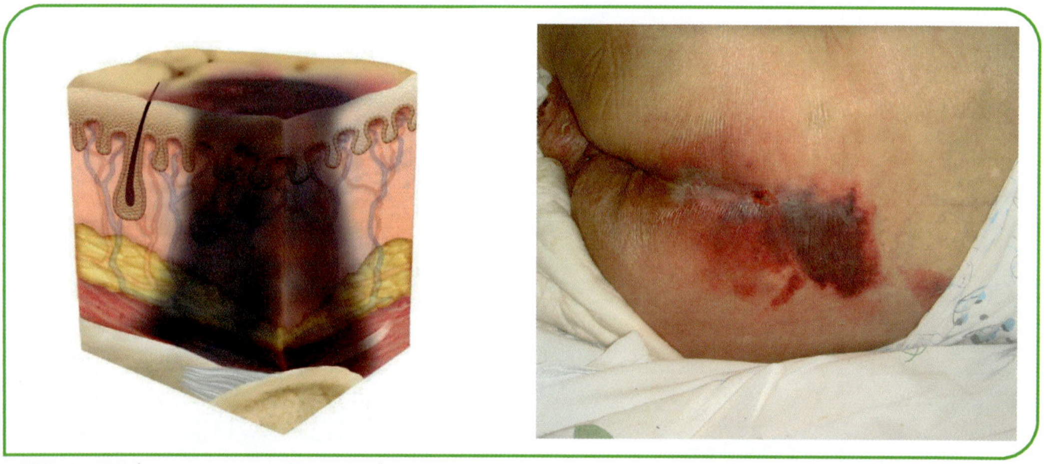

그림 9-17 SDTI(suspected deep tissue injury)

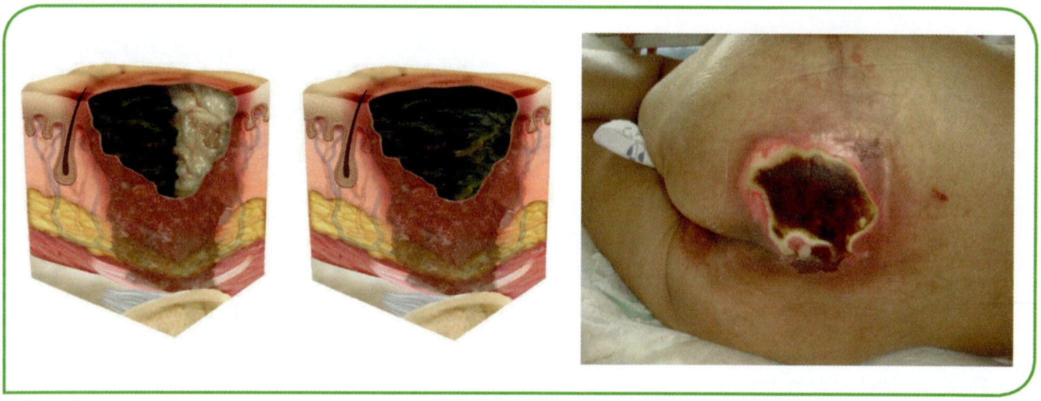

그림 9-18 Unstageable

부육이나 건조가피가 충분히 제거되어 상처 기저부가 노출되기 전까지 실제 깊이, 즉 단계를 결정할 수 없다. 발뒤꿈치의 안정 가피(마르고, 잘 붙어 있고, 홍반이 없거나 변동이 없는 온전함)는 '인체의 자연적(생물학적) 덮개'로 간주해서 제거해서는 안 된다 그림 9-18.

2. 국소적인 상처 관리

욕창 치료에는 기본적인 상처 관리의 원칙이 적용된다. 즉, 원인요소의 제거, 전신적인 상태 지지, 국소적인 상처 관리이다. 국소적인 상처 관리는 일반적으로 습윤드레싱의 원칙을 따른다.

따뜻하고 습윤한 상처 기저부는 상처 건조를 막고, 성장 인자 활동을 자극하고, 재상피화를 가속화하며, 감염 가능성을 감소시키게 된다.

1) 상처 기저부 준비

상처 기저부 준비는 정상적인 상처 치유 진행을 위한 상처 환경을 조성하도록 상처 평가와 치료에 관한 체계적이고 전인적인 접근을 하기 위함이다. 상처 기저부 준비의 목표는 건강한 육아조직의 형성을 위한 최적의 환경을 조성하는 것이다.

상처 기저부 준비는 다음 약어 TIME이 의미하는 상처 관리의 4가지 주요 측면을 모두 포함한다.

- 조직 관리(tissue management)
- 감염과 염증 조절(infection and inflammation control)
- 습윤 환경 조절(moisture balance)
- 상피 가장자리 진행(epithelial edge advancement)

위의 상처 관리의 4가지 측면을 평가하고 최적화하는 것은 욕창의 정상적인 치유 과정을 방해하는 장애요인을 제거하는 것이다.

❶ 세척

상처 세척은 상처 표면과 상처 주위 피부로부터 오염물질, 세균, 그리고 이전의 드레싱 잔여물을 액체를 이용하여 제거하는 과정으로 명확한 상처 사정을 하기 위한 상처 기저부를 준비하는 첫 번째 단계라 할 수 있다. 세척은 상처를 '멸균하는 것'이 아니라 상처를 '씻어 내는 것'으로 욕창 세척과 관련된 연구는 현재 미미한 실정이다.

하지만 청결한 욕창(조직 파편이나 확실한 세균 감염이 없는)이나 재상피화 중인 욕창을 세척할 경우 신생 세포의 손상을 막기 위해 매우 주의해서 세척해야 하며 생리식염수나 마실수 있는 물이 추천된다. 주사기로 세척을 할 경우 바늘을 빼고 낮은 압력으로 부드럽게 세척을 한다 그림 9-19. 괴사조직이 있거나 오염된 상처의 경우 상처 표면으로부터 괴사조직과 미생물을 제거하기 위해 계면 활성제 또는 항균제가 함유된 세척 용액으로 35cc 주사기와 18~19G 바늘/혈관 카테터를 연결하여 세척한다 그림 9-20. 특히 동로(sinus tract), 터널, 잠식으로 인해 상처 내부가 보이지 않을 경우 세척액이 완전히 다 제거되지 않을 수 있기 때문에 주의하여 세척하여야 한다. 또한 욕창을 세척할 경우 욕창뿐만 아니라 욕창 주변 피부도 세척을 하여야 하며 이는 상처 감염의 위험을 감소시키는 데 도움이 된다. 면봉으로 소독 시 세로로 긴 상처는 위에서 아래로 그림 9-21, 원형의 상처는 안에서 밖으로 닦는다 그림 9-22.

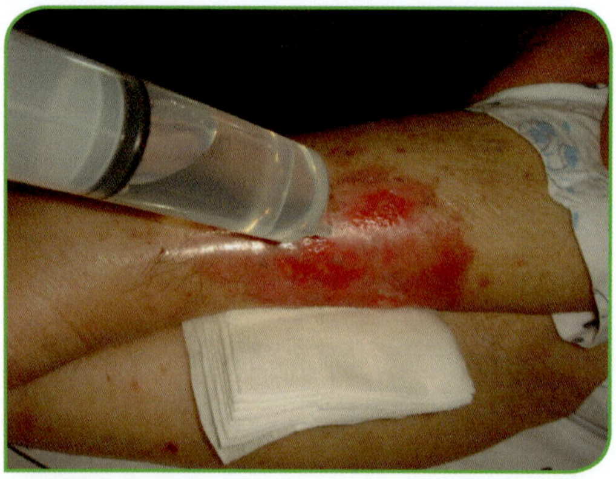
그림 9-19

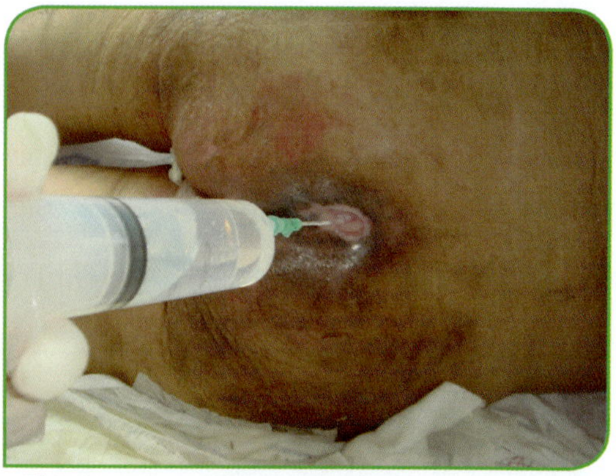
그림 9-20

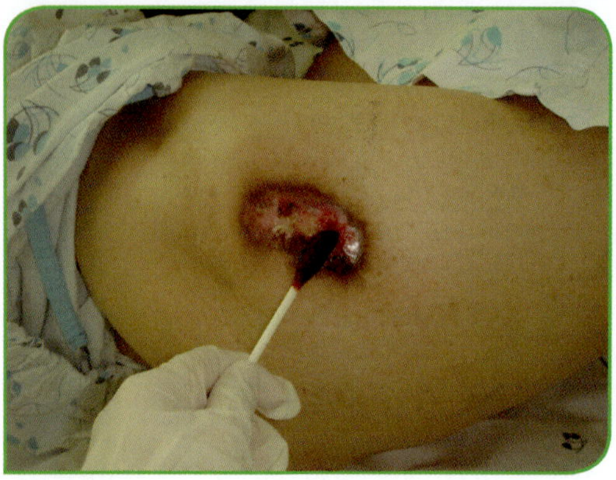
그림 9-21

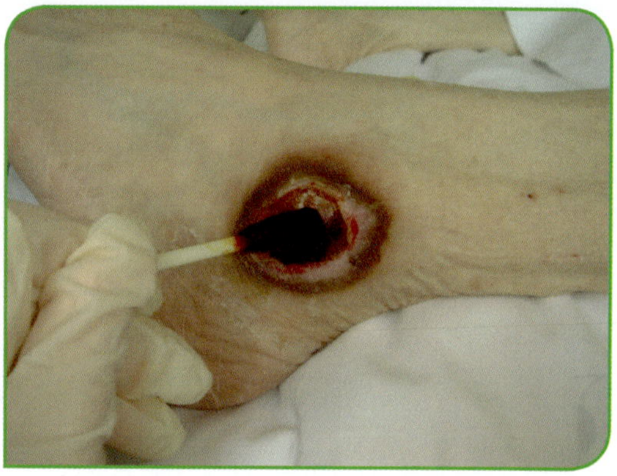
그림 9-22

❷ 괴사조직제거

죽은 조직은 생존할 수 없는 조직으로 노란색, 녹색, 그을린 색 또는 회색이며 마른 상태의 검정 또는 갈색의 건조가피와 함께 두껍고 가죽처럼 되어 있다. 이러한 괴사조직은 감염의 원인이 되며, 염증 반응을 연장시키고, 물리적으로 상처 수축을 방해하고, 재상피화를 방해한다. 또한 삼출물이 고이는 것을 숨기고 농양을 감추고 궤양의 깊이를 완전하게 평가할 수 없게 한다. 따라서 환자의 상태에 적합하고 관리의 전체적인 목표와 일치한다면, 급성 상처 치유 반응을 이끌어 내기 위해 욕창과 과잉 증식된 상피 가장자리의 괴사조직 제거가 시행되어야 한다. 이때 괴사조직 제거술은 환자, 상처 기저부, 임상에서 사용가능한 가장 적합한 방법을 선택해서 해야 한다.

다음은 괴사조직제거(debridement) 방법을 여섯 가지 항목으로 평가한 표로서 1점이 가장 이상적이고 5점으로 갈수록 부적합함을 의미한다 표 9-1 .

표 9-1 괴사조직 제거 방법 결정 시 고려사항

	Surgical	Enzymatic	Autolytic	Biologic	Mechanical
Speed	1	3	5	2	4
Tissue selectivity	3	1	4	2	5
Painful wound	5	2	1	3	4
Exudate	1	4	3	5	2
Infection	1	4	5	2	3
Cost	5	2	1	3	4

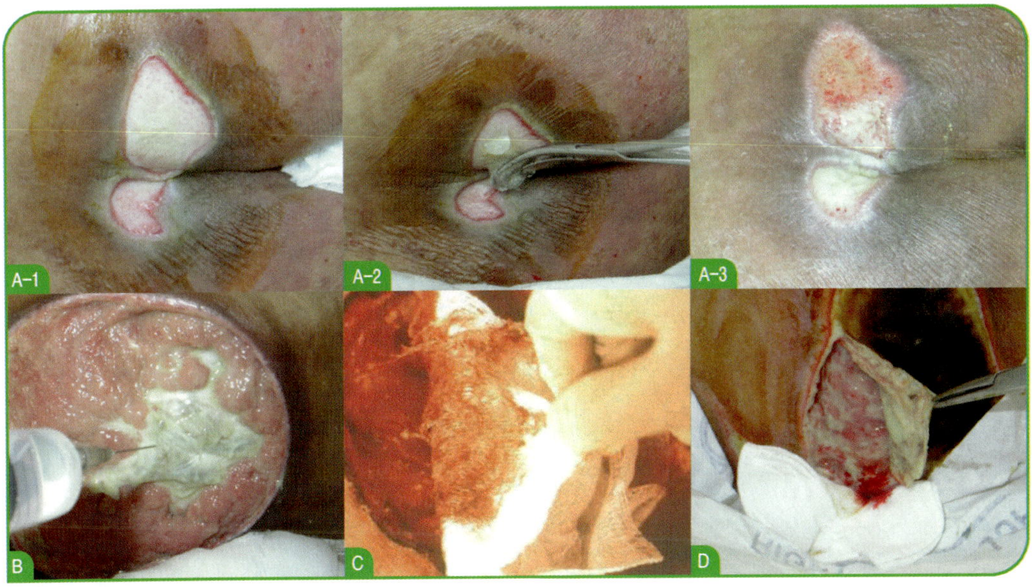

그림 9-23 괴사조직 제거방법
A-1. 상처바닥에 붙어 잘 제거되지 않는 부육질
A-2. 하이드로 겔(hydrogel)을 사용하여 자가분해를 유도함
A-3. 부육질이 자가용해되어 상처바닥이 호전됨
B. 세척(irrigation)을 통한 괴사조직 제거 방법
C. 거즈드레싱을 이용한 기계적 괴사조직제거술(mechanical debridement)
D. 수술용 가위나 칼을 이용한 보존적 괴사조직제거술(conservative sharp debridement)

예를 들어 외과적 괴사조직제거술은 전신 또는 국소 마취하에 수술용 칼과 가위를 사용하여 조직을 제거하는 방법으로 빠르게 죽은 조직을 제거할 수 있지만 살아 있는 조직까지 일부 제거되면서 출혈이 발생하고 통증으로 인해 마취가 필요하다. 하지만 광범위한 괴사조직, 봉와직염의 악화, 패혈증이 있을 경우 외과적 괴사조직 제거술이 권장된다. 이러한 괴사조직 제거술은 일반적으로 마취를 할 수 있고 엄격하게 무균술을 지킬 수 있으며, 출혈을 잘 관리할 수 있는 전문 병원들에 국한되어 시행되어야 한다. 혈액순환이 되지 않는 허혈성 사지에 안정되고 단단하게

형성된 건조가피의 경우 이것 자체가 보호막 역할을 하기 때문에 제거하지 않는다. 상처의 괴사조직 제거와 관련된 내용은 10장에 자세히 설명되어 있다 그림 9-23.

❸ 감염 및 바이오필름

욕창은 허혈로 인해 발생하고 조직이 정상적인 영양, 산소, 면역 세포, 항체 및 항생물질을 공급받지 못해 감염 발생에 더욱 취약하다. 감염은 1단계 또는 2단계 욕창에서는 흔하지 않으며 3단계, 4단계 욕창과 미분류 욕창에 발생할 가능성이 높다. 상처 감염은 바이오필름(biofilms)과 연관될 수 있는데 바이오필름은 다당류로 이루어진 보호막으로 육아조직 위에 덮여 있는 막이다. 부유(free-floating) 세균과 달리 바이오필름의 세균은 외인성 항균제와 소독제뿐만 아니라 내인성 항체와 식균세포에 저항성이 증가되어 있다. 만성 상처의 약 60%는 세균성 바이오필름을 내포하여 만성 염증 상태를 유지하는 데 중요한 역할을 하고 궁극적으로 상처 치유의 실패로 이어지게 된다. '중증 집락화(critical colonization)'와 '국소 감염(localized infection)'이라는 용어는 적은 수의($\leq 10^5$CFU/gm) 부유 세균으로 인해 치료에 실패한 상처를 의미한다. 또한 세균 배양 검사상 10^5CFU/gm 이상인 경우와 베타 용혈성 연쇄상구균(beta hemolytic streptococci)이 있는 경우 감염이라고 진단할 수 있다. 따라서 감염을 예방하기 위해서는 괴사조직제거로 바이오필름을 제거하고, 국소 소독제나 항균 드레싱으로 바이오필름의 재형성을 예방하는 것이 필요하다. 이는 염증성 단계에서 치유 복구 단계로 만성 상처를 전환하여 최적의 치료를 할 수 있도록 한다 그림 9-24.

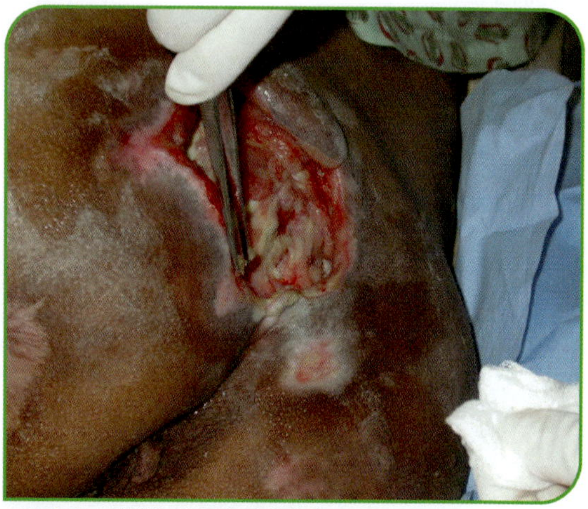

그림 9-24 핀셋을 이용한 균막제거

욕창은 패혈증은 물론 사망을 유발할 수 있기 때문에 혈액 배양 검사상 양성이거나 봉와직염, 근막염, 골수염, 패혈증과 같은 전신 감염의 증상이 있을 때는 전신 항생제를 사용해야 한다. 욕창의 경우 골수염이 발생할 가능성이 매우 높기 때문에 뼈가 노출되었거나, 뼈가 거칠거나 부드럽게 느껴질 경우 골수염을 평가하는 것이 좋다. 골수염 평가는 단순 X선 촬영, 상승된 백혈구 수치, 상승된 적혈구 침강 속도(ESR), 뼈 스캔, 자기공명영상검사(MRI), 생검이 포함된다. 명확한 근거를 제시하기에는 불충분하지만 많은 연구에 있어 골수염 진단에 MRI 사용이 도움이 된다고 보고하고 있다. 상처 감염 관리와 관련된 내용은 7장에 자세히 설명되어 있다.

2) 상처 드레싱

욕창 치료의 원리는 다른 상처 관리의 원리와 마찬가지로 습윤 환경을 조성하고 건강한 육아조직과 함께 건강한 주위 피부 상태를 유지하는 것이다. stage I 정도는 대부분 특별한 드레싱을 필요로 하지 않지 않지만, 마찰이나 전단력 등으로 인해 이차손상이 예상된다면 예방적 차원에서 드레싱하는 것이 좋으며 상처가 깊어지는지 주의 깊은 관찰이 필요하다.

욕창 주위 피부상태를 건강하게 유지하려면 과도한 삼출물 관리와 함께 강한 접착제 사용 자제 및 제거 시 주의를 기하는 것이 중요하다. 또한 적절한 보습이 매우 중요하다. 상처에 습윤 환경을 조성하기 위해 드레싱 재료들에 대한 이해를 바탕으로 환자 상태에 가장 적당한 드레싱 재료를 선택해야 한다. 주의할 점은 공동(cavity)이 있는 상처에 과도한 packing은 오히려 자세변경 시 육아조직에 압력을 유발할 수 있으므로 가볍게 packing 하도록 한다 그림 9-25.

욕창과 같은 만성상처의 삼출물은 급성상처의 삼출물에 비해 섬유결합소(fibronectin)와 비트로넥틴(vitronectin)과 같은 다량의 기질금속단백분해효소(matrix metalloproteinase, MMPs)를 함유하고 있다. 이는 각질세포의 이동에 중요한 상처면의 단백질 분해를 일으킬 수 있는 것으로 육아조직의 형성을 지속적으로 방해하게 된다.

따라서 과도한 삼출물을 조절할 수 있는 적절한 드레싱을 선택하는 것이 만성상처의 치유에 중요한 요소라고 할 수 있다. 드레싱과 관련된 내용은 5장에 자세히 설명되어 있다.

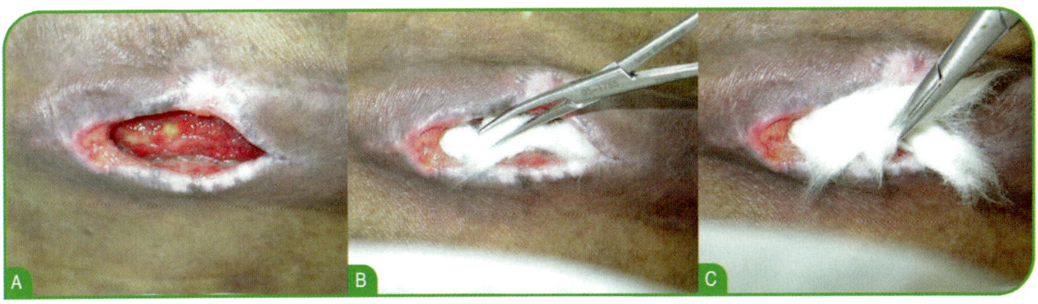

그림 9-25 A. cavity가 있는 상처
B. 가볍게 packing하는 것이 올바르다.
C. 과도한 packing으로 상처바닥이 손상될 수 있다.

3. 수술적 복구

수술을 통해 욕창을 복구하는 방법은 direct closure, skin graft, skin flaps, musculocutaneous flaps, free flaps 등이 있다. 비록 수술적인 방법을 통해 가장 확실한 효과를 볼 것 같은 환자를 결정하기 위해서는 좀 더 많은 연구가 필요하나 많은 전문가들은 다음과 같은 사항을 제시하고 있다.

수술 전 환자와의 면담에서 수술적 방법의 장점과 기대되는 효과 및 잠재적인 위험요소들에 대해 충분한 설명이 이루어져야 하고 상처 치유를 방해하는 요인들을 예측할 수 있어야 한다. 수술 후 세심한 관찰로 상처 치유를 도모하고 재발을 방지하는 것이 중요하다.

V. 예방중재

활동과 기동성이 제한된 대상자에게 욕창이 발생할 가능성이 높기 때문에 이러한 대상자의 특성을 확인하고 영향을 최소화 하는 것이 욕창을 예방하는 데 무엇보다도 중요하다. 부동으로 인한 영향을 최소화하기 위해서는 압력의 정도와 압력이 가해지는 시간을 감소시키는 것이 필요하며, 전단력이 가해지지 않도록 해야 한다. 이를 위해서 자세변경, 지지면 및 올바른 자세를 유지해야 한다.

1. 자세변경

욕창은 조직에 압력이 가해지지 않고서는 욕창이 발생할 수 없기 때문에 자세변경은 욕창 예방의 중요한 구성요소이다. 전형적으로 조직에 가해지는 압력으로 인한 통증으로 자세를 변경하게 된다. 따라서 기본적으로 환자를 사정할 때 환자가 통증을 느끼는지 여부와 스스로 체위를 변경하거나 움직일 수 있는지 확인해야 한다. 체위변경은 안위를 증진시키고 압력을 재분배하거나 경감시킬 목적으로 규칙적인 간격으로 눕거나 앉는 자세로 바꾸는 것을 포함한다.

Koisak에 의해 2시간마다 자세변경을 하는 것이 가장 효과적이라고 밝혀졌다. 비록 자세변경이 압력의 강도를 낮추는 것은 아니지만 압력의 기간을 줄여 욕창 발생 위험을 줄이게 된다. 또한 2시간보다 더 잦은 자세변경이 필요한 경우도 있는데 이는 환자사정 결과에 따라 달라지며 반대로 혈액동력학적으로 불안정한 상태에 있는 환자라면 오히려 잦은 자세변경이 적절하지 않을 수 있으므로 신중을 기하는 것이 좋다.

앞서 말초혈관 폐쇄압에 대해 언급했지만, 이는 환자에 따라 다르고 압력을 받는 위치에 따라 다르기 때문에 얼마나 자주 자세변경이 필요한가도 환자마다 다르고 또 정확치 않은 것이 사실이다. 더욱이 여기에는 통증이나 혈액동력학적 불안정 등 많은 요소가 연관되어 있기 때문에 자세변경 하나만으로 욕창을 예방할 수 없다는 것을 염두에 두어야 한다.

따라서 자세변경 빈도를 결정할때는 아래의 사항을 살펴보면 결정해야 한다.

- 조직 내구성
- 전반적인 의학적 상태
- 전반적인 치료 목표
- 활동성과 기동성 수준
- 피부상태
- 환자의 안위

1) 침상에서 자세 변경

앙와위

의학적 상태, 소화 기능 및 식이 공급 등 금기가 아니라면 침상 안정 시 침상 머리를 30도 이상 올리지 않는 것이 좋다. 그 이유는 침상을 30도 이상 올렸을 경우 천골과 좌골부 위에 압력과 전단력이 발생할 가능성이 높기 때문이다 그림 9-26 . 또한 편안한 호흡을 위해 혹은 흡인성 폐렴과 인공호흡기 관련 폐렴의 예방을 위해 침상 머리 상승이 의학적으로 필요할 수도 있다. 이런 경우에 반좌위(semi-fowler's position)가 추천된다. 앙와위 자세 시 대상자들은 전단력 발생과 침상에서 미끄러지는 것을 예방하기 위해 지지되어야 하고 적절한 자세를 취해야 한다.

측위

의학적 상태가 허용되면 30도 기울인 측위를 취하는 것이 좋다 그림 9-27 . 90도 측위를 취할 경우 대전자에 가해지는 압력이 증가하기 때문이다. 따라서 쿠션을 이용해 매트리스와의 각도를

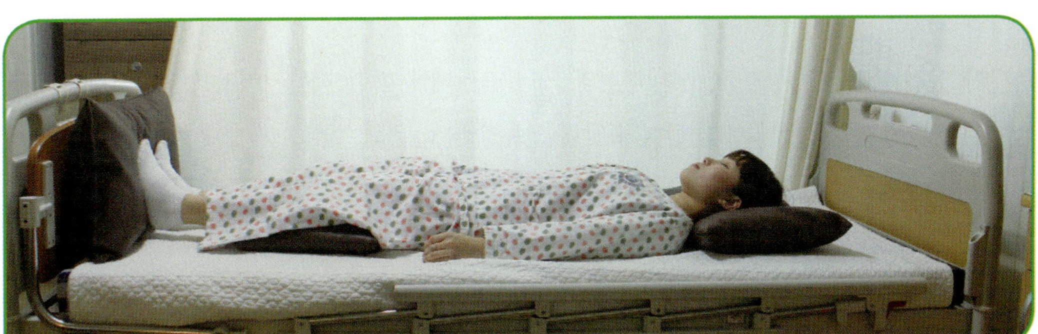

그림 9-26 앙와위

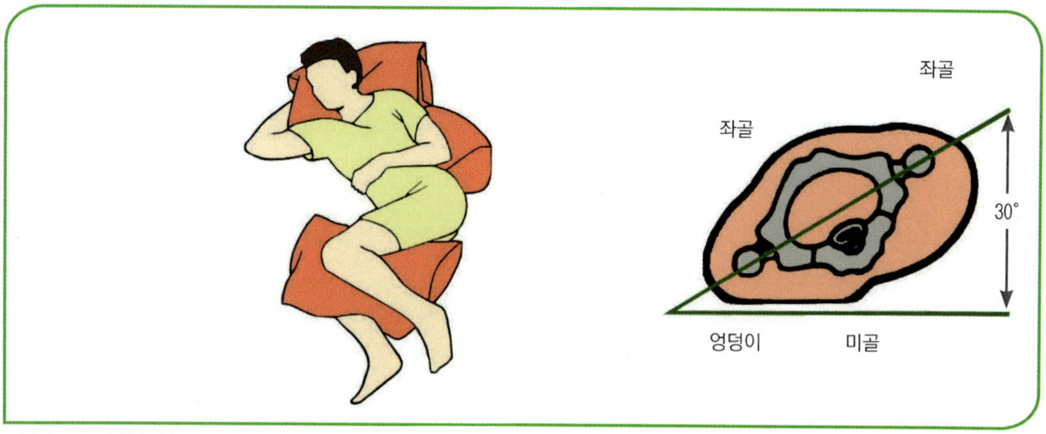

그림 9-27 측위 30도

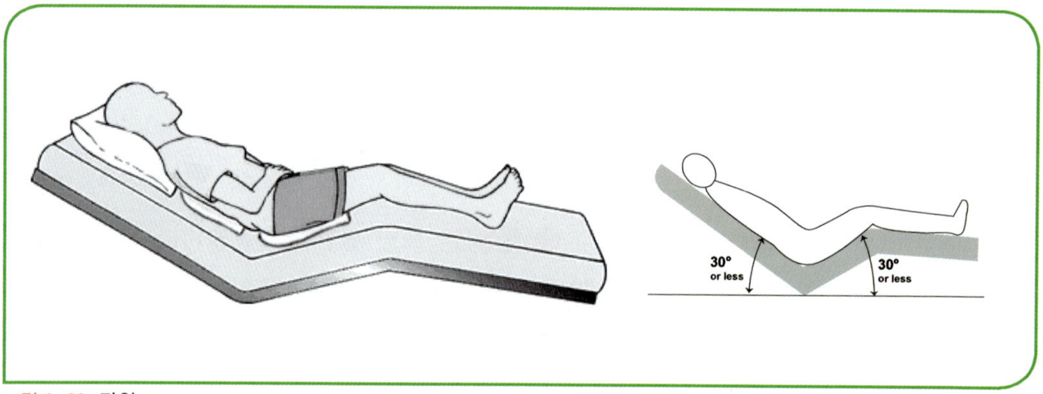

그림 9-28 좌위

30도로 유지하는데 아래 있는 다리는 엉덩이와 무릎의 높이에서 최소한으로 구부리고, 무릎은 35도, 엉덩이 관절은 30도로 약간 구부린 상태를 유지하여 위에 있는 다리가 아래 있는 다리보다 약간 뒤에 있는 자세를 취하도록 한다.

좌위

앉아 있는 시간은 대상자 피부 내구성과 의학적 상태에 따라 제한되어야 한다. 침상 머리가 상승된 앙와위 자세는 천골에 전단력과 압력을 유발하며, 뒤로 젖혀진 자세나 축 쳐진 구부정한 자세는 천골과 미골에 전단력과 체중 부하를 야기하므로 피해야 한다. 표준 병원 침대의 최대 침상 머리 상승은 55~80도 범위로 침상 머리를 30도 이상 올릴 경우 다리도 30도 정도로 올려주고, 무릎을 구부려주거나, 팔 아래 베개를 대어주는 것이 구부정해져서 미끄러지는 것을 일부 예방할 수 있다 그림 9-28 .

2) 휠체어 또는 의자에서 자세변경

의자나 휠체어에서 앞으로 미끄러지는 것을 예방하기 위해 적절한 의자 기울임을 제공하고, 압력 재분배와 적절한 자세유지를 위해 팔걸이와 발 받침대를 조정해야 한다. 양발이 바닥에 있지 않으면, 신체는 의자의 바깥쪽으로 미끄러지게 된다. 만일 대상자의 발이 직접 땅에 닿지 않으면 대퇴 부위를 수평보다 약간 낮게 위치하여 골반이 앞으로 약간 기울일 수 있도록 조절해야 한다. 이러한 자세는 대퇴 뒤쪽으로 상체 무게를 이동시키게 된다. 발 받침대가 너무 높을 경우에는 좌골이나 미골 부위 뒤쪽으로 압력이 가해져 발 부위 스트레스를 주게 된다. 의자 깊이는 허벅지에 압력 분산을 최대화하기 위해 충분해야 한다.

앉아 있을 때는 좌골에 강한 압력이 가해지게 된다. 마비 환자의 경우 조직에 혈류를 회복시키기 위한 작은 불수의적 움직임마저 결핍되어 압력이 지속적으로 가해지게 된다. 따라서 압력 경감 없이 의자에 앉아서 오랜 시간을 보내지 않도록 해야 하며, 휠체어에 앉아서도 자세변경은 지속적으로 이루어져야 한다. 자세변경은 30분마다 체중 이동을 위한 자세변경을 시행하고 그 자세를 30~90초간 유지해야 한다 그림 9-29.

천골/미골이나 좌골 욕창 대상자가 의자에 앉아야 한다면, 60분 이내 하루 3번으로 제한하는 것이 좋다.

- 욕창 방지를 위한 자세변경

① 자세변경은 욕창 발생의 위험이 있는 모든 환자에게 지속적으로 실행되어야 한다.

② 욕창 발생위험이 높은 환자의 경우 최소한 누워 있을 때는 매 2시간마다 체위를 변경해야 한다. 하지만 만일 2시간마다 체위변경이 어렵다면 신체 상태나 피부가 견딜 수 있는 정도에 따라 2~6시간마다 변경하는 것도 가능하다. 하지만 이때는 꼭 피부 상태를 주의깊게 관찰하여야 한다.

③ 체위변경의 주기는 사용하고 있는 매트/매트리스의 종류에 따라서도 영향을 받지만 압력 경감 매트리스/매트를 사용하고 있더라도 자세변경은 꼭 해주어야 한다.

④ 체위변경을 시행할 때는 뼈가 돌출된 부분이 눌리지는 않았는지, 환자의 피부가 옷이나 시트에 쓸려 있지는 않은지를 확인해야 한다.

⑤ 절대로 끌어서 움직이지 말고 이송을 도와주는 제품이나 도구를 이용하도록 하는 것이 좋고 혼자서 불가능할 때는 도움을 청해 2~4명이 함께 들어 자세를 변경하도록 해야 한다.

⑥ 체위변경을 마친 후에는 몸 아래로 튜브나 배액관 같은 의료용 장치가 깔려 있는지 확인한다. 이는 피부에 국소적 압력으로 욕창을 유발할 수 있기 때문이다.

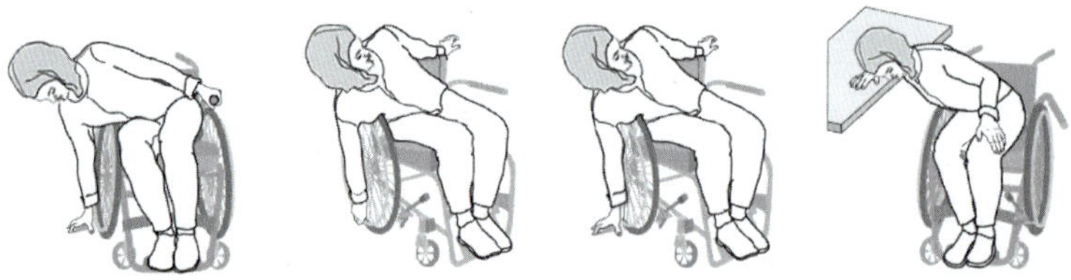

휠체어 손잡이를
잡은 후 반대편으로
몸 기울이기.
30~90초 정도 유지.

휠체어 손잡이를 잡을 수 없는
경우 휠체어 뒤 손잡이 또는
휠체어 등받이에 손을 걸친 후
반대편으로 몸 기울이기.
30~90초 정도 유지.

책상이나 단단한 물체에
기대어 시행.
이때 반대쪽 엉덩이에
체중이 완전히 제거.
30~90초 정도 자세를 유지.

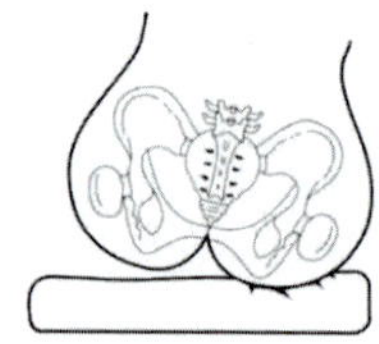

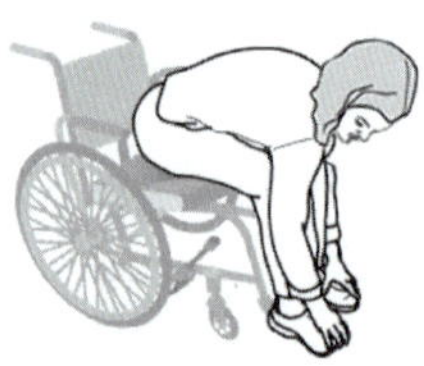

휠체어를 고정한 후 몸을 앞으로 구부려 무릎에
가슴이 닿게 함.
30~90초 정도 자세 유지.
이때 손을 무릎에 대고 할 수도 있음.

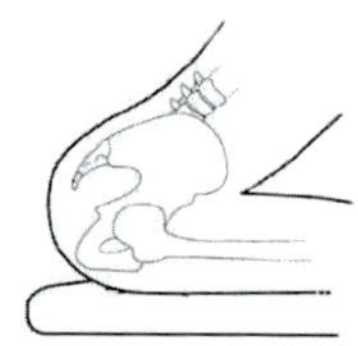

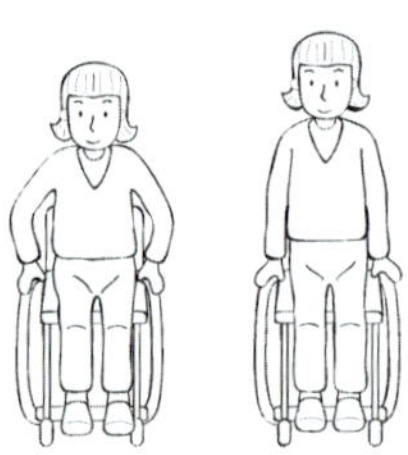

손을 휠체어 뒷바퀴 가장 윗부분에 위치시킨 후
팔꿈치를 펴고 어깨를 모으면서 몸을 들어 올림.
60초 동안 유지.
이 방법은 어깨 관절 손상 위험성으로
다른 방법이 불가능할 때 사용.

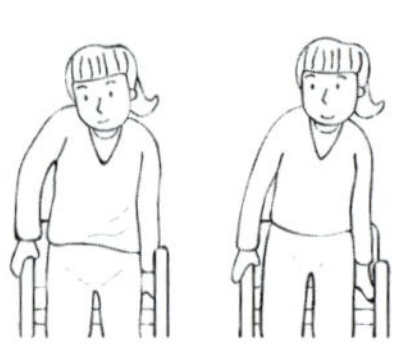

팔다리가 마비된 환자의 경우 한 손은 휠체어
뒷바퀴의 가장 윗부분, 다른 손은 좌석에 위치,
팔꿈치를 펴서 몸을 들어 올림.
이 방법은 어깨 관절 손상 위험성으로
다른 방법이 불가능할 때 사용.

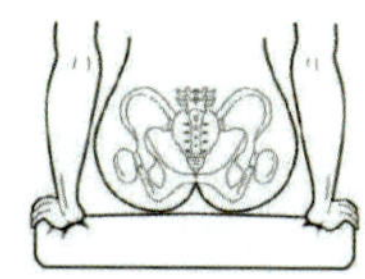

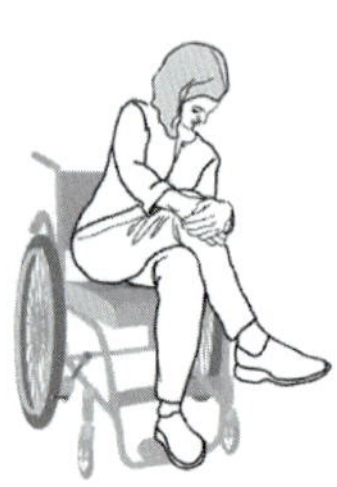

한 쪽으로 등을 기댄 후 다리를
꼬은 후 무릎을 손으로 잡음.
반대편도 동일하게 시행.

한쪽 다리를 들어 발목을 다른 쪽
무릎 위에 두고 몸을 앞으로 기울임.
반대편도 동일하게 시행.

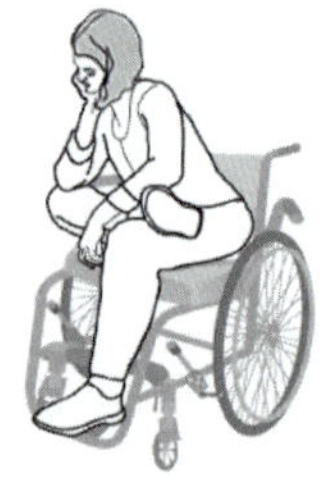

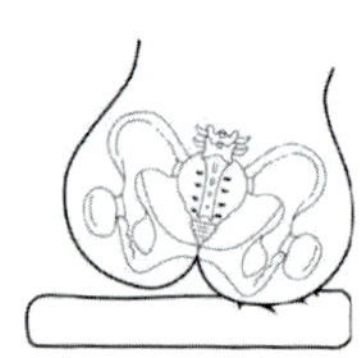

그림 9-29 휠체어에서 자세변경

2. 올바른 자세

올바른 자세를 유지하는 것은 뼈 돌출 부위(그림 9-30)에 욕창을 예방하기 위한 효과적인 방법 중의 하나라고 할 수 있다. 하지만 올바른 자세는 피부 상태, 의학적 안정 상태, 신체 능력, 사용하고 있는 지지면에 따라 달라질 수 있으며, 올바른 자세를 유지하기 위해서는 베개, 쿠션, 상품화된 제품을 사용할 수 있다.

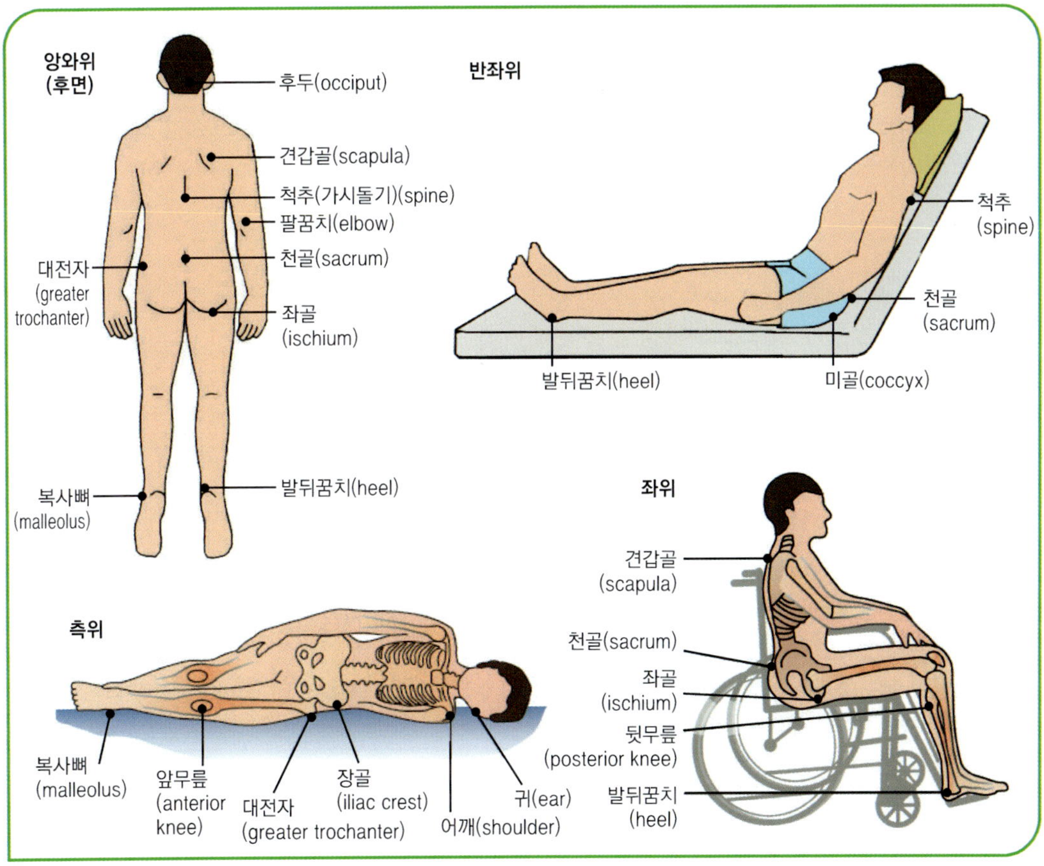

그림 9-30 체위에 따른 욕창 호발 부위

1) 엎드린 자세

의학적 상태가 허용된다면 엎드린 자세는 부드럽고 견고한 쿠션이나 폼 패드를 사용하여 8시간까지 안전하게 누워 있을 수 있다. 특히 밤에는 자세 변경을 도와주는 보호자도 자세 변경에 신경 쓰지 않고 환자와 보호자 모두 숙면을 취할 수 있기 때문에 엎드린 자세를 취하는 것이 좋다. 엎드린 자세는 또한 엉덩이와 허벅지를 이완시킴으로써 엉덩이와 무릎에 긴장을 막을 수 있다 그림 9-31 .

2) 옆으로 눕는 자세

옆으로 누울 경우 대전자 부위에 압력이 가해져서 욕창 발생 위험이 높기 때문에 90도가 아닌 30도 옆으로 기울임 자세를 유지하는 것이 좋다 그림 9-32.

- **머리:** 환자 개개인이 편안함을 느끼는 정도에 따라 작은 폼으로 된 쿠션을 사용.
- **가슴:** 편안함을 주기 위해 가슴 부위에 하나 혹은 그 이상의 쿠션(pillow)을 사용.
- **허벅지:** 무릎에 압력을 주지 않도록 무릎 위의 허벅지 부위에 패드 사용.
- **정강이:** 발가락의 압력을 주지 않기 위해서 정강이 부위에 패드나 쿠션을 사용.
- **무릎사이:** 욕창 예방을 위해 양쪽 무릎과 발목이 붙지 않도록 무릎 사이에 쿠션 사용.
- **주의사항:** 쿠션이나 폼 패드 대신 침대 시트나 수건을 접어서 사용 시 너무 단단하고 피부 손상의 원인이 될 수 있으므로 사용하지 않음.

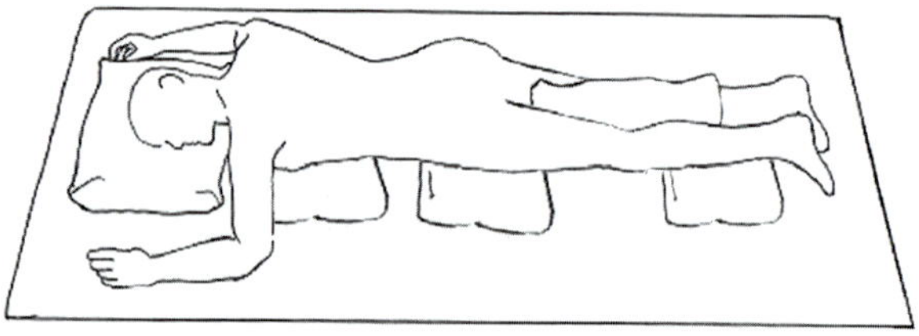

그림 9-31 엎드린 자세

- **머리:** 환자 개개인이 편안함을 느끼는 정도에 따라 작은 폼으로 된 쿠션을 사용.
- **등:** 옆으로 눕기 위해 등 뒤를 지탱해 주어야 하며, 엉덩이를 뒤로 약간 빼주어 몸이 앞으로 돌아가는 것을 막음.
- **허벅지:** 패드를 고관절 위와 아래 부분에 둠. 패드가 정확하게 놓여지면 손이 들어간 공간이 형성되어 압력이 경감이 됨. 필요시 여분의 패드를 추가적으로 놓을 수 있음.
- **발목:** 무릎과 발목 관절압력을 제거 위해 발목 관절 아래 패드 사용.
- **다리 사이:** 다리가 서로 직접 닿지 않게 쿠션을 다리 사이에 세로로 길게 놓음.
- **주의사항:** 쿠션이나 폼 패드 대신 침대 시트나 수건을 접어서 사용 시 너무 단단하고 피부 손상의 원인이 될 수 있으므로 사용하지 않음. 가능한 90도 옆으로 누운 자세는 대전자 부위 욕창 발생 가능성이 매우 높기 때문에 장시간 눕지 않는 것이 좋음.

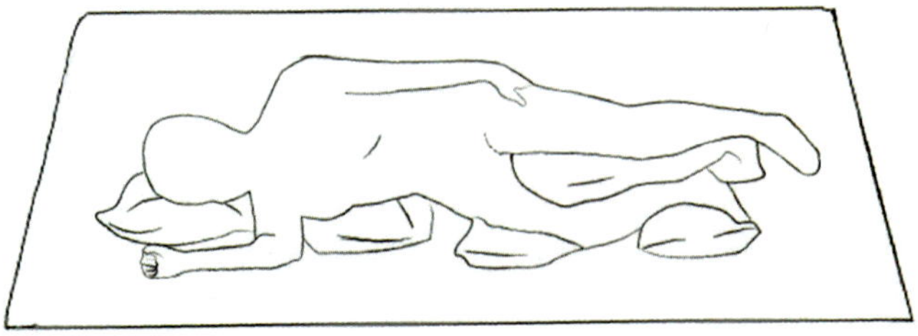

그림 9-32 옆으로 눕는 자세

3) 똑바로 누운 자세

똑바로 누운 자세를 취할 때는 미골 부위에 압력이 가해지지 않도록 주의를 하는 것이 중요하다 그림 9-33 .

- **머리**: 환자 개개인이 편안함을 느끼는 정도에 따라 작은 폼으로 된 쿠션을 사용.
- **등**: 미골에 압력이 가해지지 않도록 하기 위해 허리 밑에 쿠션을 대어 줌, 이는 꼬리뼈에 압력 제거뿐만 아니라 허리 근육을 이완시킬 수 있음.
- **무릎**: 무릎을 약간 구부려 자연스러운 자세가 되도록 무릎 위쪽으로 쿠션을 대어줌.
- **발목**: 부드러운 재질의 발 지지대를 대어줌.
- **다리 사이**: 다리가 서로 직접 닿지 않게 쿠션을 다리 사이에 세로로 길게 놓음.
- **주의사항**: 쿠션이나 폼 패드 대신 침대 시트나 수건을 접어서 사용 시 너무 단단하고 피부 손상의 원인이 될 수 있으므로 사용하지 않음.

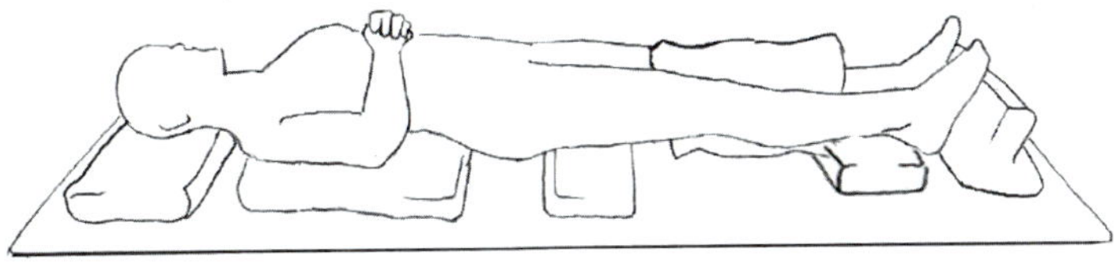

그림 9-33 똑바로 누운 자세

4) 발뒤꿈치 자세

특히 발뒤꿈치는 잘 신경 쓰지 않는 부위이지만 이 부위 역시 욕창 발생 위험이 높은 부위로 압력 경감을 위한 관심을 기울어야 한다.

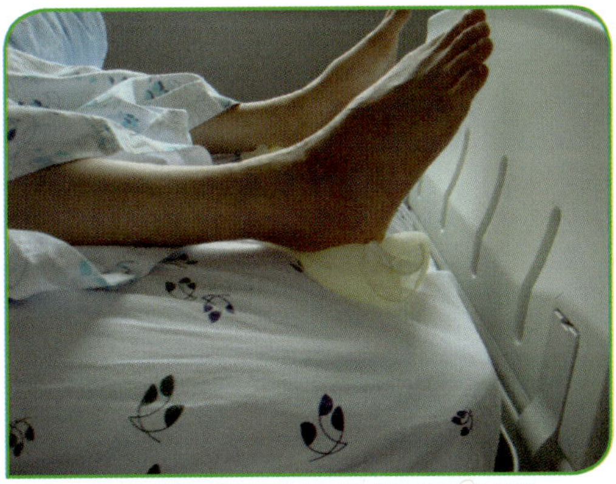

그림 9-34 물 채운 글로브에 발뒤꿈치를 올려둔 자세

욕창 예방을 위한 가장 이상적인 자세는 발뒤꿈치가 그 어떤 압력도 받지 않게끔 하는 것이므로 항상 발뒤꿈치를 침대 표면으로부터 떨어지도록 해야 한다. 거즈로 발뒤꿈치를 감싸거나 물을 채운 팩 위에 발뒤꿈치를 올려놓는 것은 효과적이지 않다 그림 9-34 . 베개를 종아리 밑에 받쳐주어 발뒤꿈치가 침대로부터 떨어져 있도록 유지하거나 특별히 고안된 발뒤꿈치 보호대를 사용하면 압력으로부터 발뒤꿈치를

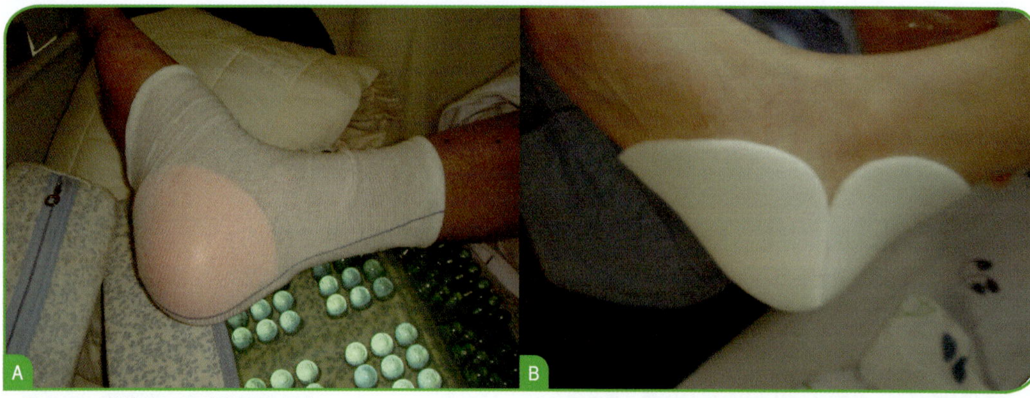

그림 9-35 **예방적 드레싱제 적용 모습**

보호할 수 있다. 하지만 보호대를 착용해도 반드시 발뒤꿈치는 침대로부터 띄워져 있어야 하며, 발이 침대 발치까지 내려오는 것은 좋지 않다 그림 9-35. 또한 양말이나 예방적 드레싱제를 적용하는 것도 도움이 된다.

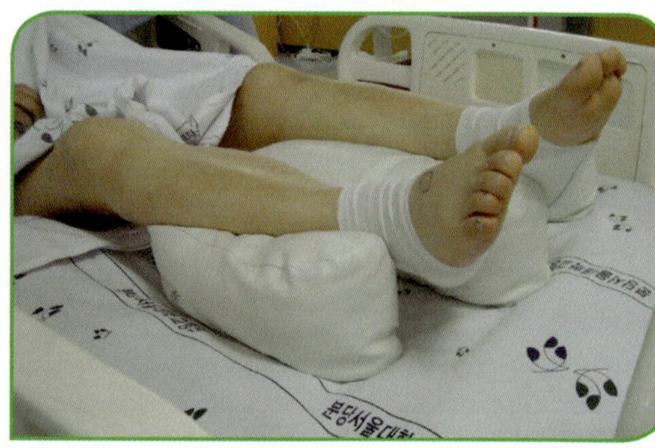

그림 9-36 **쿠션을 적용한 모습**

발뒤꿈치를 침대 표면으로부터 떨어지도록 하기 위해서는 오금 아래에서 아킬레스건 위쪽 부분까지 베개를 대줄 수 있다. 이렇게 하면 아킬레스건이나 발뒤꿈치에 가해지는 압력을 종아리 부위로 분산할 수 있다 그림 9-36.

또한 환자가 누워 있을 때는 무릎이 반드시 약간 구부러지도록 해준다. 환자의 무릎을 과도하게 펴주는 것은 무릎 뒤 오금정맥의 혈액순환을 방해하여 심부정맥혈전증이 생기게 할 가능성이 있기 때문이다.

3. 지지면

지지면(support surface)은 환자가 누워 있거나 앉아 있을 때 접촉하여 눌리게 되는 표면을 말한다. 주로 침대 표면과 휠체어의 앉는 부분이 된다. 지지면은 접촉면을 최대화시켜 넓은 부위로 체중을 분산시켜 조직의 계면압력을 감소시키는 역할을 한다.

지지면은 크게 정적인(static) 것과 역동적인(dynamic) 것으로 구분할 수 있다. 정적인 지지면은 움직임이 없는 기구로 압력분산 매개체는 공기, 물, 젤 등으로 이루어져 있다. 대표적으로 매트리스나 쿠션 등이 이에 속한다. 정적인 지지면을 사용할 때는 환자에게 적용했을 때 지지면 밑으로 손을 넣어서 환자의 뼈 돌출 부분이 어느 정도 축지되는지를 사정해야 한다. 이를 Bottoming out을 확인한다고 한다. 역동적인 지지면은 압력분산 매개체를 전력에 의해 팽창 또는 압축시키며 작동하는 것을 말한다. 매개체로 가장 많이 쓰이는 것은 공기이며 이것이 기구 내에서 팽창과 압축을 반복하며 압력을 완화시킨다. 주로 스스로 움직이지 못하거나 악액질 또는 비만이 심한 환자에게 적합하며 bottoming out을 확인하는 것이 역시 중요하다.

지지면의 효과가 적절한지 평가(bottoming out)하기 위해서는 직접 매트/매트리스, 방석 밑으로 손바닥을 위로 향하게 손을 넣어본다. 이 때 뼈 돌출부위와 손바닥 사이에 자리하는 지지면의 두께가 1인치(약 2cm) 이상이어야 하며, 그 미만인 경우는 환자가 받는 압력을 적절히 줄여주지 못하는 것이므로 더 두꺼운 매트/매트리스/방석으로 교환해주어야 한다 그림 9-37 . 매트리스나 매트의 평가는 적어도 한 달에 한 번은 체크해야 하며, 공기 매트리스나 방석은 적어도 일주일에 한 번은 체크해야 한다. 방석의 경우 환자 몸무게에 따라 달라질 수 있으나 욕창 방석의 최대 압력 수준의 약 1/3 정도가 적절하다.

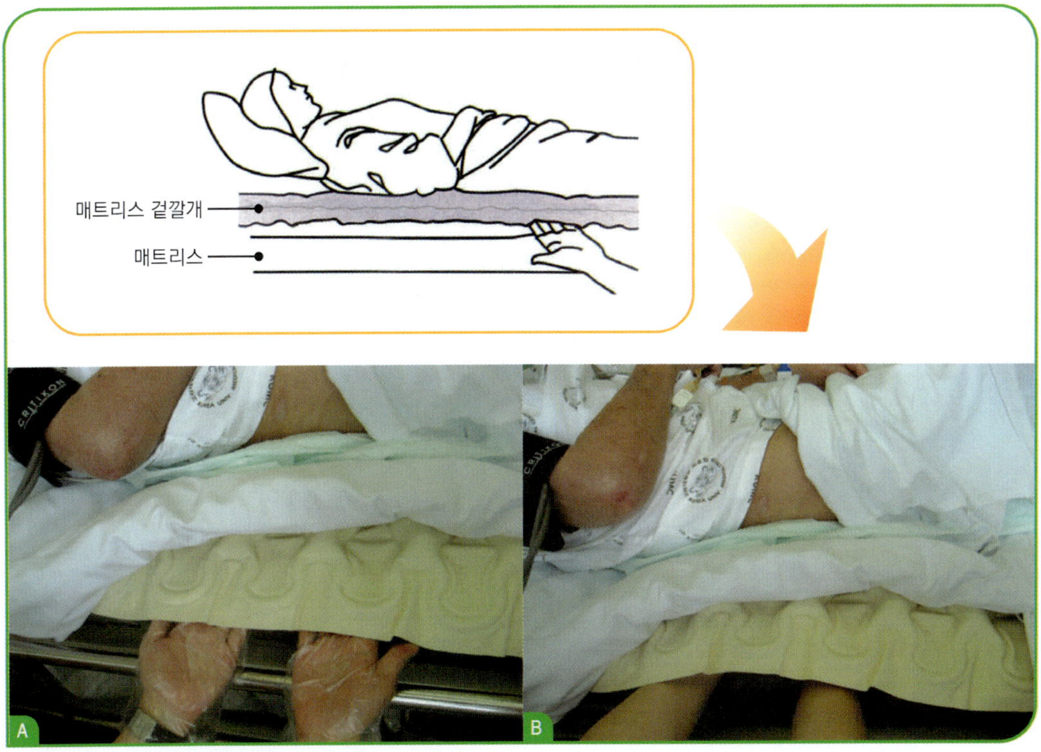

그림 9-37 A. 양손을 공기침대 밑으로 넣는다.
B. 환자 밑으로 깊숙이 넣어 bottom을 확인한다.

지지면은 일회성 사용이 아니고 환자의 욕창 예방과 가장 밀접하게 연관된 사항이기 때문에 선택하기에 앞서 환자의 임상적 상태, 실용적인 측면뿐만 아니라 재정적인 면에서도 적합한지를 고려해야 한다. 예를 들어 압력 분산의 정도는 어떠한지, 기구의 형태는 무엇인지, 전력이 필요한 기구인지, 압력 분산의 매개체는 무엇인지가 기본적으로 고려될 사항들이다. 또 임상적으로 불안정한 척추나 골반의 골절이 있다거나 불안정한 심장 문제가 있는 환자들은 안정화될 때까지 역동적인 지지면을 사용하는 것이 불가능할 수 있으며 심정지 위험이 큰 환자는 깔고 있던 지지면이나 매트리스가 심폐소생술에 방해가 될 경우 빨리 제거할 수 있도록 응급상황 시 빠르게 압축하는 기능을 가진 매트리스를 사용하는 것이 안전할 수 있다.

실용적인 요소를 고려할 때는 환자가 간호를 받는 환경과 밀접한 연관이 있다. 집에서의 간호, 병원 간호, 혹은 그 외의 특별한 간호 상황에서 사용하기 적합한지를 결정해야 한다.

액화 침대와 같은 장비는 아주 무겁기 때문에 이동이 쉽지 않으며 사용할 때 손상되지 않도록 세심한 주의가 필요하다. 또한 전력 사용이나 기구의 움직임으로 인해 환자의 수면에 방해가 되는지 환자의 부종 부위에 따라 부분적으로 압력을 조절하는 시스템이 필요한지 등을 고려해야 한다.

지지면의 종류에서 Overlay는 매트리스 위에 덧까는 형태를 말하고 Replacement system은 매트리스 자체를 대신하는 것을 말한다. 또한 고도 비만 환자를 위해 제작된 Bariatric bed도 있다 그림 9-38. 다음은 지지표면의 종류와 그에 따른 장단점이다 표 9-2.

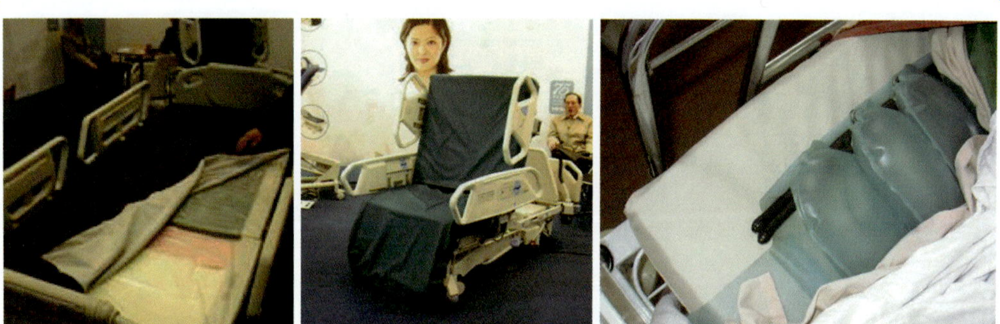

replacement system　　bariatric bed　　air fluidized overlay mattress

그림 9-38 다양한 지지면

표 9-2 지지면의 종류와 장단점

제품	설명	장점	단점
Foam	다공성의 쿠션 형태이며 두께는 적어도 4인치 이상 정도이다. 단단한 폼에 비해 부드러운 폼 형태가 압력분산의 효과가 크다.	저렴하다. 가볍고 이동이 쉽다. 모양 변형이 가능하며 커버를 씌우면 습기 흡수도 가능하다.	더운 날씨에서는 조직의 온도를 높일 수 있다. 자주 교체가 필요하다. 습기에 노출되는 경우 사용하지 못한다.
Fluid-filed	공기, 물, 또는 젤로 형성된 챔버로 구성되어 있다. 누웠을 때 접촉면이 가장 크다.	압력과 전단력 감소에 효과가 있다. 조직의 온도를 유지 또는 감소시킨다.	주의 깊은 관찰이 필요하다. 추운 날씨에서 겔(gel) 형태는 단단하게 굳을 수 있다. 이동 시 무겁고 공기나 물이 들어있는 경우는 천공에 조심해야 한다.
Air-fluidized	Gore-Tex sheet로 foam에 비해 압력분산 효과 및 전단력을 최소화 한다.	역동적이다. 압력 분산 및 습기 관리, 전단력, 온도관리 효과가 있다. 환자가 스스로 자세변경하기 쉽다.	고가이다. 소리가 날 수 있으며 천공의 우려가 있다.
Low-air-loss	공기 챔버로 구성되어 있으며 온도와 습기를 조절할 수 있는 특별한 커버로 덮여 있다.	역동적이다. 열과 습기 관리에 효과가 있다. Stage Ⅲ 이상의 욕창 환자에게 좋다.	고가이다. 소리가 날 수 있고 표면 마찰이 매우 적어서 환자 이동 시 미끄러지기 쉽다.
Alternating pressure	멀티 공기챔버가 부풀려졌다 감소했다를 반복한다. 접촉면적을 넓히기보다는 환자가 지지표면에 닿는 부분을 바꾸는 역할을 한다.	역동적이다. 이론적으로는 잦은 자세 변경을 좀 줄여줄 수 있고 전단력을 감소시킨다.	고가이다. 온도나 습기 관리가 효과적이지 못할 수 있으며 이동이 어렵다. 팽팽하게 압력이 차 있는 경우는 오히려 조직에 압력을 가하는 결과를 초래할 수 있다.

표 9-3 지지면 선택 기준(RANO, 2011)

	욕창 위험 점수 또는 욕창 상태			
체위변경 가능성	저위험 또는 압력을 제거하면 발적이 쉽게 없어짐	중등도 위험 또는 욕창(발뒤꿈치 제외)이 있으나 다른 부위로 체위변경 가능	고위험 또는 욕창(발뒤꿈치 제외)이 있고 다른 부위에 발적이 있음	매우 고위험 또는 다수의 욕창(발뒤꿈치 제외), 또는 다른 부위로 체위변경 안 됨
불가능	수동적(비전동식) (예: 공기/젤/폼오버레이)	수동적(비전동식) (예: 공기/젤/폼오버레이)	1. 능동적 (예: 교대압력매트리스, 회전형) 2. 반동성(전동식) (예: 공기소실이 적은 매트리스)	능동적 (예: 교대압력매트리스, 회전형)
다소 가능	수동적(비전동식) (예: 공기/젤/폼오버레이/고밀도 폼매트리스)	수동적(비전동식) (예: 공기주입구가 있는 폼오버레이)	수동적(비전동식) (예: 공기주입구가 있는 폼오버레이)	능동적 (예: 교대압력매트리스, 회전형)
스스로 또는 약간의 지지로 가능	수동적(비전동식) (예: 고밀도폼매트리스)	수동적(비전동식) (예: 공기주입구가 있는 폼오버레이)	수동적(비전동식) (예: 공기/젤/폼오버레이)	능동적 (대상자가 조절)

지지면 사용 시 유의사항

- 공기가 너무 과도하게 아니면 적게 들어가 있지 않은지 확인한다. 대부분의 환자들이 압력이 최대로 부풀어 있을 때 가장 좋은 효과가 있다고 생각하는데 최대로 부풀어 있는 매트리스에 누웠을 때 머리, 꼬리뼈, 발뒤꿈치 압력이 오히려 더 높아질 수 있다.
- 너무 낡지 않았는지 확인한다. 모든 지지면은 일정 기간이 지나면 기능이 떨어지기 시작한다. 지지면 제조사로부터 제공된 제품 수명을 확인하고 올바른 방법으로 지지면을 사용해야 한다.
- 공기가 들어가는 셀이 너무 작은 욕창 매트나 매트리스는 사용하지 말아야 한다. 지름 10cm 미만으로 너무 작은 공기 셀들로 이뤄진 욕창매트나 매트리스는 환자 몸의 돌출된 부분이 받는 압력을 줄여줄 만큼 충분히 부풀릴 수가 없다.
- 욕창매트는 기존의 침상 매트리스 위에 깔아주는 것을 말하는데, 매트를 깔고 난 후의 침상의 높이가 침대의 난간보다 높아서는 안 된다.
- 환자들이 일단 잠이 들면 자세 변경이 어렵기 때문에 수면 시간 동안 압력 경감을 도와주기 위해 환자에게 맞는 다양한 매트리스를 사용하는 것이 좋다.
- 매트리스 또는 쿠션을 하고 있다고 해도 자세 변경은 꼭 해야 한다.
- 공기 방석을 사용할 경우 매일 공기 압을 체크해야 한다. 공기 압력이 너무 높을 경우 딱딱한 표면에 앉는 것과 같으므로 이는 압력 경감 효과가 없게 된다. 반면 공기가 충분하지 않는 경우 엉덩이가 푹 꺼지고 압력 증가의 원인이 된다.
- 젤 쿠션을 사용할 경우 엉덩이 뒤쪽으로 젤이 뭉치는 것을 막기 위해서 사용하기 전 매일 만져주고 체크하는 것이 필요하다. 또한 젤이 양쪽 사이드로 뭉쳐 있는 경우 엉덩이 부위의 압력 경감 효과가 없으므로 이 역시도 사용 전에 젤의 위치를 확인해 볼 필요가 있다.
- 매우 추운 곳에서는 젤이 굳어 딱딱하게 변할 수 있으므로 밖에 두지 않도록 한다.
- 방석 커버를 드라이기로 말려서는 안 되며, 자연 바람에 의해 건조시킨다.
- 방석은 압력 경감 효과가 사라지기 시작하기 전 적어도 3년마다 한 번씩 교체해야 한다.
- 방석의 경우 재질에 따라 닳는 속도가 달라진다. 폼으로 이루어진 방석은 다른 방석보다 더 빨리 닳게 되며, 만일 어떠한 변화가 관찰되거나, 신체 새로운 부분에 발적이 발견된다면 교체해야 한다.
- 도넛 모양의 방석은 혈액순환을 방해할 수 있으므로 사용해서는 안 된다. 이것은 압력의 재분배가 이루어지지 않고, 꼬리뼈 부분의 압력이 높아져 욕창의 발생을 가속화시킬 수 있다.
- 15분간 욕창 방석을 사용한 다음 꼬리뼈 부위의 발적 여부를 관찰해야 한다. 공기가 너무 과도하거나 적게 들어가 있지 않은지 확인한다.
- 극도의 덥거나 추운 환경, 비행기를 타거나 높은 고도에서 방석 압력의 변화가 생기기 때문에 비행기를 탈 때는 압력을 조절하기 위해 펌프를 가지고 타야 한다.
- 방석 커버는 제조사가 추천하거나 공급하는 재질로 된 것을 사용하여야 하며, 베개 커버, 천 시트, 수건을 사용해서는 안 된다. 이러한 천은 늘어나는 성질이 아니므로 앉을 때 압력을 증가시키는 원인이 된다.
- 방석의 손상은 피부 손상을 유발할 수 있으므로 동일한 제품의 방석을 여유분으로 하나 더 가지고 있는 것이 좋다.

4. 실금, 실변 관리

실금, 실변으로 인한 피부 손상은 욕창은 아니지만 욕창위험성을 증가시킬 수 있으므로 항상 주의깊은 관심이 필요하다. 피부가 과도한 습기에 노출되면 투과성이 증가되어 장벽으로서의 기능을 잃어버리게 된다. 환자의 피부가 장벽으로서의 기능을 잃어버리면, 외부 요인에 의해 접촉성 피부염이나 외인성 습진이 발생할 위험이 높아지며, 알러지 반응을 일으킬 가능성도 커진다. 요실금과 변실금 모두가 기여 인자로 작용하며 단순 피부염에서 부터 심하면 궤양으로까지 악화될 수 있다. 실금이 있는 환자들에게 잦은 비누 사용은 각질층의 세포층 수와 두께를 감소시키고, 피부를 덮는 지질 보호막이 알칼리성 요소에 의해 유화되고 감소한다. 따라서 정상적인 pH가 회복되는 데 오랜 시간이 걸리는 것은 물론 지질의 감소로 피부가 건조해져 손상받기 쉬운 상태가 된다.

따라서 효과적인 실금환자의 욕창 예방 방법으로 피부전용 세척제와 습기 차단제를 함께 사용하는 것을 권장한다. 실금 대상자는 경우에 따라 피부 위생을 위해 유치 도뇨관과 실변 관리 기구를 사용할수도 있다. 그러나 이러한 기구들 역시 의료기기 관련 욕창의 위험성을 증가시킬 수 있으므로 실금, 실변 관리 계획 시 임상적 상태에 따른 이득과 위해 여부를 주의깊게 고려해 봐야

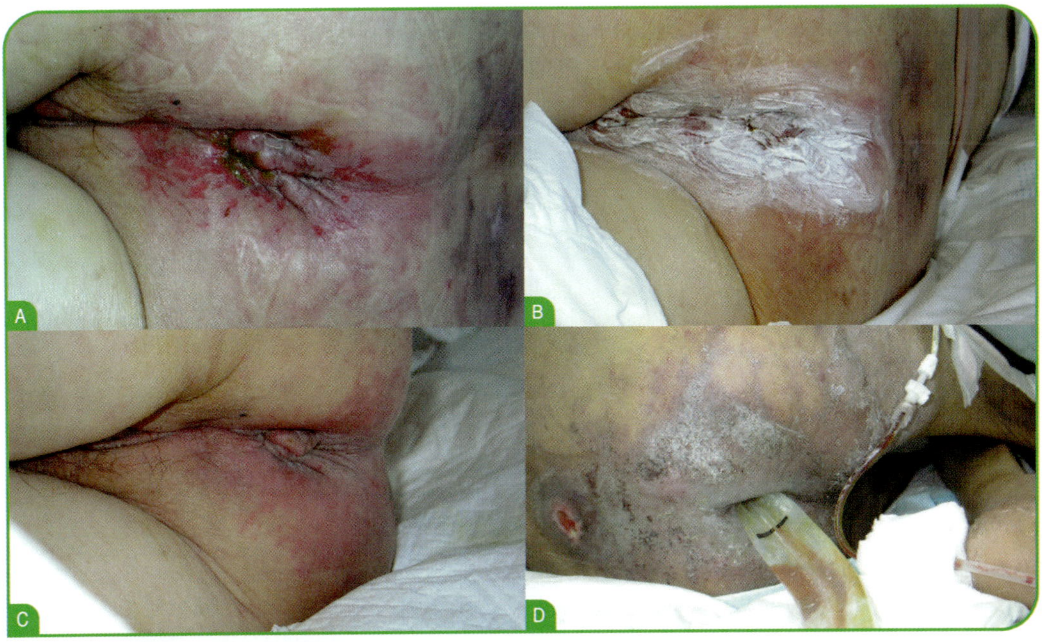

그림 9-39 **변실금 환자의 욕창 예방 방법**
A. 변실금으로 인한 피부손상
B. 보호 크림 도포함
C. 보호 크림 사용 후 호전된 피부상태
D. Fecal management device를 이용한 변실금 관리

한다 그림 9-39. 아래 표는 실금관련 피부염(incontinence associated dermatitis, IAD) 단계에 따른 관리 방법을 나타낸 것이다 표 9-4.

표 9-4 실금 관련 피부염 단계에 따른 관리 방법

단계	상태	중재법
IAD 고위험군(high risk)	발적, 열감 없음 이전 IAD로 인해 흉, 색깔 변화 욕창이 회복된 상태 자가간호, 의사소통이 어려운 경우 묽은 변이 하루에 3번	세척제 사용(6.5 이하) 비누 사용 금기 부드럽게 닦기 보호제 사용 기저귀 사용 시 하루에 두 번 30분 이상 공기 중 말리기 침대에 있을 때 가능한 기저귀 착용 자제 실금 원인 관리
초기 IAD (early IAD)	대소변 노출된 피부, 건조, 손상 없음 넓게 퍼진 핑크 혹은 붉은 색 피부 상태 열감, 통증	
중등도 IAD (moderate IAD)	손상된 부위의 밝은, 짙은 붉은색 축축하고 빛나는 모습 미세한 출혈 부위 인접부위 보다 돌출 작은 물집 작은 영역의 피부 손상 통증	기존 중재법 적용 하루 3번 산화아연(Zinc oxide)이 함유된 제품 적용 적용 후 격렬하게 문질러 제거 금지 변만 제거 후 재적용 비접착성 드레싱 제품 적용 접착제나 테이프 사용 금지 문지르는 행위 금지
심한 IAD (severe IAD)	진물, 출혈, 붉은색의 벗겨진 피부	기존 중재법 적용 하루에 두 번 손상된 부위 공기 중에 30분 이상 노출 Low air loss mattress/overlay 사용 잦은 체위변경
곰팡이 균에 감염되어 발진이 보이는 피부(fungal appearing rash)	붉은색 피부에 반점 편평한 붉은색(하얀색, 노란색) 반점 가려움 호소	기존 중재법 적용 항진균 파우더나 연고 공기 중 노출, 산화아연(Zinc oxide) 사용 물 성분이 많은 크림 제품 사용 금기(IAD 환자의 경우 과도한 습기 원인) 파우더 사용할 경우, oint, liquid skin barrier로 cover를 해줌 culture 시행

5. 의료기기 관련 욕창 예방

의료기기 관련 욕창은 진단 또는 치료적 목적으로 적용된 기기를 사용함으로써 발생하는 욕창이다 그림 9-40. 이러한 욕창은 대체적으로 의료기기의 모양과 같은 패턴 또는 형태로 나타난다. 원인은 다음과 같은 의료기기로 인해 발생하지만 이외에도 다양한 원인에 의해 나타날 수 있다. 특히 의료기기 관련 욕창은 감각이 손상되거나 관류 상태가 좋지 않은 환자, 조직 내구성의 변화가 있는 환자나 영양 상태가 불량하거나 부종이 있는 환자에게서 발생할 수 있다.

- 호흡기계 장치
  - 기관 절개(tracheostomy) 고정 장치
  - 비침습적 양압 환기(non-invasive positive pressure ventilation, NIV) 마스크 (예: Bi-phasic positive airway pressure(Bi-PAP), Continuous positive airway pressure(CPAP))
  - 기관 내 삽관(endoctracheal tube, ET), 비기도 삽관(nasotracheal tube)
  - 산소 농도 측정 프로브(oximeter probes)
- 정형외과적 장치: 경추 고정(cervical colloars), 경추골절 치료기기(halo devices), 헬멧(helmets), 외부 고정장치(external fixators), 부동장치(immobilizers), 석고 모형(plaster casts)
- 배뇨 카테터(foley catheters)
- 변실금 관리 장치(fecal containment devices)
- 수술 배액 장치(surgical drains)
- 중심정맥관, 투석 카테터(central venous and dialysis catheters)
- 대동맥 내 풍선 펌프(intra aortic balloon pumps)
- 간헐적 압박 장치(intermittent pneumatic compression device sleeves)
- 압박 스타킹(graduated compression stocking)
- 억제대(restraints)

의료기기 관련 욕창은 의료기기 아래 피부가 지속적이며 제거되지 않는 압력을 받을 때, 부적절한 기구를 사용하거나, 바르게 착용하지 않는 경우에 발생할 수 있다. 또한 자주 위치 변경을 해주지 않거나, 고정이 제대로 되어 있지 않는 경우 그리고 잘 맞지 않는 경우에도 발생할 수 있다.

의료기기 관련 욕창을 예방하기 위해서는 아래와 같은 예방적 간호를 제공해야 한다.

- 과도한 압력을 피하기 위해 대상자에게 알맞은 사이즈를 사용하고 적절하게 고정해야 한다.
- 압력으로 인한 손상 여부를 확인하기 위해 최소 하루 2번 의료기기 아래 피부와 주변 피부 상태를 관찰해야 한다.
- 전단력 감소와 압력 재분배를 위해 대상자 및 의료기기의 위치를 변경한다.
- 의료기기 관련 욕창을 예방하기 위해서 예방적 드레싱 제제를 사용할 수 있다. 이때 드레싱 제제는 온도 및 습기 조절 여부 그리고 제거 및 적용이 용이해야 하며, 정기적인 피부 사정을 하기에도 용이해야 한다.

아래 표 9-5 는 의료기기별 예방법에 대해 설명하고 있다.

표 9-5 의료기기별 예방법

의료기기 종류	Oxygen tubing/Masks	BIPAP / CPAP masks	Endotracheal tubes	Nasotracheal tubes
관찰부위	· 비강 안, 코끝 아래, 콧등, 머리카락을 들고 귀 뒤 튜브 아래와 주변	· 콧등, 비강 안, 이마, 눈썹, 비중격, 뺨	· 피부 및 점막(위아래 입술, 혀, 입점막, 목)	· 비강 안
예방법	· 환자, 보호자 교육(불편감 보고) · 끈의 긴장도 점검 · Ear protector: 예방적 드레싱 제제 사용을 통한 패딩 역할	· 2시간마다 피부사정 · 압박 부위 예방적 드레싱 적용(얇은 폼, 하이드로콜로이드) · 가능한 경우 자주 들어올리고 위치 변경	· 구강 간호 시 위치 변경 (입 고정 부위 변경: 오른쪽, 가운데, 왼쪽으로 고정) · 상품화된 고정 장비 이용	· 압박 부위 예방적 드레싱 적용: 하이드로콜로이드로 비강 안 적용
의료기기 종류	Nasogastric tubes	Tracheostomy sites	Pulse oximetry	Foley / Condom catheters
관찰부위	· 콧등, 비강 안	· 턱, 쇄골, 흉골각(sternal notch)	· 손가락, 귀	· 허벅지, 복부, 하지, 음순, 음경
예방법	· 비강 안에서 관이 움직일 수 있도록 함 · 비강 열림 점검 · 빠지지 않도록 고정 · 머리쪽으로 올려 고정하지 않음 · 삽입부분 변경 · 삽입부 확인 가능한 상품화된 고정테이프 사용	· 8~12시간마다 관찰 · 프로토콜에 따라 주변을 청결하게 관리 · 끈이 젖거나 조이는지 점검(끈 아래로 손가락 2개 들어갈 정도) · 거즈나 폼 드레싱으로 패딩 · 끈 아래에 폼드레싱 적용 (피부상태가 건조하다면 하이드로콜로이드 사용 가능)	· 거치할 곳의 피부통합성 사정 · 손상된 피부에 장착하지 않음 · 권고사항에 따라 사용 · 정확하게 장착 · 위치를 바꿔줌 · 손가락 고정을 위한 테이프는 너무 조이지 않게 고정	· 가능하면 사용하지 않는다. · 테이프 또는 고정 장치를 안정적으로 고정 · 고정 방향과 부위를 자주 변경 · 새는 경우는 반드시 교체
의료기기 종류	Bedpans	Anti-embolism stockings	Cervical collars	Other devices / Sources of injury
관찰부위	· Bedpans 사용 부위	· 압박이 가해지는 다리 부위	· 목과 어깨 부위, · 목과 흉골각(sternal notch) 근처 가슴 · 후두부 · 턱, 하악골(mandible) · 귀	· 모든 의료기기가 외상성 상처를 줄 수 있음 · 정맥주사 라인(IV fluids lines), 마개(stopcocks), 바늘 캡(needle caps), 침대난간(siderails)
예방법	· 사용 후 즉시 제거 · 환자만 혼자 두지 않음	· 매일 탈착한다. · 혈액순환을 점검한다. - 발끝에 순환, 온도, 색깔, 모세혈관 충혈(capillary refill) · 압박부위 예방적 폼 제제 적용	· 적절한 크기의 보호대 착용 · 12시간마다 피부사정	· 환자 침상에 의료기기가 놓여 있지 않은지 확인 · 자세변경을 자주 해주고 의료기기로 눌리는 부위가 있는지 확인 · 의료기기를 하고 있는 모든 환자를 주의 깊게 관찰

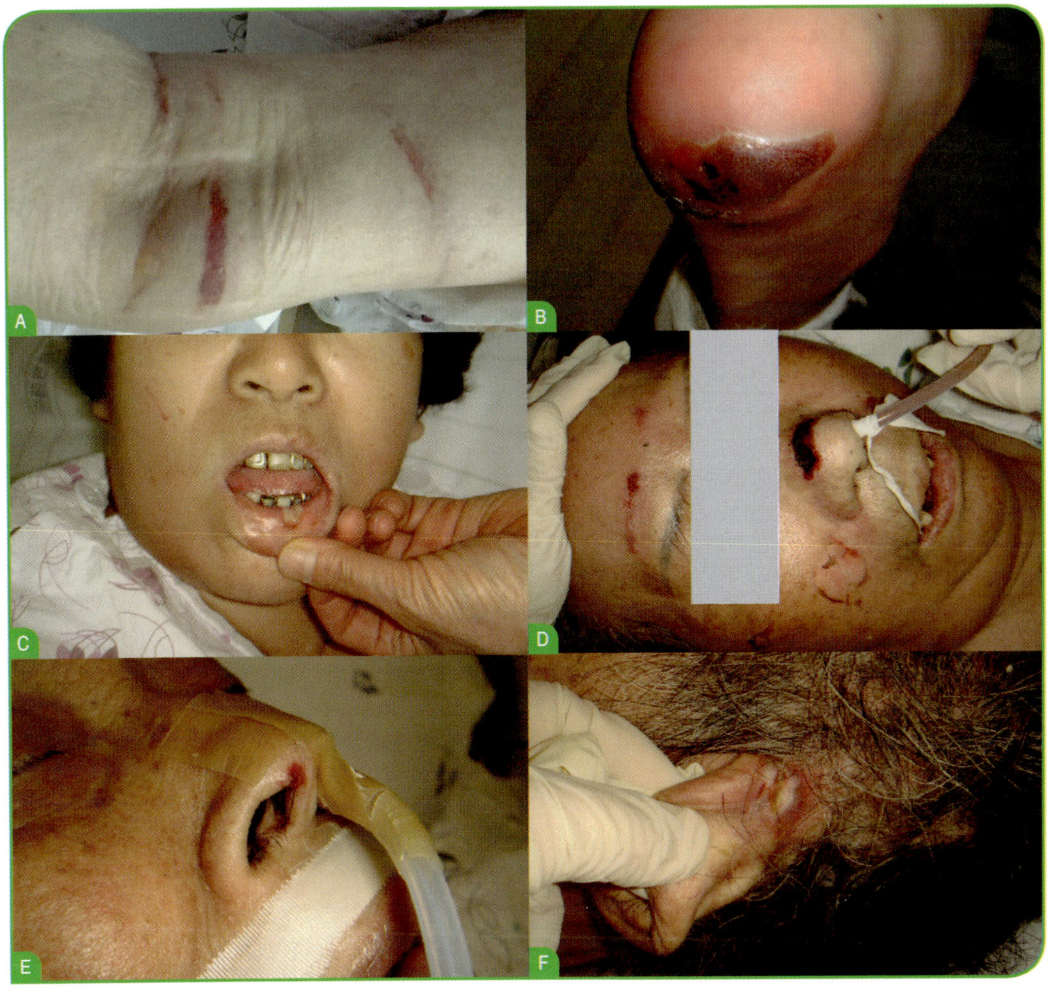

그림 9-40 의료기기 관련 욕창
A. 압박 스타킹 착용으로 인한 욕창
B. 캐스트(cast) 착용으로 인한 욕창
C. Endotracheal tube 삽관으로 인한 입 점막 욕창
D. 비침습적 양압 환기 마스크 사용으로 인한 욕창
D. L-tube 삽입으로 인한 욕창
E. Oxygen tube로 인한 욕창

6. 교육

욕창 예방의 교육 대상은 환자 및 보호자, 직원 그리고 간병하는 사람이며 교육 수준 및 항목도 각 대상자에 따라 다르게 구성되어야 한다. 이상적으로는 환자 본인과 직접 간호를 하는 사람이 욕창의 발생 원리와 초기 증상, 예방 방법, 피부 사정과 영양 공급의 중요성 등에 대해 이해하는 것이 중요하다.

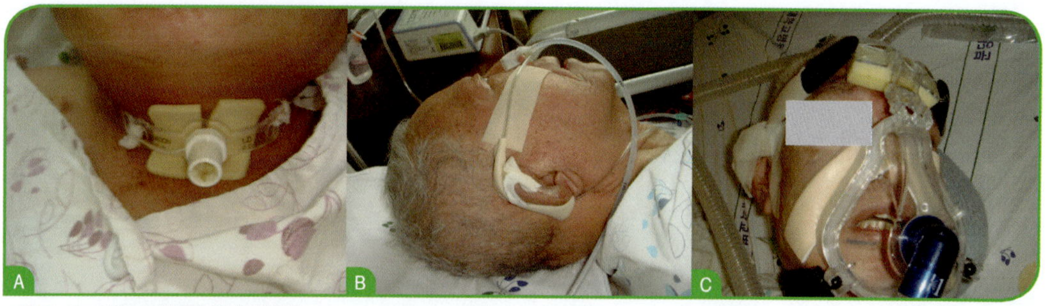

그림 9-41 의료기기 관련 욕창 예방법
A. 기관절개 고정장치 예방적 드레싱 적용
B. Oxygen tube로 인한 욕창 예방을 위한 드레싱 적용
C. 비침습적 양압 환기 마스크로 인한 욕창 예방 드레싱 적용

7. 과거의 중재방법

과거 많은 보조 장치들이 욕창 예방을 위해 사용되었다. 대표적인 예로 도넛 모양의 방석을 들 수 있는데 이 방석은 압력을 완화시키는 데 절대적으로 도움이 되지 못하고 오히려 주변조직의 압력을 높이는 역할을 한다. 비록 도넛방석이 안위감을 줄 수는 있지만 압력을 완화시키거나 욕창을 예방하는 데는 그리 효과적이지 못하다.

2014년 NPUAP, EPUAP & PPPIA의 국제 임상 실무 지침서에 따르면 부드러운 마사지는 근육을 이완시키고 부종을 감소시키며 부교감 활동과 조직의 탄력을 높여주며 해당 부위 혈류를 개선하여 건강한 조직에는 유익한 결과를 주지만 약한 피부, 혈관 손상 가능성 있는 부위, 급성 염증, 욕창이 있는 부위는 혈관에 영향을 주어 허혈된 조직에 손상을 가할 수 있기 때문에 금기하라고 설명하고 있다.

VI. 욕창 발생 위험평가

욕창 위험 사정의 목표는 욕창 발생 위험군을 발견하고, 적절한 중재를 제공하여 욕창 발생을 예방하기 위함이다. 이는 임상실무의 중요한 구성 요소로 욕창을 예방하기 위한 간호 중재에 반드시 포함이 되어야 한다.

1. 욕창위험 사정도구

욕창위험 사정도구는 욕창 발생의 위험이 있는 환자를 가려내는 데 도움이 되는 도구이다. 욕창 발생 위험이 높은 대상자를 확인하기 위해 가능한 빨리(입원 후 최대 8시간 내) 위험도 사정을 시행하여야 하며, 대상자의 상태가 급격히 변화할 때 또는 의미 있는 변화가 있는 경우 재평가를 실시해야 한다. 이상적인 척도의 특징은 높은 민감도 및 특이도, 예측치, 사용의 용이성, 정확한 용어 정의, 다양한 시설에서의 적용 가능성 등이다. 민감도는 욕창이 발생하였거나 위험 가능성이 있는 대상을 제대로 구분하는 능력이며 특이도는 욕창이 없거나 위험 가능성이 없는 대상을 가려내는 능력을 뜻한다. 욕창위험 사정도구의 사용은 개인의 위험요소를 정확히 파악함으로써 욕창 예방을 위한 참고 자료들과 적절한 간호서비스를 제공할 수 있게 해준다. 예를 들어 독립적으로 움직일 수 없거나, 침대에서만 이동이 가능하거나, 요실금이 있는 환자의 경우는 그렇지 못한 환자보다 강도 높은 지지면이 필요하게 된다. 숫자로 평가하게 되는데 각 도구마다 평가하는 항목의 종류와 점수가 다르다. 현재 몇 가지 사정도구가 사용되고 있는데 욕창위험 사정도구는 Braden scale for predicting pressure sore risk, Norton risk assessment scale, Glsnelli pressure sore risk assessment 등이 있다. 이 중 Braden scale이 가장 많이 사용되고 있다.

1-1. Braden scale

Braden Scale은 감각인지(sensory perception), 습기(moisture), 활동(activity), 움직임(mobility), 영양상태(nutrition), 마찰력과 전단력(friction and shear)의 6개 항목으로 이루어진다. 각 항목은 세부 항목들로 나누어져 있어서 수행자가 선택하여 점수로 측정할 수 있다. 총 점수는 최하 6점에서 최고 23점까지이며 점수대별로 환자의 위험 정도를 분류한다.

즉 13점 이하는 고위험군, 13~14점은 중위험군, 15~18점은 위험군으로 분류한다. 13~15점 사이의 위험군 중에는 Stage I 정도로 경미하더라도 80% 정도가 실제로 욕창이 발생하는 것으로 나타났다. Braden scale의 특이도는 57~92%가량이고 민감도는 64~100%이며 검사자 간 신뢰도 또한 높다. 이 도구를 이용해 위험도를 측정하는 데 걸리는 시간은 약 5분 정도가 소요된다 표 9-6. 소아를 위한 Braden Q scale도 있는데 이는 총점이 7~28점이고 역시 낮은 점수가 고위험을 뜻한다.

1-2. Norton scale

1962년 Norton과 동료 연구자들이 개발한 척도로 이 도구는 5개의 항목인 신체상태(physical

표 9-6 Braden scale

항목	1점	2점	3점	4점	Score
감각인지 불편감을 주는 압력에 대해 의미있게 반응하는 능력	**전혀 없음** 의식이 저하되거나 진정제로 인해 통증 자극에 대해 전혀 반응 없음. 또는 신체 대부분의 감각이 떨어짐.	**매우 제한됨** 통증자극에 대해서만 반응함. 신음하거나 안절부절 못하는 것 외에는 불편감을 호소하지 못함. 또는 신체의 1/2이상의 감각이 떨어짐.	**약간 제한됨** 구두로 요구를 표현하나 불편감을 느끼거나 돌릴 필요가 있을 때마다 하는 것은 아님. 또는 하나나 둘의 사지에서 감각이 떨어짐.	**장애 없음** 구두로 요구를 표현할 수 있으며, 감각 기능 장애가 전혀 없음.	
습기 피부가 습기에 노출되어 있는 정도	**지속적으로 습함** 땀, 소변 등으로 피부가 계속 습한 상태임. 돌리거나 움직일 때마다 축축함.	**습함** 항상은 아니나 자주 습한 상태임 적어도 8시간 마다는 린넨을 교환해야 함	**때때로 습함** 하루에 한 번 정도 린넨을 교환할 정도로 습한 상태임.	**거의 습하지 않음** 피부가 거의 습하지 않음. 정해진 간격으로 린넨을 교환해도 됨.	
활동 신체활동 정도	**침상안정** 계속적으로 침대에 누워있어야 함	**의자에 앉을 수 있음** 보행능력이 없거나 매우 제한됨 몸을 지탱할 수 없거나 의자나 휠체어로 옮길 때 도움이 필요함	**때때로 보행** 낮 동안에는 때때로 걸으나 짧은 거리만 가능함. 대부분을 의자나 침대에서 보냄.	**정상** 적어도 하루에 두 번 정도는 산책할 수 있음.	
움직임 체위를 변경하고 조절할 수 있는 능력	**전혀 없음** 도움없이는 몸이나 사지를 전혀 움직이지 못함.	**매우 제한됨** 가끔은 몸이나 사지를 움직이나 자주나 혼자서 많이는 아님.	**약간 제한됨** 혼자서 약간씩이나 자주 움직임.	**정상** 도움없이 자주, 크게 자세를 바꿈.	
영양상태 평소 음식섭취 양상	**불량** 제공된 음식의 1/3 이상을 먹지 못함. 금식, 5일 이상 IV.	**부적절함** 보통 제공된 음식의 1/2정도를 먹음. 유동식, 경관 유동식.	**적절함** 대부분 반 이상을 먹음. 경관 유동식, TPN.	**양호** 거의 다 먹음.	
마찰력과 전단력	**문제 있음** 이동 시 많은 도움이 요구되며, 끌지 않고 드는 것은 불가능함 종종 침대나 의자에서 미끄러져 자세를 다시 취해야 함. 경직, 경축, 초조가 계속적으로 마찰을 일으킴.	**잠재적 문제 있음** 최소한의 조력으로 움직일 수 있음. 이동 시 시트, 의자, 억제대나 다른 도구에 약간은 끌림. 때때로 미끄러지나 의자나 침대에서 대부분은 좋은 자세를 유지함.	**문제 없음** 침대나 의자에서 스스로 움직일 수 있고 움직이는 동안 몸을 들어 올릴 수 있음. 항상 침대나 의자에서 좋은 자세를 유지할 수 있음.		
총점					

condition), 전신상태(mental condition), 활동(activity), 움직임(mobility), 요실금(incontinence)으로 구성되어 있다. 총점은 5~20점이고 각 항목은 1~4점의 세부 항목으로 나누어 있으며 4점은 최상의 상태를 뜻하고 1점은 가장 안 좋은 상태를 뜻한다. 즉 20점의 점수는 위험요소가 전혀 없는 상태를 뜻하고 16점부터는 위험군, 13점은 고위험군, 10점 이하의 환자는 욕창 발생의 위험이 아주 큰 것을 의미한다. 환자를 주기적으로 사정할 때 Norton scale의 점수가 점점 낮아지고 있다는 얘기는 환자의 전신 상태 역시 좋아지지 않고 있다는 뜻이다. Norton scale은 그 항목에 대한 설명이 좀 부족하고 특히 영양에 관한 항목이 빠져 있다는 단점은 있으나 기관에 따라 영양 항목을 추가해서 사용하기도 한다. Norton scale은 47~100%의 민감도와 26~89%의 특이도를 보이고 있다 표 9-7 .

1-3. Gosnell scale

이 도구는 정신상태(mental condition), 배설억제 능력(continence), 움직임(mobility), 활동(activity), 영양(nutrition)의 5개 항목으로 되어있다. 총점수는 5~20점이고 각 항목당 1~5점의 점수를 부여하게 되어 있다. 점수가 높을수록 위험군에 속하며 Braden이나 Norton scale과 반대로 16점 이상이 위험군에 해당한다.

이 도구는 세부항목으로 vital sign, 24시간 fluid balance, skin appearance, medications 등이 있다. 최근 연구에 따르면 Gosnell pressure sore risk assessment의 민감도가 85%, 특이도가 83%로 Braden scale에 비해 높은 것으로 나타났다. 그러나 이 도구에 대한 연구가 아직은 부족한 상태여서 보편화되어 있진 않다 표 9-8 .

1-4. Waterlow scale

1985년 영국의 Judy Waterlow가 개발한 이 척도는 욕창의 병인과 병태생리를 촉진시키는 인자들을 검토해서 6개 항목의 주요 척도와 별도로 구성된 4개의 위험인자를 평가하는 것으로 되어 있다. 6개 항목에는 키/몸무게 관계(weight/size relationship), 배설억제능력(continence), 피부모양(skin type and visual aspect of risk areas), 움직임(mobility), 나이/성(age/sex), 식욕(appetite)이고 4개의 다른 위험인자는 조직영양실조(tissue malnutrition), 신경이상(neurological deficit), 수술(surgery), 약(medication)으로 되어 있다. Waterlow 척도는 영국에서 사용되고 있지만, 평가항목이 많고 적용하기 까다로워 널리 사용되고 있지는 않다 표 9-9 .

표 9-7 Norton scale

		Physical condition	Mental condition	Activity	Mobility	Incontinent	Total score
		Good 4 Fair 3 Poor 2 Very bad 1	Aler 4 Apathetic 3 Confused 2 Stupor 1	Ambulant 4 Walk/help 3 Chairbound 2 Bed 1	Full 4 Slightly limited 3 Very limited 2 Immobile 1	Not 4 Occasional 3 Usually/Urine 2 Doubly 1	
Name	Date						

표 9-8 Gosnell scale

Score	Mental condition	Continence	Mobility	Activity	Nutrition
5	Unconscious				
4	Stuporous	Absence of control	Immobile	Bedfast	
3	Confused	Minimal controlled	Very limited	Chairfast	Seldom eats a complete meal and only a few bites of food at a meal
2	Apathetic	Usually controlled	Slightly limited	Walk with help	Occasionally refuse a meal or frequently leaves a least half of meal
1	Alert	Full controlled	Full	Ambulatory	Eats some food from each basic food category everyday and the majority of each meal served OR is on the tube feeding

표 9-9 Waterlow scale

Weight/Height relationship	Skin type & Visual aspect of risk areas	Sex/Age	Special risks
0. Average 1. Above average 2. Obese 3. Below average	0. Healthy 1. Frail(tissue paper) 1. Dry 2. Edematous 1. Cold & Humid 2. Alterations in color 3. Wounded	1. Male 2. Female 1. 14-49 years 2. 50-64 years 3. 65-74 years 4. 75-80 years 5. Over81 years	Tissue malnutrition 8. Terminal/cachexia 5. Cardiac insufficiency 6. Peripheral vascular insufficiency 2. Anemia 1. Smoker Neurological deficit 5. Diabetes, paraplegic, ACV
Continence	**Mobility**	**Appetite**	
0. Complete, urine catheter 1. /Occasional incontinence 2. Urine catheter/fecal incontinence 3. Double incontinence	0. Complete 1. Restless 2. Apathy 3. Restricted 4. Inert 5. On chair	0. Normal 1. Scarce/feeding tube 2. Liquid intravenous 3. Anorexiaf /Absolute diet	Surgery 5. Orthopedic surgery below waist 5. Over 2hours in surgery Medication 4. Steroids, cytotoxics, anti-inflammatory drugs in elevated dosage
10점 이상-위험군, 16점 이상-고위험군, 20점 이상-매우 위험군			

앞의 표에서 살펴본 것과 같이 위험도 사정 도구는 많은 위험 요인들을 포함하고 있다(예를 들어 활동성, 기동성, 영양, 습기, 감각 인지, 마찰 및 전단, 그리고 전반적인 건강 상태). 하지만 욕창 발생에 중요한 위험 요인에 대한 보다 나은 이해를 제공하는 연구들이 많이 진행되었고 현재도 진행 중인 반면, 위험도 사정 도구는 이러한 지식의 진보를 포함하지 못하고 있다.

따라서 위험도 사정 도구를 사용하여 사정할지라도 추가적인 위험 요인(예: 관류, 피부 상태와 기타 관련 위험)들도 반드시 고려되어야 한다. 표 9-10 은 가장 일반적으로 사용되는 3종류의 위험도 사정 도구로 측정한 위험 요인들과 최근의 연구에 의해 지지되는 위험 요인들을 비교하고 각 도구들의 차이를 규명하고 있다.

모든 도구들이 완벽하게 위험 정도를 사정하고 있지 못하기 때문에 욕창 위험 평가를 위해서는 반드시 임상적 판단도 함께 이루어져야 하겠다 표 9-10 .

표 9-10 위험도 사정 도구의 위험 요인 비교

연구를 통해 도출된 위험 요인	Braden scale	Norton scale	Waterlow score
핵심 위험 요인			
활동성 및 기동성 제한	기동성 활동성 마찰 – 전단력	기동성 활동성	기동성
피부 상태	포함되지 않음	포함되지 않음	피부 유형(시각 영역에서 위험, 피부 상태의 부분적 측정)
위험 요인들의 영향			
관류와 산소화	포함되지 않음	포함되지 않음	특정 위험(관류의 부분 측정)
불량한 영양 상태	영양	음식 섭취 수분 섭취(수정된 척도)	식욕 체형(키에 대한 몸무게 비율)
피부 습기 증가	습기*	실금	실금
위험 요인들의 잠재적 영향			
체온 증가	포함되지 않음	포함되지 않음	포함되지 않음
고령	포함되지 않음	포함되지 않음	성별/나이
감각 인지	감각 인지	포함되지 않음	신경학적 결손
혈액 수치	포함되지 않음	포함되지 않음	포함되지 않음
일반적인 건강 상태	포함되지 않음	신체적 상태 정신적 상태	대수술/외상 약물

2. 유병률과 발생률

각기 다른 임상 상황에서 발생하고 있는 욕창에 대한 정보를 제공하기 위해서는 욕창 발생률 및 유병률에 대한 정확한 보고가 필요하다. 하지만 나라와 기관마다 서로 다른 방법으로 보고하고 측정하여 비교가 어려우며, 또한 기관에서는 이를 제대로 보고하지 않는 것도 문제가 되고 있다. 하지만 욕창 유병률과 발생률은 기관의 질 향상, 국가의 정책 결정에 중요한 영향을 미치므로 정확한 측정이 필요로 하다. 욕창 유병률은 정의된 집단 내에서 지정된 기간 내에 욕창을 보유하고 있는 대상자의 비율을 의미한다. 발생률은 욕창이 없던 개인이 특정 기간에 걸쳐 욕창이 발생한 비율을 말하며, 이는 특정 집단에서 새롭게 발생한 욕창 비율의 지표를 제공하게 된다. 기관 내 욕창 발생률(facility-acquired pressure ulcers)은 기관에 입원한 이후에 발생한 욕창 환자 수를 측정하게 된다.

2-1. 욕창 유병률

특정시점(시점 유병률) 또는 기간(기간 유병률) 동안 욕창이 있는 대상자를 측정한다.

기간 유병률을 계산하는 공식은 다음과 같다.

$$\text{욕창시점유병률} = \frac{\text{특정 시점에 욕창을 가진 대상자 수}}{\text{특정 시점의 조사 대상자 수}} \times 100$$

$$\text{욕창기간유병률} = \frac{\text{특정 기간 동안에 욕창을 가진 대상자 수}}{\text{특정 기간 동안의 조사 대상자 수}} \times 100$$

예를 들어 2016년 1월 5일에 A의료기관에 입원 중인 대상자가 200명이고 이 중 20명이 욕창이 있었다면 욕창 시점 유병률은 (20/200)×100=10(%)이다.

2-2 욕창 발생률

욕창 발생률은 누적발생률과 발생밀도가 있다.

▣ 누적 발생률

일정 기간동안 욕창 발생 위험이 있는 대상자 중에서 욕창이 새로이 발생한 대상자 수를 계산한다.

$$\frac{\text{특정기간동안 욕창이 새롭게 발생한 대상자 수}}{\text{특정기간동안의 조사된 대상자 수 − 입원 당시 욕창이 있는 대상자 수}} \times 100 = \text{누적발생률}$$

예를 들어 2016년 5월 한 달간 A의료기관에 100명의 대상자가 입원하였고, 입원 당시 20명이 욕창이 있었다. 이 중 입원기간 동안 8명에서 새로이 욕창이 발생하였다면 욕창 누적 발생률은 (8/100−20)×100=10(%)이다.

▣ 발생밀도

대상자가 욕창 발생 위험에 폭로되는 기간이 서로 다르다면 실제 욕창 발생 위험에 노출된 기간인 재원일수를 매달 계산하여 분모로 사용하여 측정하게 된다. 이때 분자는 욕창이 새롭게 발생한 대상자 수를 사용한다.

$$\frac{\text{특정기간동안 욕창이 새롭게 발생한 대상자 수}}{\text{특정기간에 조사된 대상자의 재원일 수}} \times 1{,}000 = \text{욕창발생밀도(욕창 발생환자)}$$

예를 들어 2016년 9월 500병상 기관에 하루 평균 입원한 환자 수가 100명 있었다면, 분모가 되는 대상자 재원일수는 100(명)×30(일)으로 3,000일이 된다. 이 중 A 환자에서 2단계 욕창이 양쪽 좌골에 각각 1개씩 발생하여 총 2개의 욕창이 발생하였고, B 환자에서 미골에 3단계 욕창 1개, 후두부에 2단계 욕창 1개 총 2개 발생하였고, C 환자는 양쪽 대전자 부위에 각각 2단계 욕창이 1개씩 총 2개 발생했을 경우, 욕창이 새롭게 발생한 대상자 수 3명이 분자가 된다.

욕창발생밀도(욕창발생환자)는 (3/3,000)×1,000= 1명(1,000일 재원 일당 1명)

VII. 욕창 상태 평가

대상자의 욕창에 대한 전반적인 사정은 치료계획 및 상처 치유의 지속적인 모니터링에 대한 정보를 제공하게 된다. 따라서 욕창의 상태는 의료진에 의해 주기적으로 사정 및 평가가 이루어져야 한다. 이를 위해 몇 가지 평가 도구가 사용되고 있는데 대표적으로 욕창의 상태를 측정하는 Pressure Sore Status Tool(PSST)과 NPUAP에서 개발한 Pressure Ulcer Scale for Healing(PUSH), 그 밖에 Sessing Scale, Wound Healing Scale, Sussman Wound Healing Tool이 있다.

욕창 상태 평가는 초기 사정 후 최소 일주일마다 지속적으로 이루어져야 하며 2주 이내 호전을 보이지 않으면 욕창 치료 계획 및 대상자를 재사정하는 것이 필요하다. 일반적으로 호전 정도는 욕창의 길이, 폭, 깊이의 감소를 포함하며, 점진적인 삼출물 양의 감소, 죽은 조직 감소(건조가피, 부육조직)와 건강한 조직(육아조직과 상피화)으로 변화이다.

1. Pressure sore status tool: PSST

PSST는 13개의 항목으로 구성되어 있으며 상처와 상처 주위 피부상태, 크기, 깊이, 삼출물의 양과 양상, 괴사조직의 양과 양상, 잠식의 유무, 조직 부종과 경화, 육아조직, 상피화 등을 평가하도록 되어 있다. 각 항목은 1~5점의 점수로 평가하도록 되어 있으며 총점은 13~65점으로 점수가 클수록 심각한 상태를 의미한다. 상처의 위치와 모양, 이 두 가지 항목은 점수화하지 않고 기술하도록 되어있다. 작성하는 데 약 10분 정도가 소요된다 표 9-11.

2. Pressure ulcer scale for healing: PUSH

PUSH는 NPUAP에서 개발된 도구로 구성요소는 크게 3가지 범위로 구분된다. 즉 크기, 삼출물의 양, 상처 기저부의 조직양상이다. 총 점수는 8~24점이고 역시 점수가 클수록 상태가 악화됨을 의미한다. PUSH 도구를 사용해서 상처를 평가하는 시간은 약 5분 정도로 비교적 빠르게 평가할 수 있다는 장점이 있다 표 9-12.

표 9-11 PSST

NAME

Complete the rating sheet to assess pressure sore status, Evaluate each item by picking the response that best describes the wound and entering the score in the item score colume for the appropriate data.

LOCATION : Anatomic site, Circle, indentify right (R)or(L) and use "X" to mark site on body diagrams :

______ Sacrum & coccyx ______ Lateral ankle

______ Trochanter ______ Medial ankle

______ Ischial tuberosity ______ Heel ______ Other site

SHAPE : Overall wound pattern : assess by abserving perimeter and depth.

Circle and date appropriate description :

______ Irregular ______ Linear or elongated

______ Round/oval ______ bowl/boat ______

______ Square/rectangle ______ Butterfly Other shape

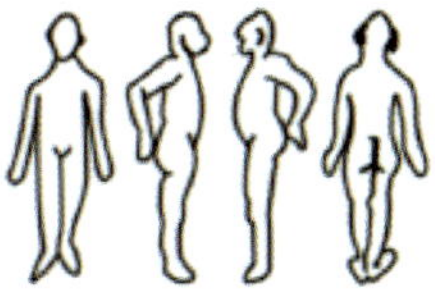

Item	Assessment	Date	Date	Date
		score	score	score
1. SIZE	1=Length x width ⟨4 sq cm 2=Length x width 4-16 sq cm 3=Length x width 16.1-36 sq cm 4=Length x width 36.1-80 sq cm 5=Length x width ⟩80 sq cm			
2. DEPTH	1= Nonblanchable erythema on intact skin 2= Partial-thickness skin loss involving epidermis &/or dermis 3= Full-thickness skin loss involving damage or necrosis of subcutaneous tissue ; may extend down to but not through underlying fascia ; &/or mixed partial-& full-thickness &/or tissue layars obscured by granulation tissue 4= Obscured by necrosis 5= Full-thickness skin loss with extensive destruction ,tissue necrosis, or damage to muscle ,bone, or supporting structures			
3. EDGES	1=Indistinct, diffuse, none clearly visible 2= Distinct, outline clearly visible, attached, even with wound base 3= Well defined, not attached to wound base 4= Well defined, not attached to base, rolled under, thickned 5= Well defined, fibrotic, scarred or hyperkeratotic			
4. UNDERMINING	1=Undermining ⟨2 cm on any area 2=Undermining 2-4 cm involving ⟨50% wound margins 3=Undermining 2-4 cm involving ⟩50% wound margins 4= Undermining⟩4 cm in any area 5= Tunneling &/or sinus tract formation			
5. NECROTIC TISSUE TYPE	1= None visible 2= White/gray nonviable tissue &/or nonadherent yellow slough 3= Loosely adherent yellow slough 4= Adherent, soft, black, eschar 5= Firmly adherent, hard, black eschar			
6. NECROTIC TISSUE AMOUNT	1= None visible 2=⟨25% of wound bed covered 3=25% to 50% of wound covered 4=⟩50% and ⟨75% of wound covered 5=75% to 100% of wound covered			

-계속

표 9-11 PSST

Item	Assessment	Date	Date	Date
		score	score	score
7. EXUDATE TYPE	1=None of bloody 2=Serosanguineous : thin, watery, pale red/pink 3= Serous : thin, watery, clear 4=Purulent : thin or thick , opaque, tan/yellow 5= Foul purulent :thick, opaque, yellow/green with odor			
8. EXUDATE AMOUNT	1=None 2=Scant 3= Small 4= Moderate 5=Large			
9. SKIN COLOR SURROUNDING WOUND	1= Pink or normal for ehtnic group 2= Bright red&/or blanches to touch 3= White or gray pallor or hypopigmented 4= Dark red or purple &/or nonblanchable 5= Black or hyperpigmented			
10. PERIPHERAL TISSUE EDEMA	1= Minimal swelling around wound 2= Nonepitting edema extends 〈4 cm around wound 3= Nonepitting edema extends 〉4 cm around wound 4=Pitting edema extends 〈4 cm around wound 5= Crepitus &/or pitting edema extends 〉4 cm			
11. PERIPHERAL TISSUE INDURATION	1= Minimal firmness around wound 2= Induration 〈2 cm around wound 3= Induration 2-4 cm extending 〈50% around wound 4= Induration 2-4 cm extending 〉50% around wound 5= Induration 〉4 cm in any area			
12. GRANULATION TISSUE	1=Skin intact or partial-thickness wound 2= Bright, Beefy red; 75% to 100% of wound filled 4= Pink &/or dult, dusky red&/or fills〈25% of wound 5= No granulation tissue present			
13. EPITHELIALIZATION	1= 100% of wound covered, surface intact 2= 75% to 〈100% of wound covered &/or epithelial tissue extends〉0.5 cm into wound bed 3= 50% to 75% of wound covered &/or epithelial tissue extends to 〈0.5 cm into wound bed 4= 25% to 〈50% of wound covered 5= 〈25% of wound covered			
TOTAL SCORE				
SIGNATURE				

PRESSURE SORE STATUS CONTINUUM

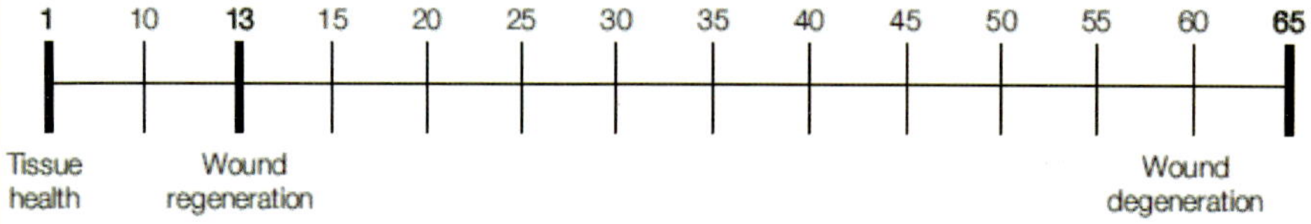

Plot total score on the Pressure Sore Status Continuum by putting an "X" on the line and the date beneath the line. Plot multiple scores with their dates to see to see at a glance regeneration or degeneration of the wound.

표 9-12 PUSH

NATIONAL PRESSURE ULCER ADVISORY PANEL

Pressure Ulcer Scale for Healing (PUSH)

PUSH Tool 3.0

Patient Name____________________________ Patient ID# ____________

Ulcer Location ____________________________ Date ____________

Directions:

Observe and measure the pressure ulcer. Categorize the ulcer with respect to surface area, exudate, and type of wound tissue. Record a sub-score for each of these ulcer characteristics. Add the sub-scores to obtain the total score. A comparison of total scores measured over time provides an indication of the improvement or deterioration in pressure ulcer healing.

LENGTH X WIDTH (in cm²)	**0** 0	**1** < 0.3	**2** 0.3 – 0.6	**3** 0.7 – 1.0	**4** 1.1 – 2.0	**5** 2.1 – 3.0	**Sub-score**
		6 3.1 – 4.0	**7** 4.1 – 8.0	**8** 8.1 – 12.0	**9** 12.1 – 24.0	**10** > 24.0	
EXUDATE AMOUNT	**0** None	**1** Light	**2** Moderate	**3** Heavy			**Sub-score**
TISSUE TYPE	**0** Closed	**1** Epithelial Tissue	**2** Granulation Tissue	**3** Slough	**4** Necrotic Tissue		**Sub-score**
							TOTAL SCORE

Length x Width: Measure the greatest length (head to toe) and the greatest width (side to side) using a centimeter ruler. Multiply these two measurements (length x width) to obtain an estimate of surface area in square centimeters (cm^2). Caveat: Do not guess! Always use a centimeter ruler and always use the same method each time the ulcer is measured.

Exudate Amount: Estimate the amount of exudate (drainage) present after removal of the dressing and before applying any topical agent to the ulcer. Estimate the exudate (drainage) as none, light, moderate, or heavy.

Tissue Type: This refers to the types of tissue that are present in the wound (ulcer) bed. Score as a "4" if there is any necrotic tissue present. Score as a "3" if there is any amount of slough present and necrotic tissue is absent. Score as a "2" if the wound is clean and contains granulation tissue. A superficial wound that is reepithelializing is scored as a "1". When the wound is closed, score as a "0".

- **4 – Necrotic Tissue (Eschar):** black, brown, or tan tissue that adheres firmly to the wound bed or ulcer edges and may be either firmer or softer than surrounding skin.
- **3 – Slough:** yellow or white tissue that adheres to the ulcer bed in strings or thick clumps, or is mucinous.
- **2 – Granulation Tissue:** pink or beefy red tissue with a shiny, moist, granular appearance.
- **1 – Epithelial Tissue:** for superficial ulcers, new pink or shiny tissue (skin) that grows in from the edges or as islands on the ulcer surface.
- **0 – Closed/Resurfaced:** the wound is completely covered with epithelium (new skin).

www.npuap.org
11F

PUSH Tool Version 3.0: 9/15/98

-계속

표 9-12 PUSH

NATIONAL PRESSURE ULCER ADVISORY PANEL

Pressure Ulcer Healing Chart

To monitor trends in PUSH Scores over time

(Use a separate page for each pressure ulcer)

Patient Name ______________________________ Patient ID# ______________

Ulcer Location ______________________________ Date ______________

Directions:

Observe and measure pressure ulcers at regular intervals using the PUSH Tool.
Date and record PUSH Sub-scores and Total Scores on the Pressure Ulcer Healing Record below.

Pressure Ulcer Healing Record														
Date														
Length x Width														
Exudate Amount														
Tissue Type														
PUSH Total Score														

Graph the PUSH Total Scores on the Pressure Ulcer Healing Graph below.

PUSH Total Score	Pressure Ulcer Healing Graph													
17														
16														
15														
14														
13														
12														
11														
10														
9														
8														
7														
6														
5														
4														
3														
2														
1														
Healed = 0														
Date														

www.npuap.org
11F

PUSH Tool Version 3.0: 9/15/98

CHAPTER 9

상처의 괴사조직 제거

Wound Debridement

학습목표

1. 상처 치유 과정에서 괴사조직 제거의 목적을 설명할 수 있다.
2. 괴사조직제거술 종류에 대해 나열할 수 있다.
3. 괴사조직제거술을 적절하게 수행하는 방법을 설명할 수 있다.
4. 괴사조직 제거 방법을 선택할 때 고려 사항을 설명할 수 있다.
5. 각각의 괴사조직 제거 방법에 대한 장단점과 주의 사항을 설명할 수 있다.

I. 정의

괴사조직제거술( )이란 상처로부터 괴사 조직을 제거하여 상처 치유를 촉진시키기 위해 시행하는 방법이다. 일반적으로 사람의 몸은 상처 치유 과정인 염증기(inflammatory phase)에 호중구와 대식세포가 혈소판 찌꺼기, 조직파편(debris), 무혈관성 손상 조직과 같은 지저분한 괴사 조직을 자연적으로 제거한다. 하지만 손상된 조직이 과도하게 많은 경우 자연적인 상처 치유 과정만으로는 모든 괴사조직이 제거되지 못하며, 시간이 오래 걸려 상처 치유가 지연되고 이 과정에서 감염이 일어날 수도 있다. 따라서 상처 기저부를 깨끗하게 하고 상처 치유를 촉진시키기 위해서는 괴사조직 제거가 필수적이다.

1. 괴사조직 제거의 목적

괴사조직으로 덮여 있는 상처는 치유가 지연된다. 괴사조직은 상처에 세균을 집락시켜 감염의 위험성을 높인다. 감염이 되지 않더라도 세균은 상처의 염증 기간을 장기화시키는 원인이 된다. 이것은 세균에 대한 숙주의 저항력을 낮추는 원인이 되기 때문에 결국 괴사 조직은 상처의 감염과 패혈증의 위험을 증가시킨다. 또한 괴사조직은 상처 치유 동안 나타나는 육아조직, 재상피화, 상처 수축 과정의 진행을 막는 물리적 장벽으로 작용하기도 한다.

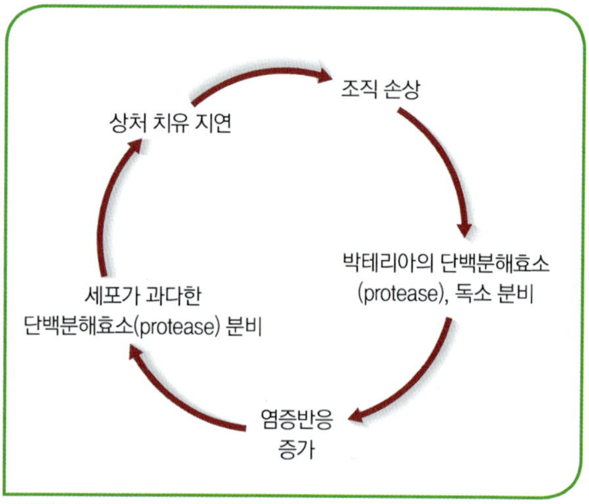

그림 10-1 **상처 치유 악순환의 고리**

괴사조직 제거는 세균의 양을 감소시켜 상처 감염을 조절하고 예방하여 상처 치유를 촉진시킬 수 있으며, 이를 통해 상처의 악순환고리(vicious circle)를 차단할 수 있다 그림 10-1.

또한 괴사조직이 있는 상태에서는 상처 기저부를 볼 수 없기 때문에 정확하게 상처를 사정할 수 없어 정확한 상처 치료 계획을 세우기 어려우나 괴사조직을 제거하면 상처 기저부를 육안으로 확인할 수 있어 상처의 상태를 정확하게 관찰할 수 있다는 장점이 있다.

따라서 금기가 아니라면 괴사조직 제거를 시행하는 것은 만성 상처 치유를 저해하는 장애물을 제거하고 치유될 수 있는 환경을 만들어주는 중요한 역할이라 할 수 있다.

2. 괴사조직의 형태

괴사조직에는 가피(eschar)와 부육조직(slough)이 있다. 가피는 단단하고 건조하며 가죽처럼 보이는 형태의 괴사조직이다 그림 10-2. 가피는 딱지(scab)와는 다른데, 딱지는 피와 삼출물이 굳어서 된 것이고, 가피는 괴사되어 죽은 조직이 포함된 것이다. 가피가 크지 않은 경우 시간이 지나면서 자연적으로 떨어져 나갈 수도 있지만 보통은 시간이 많이 걸리므로 감염을 예방하고 치유를 촉진시키기 위해서 제거해주는 것이 필요하다. 하지에 있는 괴사조직의 경우 제거하기 전에 혈관 상태를 사정하여 혈액순환이 원활한 것이 명확하다면 가피 제거가 가능하다.

가피를 습윤하게 유지하면 부육조직으로 변하기 시작하는데, 건조한 가피를 칼로 제거하면 밑에 부육조직을 관찰할 수 있다. 습윤 상태가 유지됐을 때만이 부육조직은 점점 더 부드러워지고 색깔이 옅어진다. 습윤 정도에 따라 갈색이나 노란색, 혹은 크림색 등 다양한 색깔을 띠게 된다 그림 10-3.

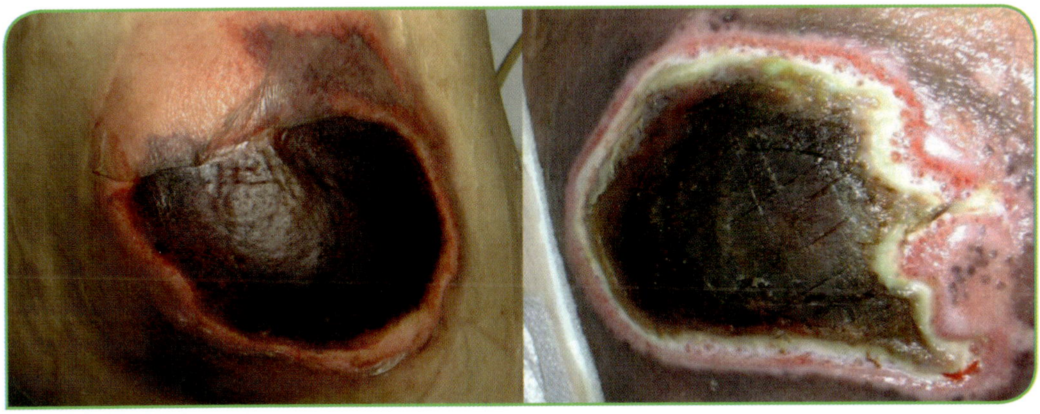

그림 10-2 건조가피

3. 주의사항

모든 상처에 괴사조직 제거가 가능한 것은 아니다. 치료가 가능한 상처는 죽은 조직(non-viable tissue), 오염된 조직(contaminated tissue), 감염된 상처(infected tissue)를 제거해야 한다. 그러나 치료 가능하지 않은 상처에서는 감염이 없는 건조가피는 제거하는 것보다 남겨두었을 때 도움이 된다. 치료 가능 여부를 파악하기 위해서는 괴사조직제거술 전에 의료진은 환자의 병력을 파악해야 하는데, 이때 치유를 지연시키고 방해할 만한 요인(질병, 약물복용, 흡연 등)을 찾아내는 것이 중요하다.

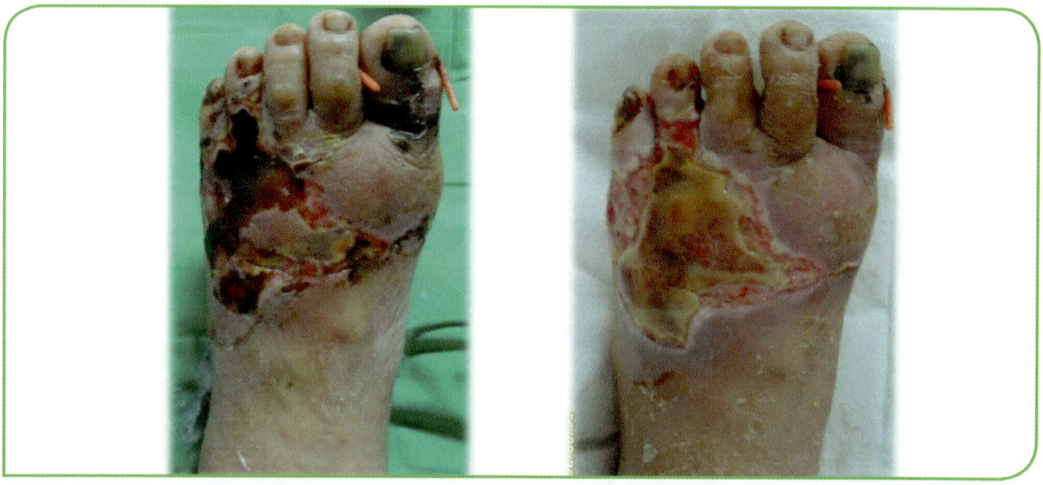

그림 10-3 괴사조직은 초반에는 검은색의 건조가피이지만(좌) 습윤환경을 유지해주면 노란색으로 변하기 시작한다(우).

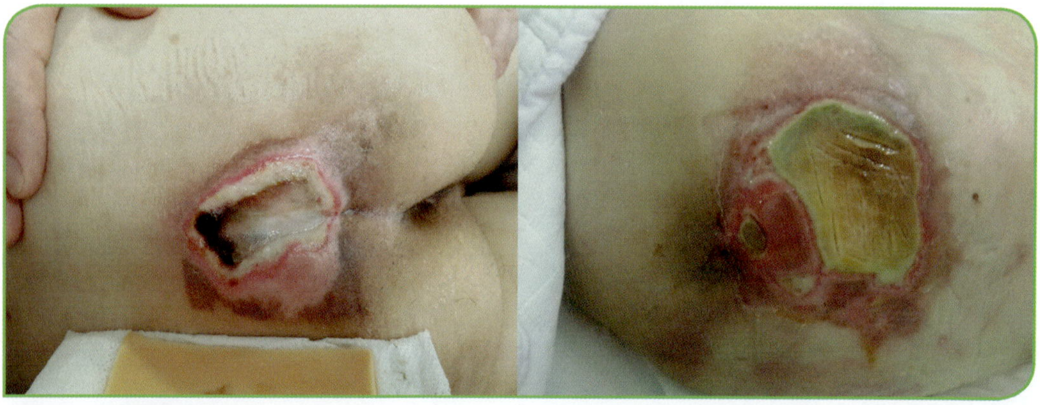

그림 10-4 부육조직

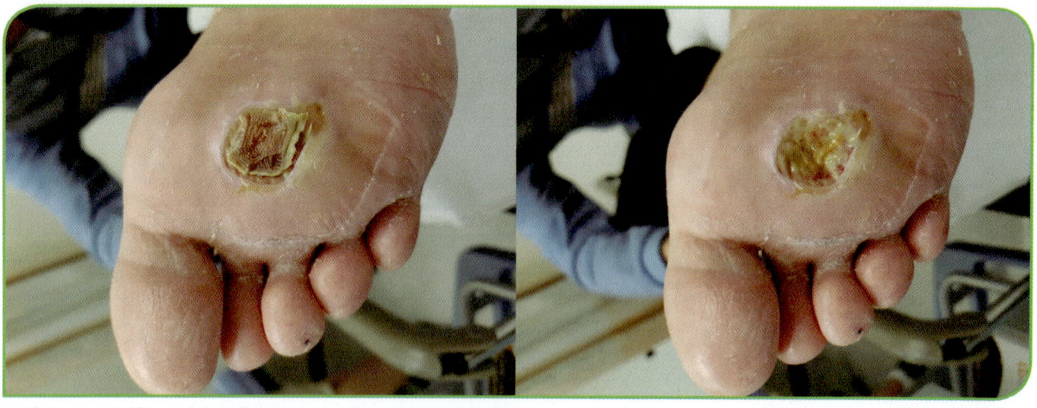

그림 10-5 건강한 조직과 부육조직의 경계가 명확해진 것을 확인할 수 있으며(좌), 습윤환경이 유지되면 더 느슨하고 흐물흐물한 조직으로 변하여 제거된다(우).

예를 들면 당뇨환자에게 하지 궤양이 발생했다면 허혈성 질환을 의심해야 한다. 말초혈관질환 환자의 하지 궤양에서 괴사 조직이 건조하고 감염 증상이 없는 경우에는 괴사 조직을 제거하지 말고 유지하는 것이 효과적이며, 발목상완지수(Ankle Brachial Index, ABI), 혈관조영술(angiography) 등을 통해 현재 상태를 사정하고 조직관류를 개선 시키는 것이 선행되어야 한다 그림 10-6. 또한 발뒤꿈치에 생긴 욕창이 감염이 없이 건조가피로 덮여 있는 경우에는 괴사 조직을 제거하지 않는다. 발뒤꿈치는 혈관이 적어 치유가 어려운 부분이며, 건조가피가 감염으로부터 상처를 보호하는 자연 방어벽 역할을 해주기 때문이다 그림 10-7. 다음으로 완화치료(palliative care)를 받고 있는 환자들의 경우에도 괴사조직 제거 여부를 결정할 때 환자의 삶의 질을 우선적으로 고려하는 것이 필요하다 그림 10-8. 마지막으로 출혈의 위험성이 높거나 암성 상처나 염증성 상처에서도 괴사조직제거술을 시행하지 않는 것이 바람직하다.

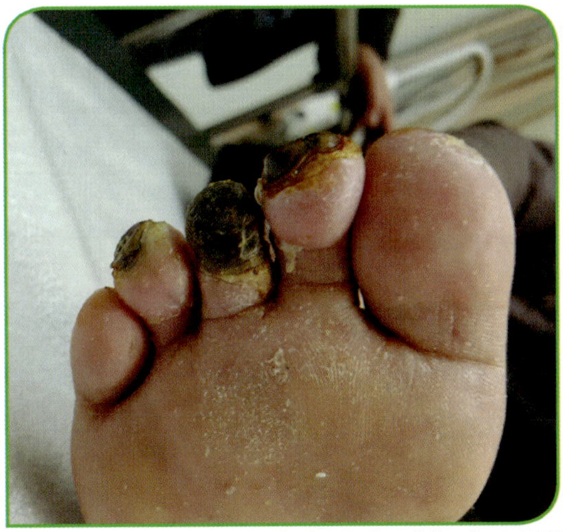

그림 10-6 건조하고 안정적이며 감염이 없는 괴사조직으로 덮인 허혈성 상처

괴사조직제거술 후에는 전체 상처면이 노출되기 때문에 상처의 크기가 증가하게 되는데 이것이 악화 소견이 아님을 알아야 한다. 괴사조직 제거는 상처 기저부에서 깨끗하고 살아 있는 조직(viable tissue)이 확인될 때까지 반복적으로 시행한다.

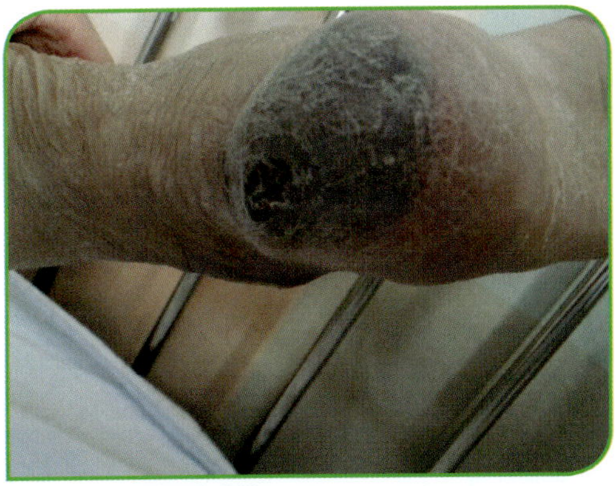

그림 10-7 발뒤꿈치 욕창

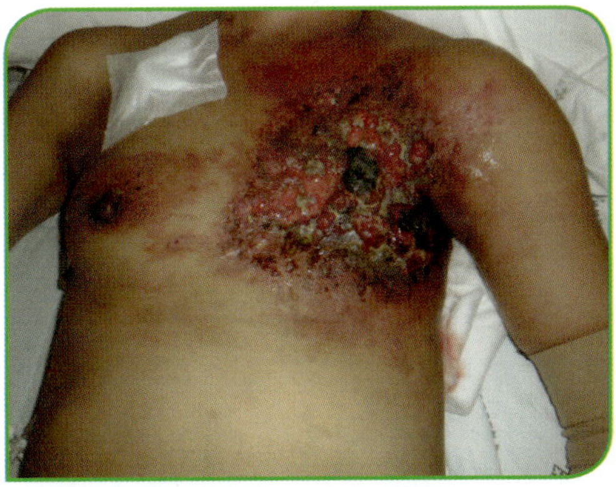

그림 10-8 완화치료를 받는 환자의 암성상처

급성 상처는 초기에만 괴사조직제거술이 요구되는 반면 만성 상처는 비이동성, 과증식성 상피 가장자리 제거뿐만 아니라 상처 기저부의 지속적인 괴사조직 제거가 필요하다.

II. 괴사조직 제거 방법

상처에서 죽은 조직을 제거하는 방법은 여러 가지가 있다. 자가분해(autolytic debridement), 보존적 방법(conservative sharp debridement), 물리적 방법(mechanical debridement), 효소활성법(enzymatic debridement), 외과적 방법(surgical debridement)이 있다. 이 중 한 가지 방법만을 사용하기보다는 여러 가지 방법을 복합적으로 선택했을 때 더 효과적이다 표 10-1.

표 10-1 괴사조직 제거 방법

	정의	방법
자가 분해 (autolytic)	신체의 자연적인 생리적 기전을 통해 괴사 조직이 제거되는 과정에 습윤 환경을 조성하여 효과를 극대화시키는 방법	습윤 드레싱
보전적 (conservative sharp)	연화된 괴사 조직을 보존적으로 제거하는 방법	가위(scissors), 칼(scalpel), 큐렛(curette) 등으로 조직을 제거
외과적 (surgical)	많은 양의 조직 제거가 요구되거나 생명을 위협하는 감염 상태에서 시행하는 가장 적극적인 괴사조직 제거 방법	마취를 시행 후 지혈이 가능한 환경에서 광범위한 괴사조직을 수술적으로 제거
물리적 (mechanical)	연화된 괴사조직과 이물질을 물리적인 힘으로 제거하는 방법	습건식 드레싱(wet to dry), 상처 세척(wound irrigation) ▪ 수치료법: 박동성 수압 세척(pulsed lavage), 월풀(whirlpool) ▪ 저주파 초음파 (생리식염수 분무)
효소활성 (enzymatic)	효소를 이용하여 화학적으로 괴사조직을 제거하는 방법 효소가 괴사조직을 연화시키고 분해함.	콜라겐 분해 효소 연고(스트렙토키나아제, 피브리놀리신 디옥시리보뉴클레아제)

1. 자가분해법

자가분해법(autolytic debridement)은 상처 치유의 정상적인 과정인 염증기 동안에 자연적으로 발생하는 생리적 과정으로 습윤하고 혈류상태가 양호한 환경에서 일어난다. 삼출물이 포함하고 있는 백혈구, 피브린 및 콜라겐 분해 효소 등 상처 치유에 도움이 되는 세포에 의해서 괴사조직이 자가분해된다. 자가분해가 효과적으로 일어나기 위해서는 습윤한 환경을 유지하여, 백혈구, 호중구 세포의 기능과 수가 적절하게 유지되는 것이 중요하며 대상자가 충분한 면역력을 가지고 있어야 자가분해법이 효과적으로 진행될 수 있다.

1) 방법

자가분해법은 괴사조직의 자가분해가 효과적으로 진행될 수 있도록 상처 기저부에 습윤 드레싱을 시행하는 것이다. 자가분해를 통해 괴사조직을 제거할 때는 적절한 드레싱 제제를 선택하는 것이 매우 중요하다. 상처 기저부가 건조하다면 수분을 공급할 수 있는 하이드로 콜로이드, 하이드로 겔과 같은 수분 보유 드레싱 그림 10-9 을 선택한다. 이것은 상처 기저부에 상처 치유에 도움이 되는 세포들을 많이 포함하고 있는 삼출물을 잘 보존해서 효과적으로 건조가피를 느슨하게 만들 수 있다. 반면 삼출물이 많은 상처에는 흡수성 드레싱 제제 그림 10-10 (폼, 하이드로 화이버, 칼슘 알지네이트 등)를 적용하여 과도한 삼출물을 조절하여 상처 기저부가 너무 축축하지 않게 습윤 환경을 유지해주는 것이 필요하다.

괴사조직의 양이 소량이면서 감염되지 않은 상처에는 자가분해법을 단독으로 사용할 수 있지만 그 이외에는 다른 방법과 복합적으로 사용하는 것이 바람직하다. 예를 들어 욕창에 있는 괴사조직을 외과적 방법으로 제거한 후 폼 드레싱을 적용하는 경우, 상처를 습윤하게 유지함으로써 외과적 절제 후 남아 있는 괴사조직을 지속적으로 부드럽고 느슨하게 만들어 자가분해를 촉진할 수 있다.

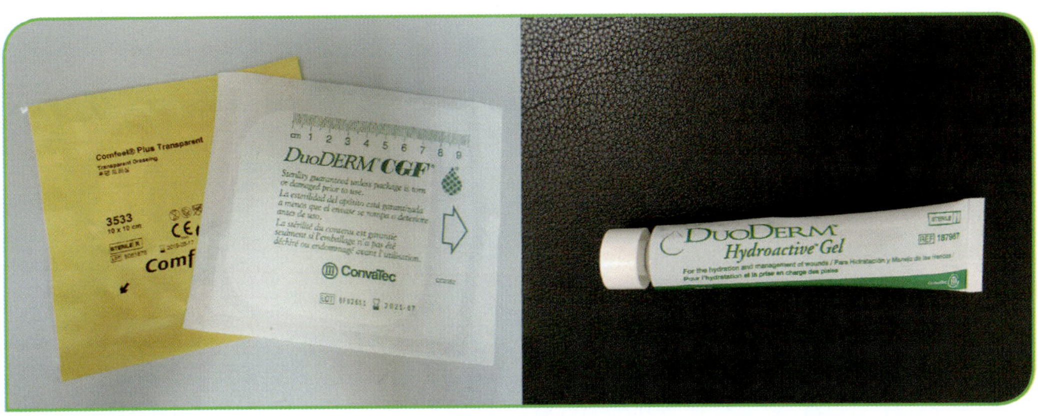

그림 10-9 하이드로콜로이드, 하이드로 겔과 같은 수분 보유 드레싱

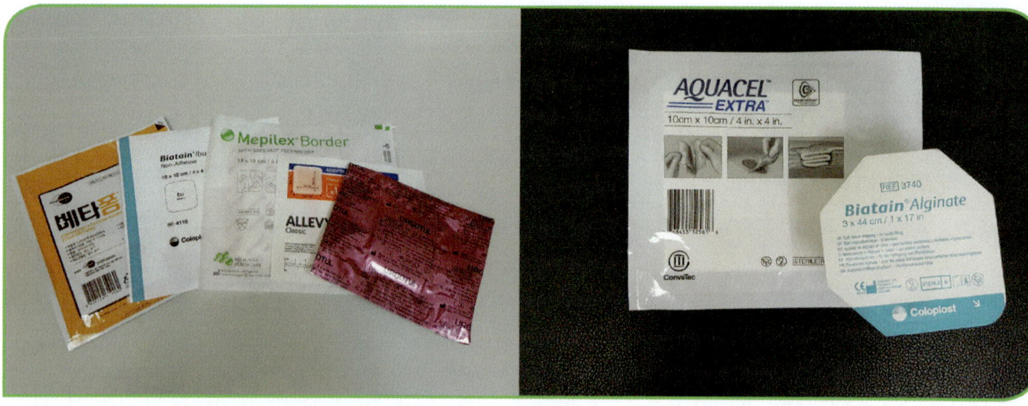

그림 10-10 폼, 하이드로 화이버, 칼슘 알지네이트과 같은 흡수성 드레싱

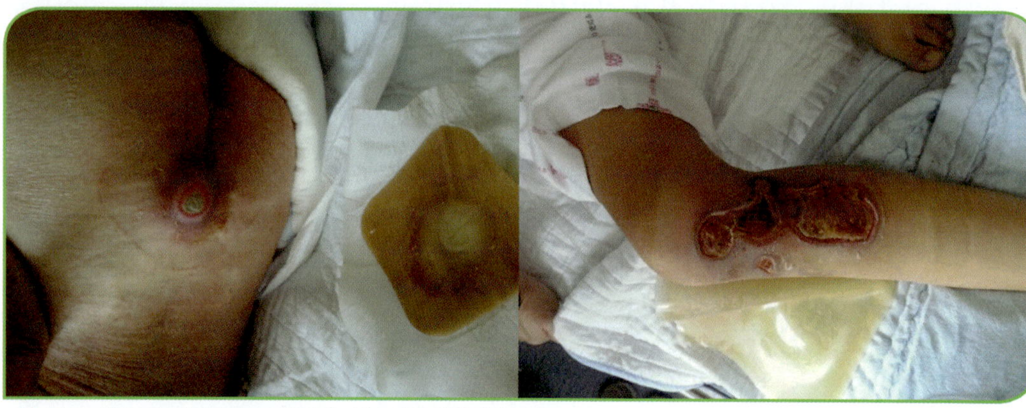

그림 10-11 하이드로콜로이드를 이용하여 괴사조직을 연화시킨 상태

자가분해법은 다른 방법에 비해 괴사조직 제거가 느리게 진행된다. 괴사조직이 자가분해되는 시간은 상처의 크기나 괴사조직의 양에 따라 다르지만 72~96시간 이상이 지나면서부터 시작된다. 때문에 감염 등의 이유로 급히 괴사조직제거술이 필요한 환자에게는 적합하지 않다.

반면에 자가분해법은 괴사조직에만 선택적으로 작용하기 때문에 건강한 조직에 해를 입히지 않으며 진행 과정에서 통증이 느껴지지 않는다.

2) 주의사항

- **감염성 상처**

상처가 혐기성 균에 의한 감염이 있을 때는 홍반, 경결, 냄새 나는 삼출물과 같은 국소적인 감염 증상이 감소한 후 자가분해법을 사용하는 것이 안전하다. 또한 진행되고 있는 연조직염

(cellulitis)을 가진 상처의 괴사조직을 제거할 때는 자가분해법을 우선적인 방법으로 선택하지 않는다. 자가분해법은 많은 시간이 소요되어 감염을 더 악화시킬 수 있기 때문이다. 따라서 감염된 상처에는 외과적 방법으로 가능한 빨리 괴사조직을 제거하는 것이 선행되어야 한다.

- **면역 억제 환자**

자가분해법에 사용되는 완전 폐쇄 드레싱(예: 하이드로콜로이드)은 혐기성 세균의 성장을 촉진시켜 감염 위험성이 증가하게 되므로 심각한 호중구 감소증과 같은 면역이 억제된 환자나 감염의 위험이 높은 상처에는 적용하지 않는 것이 좋다.

- **상처 주위 피부 보호**

자가분해법을 이용할 때 상처에서 나오는 삼출물이 상처 주변 피부에 지속적으로 닿음으로써 침연(maceration)이 유발될 수 있다. 감염된 상처나 정맥성 궤양과 같이 삼출물이 많아서 침연 가능성이 높을 경우 주변 피부에 피부 보호제(skin barrier)를 적용한다 그림 10-12 . 삼출물이 너무 많다면 드레싱 제제를 하이드로화이버(hydrofiber), 폼 등과 같은 흡수할 수 있는 드레싱 재료를 추가하여 조절한다.

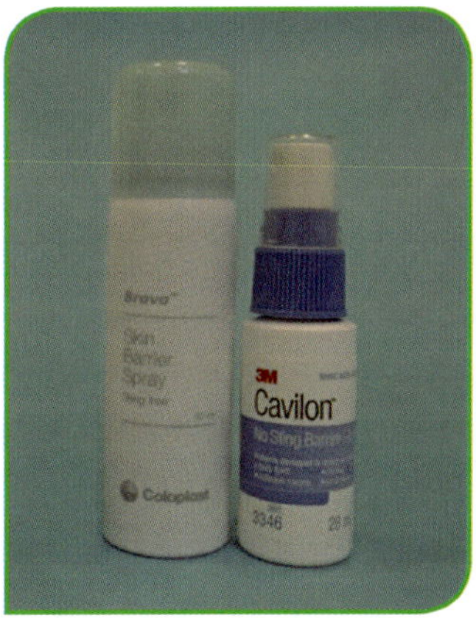

그림 10-12 **피부 보호제**

- **대상자 교육**

대상자나 가족은 자가분해법 적용 시 상처에 삼출물이 생기는 것을 감염의 증상으로 오인할 수 있다. 이를 이해하도록 자가분해법에 대한 설명이 선행되어야 한다. 상처에서 분비되는 삼출물은 대식 작용을 하는 세포와 성장인자를 포함하고 있어 상처 회복에 필수적인 역할을 한다는 점을 강조하여 교육한다.

2. 보존적 괴사조직제거술

보존적 괴사조직제거술(conservative sharp wound debridement)이란 느슨해진 무혈관성 조직(loose avascular tissue)을 무균 도구를 이용하여 제거하는 것을 말한다. 이 방법은 상처전문간호사에 의해 행해질 수 있는 가장 적극적인 형태의 괴사조직 제거 방법이다. 정확하게만 수행된다면 건강한 조직이 손상될 정도로 위험하지 않으며 혈액손실도 거의 없으므로 대상자가 위험에 노출되는 정도는 미약하다. 또한 다른 괴사조직 제거 방법보다 괴사조직을 빠르게 제거할 수 있을 뿐만 아니라 치료 기간을 단축하기 위해 다른 방법들과 혼용할 수 있다는 이점을 가진다. 그러나 보존적 괴사조직제거술을 시행하기 위해서는 전문적인 교육을 받아 자격조건을 갖추는 것이 필요하다. 국내에서는 보존적 괴사조직제거술에 대한 법적인 자격조건이 아직 마련되어 있지 않은 상황이다.

1) 방법

보존적 괴사조직제거술은 칼, 큐렛, 가위, 포셉, 론저 등을 이용하여 느슨해진 무혈관성 조직만을 제거하는 방법이다. 이 방법은 만성 상처를 급성 상처로 바꾸면서 상처 표면의 생체균주 부담을 감소시키고, 노후된 세포를 제거하여 상처 치유를 촉진시킬 수 있다.

외과적 괴사조직제거술 다음으로 적극적인 방법으로 한 번에 모든 괴사조직을 제거할 수 없으며 괴사조직이 무혈관성 조직이 될 때까지 시간차를 두고 반복적으로 시행하는 것이 필요하다 표 10-2.

표 10-2 보존적 괴사조직제거술 방법

1. 무균도구, 무균술을 사용함으로써 감염의 기회를 최소화한다.
2. 베타딘과 같은 소독제로 제거할 부위를 미리 세척한다.
3. 포셉을 이용하여 괴사조직을 잡아당겨 절개부위를 분명하게 보이도록 하고 괴사조직의 제거 정도를 결정한다.
4. 모든 혈관성 구조물을 피하고 분명하게 구별되지 않은 조직은 제거하지 않는다.
5. 모든 과정을 마친 후에는 상처를 다시 세척한다.

2) 주의사항

보존적 괴사조직제거술의 단점은 상처의 크기나 괴사조직의 양에 따라서 죽은 조직을 모두 제거하는 데 외과적 괴사조직제거술(surgical debridement)보다 많은 시간이 소요될 수 있다. 또한 통증을 유발할 수 있으므로 국소적 혹은 전신적인 마취가 필요할 수 있다.

괴사조직을 제거하는 동안에 출혈 가능성이 있음을 기억해야 한다. 출혈이 발생할 경우를 대비해서 대상자의 지혈 과정에 문제가 없는지 미리 사정하는 것이 필요하다. 헤파린이나 와파린과 같은 항응고제 사용, 고농도의 비스테로이드 항염증제 사용과 같은 약물 복용 유무와 함께 응고 장애를 초래하는 병리적 상태(혈소판 감소증, 간 기능 장애, 비타민-K 결핍, 영양 결핍 등)를 고려한다. 이러한 요인들이 있을 때는 보존적 괴사조직제거술을 시행하지 않거나 시행에 앞서 내과 의사와 상의하여 응고 장애를 해결하는 것이 필요하다.

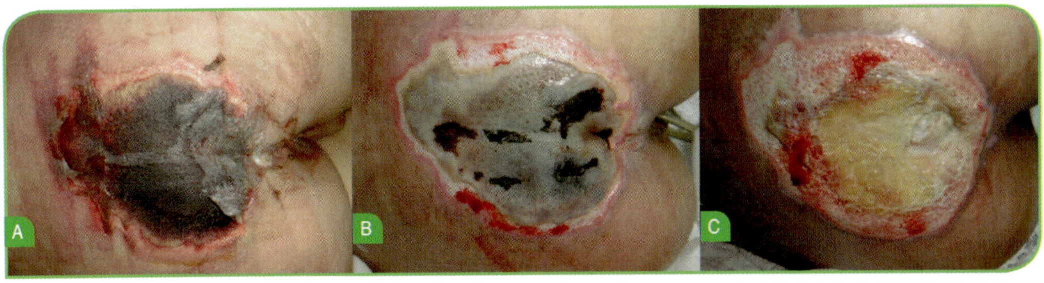

그림 10-13 건강한 피부와 괴사조직 사이에 경계가 명확하지 않아(그림 A) 습윤드레싱을 유지하면서 건강한 피부와 괴사조직 사이에 경계가 명확하게 생기기를 기다린다. (그림 B)처럼 경계가 명확하게 생기면 (그림 C)처럼 보존적 괴사조직제거술을 시행한다.

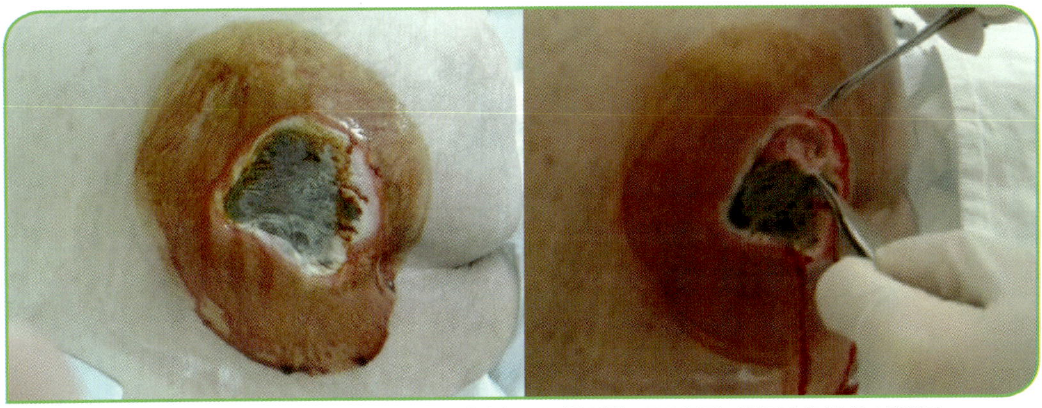

그림 10-14 건강한 조직과 괴사조직이 경계가 명확하게 생기면 무균적인 방법으로 보존적 괴사조직제거술을 시행한다.

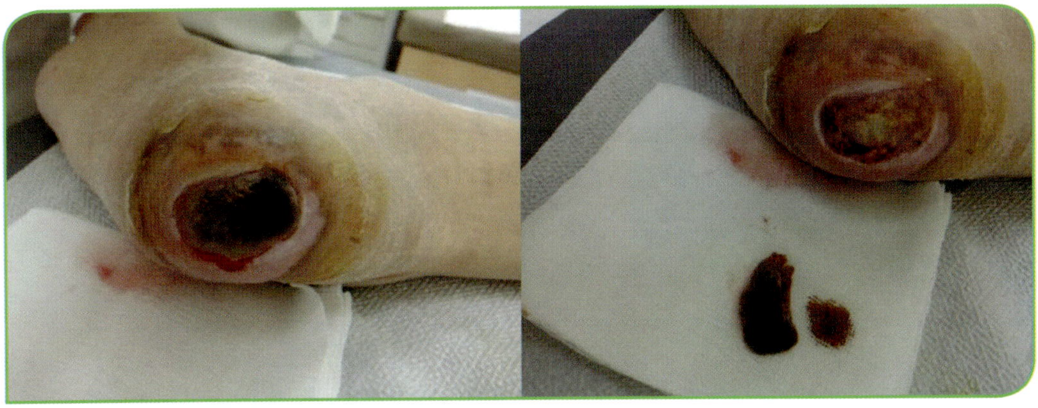

그림 10-15 혈류 상태가 좋은 하지의 보존적 괴사조직제거술

일반적으로 괴사조직을 제거한 후에는 일시적으로 균혈증(bacteremia)이 발생할 수 있는데 특히 상처가 감염된 경우에는 균혈증 발생 가능성이 커진다. 적절한 항생제 사용과 보존적 괴사조직 제거가 병행된다면 전신 감염의 가능성을 낮출 수 있고, 국소적인 소독제를 함께 사용하여 상처의 감염을 줄일 수 있다.

보존적 괴사조직제거술을 시행하기 전에 발생 가능한 문제에 대해 대상자에게 충분히 설명한 후 괴사조직 제거를 시행하는 것이 필요하다.

3. 외과적 괴사조직제거술

외과적 괴사조직제거술(surgical debridement)은 가장 적극적인 괴사조직 제거 방법이다. 많은 양의 조직 제거가 요구되거나 생명을 위협하는 감염 상태에서 효과적으로 환자를 치료하기 위해 즉각적인 괴사 조직 제거가 필요할 때 시행할 수 있다.

1) 방법

외과적 괴사조직제거술은 많은 양의 괴사조직을 제거하는 가장 빠른 방법이다. 이 방법은 죽은 조직뿐만 아니라 살아 있는 조직까지 제거되면서 출혈이 발생하는데 이는 섬유아 세포와 상피세포 분열을 촉진시키는 물질(mitogen)과 성장인자 생산을 자극하게 된다. 또한 만성상처에서의 사이토카인과 프로티아제의 불균형을 조절함으로써 만성상처를 급성상처와 유사한 상태로 전환함으로써 상처 치유를 촉진시킨다.

이것은 수술실에서 마취하에 날카로운 도구를 이용하여 실행되기 때문에 숙련된 외과의가 있고 출혈을 잘 관리할 수 있는 전문병원에서 시행해야 한다. 광범위한 괴사조직 제거가 필요할 때, 조절되지 않는 봉화직염이 있을 때, 감염된 뼈, 관절, 인대를 제거해야 할 때, 상처로 인해 패혈증이 발생했을 때 반드시 외과적 괴사조직제거술을 시행해야 한다.

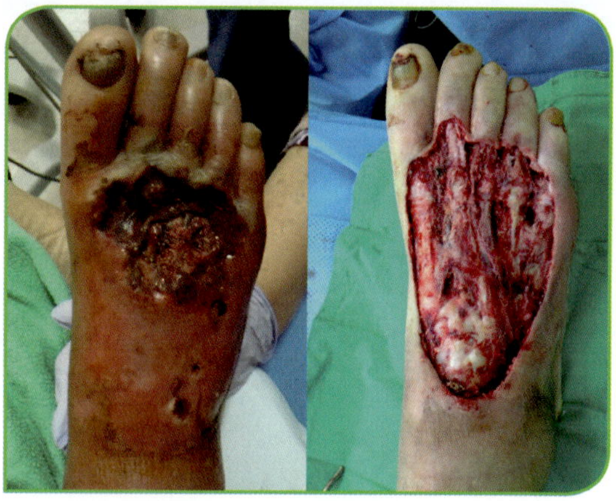

그림 10-16 상처감염으로 인해 환자가 폐혈증에 빠진 상태(좌)로 급하게 광범위한 외과적 괴사조직제거술을 시행하였다(우).

2) 주의사항

외과적 제거는 감염된 상처의 괴사조직을 제거하는 가장 효과적인 방법이지만 이것을 항상 시행할 수 있는 것은 아니다. 환자의 활력 징후가 불안정하거나 임종이 가까워 완화치료를 하고 있는 경우 등에는 시행하기 어렵다.

외과적 괴사조직제거술의 시행은 마취로 인한 문제나 출혈 및 패혈증의 가능성을 증가시킨다. 괴사조직제거술 시행 후 일시적인 균혈증 상태를 보일 수 있으며 이러한 문제가 때로는 전신감염이나 사망으로 연결될 수 있음을 기억해야 한다. 시술 전에는 항생제를 사용하고 무균 도구를 사용함으로써 외과적 괴사조직 제거로 인한 합병증을 최소화할 수 있다.

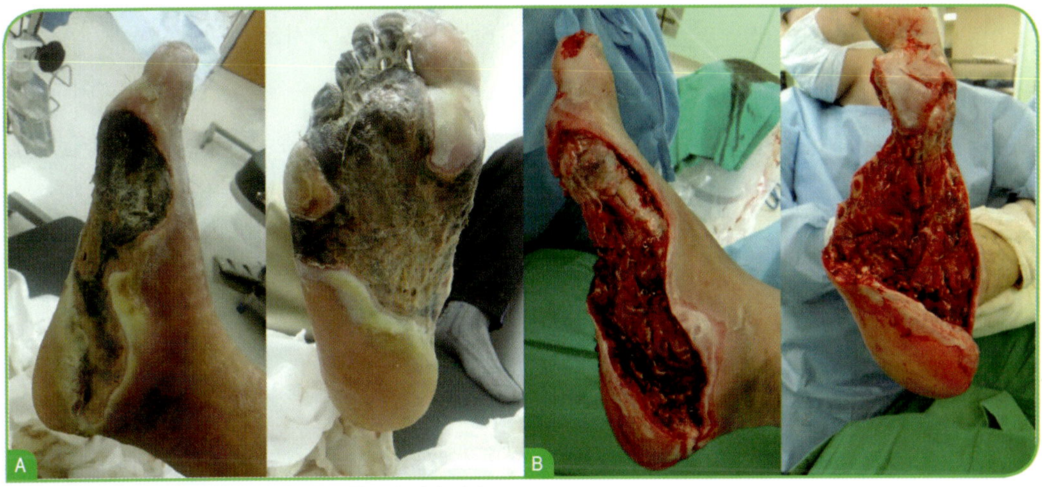

그림 10-17 A. 상처감염으로 인해 환자 폐혈증에 빠진 상태
B. 급하게 광범위한 외과적 괴사조직제거술 시행 함

4. 물리적 괴사조직제거술

물리적 괴사조직제거술은 힘으로 괴사조직을 제거하는 방법으로 습건식 드레싱(wet-to-dry dressings), 고압력 상처 세척(high wound irrigation), 수치료(hydrotherapy), 초음파(ultrasound) 등 다양한 방법이 있다.

1) 습건식 드레싱

습건식 드레싱(wet-to-dry dressings)은 수십 년 동안 행해 오던 보존적인 형태의 괴사조직 제거 방법이다. 생리식염수를 적신 거즈를 상처 기저부에 올려놓는다. 잠식이나 공동(undermined or tunneled) 부위에는 거즈를 부드럽게 넣어서 꽉 채워지지 않게 한다. 그리고 충분한 양의 마른 거즈나, 패드 등으로 한 번 더 덮어 고정한다. 습건식 드레싱은 드레싱 교체를 자주 해야 하므로 비용을 고려하여 비싼 2차 드레싱 제제(예: 폼 드레싱)보다는 가격이 저렴한 것(예: 거즈)을 선택하는 것이 효과적이다.

시간이 지나면 거즈와 상처 표면이 건조하게 되면서 이때 거즈를 잡아당겨 제거하면 괴사조직이 제거된다. 이 방법은 적용하기 쉽다는 장점이 있으나 비선택적인 형태이므로 괴사조직뿐만 아니라 육아조직이나 상피조직이 함께 제거될 위험이 있고 통증을 야기할 수 있는 단점이 있다.

2) 고압력 상처 세척

고압력상처세척(high–pressure irrigation)을 시행하는 방법으로 8~12psi(pounds per square inch), 즉 35cc 주사기에 19번 바늘을 끼워서 사용하는 압력으로 괴사조직을 세척한다. 이 세척 압력은 건강한 조직에는 손상을 주지 않으면서 괴사조직을 제거할 수 있는 적절한 압력이다. 이 방법은 건조가피보다는 부육 조직이 있을 때에 효과적이며 상처 기저부가 깨끗해지면 중단한다. 생리식염수가 가장 일반적인 세척제로 사용된다.

압력을 이용하여 상처에 있는 세균을 흩어 뿌려서 환자와 의료진을 오염시킬 수 있으므로 장갑, 마스크, 가운 등 보호장구를 착용한 후 세척을 시행해야 한다.

3) 수치료

수치료(hydrotherapy)는 물리적 괴사조직제거술의 또 다른 형태로서 월풀(whirlpool therapy), 박동성 세척(pulsed lavage), 생리식염수 세척 등이 있다. 따뜻한 물은 조직 표면을 따뜻하게 하여 혈관 확장과 순환을 증가시켜 산소공급을 증가시키는 장점이 있다.

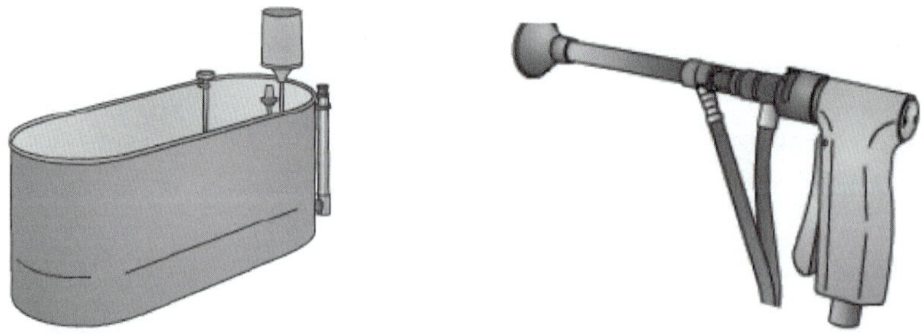

월풀(whirlpool therapy) 박동성 세척(pulsed lavage)

그림 10–18 **수치료**

월풀은 수치료 방법 중 하나이다. 월풀은 진동기가 부착되어 있는 욕조를 의미하며 이것은 몸이 물속에 잠길 정도의 크기이다. 상처를 물에 담그는 것은 상처에 수분을 공급하고 부드럽게 해주는 장점이 있으나 치료에 사용된 오염된 물과 미생물을 상처와 피부로부터 제거하기 위해 치료 후에는 상처와 피부를 강력하게 세척해야 한다. 감염의 위험성과 새로운 수치료법 개발로 월풀은 현재 권고되는 치료법은 아니다.

박동성 세척은 4~15psi의 압력으로 분사되는 식염수로 상처를 세척하는 방법이다. 이때의 압력으로 괴사조직이 제거되는 방식이다.

4) 초음파

저주파 초음파(low frequency sound waves)는 괴사조직을 제거하는 데 사용된다. 초음파 괴사조직 제거술은 다른 종류의 물리적 괴사조직제거술보다 통증이 덜하며 출혈 위험도 적다. 초음파는 괴사조직과 피브린을 파괴하는 전류와 충격파를 생산하다. 건조가피가 아닌 부드러운 괴사조직 제거에 저주파 초음파 사용이 효과적이다.

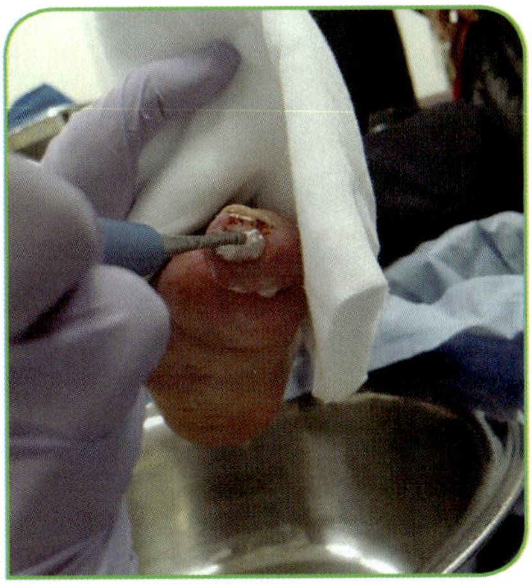

그림 10-19 저주파 초음파(Low frequency sound waves) 시행

5) 효소활성 괴사조직 제거

이 방법은 괴사조직 제거를 위하여 효소를 이용하는 화학적인 방법으로 게, 파파야, 박테리아 등 다양한 출처에서 추출한 효소를 이용한다. 제품으로 개발되어 있는 효소에는 콜라겐분해효소(collagenase), 파파인(papain), 피브리노라이신 등이 있다.

효소는 두 가지 방식으로 작용한다. 첫째는 부육조직의 구성요소를 직접 소화시키는 것이고, 다른 하나는 상처 기저부 밑에서 무혈관성 조직을 감싸고 있는 콜라겐을 용해하는 것이다. 효소활성법은 괴사조직에만 선택적으로 작용하여 건강한 세포를 손상시키지 않는 장점이 있다.

❶ 방법

효소의 효과적인 작용을 위해서는 특별한 환경이 요구되므로 제조회사의 지침을 준수하는 것이 필요하다. 은(silver)이나 아연(zinc)성분은 효소를 비활성화시키는데 드레싱 제품들이 위의 성분을 포함하는 경우가 많으므로 효소를 적용하기 전에 철저한 세척을 하는 것이 중요하다.

효소는 습윤한 환경에서 효과적으로 작용하는데 건조가피가 있는 경우에는 크로스해치(crosshatch)를 시행하여 효소가 괴사조직을 투과할 수 있도록 해야 하며 상처표면은 습윤한 상태를 유지해야 한다. 크로스해치는 칼을 이용하여 건조가피에 가로와 세로로 길게 베인 상처를 내는 것을 말한다. 이때 살아 있는 조직손상을 예방하고 통증이 유발되지 않도록 하기 위해서는 괴사조직의 깊이만큼만 베도록 얕게 시행한다.

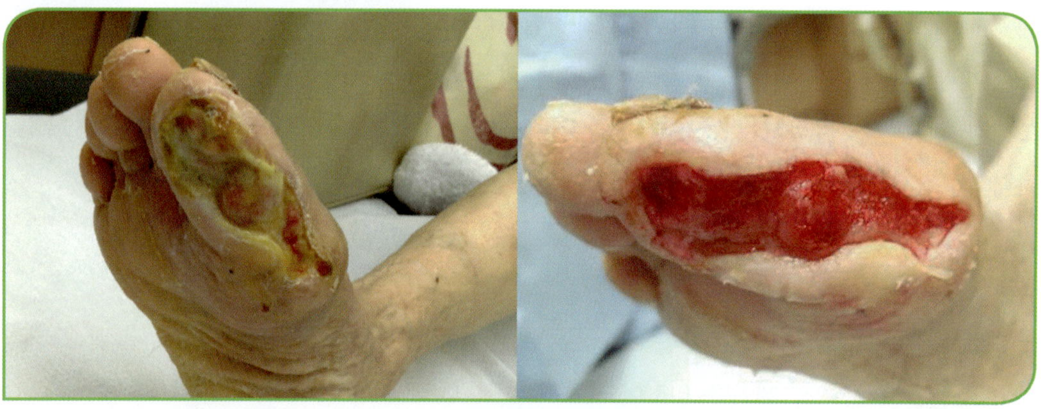

그림 10-20 저주파 초음파를 이용하여 괴사조직제거술을 시행하였다(시행 전(좌), 시행 후(우)).

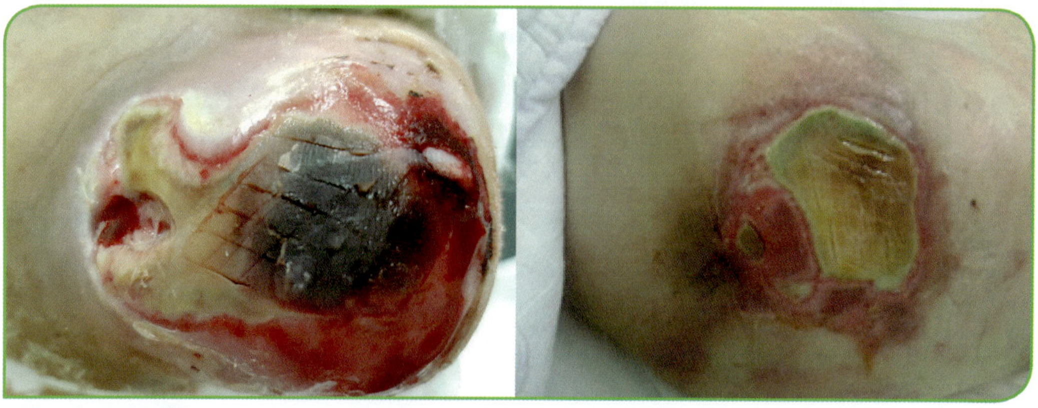

그림 10-21 크로스해치

일단 건조가피가 주변 조직으로부터 분리되기 시작하면 괴사조직의 분리를 촉진하기 위해서 분리되는 부분을 따라 상처 가장자리에 효소를 적용한다. 이때 부드러워진 괴사조직 제거를 위해서 보존적 괴사조직 제거 방법을 병행할 수 있다. 효소 적용은 괴사조직이 제거되어 살아 있는 조직이 드러나기 시작하면 중단한다.

드레싱 교환은 사용되는 효소의 형태에 따라 하루에 1~3회 시행하며 습윤 드레싱을 하는 것이 일반적이다. 2차 드레싱으로 거즈, 하이드로 콜로이드, 필름 드레싱, 폼, 하이드로 콜로이드 등은 효소와 함께 사용하는데 비용 효과적인 면을 고려하여 효소의 교환 시기에 따라 적합한 2차 드레싱을 선택할 필요가 있다.

❷ 주의사항

효소활성 괴사조직 제거에 사용하는 효소는 가격이 비싸고 한국에서는(2016년 기준) 아직 상용화되지 않은 제품이다. 잦은 드레싱 교환이 필요하고 괴사조직을 제거하는 데 소요되는 시간이 길다는 단점이 있다. 효소가 괴사조직의 특별한 형태에 작용하여 효과가 있다는 것은 알려졌으나 어떤 방법으로 임상적인 효과에 영향을 미치는지는 불분명하며 어떤 형태의 효소를 선택하는 것이 효과적인지에 대한 연구가 계속 진행되고 있다.

표 10-3 괴사조직제거술의 종류와 차이점

	자가 분해 (autolytic)	보전적 (conservative sharp)	외과적 (surgical)	물리적 (mechanical)	효소활성 (enzymatic)
적응증	감염이 없는 상처, 괴사조직이 많지 않은 경우	감염 유무와 상관없이 연화된 괴사조직 제거 가능	광범위한 괴사조직, 조절되지 않는 봉화직염, 상처에 의한 패혈증	상처기저부에서 살아 있는 조직이 약간 보일 정도로 괴사조직이 얇게 덮여 있는 경우	외과적 절제술이 가능하지 않은 경우, 감염된 상처
임상적 특징	통증이 없다. 다른 방법들보다 시간이 오래 걸리기 때문에 선택적으로 시행한다. 패혈증이나 면역저하 환자는 금기	전문가에 의해서만 수행되어야 한다. 국소마취가 필요할 수 있다.	전문가에 의해서만 수행되어야 한다. 전신 마취 혹은 국소마취가 필요할 수 있다. 지혈이 가능한 전문 병원에서 시행할 수 있다.	외과적 제거술보다 통증이 적다. 하지만 정상 조직을 손상시킬 가능성이 있다.	자가분해보다 빠르고 사용하기 쉽다. 건조가피가 있을 경우 칼로 크로스해치(cross hatch)를 시행 후 적용한다.

-계속

표 10-3 괴사조직제거술의 종류와 차이점

	자가 분해 (autolytic)	보전적 (conservative sharp)	외과적 (surgical)	물리적 (mechanical)	효소활성 (enzymatic)
금기	허혈 상처 면역저하 환자 감염성 상처	뼈, 인대, 건이 과도하게 노출된 경우, 과도하거나 예상치 못한 출혈이나 응고장애, 근막이 열린 경우, 농양이 형성(abscess formation)된 경우, 건조하고 감염이 없는 발뒤꿈치 상처, 감염이 없는 허혈성 상처	환자의 기저질환으로 전신상태가 좋지 않을 때, 연명치료 받는 환자, 지혈과 감염 등을 관리할 수 없는 병원환경, 응고장애	부적절한 관류	파파야, 파파인, 콜라게나아제 등에 알레르기가 있는 환자
괴사조직 제거 수준	괴사조직만 선택적으로 제거 가능하다.	괴사조직만 선택적으로 제거 가능하다.	비선택적으로 건강한 조직도 제거될 수 있다.	비선택적으로 건강한 조직도 제거될 수 있다.	괴사조직만 선택적으로 제거 가능하다.

Ⅲ. 괴사조직 제거 방법 선택

조직 제거 방법의 선택은 상처의 상태(감염의 유무, 괴사 조직의 양, 상처의 혈관 상태), 통증 정도, 가용할 수 있는 도구 및 제품, 환자의 전신 상태, 비용, 의료진 기술 등 상처의 특성과 환경을 고려하여 결정해야 한다.

괴사조직제거술을 시행할 것인지 시행하지 않고 보존적치료를 시행할 것인지 판단하기 위해 상처 치유가능여부 결정 도구(determining healability tool)를 참고할 수 있다.

1. 상처의 특징

괴사조직의 형태는 괴사조직을 제거하는 방법을 선택하는 데 영향을 미친다. 건조가피는 자가분해법이나 효소활성법, 습건식 드레싱, 전통적 괴사조직 제거 및 외과적인 방법을 사용해서 괴사조직을 제거하는 반면, 부육 조직을 제거하기 위해서는 자가분해법이나 전통적인 괴사조직

제거법이 가장 일반적으로 사용된다. 부육 조직이 이러한 방법에 잘 반응하지 않을 때에는 효소활성법이 고려될 수 있으며 고압력 상처세척법을 드레싱 교환 시마다 병행하여 시행하는 것이 효과적이다.

상처감염은 괴사조직 제거 방법을 선택할 때 고려해야 할 또 다른 중요한 요소이다. 상처에

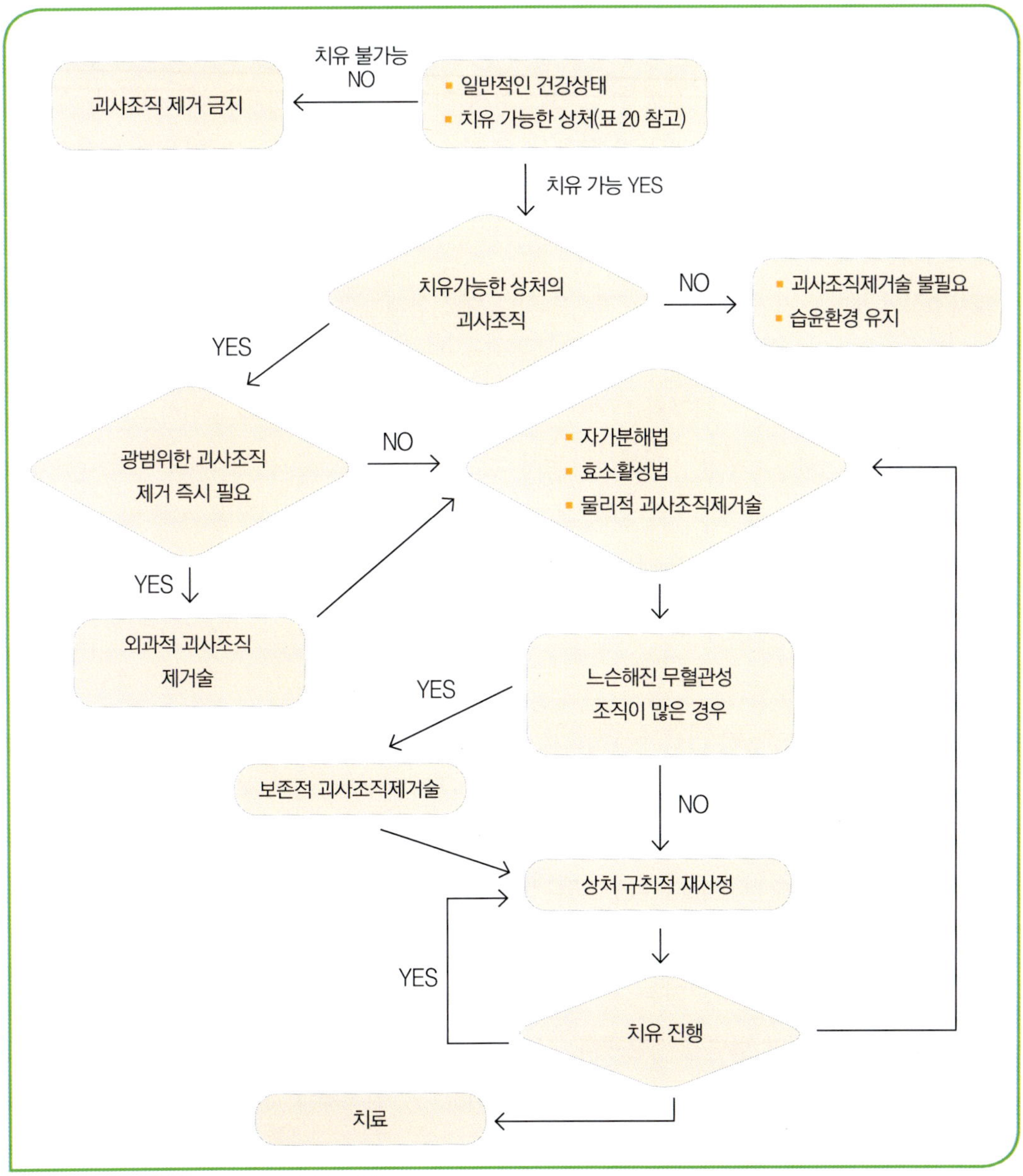

그림 10-22 **괴사조직 제거 시 고려해야 할 사항**

감염이 있을 때 괴사조직을 빨리 제거하는 것은 불가피한 일이나 어떤 방법이 더 적절한지를 선택하는 데 대상자의 전신상태를 먼저 고려하는 것이 필요하다. 자가분해법은 괴사조직의 제거 속도가 빠르지 않으며 혐기성 세균에 의해서 감염이 더욱 악화될 수 있음을 기억한다. 심각한 감염인 경우에는 적극적인 외과적 괴사조직제거술을 시행해야 한다.

2. 상처치료의 목표

전반적인 상처 치료의 목표를 고려한다. 가장 먼저 괴사조직 제거의 필요 여부를 결정하고 만일 필요하다면 제거 시기를 결정한다. 이는 상처 치료의 목표가 치유(healing)인지, 상처의 악화를 예방하는 것인지에 따라서 결정된다. 때로는 상처 치료의 목표가 치유가 아닐지라도 상처의 심한 악취를 제거하여 환자나 가족을 위해 좀 더 편안한 환경을 제공하는 목적으로 괴사조직의 제거를 시행할 수 있다.

괴사조직의 제거를 지연시켜야 하는 경우도 있다. 전신상태가 몹시 나쁘거나 불안정한 환자에게 감염되지 않은 괴사조직이 있을 때에는 환자의 상태가 회복될 때까지 괴사조직 제거를 미루는 것이 현명하다. 괴사조직은 세균의 배지이므로 감염되지 않은 상처라고 할지라도 괴사조직을 제거한 후에는 일시적인 균혈증이 발생하여 환자의 면역체계를 위협할 수 있기 때문이다.

허혈성 하지의 감염이 없고 안정된 상처에 형성된 건조가피와 발꿈치에 있는 욕창을 건조가피가 덮고 있으면 괴사조직 제거가 금기임을 반드시 기억해야 한다.

3. 환자의 상태

환자의 과거력이나 응고장애와 같은 기저질환은 괴사조직 제거방법을 선택하는 데 영향을 미친다. 자가분해법은 심각한 호중구감소증이 있는 경우에는 상처의 요구에 반응할 수 있는 호중구의 수가 불충분하므로 상처 치유에서 좋은 결과를 기대하기 어렵다. 괴사조직 제거의 시기는 호중구의 수치가 1,000mm^3 이상 될 때까지는 연기되어야 한다. 전통적 괴사조직 제거법을 이용할 때는 응고 기전의 장애나 항응고제의 사용 여부에 대해 검토하는 것이 필요하다.

환자가 상처의 통증을 호소하는 경우는 자가분해법이나 효소활성법과 같이 통증을 덜 유발하는 괴사조직 제거 방법을 사용한다. 드레싱 교환할 때 통증이 있는 것인지 휴식 중에도 상처의 통증을 느끼는지를 사정하여 국소적이나 전신적으로 진통제를 사용하는 것을 고려한다.

표 10-4 상처치유가능여부 결정 도구

상처치유가능여부 결정 도구(determining healability tool); 치료 목표 결정을 위한 상처에 대한 총체적 평가

기저질환	질문항목	Yes/No	괴사조직제거술 가능 여부
종양	1. 상처가 암성 상처인가?	Yes/No	조건들 중 어느 하나라도 해당된다면 괴사조직제거술을 시행하지 않고 보존적 치료만 시행해야 한다. ▪ 주요 장기 부전, 암성 상처로 완화 치료를 받는 경우 감염관리, 통증 조절만 시행하여 상처로 인한 불편감만 해결한다. ▪ 심각한 사지 허혈성 상처는 감염 위험을 최소화하면서 혈관 전문의에게 즉시 협의진료 의뢰한다. 재관류 상태가 확인될 때까지 안정화된 가피(eschar)는 제거하지 않는다.
주요 장기 부전	1. 말기 심장, 폐, 신장, 간 질환이 있는가?	Yes/No	
말초동맥질환	1. 하지허혈 증상(Pulselessness, Pallor, 통증, 이상감각, Palor(cold))이 있는가? 2. 간헐적파행증을 호소하는가? 3. 휴식기 통증(resting pain)이 하지에 나타나는가? 4. 중증하지허혈장애가 치료 가능하지 않은 경우?	Yes/No	
동반질환	**질문항목**	**Yes/No**	**괴사조직제거술 가능 여부**
당뇨	1. 조절 되지 않는 당화혈색소(HgbA1c)? (정상 = HgbA1c 〈6.5)	Yes/No	어느 하나라도 해당되는 경우 현재 문제를 해결 후 괴사조직제거술을 시행한다. 해결 전까지는 보존적 상처 관리만 시행한다.
정맥 질환	1. 환자는 하지정맥질환 치료를 위해 압박 드레싱을 잘 이행하는가?	Yes/No	
면역저하	1. 혈색소 수치가 비정상적으로 낮은 경우 (정상 남자: 13-8g/dL, 여자: 12-16g/dL) 2. 호중구 1000mm^3 이하인 경우 3. 인간면역결핍바이러스(HIV, human immunodeficiency virus) 후천성면역결핍증(AIDS, Acquired immunodificiency Syndrome)이 진단된 적이 있는가?	Yes/No	
영양상태	1. 단백질 수치가 비정상적으로 낮은 경우 (정상: Albumin: 3.5~5.0gm/dL, transferrin 200~360mg/dL, prealbumin 16~40mg/dL, retinol-binding protein 2.6~7.6mg/dL) 2. 의도치 않게 6개월 동안 체중이 10% 이상 감량된 경우	Yes/No	
인지	1. 인지 장애가 있어 치료를 이해하거나 준수하지 못하는 경우	Yes/No	
약물	**질문항목**	**Yes/No**	**괴사조직제거술 가능 여부**
고농도의 스테로이드	1. 3개월 이상 사용한 경우 2. 상처 관리 기간 동안 이 약물을 계속 고농도로 사용해야 하는 경우	Yes/No	어느 하나라도 대답이 "예"일 경우, 이러한 약제가 중단되거나 상처치유에 대한 부정적인 영향이 완화될 때까지 적극적인 괴사조직제거술을 시행하지 않고 보존적 치료를 시행한다.
항암제/방사선치료	1. 상처 관리 기간 동안이 항암치료가 계속되는 경우 2. 상처 부위에 방사선치료가 진행되고 있는 경우	Yes/No	

-계속

표 10-4 상처치유가능여부 결정 도구

상처치유가능여부 결정 도구(determining healability tool); 치료 목표 결정을 위한 상처에 대한 총체적 평가			
생활방식	질문항목	Yes/No	괴사조직제거술 가능 여부
기동성	1. 체위변경이나 압력 경감을 시행하지 못하는 상황 2. 상처가 쉽게 오염 되어지는 상황에 노출된 경우(ex: 실금)	Yes/No	이 질문들에 대한 대답이 "예"라면, 상처 치유에 대한 부정적인 영향이 완화 될 때까지 보존적 치료를 시행한다.

출처: SWRWCP (2011). SWRWCP Toolkit: E.1.2 Determine Healability of Wound.

4. 의료진의 경험과 능력

자가분해법이나 상처세척, 효소활성법 등은 특별한 수준의 기술을 필요로 하지는 않지만 보존적인 괴사조직제거술은 자격을 갖춘 상처 전문 간호사와 의사에 의해서 시행되어야 한다. 비록 자격을 갖추었다고 하더라도 지속적으로 기술 수준을 유지하기 위한 노력이 필요하며 괴사조직 제거 과정을 편안하게 수행할 수 있어야 한다. 외과적 괴사조직제거술은 마취와 지혈이 가능한 전문병원에서 외과의에 의해 무균적으로 시행되어야 한다.

표 10-5 각 괴사조직제거법의 장점과 단점

	자가 분해	보전적	외과적	물리적	효소활성
속도	5	3	1	4	3
조직 선택성	4	3	3	5	1
통증	1	4	5	4	2
진물	3	2	1	2	4
감염	5	3	1	3	4
비용	1	4	5	4	2

1= 가장 적합한 방법, 5= 부적합한 방법

Ⅳ. 괴사조직 제거 평가

괴사조직을 제거한 이후에 즉시 상처 기저부가 온전히 깨끗해지는 것은 아니므로 상처를 자세히 관찰하는 것이 필요하며 상처가 악화되는 경우에는 기존에 선택한 치료방법들을 재평가해야 한다. 괴사조직 제거 초기에는 일반적으로 상처의 크기는 증가한 것처럼 보이며, 분비물의 양이 많아지는데, 이것은 악화 소견은 아니다.

치료가 진행함에 따라 괴사조직이 덮여 있는 상처 기저부의 범위는 줄어들고 건강한 살아 있는 조직을 상처 기저부에서 더 많이 관찰할 수 있다.

표 10-6 괴사조직이 덮여 있는 상처 기저부의 범위 평가 및 기록

- 괴사조직이 상처 기저부의 25% 미만 경우
- 괴사조직이 상처 기저부의 25%이상~50% 미만
- 괴사조직이 상처 기저부의 50% 이상~70% 미만
- 괴사조직이 상처 기저부의 75%~100%

또한 치료가 진행됨에 따라 괴사조직은 습윤환경에 노출되어 수화되고 색깔과 조직의 특성이 변하기 시작한다. 처음에는 검은 건조가피에서 약간의 황토색을 띤 습기가 있는 조직으로 변하고 그 다음 노란색에 가까운 부드럽고 흐물 거리는 부육조직으로 변하게 된다.

괴사조직이 제거되어야 상처에 대한 정확한 사정이 가능한데 다음과 같은 경우에는 의료진들간의 긴밀한 협조를 통하여 치료를 진행해야 한다.

- 봉화직염이나 심각한 감염 증상이 있는 경우
- 뼈와 건이 노출된 경우
- 농양이 고여 있거나, 고여있을 것으로 예상되는 경우
- 광범위한 사강이 관찰되는 경우

만성 상처에서 보존적 괴사조직제거술 및 외과적 괴사조직제거술은 죽은 조직을 제거할 뿐만 아니라 상처 기저부의 과도한 삼출물과 분해물 제거, 바이오 필름과 노후한 섬유아 세포를 제거하여 상처 치유를 촉진시키는 환경을 조성해 준다. 따라서 건강한 것처럼 보이지만 상처 치유 조짐이 보이지 않는 상처는 괴사조직제거술을 유지해야 한다.

CHAPTER 10

화상

Burn

학습목표

1. 화상의 병태생리 및 치유기전을 이해하고 설명할 수 있다.
2. 화상 정의와 평가(화상의 원인별 종류, 체표면적 계산화상의 깊이)를 설명할 수 있다.
3. 화상 환자 관리의 단계별 접근인 응급기, 급성기, 재활기 관리에 대해 설명할 수 있다.
4. 화상 상처 관리에 대해 설명할 수 있다.
   ① 화상 치료에 쓰이는 제품의 장 · 단점을 서술할 수 있다.
   ② 수술적 치료(가피 절개술, 가피 절제술, 근막 절개술, 피부이식 수술 등)에 대해 설명할 수 있다.
5. 화상 후 피부 합병증에 대해 설명할 수 있다.

화상 환자 관리는 환자의 요구를 충족시키기 위해 대량의 조직손상이 발생하는 복합적인 상황으로 여러 전문 분야 의료진 의사, 간호사, 사회복지사, 영양사, 물리치료사, 약사 등 다학제팀의 관리가 필요하다. 화상은 신체 기능과 피부구조의 통합성에 변화가 오기 때문에 팀 일원들이 화상에 대한 병태생리, 생물학적인 상처치유를 이해하고, 화상 환자 관리의 세 단계인 소생기, 급성기, 재활기의 관리에 대한 지식과 기술을 가지고 정신적인 문제를 포함하여 적극적으로 다학제팀이 함께 관리해야 한다.

I. 정의

화상이란 뜨거운 물이나, 화염, 증기, 화학약품, 햇빛, 전기, 방사선 등과 직접적인 접촉으로 인해 피부세포가 파괴되거나 괴사로 열상을 입은 상태를 말한다. 손상 정도는 상해 원인에 대한 세포의 노출 정도와 상해 원인의 성질에 의해 결정된다. 국내 화상 환자 발생 수는 2010년 1월부터 2014년 12월까지의 국민건강보험에서 급여 청구한 실 환자 수를 대상으로 2010년에 52만여 명에서 2014년 56만여 명으로 매년 증가하는 추세이며, 미국은 2014년에 48만 6천여 명의 화상 환자가 발생을 보고하고 있다. 국내 일 대학병원 화상 전문센터 조사에서 화상 환자 사망률은 2003년 24.5%에서 2012년 15.8%로 감소하였으나 여전히 사망률은 높은 편이며, 총 체표면적(total body surface area, TBSA)이 넓고, 화상 깊이가 깊을수록 예후가 나빴다. 화상은 일상생활이나 작업환경 및 사고에 의해 흔히 발생하는 외상으로 외래를 통해 드레싱 치료를 하며 관리가 가능한 작은 화상에서 전문 화상센터에 입원하여 집중 관리가 필요한 중화상까지 다양하다. 화상 후 신체적인 문제는 치료 시 겪는 통증, 소양증, 관절구축 등이 있으며, 심리적인 문제는 상처 회복을 위한 상처 드레싱과 피부이식 수술 등으로 두려움, 섬망, 우울, 스트레스, 수면장애, 자신감 결여 등으로 고통을 경험한다.

화상 환자 관리는 화상의 병태 생리 이해를 기본으로 대상자들의 상처에 대한 정확한 사정과 전반적인 상태 사정을 통해 주요 문제를 파악하여 화상 상처의 일반적 관리, 통증, 소양증, 영양, 감염, 수면장애, 정신 심리적 재활 등 적극적인 치료 및 조기 재활로 자연스러운 모습으로의 사회적 복귀이다. 국내 화상센터는 화상 환자를 위한 총체적 관리를 하며 중화상 치료의 지속적인 연구와 발전을 거듭하고 있다. 그럼에도 화상 후 후유증으로 심각한 기능 장애나 미용상 결함 등 많은 문제들이 있다. 화상은 특화된 화상 치료시설과 체계적으로 구성된 치료팀의 유기적인 교류와 협력이 이루어지는 다면적 접근이 필요한 치료 분야이다.

화상센터 이송 기준(Burn center referral criteria)

1. 총 체표면적(TBSA) 10% 이상의 부분층 화상
2. 얼굴, 손, 발, 생식기, 회음부 또는 주요 관절
3. 모든 연령대의 3도 화상
4. 번개 손상을 포함한 전기 화상

-계속

화상센터 이송 기준(Burn center referral criteria)

5. 화학 화상
6. 흡입 화상
7. 기존 질환을 가진 환자로 관리가 복잡하고, 회복지연, 사망에 영향을 줄 수 있는 화상
8. 화상 및 수반되는 외상이 있는 모든 환자(예: 골절)로 이환율이나 사망률의 위험이 큰 환자는 화상센터에 옮기기 전에 외상 센터 의사의 판단이 필요하다. 지역 의사의 의료통제계획(medical control plan) 및 선별검사 프로토콜(triage protocols)이 필요하다.
9. 소아 치료를 위한 인력 또는 장비 자격이 없는 병원
10. 특별한 사회적, 정서적, 또는 재활적 개입이 필요한 화상

출처: Committee on Trauma, American College of Surgeons (2007). Guidelines for the Operation of Burn Centers (pp. 79~86). Resources for Optimal Care of the Injured Patient 2006.

II. 화상의 병태생리

화상의 병태 생리는 국소적 화상(minor burn)의 신체반응은 화상 범위 내에 국한된다. 그러나 광범위 화상(major burn)의 신체반응은 전신적 또는 범위에 비례하여 나타난다. 다른 병태생리를 가지며 화상 상처 자체도 시간에 따라 전혀 다른 경과를 보인다. 광범위 화상(major burn)은 10세 이하 40세 이상에서 2도 이상의 화상이 총 체표면적의 20% 이상, 10세에서 40세까지는 2도 이상의 화상이 총 체표면적의 25% 이상일 때이며, 나이에 관계없이 피부 전층 화상이 10% 이상일 때를 말한다. 화상은 부분적 변화(local change)와 전신적 변화(systemic change)로 나누어 살펴볼 수 있다. 부분적 변화로 상처의 조직학적 평가가 필요하고, 광범위 화상에서 전신적 변화로 혈관투과성과 부종, 혈액 역동학적 변화, 면역저하, 대사과다상태(hypermetabolic state), 신기능 저하 등이 초래되므로 집중적인 관리가 필요하다.

1. 부분적 변화(local change)

1) 화상 상처의 조직학 평가

화상에서 조직 손상의 세 지대에 대한 이해는 치유기전을 이해하기 위해서 필요하다. Jackson 등은 화상상처의 기본적 병태생리를 3가지로 나누는데 응고대(zone of coagulation or zone of tissue necrosis), 울혈대(zone of stasis), 충혈대(zone of hyperemia)이다 그림 11-1. 조직의 손상지역이란 조직학적으로 표재성에서 심재성까지 손상의 깊이 정도를 나타내는 용어이다. 그 지역을 3가지로 나누는데 응고대(zone of coagulation or zone of tissue necrosis), 울혈대(zone of stasis), 충혈대(zone of hyperemia)이다.

응고대(zone of coagulation or zone of tissue necrosis)는 가장 손상이 심한 부분으로 열에 가장 가까이 접한 부분이며 세포의 응고가 발생한다. 열로 인한 세포 손상은 단백질 변성을 유발한다. 만일 이 지대의 손상이 진피 전체로 확대된다면 전층 손상이 발생한 것이다. 만일 응고대가 표피 부속물 수준 위에 위치한다면 재상피화에 의한 치유가 진행될 것이다. 매개물질의 작용에 의해 괴사되며, 반대로 괴사조직을 제거하여 감염을 예방함으로써 적절한 조건을 조성하면 울혈대의 세포들이 7일이 경과한 후에도 회복하게 된다.

울혈대(zone of stasis)는 응고대를 둘러싸고 있으며 혈관계를 포함한다. 24~48시간 내에 특별한 처치가 없으면 세포 괴사가 진행되는 지역으로 혈관이 침범을 받는 지역이다. 적절한 혈액 공급과 감염을 예방하지 않으면 지속적인 피브린 침착(fibrin deposition), 혈관수축(vasoconstriction), 혈전(thrombosis) 등으로 허혈(ischemia)을 초래하여 세포가 죽게 된다.

혈전증과 혈관 수축으로 인해 일시적인 진피의 허혈 상태가 유발된다. 만일 울혈대에 적절한 관류가 이루어지고 감염이나 물리적 손상과 같은 추가적인 손상 없이 혈액 순환이 회복되면 조직도 복구될 것이다.

충혈대(zone of hyperemia)는 열 진원지와 가장 멀리 떨어져 있는 지역으로 최소한의 손상이

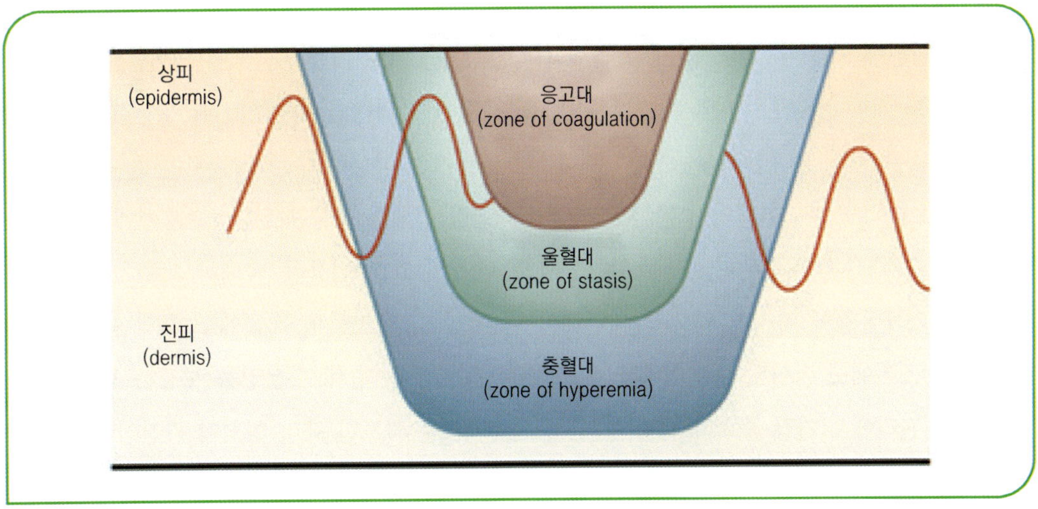

그림 11-1 화상 조직 손상의 3지대

나타나며 세포의 괴사는 일어나지 않은 곳이다. 이 지역의 세포는 7~10일 정도 지나면 회복된다. 혈관 이완과 염증반응 때문에 색깔이 붉은 색을 띠게 된다. 충혈대는 1도 화상과 비슷한 양상을 보인다. 중화상에서는 초기 대량의 수액 치료 후에 조장된 부종으로 조직 관류가 악화되어 화상 상처는 더욱 깊어지게 된다. 전층 화상(full thickness burn wound)은 가피와(eschar)와 그 아래 살아 있는 조직사이에서 염증반응이 생긴다. 이곳에서의 세균증식은 중성구를 끌어들여 다량의 단백분해효소와 염증 매개물질을 분비에 의한 효소들의 작용으로 형성 중인 육아조직으로부터 가피가 분리된다. 가피(eschar)의 자연분리(natural separation) 동안 부분층 화상(partial thickness burn)은 치유 과정을 거치지만 전층 화상은 치유되지 않는다. 피부이식수술을 시행하는 전층 화상의 치료는 많은 통증과 고통, 심각한 대사 장애, 다발성 패혈증, 장기간의 입원이 불가피하다.

2) 화상의 치유기전

화상은 대량의 조직손상이 발생하는 복합적인 상황으로 여러 전문 분야 의료진들 간의 협진을 필요로 한다. 적절한 상처 관리의 개념을 가지며 화상의 치유 기전을 이해할 필요가 있다. 화상 상처는 상처 치유 단계를 거친다. 아라키돈산 대사물질, 산화제, 히스타민, 세로토닌, 키닌 기타 다른 혈관작용 아민들이 손상으로 인해 허혈 상태에 빠진 세포로부터 화상 상처로 방출되어 모세혈관의 투과성을 국소적이고 전신적으로 높인다. 모세혈관의 투과성이 높아지면서 수분이 방출되고 이를 통해 국소적이거나 전신적인 부종을 만든다. 모세혈관 투과성은 손상 18~24시간 후 정상으로 돌아간다. 총 체표면적(TBSA) 15~20% 미만의 작은 화상에서는 부종이 빨리 발생하며 상처에 국한되는 경우가 많고 8~12시간 내 최고조에 달한다. 광범위 화상의 경우 12~24시간 내에 최대 부종상태에 도달한다. 염증성 중개 물질들이 손상 받은 부위에서 방출되어 모세혈관 투과성을 증가시켜 화상 부위뿐만 아니라 신체 전신에 모세혈관 투과성을 증가시킨다. 이 결과는 간질 공간으로 수분, 전해질, 단백질을 이동시킨다. 피부 통합성 상실은 수분과 열 손실을 유발하는데 정상 상태보다 4~20배 이상의 수분이 빠져나가 저혈량 상태를 만들게 된다. 수분 손실은 상처가 완전히 덮힐 때까지 지속된다. 저체온증은 응고 단계의 효소 반응을 방해하므로 치유의 모든 단계마다 저체온증에 빠지지 않도록 예방해야 한다. 화상 환자들이 저온에 노출되면 대사율이 높아진다. 조직에서 손실된 수분의 양과 비슷한 수준으로 정맥 내 수분양을 보충하고 유지하는 것이 화상 관리에서 가장 중요하다. 화상 상처 치유에서는 과도한 흉터 형성이 관건이다. 과도한 콜라겐 축적이나 재상피화 과정의 실패는 비정상적 치유를 유발할 수 있다. 염증기간이 길어지면 콜라겐 합성과 신생혈관 형성을 자극하게 된다. 과 형성 흉터의 발생 기전이 명확히 이해되지 않았으나, 염증 과정의 지속이 과도한 흉터 형성에 기여할 것으로 보고 있다. 흉터 조직과 이식 부위의 성숙은 재활기간 내 지속된다. 이 단계에서 상처 조직은 점차로 장력을 회복하게 된다.

2. 전신적 변화

1) 화상 쇽(burn shock)의 병태생리

화상 상처는 총 체표면적의 1/3 이상이면 심각한 심혈관 기능의 장애를 초래한다. 이것을 화상 쇼크(burn shock)이라 하며, 저혈량성 쇼크(hypovolemic shock)와 세포 쇼크(cellular shock)를 포함한다. 화상 직후 부종은 화상부위 피부 콜라겐 구조의 변성으로 발생한 세포간질 정수압 감소에 의하며 정상피부의 세포간질 정수압은 약간 증가 양상을 보인다. 이후 화상부위에서 분비되는 다량의 염증성 매개물질에 의한 혈관 수축과 확장이 일어나며, 모세혈관 압력, 세포간질 교질 삼투압의 증가와 모세혈관 투과성의 증가로 동시에 세포간질 정수압, 삼투압 반사율 및 혈장 콜로이드 삼투압의 감소에 의해 결국 화상 입은 조직이나 정상조직 모두에서 부종이 발생된다. 화상 후 발생하는 혈관 투과성 변화는 히스타민, 브래디키닌, 혈관활성아민, 프로스타글라딘, 류코트리엔(leukotrienes), 보체와 카테콜아민 등 여러 가지 매개물질이 관여하는 것으로 알려져 있다. 심폐기관에서 일어나는 모세혈관 상호 작용 결과 혈장량의 손실과 말초혈관 저항력 증가로 심박출량은 감소하게 된다. 이는 심장 수축력 감소, 혈액 점성의 증가, 혈액량 부족으로 심박출량이 감소된 채 진행되게 되어 신장으로 가는 혈액량과 신사구체 여과율을 저하시키게 된다. 치료를 하지 않게 되면 결국 급성 신세뇨관 괴사와 신부전에 빠지게 된다. 만일 화상 초기 수액 소생이 부적절하면 세포막 전위(membrane potential)를 회복하지 못하고 세포는 괴사가 일어난다. 화상 쇼크 치료도 다른 쇼크처럼 허혈을 피하기 위해 조직관류 유지나 회복하는 것이다. 다른 점은 모세혈관 투과성의 증가로 인한 초기 수액 소생 합병증 즉 부종이 생긴다는 것이다. 화상 환자에서 부종은 심각한 합병증으로 조직에 산소공급을 방해하며 이미 손상된 세포들에게 다시 허혈 손상을 줄 수 있다.

2) 상처의 반응

화상의 상처치유 3단계는 염증기, 증식기, 성숙 혹은 재 구성 시기이다. 염증시기가 가장 빨리 일어나는데 세포손상으로 여러가지 혈관 수축 인자와 혈관체계, 체액 균형, 혈 역동학, 대사에 영향을 미치는 화학 인자들이 분비된다. T-cell 매개체(mediator) 혹은 사이토카인은 면역체계의 세포에 작용한다. 중요한 사이토카인으로 인터루킨-1(IL-1), IL-2, IL-6, 종양괴사인자(tumor necrosis factor)가 분비되며 이물질들로 인해 염증반응이 시작되어 대사과다(hypermetabolic) 반응을 악화시킨다. IL-1 과 IL-6 농도가 화상 후 첫 주 동안 가장 높아지며 시간이 갈수록 줄어든다. 화상의 크기에 비례해 IL-1 농도는 증가한다. 증가된 IL-6는 위중한 상태에 비례해서 나타난다.

증식기는 화상후 4~20일 후에 나타나며 상처에 새로운 육아조직의 세기와 구조 체계를 만들어주는 콜라겐이 분비된다. 대식세포는 신혈관생성과 상피화를 자극하고 다른 상처와 마찬가지로 상피세포가 상처 가장자리에서 상처 가운데로 자라난다. 흉터 조직과 이식된 지역의 성숙은 재활기간을 통해 계속된다. 만약 화상이 체표면적 25% 이하이면 보통 부종은 화상상처에 제한되고 광범위 화상의 경우에는 전반적인 부종이 생긴다. 모세혈관 투과성이 증가하며, 단백질과 전해질(특히 Na^{+}) 손실로 저 단백혈증이 생겨 전체적인 부종이 생긴다. 모세혈관 투과성은 손상 후 18~24시간 되면 정상으로 돌아온다. 화상 범위가 15~20% 경우 치료를 받지 않으면 체액손실이 발생하며 혈액량감소(hypovolemia), 신혈류량(renal blood flow) 감소, 빈뇨(oliguria), 심장박출량(cardiac output) 감소, 혈액량 감소에 의한 쇼크(hypovolemic shock) 등으로 진전된다. 화상범위가 30% 이상이면 위험한 상황이다. 피부의 손실로 인한 체액 손실은 정상 때보다 4~20배 증가한다. 체액 손실은 상처가 회복될 때까지 계속된다. 화상 6~8시간 후 부종은 급속히 빨리 나타나며 18~24시간까지 계속된다. 염증반응 때 보이는 혈소판, 대식세포, 백혈구는 혈관 투과성을 증가시킨다. 혈류가 증가하여 모세혈관 압력이 높아지고, 삼투압과 정수압 차이가 벌어져서 상처에 부종이 더 생긴다.

3) 순환기 반응

모세혈관 투과성이 증가하며, 단백질과 전해질의 많은 체액 손실이 발생되며 혈액량 감소, 신혈류량 감소, GFR 감소, 빈뇨, 정맥환류(venous return), 심박출량 감소, 혈액량 감소에 의한 쇼크 등으로 진전된다(화상 쇼크의 병태생리 참조).

4) 빈혈

평균 적혈구 소실이 전체의 15%(전체 적혈구의 4~40%)에 해당되며, 이의 기전으로는 화상부위의 적혈구 파괴(destruction of RBC in burned area), 모세혈관에서의 포착(trapping in capillary), 적혈구 파괴성의 증가(increased fragility of RBC), 용혈(hemolysis), 적혈구

생존기간의 감소(shortening of RBC survival time) 등으로 빈혈이 온다.

5) 대사적 반응

열 생산 증가, 체중감소, 음성질소평형, 칼륨과 인의 음성 평형, 탄수화물 및 지방대사 이상이 생긴다.

6) 신경내분비계 반응

화상으로 인해 처음에는 대사율, 산소 소비, 체액 불균형, 심장박출량이 3~7일 정도 떨어지나 그 후로 카테콜라민, 글루코콜티코이드, 글루카곤 생성의 증가 및 신체대사의 내인성 요인들에 의해 대사과다 현상이 나타나고 기초대사율이 증가한다. 이때 과도한 대사에 의해 중심체온 및 피부 체온이 상승한다. 이런 반응으로 열 손상, 음성질소평형, 몸무게 손실이 온다. 대사과다(hypermetabolic) 현상이 일어나는 경우 상처 치유를 위해 영양 공급이 필수적이다. 대사과다의 심한 정도와 기간은 화상손상 범위와 비례하며 화상 후 2주 정도가 최고조이며 점점 정상으로 돌아온다.

7) 호흡기계 반응

화상 환자에서 호흡 부전 원인은 첫째로 흉부를 원형으로 감싸는 단단한 화상 가피(eschar)가 있을 때 부종이 즉시 나타날 수 있으며, 즉각적인 가피 절개가 요구되는 경우이다. 둘째로 일산화탄소 중독 때문에 손상이 온다. 화상 초기에 또는 지연되어 나타날 수 있고 동맥 가스검사에서 측정한 이산화탄소 수치로 진단할 수 있다. 초기 처치로 100% 산소마스크를 착용할 수 있고 고압산소 요법이 도움이 될 수 있다. 셋째로 화재 시 발생하는 증기, 연기와 다른 독성 물질로 인해 성문부종(glottic edema)과 화학적 폐손상(chemical pulmonary injury)이 올 수 있다. 손상은 연기 흡입 후 점진적으로 발생(18~36시간)할 수 있고 열보다는 불완전 유독 연소 화학물 때문이다. 따라서 폐포 기저막(alveolar basement membrane)에 화학적 손상(chemical injury)을 가져오고 폐부종(pulmonary edema)을 초래하며 호흡 곤란, 산소 부족, 이산화탄소 축적을 가져온다. 치료는 기관내 삽관(intubation)과 산소 공급이며, 경우에 따라 호흡기 보조가 필요하다.

8) 신장의 반응

급성 시기에 신장 혈류의 감소로 소변 배출량이 감소하게 되는데, 이때 2시간 이내의 즉각적이고 적절한 수액공급이 이루어지지 않는 경우 신부전으로 발전하기도 한다. 체액의 상태를 반영하는 지표로서 소변 배출량, 구강 점막의 상태, 피부의 긴장도, 체중, 혈색소, 헤마토크리트 수치 등이 있다.

9) 위장계의 반응

초기 화상 시 충격으로 위장 관의 혈액 공급 감소로 장의 부종과 장폐색증이 일어나며, 장의 부종 상태 때문에 장내세균이 림프체계와 문맥순환으로 들어가게 되고 사이토카인 분비와 함께 전신(systemic) 염증반응이 일어난다. 신진대사가 증가하고, 교감신경계가 흥분하여 스테로이드를 활성화하고 이때 궤양이 잘 생길 수 있으므로 조기식이와 적절한 체액 유지, 제산제 복용이 위장관 합병증을 예방하는 데 도움이 된다.

III. 화상의 평가

1. 화상의 원인별 분류

1) 열탕화상(scalding burn)

뜨거운 물이나 식용유, 수증기 등에 의하여 화상을 입는 경우로 심한 정도는 열의 온도와 접촉시간에 관련이 있다. 45℃ 이상의 온도에 노출된 경우 조직 손상이 일어나고, 70℃ 물에 10초 정도 노출되면 피부 전층 손상이 온다.

2) 화염화상(flame burn)

불에 신체가 접촉되어 발생하는 화상으로 산업재해 사고로 공장, 주유소, 유류 취급업소, 페인트 취급업소에서 일어나며, 옥내 사고로는 석유곤로, 버너, 가스누출, 가스 폭발 등으로 인해 일어난다. 상처가 깊고 호흡기 손상을 동반할 수 있다.

3) 전기화상(electric burn)

전기화상은 직접접촉화상, 아크(arc) 화상, 섬광화상 등으로 분류하며, 직접접촉화상, 아크(arc) 화상이 전류가 직접 신체를 통과한 화상이다. 전기화상에서 입 · 출구는 수족부가 많으며 전류가 피부를 통과할 때 발생하는 열에 의하여 발생하며 조직부위마다 저항이 달라 발생되는 열도 차이가 있다. 100볼트 기준으로 저압, 고압손상으로 구분하며 낮은 저압에서도 일반 가정에서 사용하는 낮은 전압에서도 화상을 입을 수 있으며 종종 심각한 후유증을 입게 된다.

4) 화학화상(chemical burn)

산, 알칼리 같은 빙초산, 염산, 황산, 양잿물이나 일반 유기용매제의 접촉에 의하여 화상을 입는 경우이다. 산에 의한 화상은 피부를 태워 산이 더 이상 통과할 수 없는 장벽을 만들지만 알칼리는 피부의 지방을 계속 분해하므로 알칼리의 중성화가 이루어질 때까지 손상이 계속 가게 되어 심각한 장애를 유발할 수 있다.

5) 접촉화상(contact burn)

뜨거운 철판, 다리미, 전기장판 등에 피부가 장시간 노출되면서 발생하는 화상을 입는 경우로 대개 3도 화상으로 진행된다.

2. 화상의 깊이(depth of burn)

화상 상처의 치료는 화상 손상부위의 화상 넓이, 깊이, 심한 정도에 따라 달라진다. 예전에는 1, 2, 3도 화상으로 많이 표기됐으나 요즘은 피부이식술의 필요성 여부에 따라 부분층(partial thickness) 화상과 전층(full thickness) 화상으로 분류하며, 표재성(superficial), 표재성-부분층(superficial-partial), 심재성 부분층(deep partial), 전층(full-thickness) 손상이라고

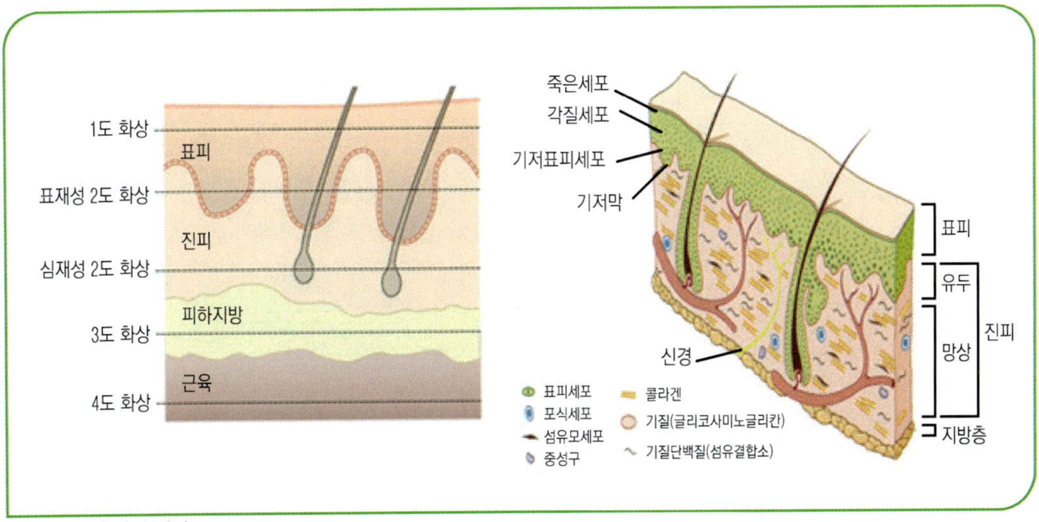

그림 11-2 화상의 깊이

부른다 그림 11-2. 부분층 화상은 피부이식술이 불필요하다. 그러나 전층 화상의 경우에는 표피요소가 남김없이 화상을 입었으므로 반드시 피부이식술로 덮어주어야 한다.

1) 표재성 화상; 1도 화상

조직손상은 피부의 표피층에 국한되므로 약간의 동통과 부종이 주 증상이며 물집은 생기지 않는다. 특별한 치료 없이도 자연 치유되는 것이 대부분이며 3~7일 사이에 재상피화가 일어난다. 1도 화상은 뜨거운 물에 아주 짧은 시간 노출되거나 여름철 바닷가에서 장시간 자외선에 노출되었거나 일광욕을 심하게 하였을 때가 대표적인 예라고 할 수 있다. 노출 부위가 따갑고 빨갛게 화끈거려서 잠을 못 자기도 한다. 치료는 화상 부위를 차갑게 식히는 것이 좋으며 차가운 냉찜질이나 오이 팩 등이 도움이 된다. 입원치료는 필요 없으나 부위가 넓고 통증이 심한 경우에는 입원치료를 할 수도 있다 그림 11-3.

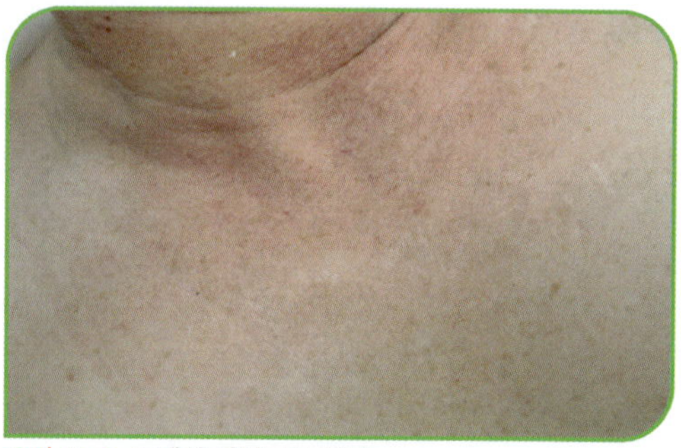

그림 11-3 표재성 화상; 1도 화상

2) 2도 화상

2도 화상은 표재성 2도 화상과 심재성 2도 화상으로 분류한다.

❶ 표재성 부분층 화상; 표재성 2도 화상

조직학적으로 화상으로 인한 손상이 표피층을 지나 진피 유두층까지 손상을 입은 상태로 대부분 수포를 형성하며 피하조직의 부종을 동반하게 된다. 경미한 접촉에도 매우 민감하여 극심한 통증을 유발한다. 수포를 제거하면 상처 바닥면의 색깔이 분홍 내지 빨간색을 띠며 윤기가 많고 상처에 흘러나오는 삼출액이 많은 것이 특징이다. 이 상처부위는 외부온도 변화 및 공기노출과 같은 아주 경미한 접촉에도 매우 민감하며 극심한 통증을 호소하는 수가 많다. 표재성 2도 화상은 상처 감염이 없는 경우 대부분 10~14일 내에 재상피화가 일어나며, 반흔 없이 치유된다 그림 11-4.

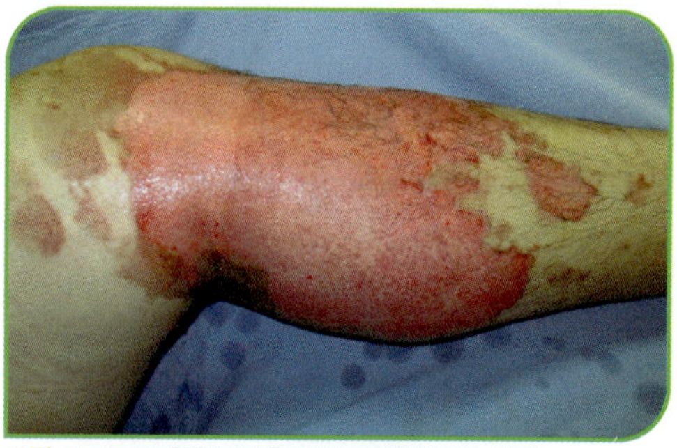

그림 11-4 표재성 부분층 화상; 표재성 2도 화상

❷ 심재성 부분층 화상; 심재성 2도 화상

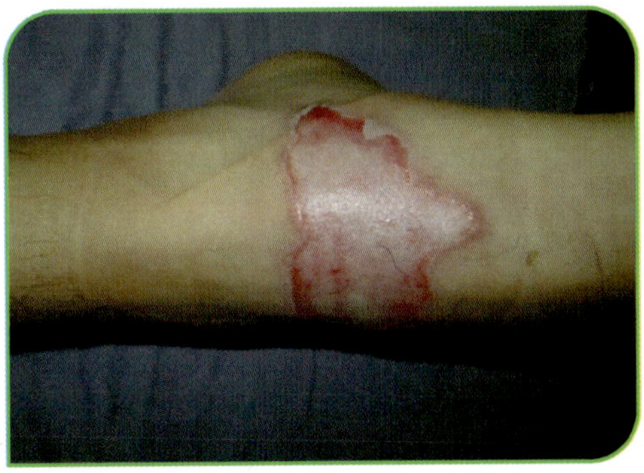

그림 11-5 심재성 부분층 화상; 심재성 2도 화상

조직학적으로 피부의 유두층을 지나 진피 망상층까지 손상된 경우로 진피의 부속물인 손톱, 모공, 신경, 땀샘 등에 손상이 가는 경우이다. 상처의 통증은 표재성 2도보다는 덜 심하여 부위에 따라 별로 통증이 없는 곳도 있다. 심재성 2도 화상의 상처 바닥 색깔은 분홍색과 하얀색의 중간으로 보이게 된다. 이 깊이의 화상은 특별히 치료가 까다로우며 상처의 상태, 치료 방법, 처치의사의 경험에 따라 자연 치유될 수도 있고 전환되어 피부이식이 필요한 경우가 생길 수도 있다. 따라서 정확한 상처 깊이의 평가가 있어야 하며 적절한 치료제의 선택과 치료자의 많은 경험이 필요한 상처이다. 치료기간은 화상 후 최소 3주가 소요되나 대부분 그 이상 걸리는 경우가 많다 그림 11-5.

3) 전층 화상; 3도 화상

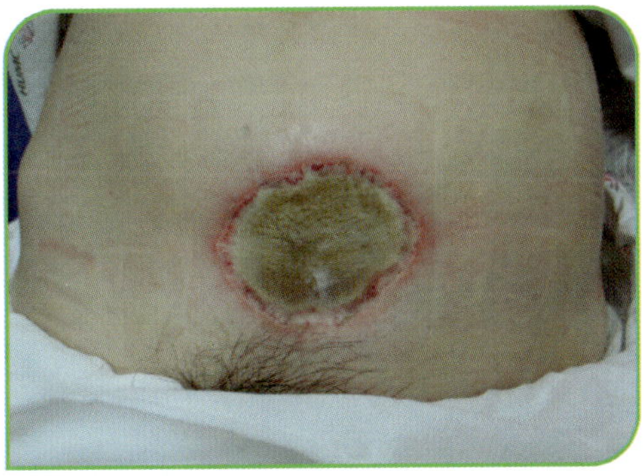

그림 11-6 전층 화상; 3도 화상

3도 화상은 표피, 진피의 전층과 피하지방층까지 손상이 생긴 경우로서 피부조직 및 신경을 포함한 모든 피부기관들이 손상되어 피부의 본래 기능이 없으며 절대 자연적으로 다시 재생되지 않는 화상을 말한다. 환부의 통증이 없으며 부종도 2도 화상에 비해 심하다. 괴사된 피부조직은 하얀 가피를 형성하며 흔히 가피 밑으로 조직이 괴사되고 감염되어 농창을 형성하는 경우가 많다. 상처 바닥면은 검거나, 희거나, 붉은 자주색(cherry red) 가피를 나타낸다. 따라서 3도 화상은 되도록 가피를 빨리 제거하여 추후 생길 수 있는 감염의 위험성을 최소화해야 한다. 치료시작 2~3주가 지나면 괴사된 피부조직이 융합되어 탈락되기 시작하고 탈락이 전부 끝나게 되면 상처면은 빨간 육아조직으로 대체된다. 이 육아조직은 피부처럼 상피화되지 않고 그대로 계속 남아 있게 된다. 정상피부로 피부이식을 하여야 상처 치유가 끝난다. 육아조직이 손바닥 넓이 이하로 작은 수술은 하지 않고 수개월 자연 치유 시키다 보면 심한 반흔을 남긴 채 억지로 치유가 되는 경우도 있다. 그러나 육아조직이 넓고 여러 개일 경우 자연 치유가 아주 어려우며 상처는 뒤틀리고 구축현상이 일어나 흉터가 심하게 남는다. 간혹 뜻하지 않은 육아조직의 2차 감염으로 인해 환자가 갑자기 위험해 빠질 수도 있으므로 넓은 상처의 경우 가능한 빨리 자기피부이식을 시행하여 상처를 덮어 주어야 한다 그림 11-6.

4) 전층 화상; 4도 화상

4도 화상은 피부 전층을 포함한 3도 화상보다도 더욱 심한 화상으로서 근막 밑의 근육, 뼈까지 손상이 생긴 경우이다. 근육이 손상되었을 때는 혈중 미오글로불린 출현으로 신기능이 저하될 수 있으므로 적절한 주의가 필요하다. 주로 고압전기화상 환자나 화상을 입을 당시 독가스, 음주나 약물 또는 지병의 악화로 인해 의식을 잃어 계속적으로 불에 타고 있었던 경우이다. 범위가 넓지 않아도 사망률이 높으며 치료가 어렵고 사지의 절단, 근육 손상과 같은 극심한 신체적 장애 및 변화를 초래하는 화상이다. 치료는 사지절단이나 조직편 이식술, 인공피부 이식술로 치료한다 그림 11-7.

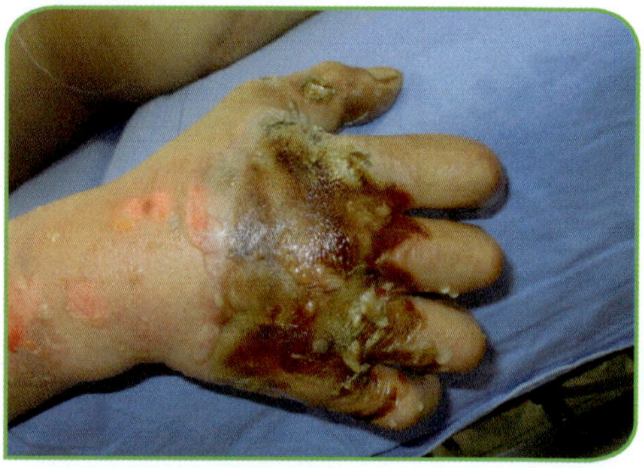

그림 11-7 전층 화상; 4도 화상

3. 화상의 범위(depth of burn)

화상의 범위 산정은 전체 표면적의 백분율로 표시하는데, 산정 기준에 따라 수액량을 결정하며 생리적 반응의 정도를 예측하고 손상정도를 판단할 수 있게 된다. 화상범위는 Berkow formula (그림 11-8 Lund and Browder chart)와 9의 법칙(그림 11-9 Rule of nines)을 이용하여 산정하며 유아기부터 성인기에 이르기까지 신체 발육에 따른 각 부분의 특성을 고려하여 표면적의 비율을 계산하는 방법이다.

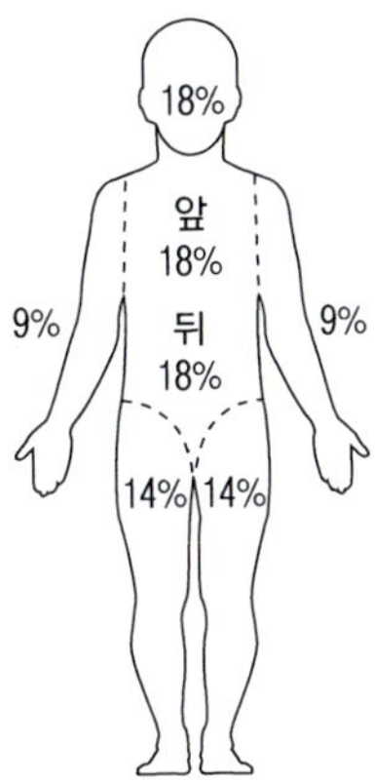

성인 신체 부위	% of total BSA
팔	9%
머리	9%
목	1%
다리	18%
몸통의 앞면	18%
몸통의 뒷면	18%

성인 신체 부위	% of total BSA
팔	9%
머리와 목	18%
다리	14%
몸통의 앞면	18%
몸통의 뒷면	18%

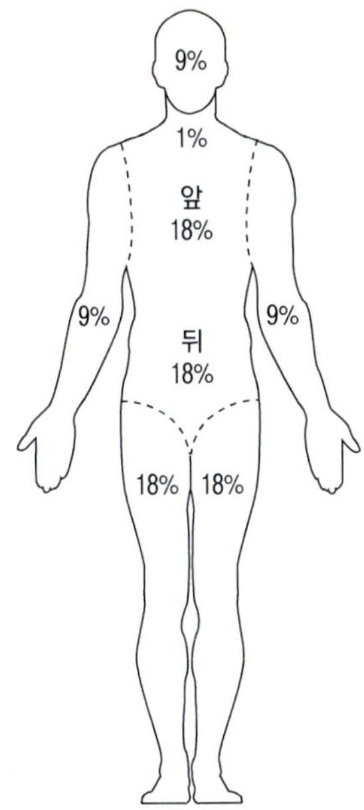

그림 11-8 Lund and Browder chart

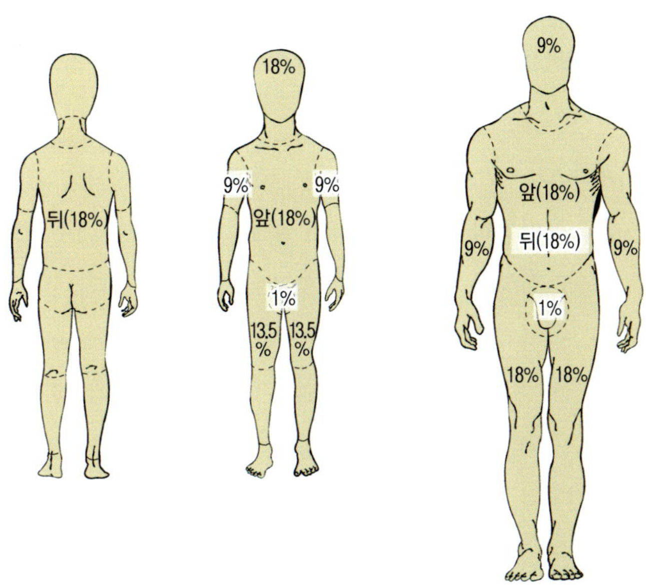

화상범위

성인: 얼굴 9%, 배 18%, 등18%, 팔 각각 9% 다리 각각 18%, 성기 1%

소아: 얼굴 18%, 배 18%, 등18%, 팔 각각 9% 다리 각각 13.5%, 성기 1%

그림 11-9 9의 법칙(Rule of nines)

Ⅳ. 화상 환자의 단계별 관리

화상 환자는 중요한 우선순위에 따라 단계별 접근을 통한 치료 및 관리가 필요하며, 중화상은 중증도에 대한 정확한 판단을 통해 화상 초기 단계부터 체계적이고 세심한 상처 간호, 통증, 감염, 영양, 재활 등 종합적인 관리가 필수적이다. 성공적인 치료를 위해 응급기부터 전체 회복과정의 병태생리, 치유과정의 이해를 바탕으로 화상의 치료는 3단계로 각 단계는 겹치기도 하는데 응급기(emergent period), 급성기(acute period), 재활기(rehabilitation period)로 구분하여 관리가 필요하다. 화상 상처의 치유과정은 염증기, 증식기, 성숙 혹은 재구성기를 거치며, 화상의 상처 치료는 부위, 범위와 깊이, 이용 가능한 자원 및 대상자에 따라 다르나 괴사조직제거술, 상처드레싱(보존적 치료)이 있고, 심부 2도 이상의 화상은 수술적 치료가 주를 이루고 있다.

1. 응급기(emergent period)

응급기는 화상 후 72시간 시기로 모세혈관의 투과성 증가로 다량의 체액이동과 소실이 일어나며, 중화상에서는 치명적인 문제 해결이 즉각적으로 필요하다. 이시기에는 수액공급과 폐 기능 유지, 화상 상처 관리에 초점을 맞추어야 한다. 체액 이동으로 이뇨가 시작되면 이 시기는 끝난다.

2. 급성기(acute period)

급성기는 중화상에서 혈역동학적으로 안정이 되고 화상 후 약 48~72시간이 지난 후에 해당된다. 경증이나 중등도 화상인 경우는 화상 후 바로 급성기가 시작되며 상처 치료가 완료될 때 까지 시가를 말한다. 급성기의 상처관리는 괴사조직제거술(debridement)과 피부이식술로 이루어지며 이 시기에 합병증은 상처 감염, 패혈증, 폐부전증 등이 생길 수 있다. 급성기의 협력적 관리와 간호는 기도관리, 수액요법, 활력징후, 소변 양 모니터링을 토대로 중재 및 상처 치료가 중요하다. 또한 신체적, 심리적으로 스트레스를 받으며, 화상의 영향을 직면하게 되면서 가장 고통스러운 시기이다. 신체적인 문제는 치료 시 겪는 통증, 상처부위 통증, 관절구축, 상처치유 과정의 소양증은 매우 불쾌할 수 있다. 심리적 문제는 중화상 일수록 예후나 치료 결과를 예측이 어렵고, 화재 상황 재현 등 악몽을 꾸기도 하며, 흉터를 보며 슬퍼하고 의존적으로 변하며 퇴행을 보이기도 한다. 섬망, 스트레스, 우울, 불안, 수면장애, 자신감 결여 등이다.

피부 전층 상처는 피부이식이 될 때까지 지속되며, 부분층 상처는 약 10~20일 정도 걸려서 상피화 과정으로 치유된다. 심재성 2도 이상 환자에서 상처 치료 완료까지는 상태에 따라 수주에서 수개월이 소요되며, 지속적인 드레싱, 조기절개, 피부 이식수술, 구축예방을 위한 자세와 신체적 정서적 지지 등의 적절한 관리가 필요하다. 특히 얼굴 화상은 혈행이 좋아 신체의 다른 부위에 비해 치유가 빠르지만, 다른 부위보다 피부가 얇아 진피층까지 손상받은 화상 환자는 구축으로 미용적 변형이 쉽게 일어날 수 있고, 구강 조음 기관의 운동성 저하, 입술 확장 저하, 혀 및 양 입술 움직임 범위 저하가 올 수 있으므로, 얼굴 웃음근육운동 등 조기재활을 통한 얼굴 주위 근육의 탄력성 회복을 통해 얼굴변형 및 기능의 최소화를 위한 급성기 초기부터 지속적이고 적극적인 노력이 필요하다.

3. 재활기(rehabilitation period)

재활기는 불안정한 회복 피부의 소양증, 통증, 화상 후 회복 피부의 습도와 유연성 유지, 물리치료, 작업치료 등을 수행한다. 중화상의 경우 재건 수술이 요구되는 시기로 격려와 지지가 필요하고, 사회생활로 돌아갈 준비를 하는 기간으로 수년이 걸릴 수 있다. 화상 후 회복 피부의 구축과 흉터로 인한 미용과 기능 문제에 대한 관리가 필요하다.

4. 화상 환자의 전반적인 관리

❶ 조기 관리

화상을 입은 바로 직후부터 첫 24시간은 체액 손실 예방과 호흡기능 유지, 혈역동학(hemodynamic)의 안정화에 힘써야 한다. 드물기는 하지만 화학 화상인 경우에는 화학물질 제거에 더 힘써야 한다. 보통 이 기간 동안에는 따뜻한 방에서 자극적이지 않은 소독제로 닦은 후 미온수로 씻어내야 한다. 저 체온증을 예방해서 환자의 대사율 증가를 예방해야 한다. 느슨한 괴사조직은 가볍게 제거하고 2cm 이상의 물집은 개방시킨다. 가피제거술은 통증이 나 출혈이 최소한일 때 시도를 하고 화상부위의 털은 면도를 한다. 화상부위를 조사하고 화상의 깊이와 넓이를 총 체표면적(TBSA)으로 계산한다. 수액요법을 위해 체중이 꼭 필요하며 통증조절을 위해 진통제를 투여하며 상처는 주로 국소 항생제로 드레싱하고 예방적으로 전신 항생제를 투여한다.

❷ 수액요법

적절한 조직혈액순환(tissue perfusion)과 산소공급(oxygenation)을 유지하며, 장기허혈(organ ischemia)을 방지하기 위해 수액요법을 시행하며, 초기 수액 소생의 기본 개념은 장기 관류(organ perfusion)를 유지시킬 수 있는 최소한의 수액을 주는 것이다. 화상의 범위, 깊이, 환자 나이와 환자이력에 따라 보충되는 수액의 양이 다르다. 만약 20% 이하의 화상 환자는 수액보충이 필요 없을 수도 있다. Parkland formula를 사용하여 환자가 필요한 수액을 계산한다. 공식은 parkland formula= 4ml×몸무게(kg)×총 체표면적(TBSA)이다.

Parkland formula로 계산된 정질액(Lactated ringer's solution)을 화상 후 첫 24시간 동안 주입하는 방법이다. 보통 총액의 1/2은 화상 후 8시간 동안에 나머지 1/2은 그 이후 16시간에 주입하게 된다. 24시간 동안 정질용액(crystalloid)을 사용하는 이유는 알부민, 신선냉동혈장과 같은 콜로이드(colloid)를 사용했을 때 혈관 밖으로 이동하여 세포간질 삼투압(interstitial oncotic pressure)을 증가시켜 오히려 부종악화를 초래할 수 있기 때문이다. 보충되는 수액은 혈장과 성질이 가까워야 한다. 심혈관에 부담을 주지 않고 혈압과 소변 양을 정상으로 유지시키는 것이 중요하다. 삼투성 이뇨작용을 피하기 위해서 화상 후 첫 24시간 동안 포도당을 피해야 한다. 24시간 후에는 정질용액을 저장성 용액(hypotonic solution) 보통 5% 포도당액, 6세 미만은 0.45% saline + 5% 포도당액으로 변경한다. 나트륨은 혈액 내용량(intravascular volume)을 유지하고 세포내 부종을 감소하기 위해 필요하다. 둘째 날에는 혈장 단백질을 공급해야 하는데 30% 이상 화상에서 알부민 보충은 0.5ml/kg/% 전신체표면적으로 계산된다. 심각한 단백질 손실(1.2mg/표면적/%)이 화상 상처를 통해 손실되며 단백질 보충은 1.5~4g/일 정도이면 된다. 환자가 이뇨되기 시작되면 급성 시기가 끝나는 상황이며 보통 4~5일이 걸린다. 화상부위로 손실되는 수액을 보충하는 양은 1,500ml/m²/일 정도이다.

Warden formula는 첫 8시간에 modified hypertonic saline(Lactated ringer's solution + $NaHCO_3$ 50mEq)을 투여한다. 이는 혈관 내 수분의 혈관 밖 유출을 어느 정도 감소시킬 뿐만 아니라 대사성 산증도 교정해준다. Warden formula는 소변 양이 유지된다면 수액량을 계속해서 줄여서 투여하게 된다. 만일 범위가 아주 넓고 흡입화상이 동반된 경우 17시간째부터 콜로이드(알부민)를 투여하기도 한다. 수액 소생 중에 적정 소변양은 성인의 경우 0.5cc/kg/hr, 소아의 경우 1cc/kg/hr 정도이다. 특히 화상 후 18~24시간이 경과한 후에는 모세혈관 투과성이 회복되므로 수액의 과다 투여는 심각한 합병증을 초래한다. 전기화상에서는 미오글로빈에 의한 급성신부전을 예방하기 위해 중탄산염을 지속적으로 주입하여 소변을 알칼리화하며,

만니톨(mannitol)을 사용하기도 한다. 만니톨은 삼투성 이뇨제(osmotic diuresis), 활성산소를 제거하는 항산화물질(hydroxyl radical scavenger)의 목적으로 사용한다.

❸ 영양

대사과다(hypermetabolic) 반응은 상처 치유가 끝날 때까지 지속하며, 40% 전신 화상의 경우에는 정상인의 두 배에 이르는 칼로리가 필요하다. 부족한 영양 공급은 근육과 장기의 파괴를 쉽게 가져오며 죽음을 가져오기도 한다. 또한 상처 치유의 지연, 또는 피부이식술 생착을 더디게 할 수도 있다. 영양 공급의 목적은 가능한 몸무게가 10% 이상 빠지지 않도록 하며 동시에 미세 영양소(micro nutrient)를 공급하여 결핍을 방지하는 데 있다. Curreri 공식에 의하면 성인의 매일 칼로리 요구량은 25calories/kg + 40calories × % of TBSA, 어린이에서는 60 calories/kg + 35 calories x % of TBSA이다. 단백질의 양은 calorie-to-nitrogen ratio = 100-150:1로 한다. 정상인의 비율은 300:1이다. 식사에 25~40%의 지방이 필요하며 필수지방산(essential free fatty acid)이 꼭 들어가야 한다. 이외 비타민(multivitamin 2~3cap/day, folic acid 15mg/day)과 아연, 셀레늄(selenium) 등의 무기질 공급도 필요하다. 특히 비타민 C는 상처 치유의 부 요소(cofactor)로 꼭 필요하다. 최근에는 글루타민(glutamine), 오메가-3 지방산(Omega-3 atty acids), RNA 등과 같은 면역영양제(immunonutrition)의 투여, 성장호르몬, 인슐린유사성장인자 등의 투여도 고려해야 할 사항으로 알려져 있다. 따뜻한 환경은 칼로리 소모를 줄일 수 있어 꼭 필요하다. 적절한 영양 공급을 위해 섭취하는 음식과 수분, 몸무게, 생화학적 지표(알부민, 프리알부민, 혈당치)와 같은 영양을 모니터링하는 것이 요구된다. 흔히 전신체표면적 10% 이상의 먹지 못하는 화상 환자에서는 경비위식이(nasogastric enteralfeeding)를 화상 후 2~3일부터 시작하며 점차 양을 늘려가며 주입펌프(infusion pump)를 사용하는 것이 한 번에 일정 양씩 주는 방법(bolus feeding)보다 선호된다. 전 비경구적 식사(total parenteral nutrition)는 특정한 중화상 환자에서 시행하며 중심정맥관(central venous catheter)을 이용하게 된다. 적절한 영양분을 공급하여 양성질소평형(positive nitrogen balance)을 유지하도록 하는 것이다.

❹ 통증 관리

통증 관리는 전 입원기간 동안 다루어져야 할 중요한 간호이다. 가피제거술 시행 시 반드시 통증과 불안 관리가 되어야 한다. 통증의 정도, 양, 통증완화 시 사용된 방법 등을 알기 위해서는 통증 척도를 사용하여야 한다. 통증을 강화시키는 인자인 불안과 공포를 줄이기 위해 환자와 보호자를 위한 정서적 지지와 교육이 필요하다. 대사량이 높은 화상 초기 중에는 몰핀과 같은 마약을 적은 양으로 자주 반복적으로 사용하는 것, 환자 자가 진통 조절기(PCA)를 사용하여 통증을 조절하는 것이 효과적이다. 항불안제도 함께 처방하는 것이 상처 치료 및 드레싱 교환 시에도 더 효과적이다. 통증관리 약제로는 morphine, remifentanil, benzodiazepines, acetaminophen with codein 등이 쓰인다. 하지만 aspirine과 NSAID는 응고체계와 위궤양에 영향을 끼치기 때문에 일상적으로 사용되지 않는다.

❺ 정신, 심리적 관리

오피오이드(opioid) 약물과 수액 및 전해질 불균형은 섬망을 초래할 수 있다. 화상은 적응장애, 우울장애, 불안장애, 섬망 등 여러 가지 정신적인 질환을 동반하게 되는데 특히 외상 후 스트레스 장애(Post Traumatic Stress Disorder, PTSD)는 뇌 실질에 손상을 동반하지 않는 정신 질환 중에서는 가장 심한 후유증을 남기는 질환으로 알려져 있다. 일반 인구에서 1~4% 정도의 유병률에 비해서 화상 환자는 12% 정도로 상당히 높은 유병률을 가지며 일부에서는 2년 이상 장기적인 치료에도 증상이 크게 좋아지지 않는 만성적인 경과를 갖기도 한다. 화상 환자들은 대개 화상으로 인한 통증과 놀람이 어느 정도 진정되는 일주일경부터 불면, 악몽 등의 증상을 호소하며 대개 2~3주에 걸쳐 하루가 다르게 좋아지는 것이 일반적이다. 이 경우에는 좋아질 것이라는 긍정적인 암시를 주고 사고에 대한 생각으로부터 관심을 다른 곳으로 돌릴 수 있도록 돕는 것이 좋으며 일부에서 한 달을 넘어가는 외상 후 스트레스장애 진단 상태가 되면 적극적으로 치료를 시작하는 것이 필요하다.

화상 환자들은 사고에 대한 악몽을 꾸거나 사고에 관련된 이미지가 반복해서 떠오르는 재경험, 작은 소리에 깜짝깜짝 놀라거나 잠을 잘 들지 못하는 과각성, 사고와 관련된 장소나 사람을 피하고 자꾸 혼자만 있으려고 하는 회피 등의 증상을 보이는데 이 세 가지 증상이 모두 있고 이로 인해 생활에 영향을 받을 정도의 심각성을 보이며 증상지속 기간이 한 달을 넘는 경우가 외상 후 스트레스 장애(Post Traumatic Stress Disorder, PTSD)로 진단한다. 증상의 정도가 약하고 기간도 한 달 이내에 호전되는 경우 급성 스트레스장애(Acute Stress Disorder, ASD)라고 진단한다.

최근에는 본인이 죽음의 위험에 처하거나 죽음을 목격한 정도의 심한 충격이 아니더라도 외상 후 스트레스장애를 유발시킬 수 있다는 것이 연구자들의 공통된 의견이며 실제 사고의 크기와 외상 후 스트레스장애 발생 여부가 직접적인 연관이 없다는 보고가 많아 환자가 정신적 어려움을 호소하면 적극적으로 개입하는 것이 중요하다. 초기에는 정확한 진단과 치료가 개입될 경우 후유증이 감소되는 것은 물론 화상 치료와 이후 재활치료의 경과에도 크게 영향을 미치므로 화상 환자를 접하는 의료진은 항상 환자의 심리적 문제를 주의 깊게 관찰하는 것이 필요하겠다.

❻ 물리치료

환자 상태가 허락하는 범위에서는 관절운동과 근육 강화 훈련을 가능하면 조기에 실시하는 것이 필요하다. 특히 칫솔질, 세면, 식사, 화장실 사용 등이 가능하도록 하는 것이 중요하다. 이는 운동이 혈액 순환을 돕고, 부종을 감소시키며, 관절 구축 발생을 예방하고, 혈액 응고, 폐렴, 골밀도 감소 등의 합병증 발생 예방에도 도움이 된다. 조기 재활 의뢰를 통한 협진 노력이 중요하며, 운동을 수시로 하는 것이 필요하다. 운동의 궁극적인 목적은 퇴원 전까지 환자가 독립적인 생활을 할 수 있는 체력을 유지하게 하는 데 있다. 물리 치료 및 작업 치료를 소홀히 하게 되면 병원 입원 기간이 길어지고, 영구적인 장애 발생 및 추가적인 수술이 필요하게 된다. 한편 화상 범위가 넓고, 깊이가 깊은 환자에서는 퇴원 후에도 수개월 간의 지속적인 치료를 요한다.

V. 화상 상처 관리

화상 상처가 다른 급성 상처와 다른 점은 혈관 구조물의 물리적 손상이 거의 없고, 상처에 출혈이 없다는 것이다. 즉 혈관성 손상 반응으로 나타나는 지혈 과정이 없다는 점에서 상처 치유의 모델로 이용되는 절개성 상처치유 기전과는 다르다. 화상의 단계에 따라 부분층 피부 손상은 치유 과정에 따라 치유되거나, 전층 피부 손상인 경우 이차 유합에 의한 상처 치유 과정과 유사하나 크기가 큰 화상은 재상피화가 어려워 치료를 위해 피부 이식이 주로 수행된다. 사람의 조직은 손상받으면 반흔을 형성하거나 원래 조직으로 재생됨으로서 복원이 되나 피부는 재생보다는 반흔을 형성함으로써 복원되는 대표적인 기관이다. 그러므로 화상의 정도에 따라 반흔 정도가 달라지므로 반흔 형성이 최소화 되도록 화상 치료를 돕고 유도하는 것이 필요하다. 최적의 상처의 치료는 통증을 경감시키고 상처의 빠른 회복을 하는 것이다. 통증을 경감시키고 빠른 치료를 위해 개발된 상처 치료용 제품들이 많이 있다. 창상피복제의 적절한 조건으로 습윤 환경, 흡수성, 적절한 보온성, 이차적 세균감염으로부터 상처보호, 밀착성과 내구성, 무독성, 상처비 부착성 등이 요구된다. 또한 습윤한 환경이 건조한 환경보다 상피 세포화를 더욱 촉진시키는 것으로 알려져 있으며, 급성 혹은 만성 상처 치료에 사용되는 여러 가지 습윤 상처 치료 제품들이 있으나 각 제품별로 구성 성분, 수화능력, 흡수력, 증발력, 유연성, 흡착력, 적응증 등에 차이가 있어 상처에 따라 적절한 치료방법을 선택하는 것은 매우 어렵고 복잡한 문제가 될 수 있다. 그러므로 상처 치료는 많은 경험과 기술에 의존하게 된다. 화상 깊이의 판정은 환자의 예후에 무척 중요하다. 화상 후 첫 일주일간은 상처가 깊어질 수 있는 요인이 많으므로 화상 깊이의 변화가 일어날 수 있다. 따라서 드레싱 시 특히 주의 깊게 관찰하며 화상의 상처 관리를 해야 한다.

1. 상처 드레싱의 목적

상처 드레싱의 목적은 상처가 더 이상의 손상으로 진행되지 않고 특히 세균감염 및 합병증의 위험에서 벗어나 빠른 회복을 돕고자 함이다. 화상 초기 상처부위 처치는 삼출액을 흡수할 수 있는 소재가 좋으며, 이러한 치료재료들을 환부에 덮거나 바르기 전 환부를 깨끗이 하는 것이 중요하다. 괴사조직과 삼출물, 대사산물의 제거는 물론 감염의 기회를 최소화하고 상처치유를 증진하기 위함이다. 첫째, 손상된 상처를 보호하고 세균이나 곰팡이의 번식을 최소한으로 억제시키며 부목과 같은 것으로 가장 이상적인 자세를 유지할 수 있어야 한다. 다음은 삼출물 제거이다. 표재성 2도 화상이나 심재성 2도 화상은 삼출물의 양이 많으며 특히 화상초기에는 삼출액으로 인해 하루 한 번의 드레싱이 부족한 경우도 있다. 화상 후 시간이 지나게 되면 상처의 가피는 점차 녹아내리기 시작하여 마치 고름이 끼어있는 것과 비슷하게 변하게 되는데 이러한 시기에는 삼출물의 양이 많아지며 세균에 의한 염증반응이 활발하게 시작하는 단계가 된다. 이때 습윤건조드레싱을 통해 삼출물과 괴사된 조직을 거즈에 흡착시켜 용이하게 제거할 수 있다. 그러나 이러한 방법을 사용하기 위해서는 상처의 깊이를 정확히 판별할 수 있어야 하며 상처 관리에 대한 경험이 많아야 한다. 최근에는 화상 가피에 대한 조기수술이 이루어져 가피가 녹아내리기 전 미리 가피를 제거하여 염증 및 감염의 기회를 최소화시키는 방법이 사용되고 있다. 또한 절제된 상처 보호를 위함이다. 화상 드레싱은 열 방출을 줄이고 체온저하를 최소화 시킬 수 있는 폐쇄성이어야 하며, 상처 자체가 통증을 유발하지만 드레싱을 통해 편안해질 수 있어야 한다.

드레싱 제제는 상처의 정도에 따라 선택된다. 일광화상과 같은 1도 화상은 드레싱이 필요치 않고, 표층 2도 및 심부 2도 화상은 물집을 통해 나오는 삼출물 처리에 중점을 두면서 염증이 없는 한 국소 항균제 연고 없이 합성 드레싱 제제만을 가지고 치료한다. 감염성 심부 2도 화상과

3도 화상은 항균제 연고 및 가피 절제와 피부이식이 필요하며 드레싱은 세균 증식을 억제시키고 수술이 시행될 때까지 밀봉할 수 있어야 한다.

2. 상처의 소독

화상 상처는 입원 직후부터 수치료가 시작된다. 수치료 방법은 샤워, 욕조에 담그기, 스프레이 분사의 방법이 있다. 샤워는 외래환자를 대상으로 범위가 넓지 않은 국소적 상처나 퇴원을 앞둔 환자를 대상으로 시행되며, 욕조에 담그는 방법은 화상범위가 비교적 넓은 환자에서 삼출액 및 연화된 가피조직, 국소도포제 등을 용이하게 제거하고 욕조 내에서 자발적인 관절운동을 돕기 위해 사용하는 방법이다. 스프레이 분사는 전용 분사테이블에서 광범위 개방성 상처를 갖고 있는 환자를 주 대상으로 한다. 수치료는 30분 이내에 끝내는 것이 좋으며, 시간이 지속할 경우 상처를 통해 나트륨, 전해질손실과 열 손실, 통증과 스트레스가 생길 수 있어 오히려 환자에게 나쁜 영향을 끼치게 되므로 지속적인 활력증상을 감시해야 하는 중환자나 심혈관계에 이상이 있는 환자, 최근 피부이식수술을 시행 받은 환자는 수치료는 피한다.

3. 특별한 부위의 관리

1) 눈꺼풀

상처를 소독 시 국소연고를 안면에 사용할 경우 눈에 들어가지 않도록 하고, 눈 속으로 약제가 들어가 화학적 결막염이 생길 수 있으므로 특별한 주의를 해야 한다.

2) 코

코와 비중격의 3도 화상은 코의 조직과 연골조직을 손상시킬 수 있다.

3) 입술

식사 후나 상처 치료를 할 경우 식염수에 적신 거즈를 이용하여 상처을 닦는다. 입술이 말라 있거나 갈라져 있다면 국소 항균연고를 다시 발라준다.

4) 귀

귀를 덮고 있는 조직은 매우 얇고 감염되기 쉬우며 관리 잘 되지 않으면 조직을 잃게 되기 쉽다. 귓바퀴는 조심스럽게 면봉을 이용해 가피나 삼출물을 제거 한다. 화상을 입은 귀는 연골염이 오기 쉬우며, 귀 주위 홍반이나 귓바퀴의 부종 및 통증이 생기면 가능한 빨리 적극적인 치료를 시작해야 한다.

5) 손가락 발가락

손가락과 발가락의 화상은 각각 항균제가 들어 있는 거즈로 따로 따로 감싸놓는 것이 좋으며, 토니켓 효과를 방지하기 위해 나선형으로 감아주는 것이 좋다). 가능한 손바닥이 위로 향하게 위치하는 것이 필요하다.

6) 회음부

회음부는 다른 부위보다 감염의 기회가 높기 때문에 상처 치료 시 세척을 자주하여야 한다. 소변과 대변을 본 후 상처가 오염될 가능성이 많다면 즉시 상처를 세척하고 항생제 연고를 다시 도포해야 한다.

7) 건과 골의 노출

건과 골이 노출되게 되면 조직이 마르게 되므로 상처가 완전 해결될 때까지는 항상 습윤 상태를 유지해야 한다.

4. 화상의 국소 도포제(burn topical agents)

1) 1% 일바돈 크림(silver sulfadiazine 1% cream)

가장 널리 사용하는 1%의 수용성 백색 크림으로, 은 이온이 세균의 DNA와 결합하여 세균의 대사과정을 방해하여 항 세균 효과를 나타낸다. 녹농균, 장내구균 등에 효과적이며 칸디다균에 대해서도 효과적이나, 포도상 구균, 클렙시엘라 등에는 효과가 약하다. 항균효과는 약 24시간 지속되며, 크림이 녹아 삼출액처럼 변하게 되면 드레싱을 교환해야 한다. 장점은 사용이 쉽고, 환부에 도포 시 동통이 없고, 정상피부에 착색현상이 생기지 않는다. 가피 조직을 연화시키며 상처면 위에 얇은 위 막을 형성한다. 산-염기 전해질 장애와 폐부종 등 폐합병증이 적다. 단점은 조직 투과력이 약해 가피 조직을 통과하지 못한다. 단독으로 사용 시 상처 치유를 지연시킬 수 있으나 항 진균성 제제와 병용하면 이런 단점은 사라지게 된다. 치료 환자의 5~15%에서 백혈구감소증을 유발할 수 있으며, 백혈구 수가 2,000개 이하 환자에게는 적용하지 않는다.

2) 0.5% 썰파밀론 크림(mafenide acetate 0.5% cream)

용액으로 사용할 때는 5%로 사용되며, 그람양성균 특히 호기성 세균에 효과적이며 녹농균을 포함한 그람음성균에도 광범위한 효과가 있으나 항진균작용은 약하다. 홍반성 구진이 생길 수도 있으나 화상 가피를 통과할 수 있는 약제로 감염된 상처 치료에 특히 유용하다.

전신적인 독성작용과 연고 도포 시 통증으로 인하여 사용이 제한되고 있다. 썰파밀론 크림은 상처분비물이나 단백질에 의해 쉽게 불활성화되지는 않고 가피를 투과하여 조직에 빠르게 흡수되어 도포 약 3시간이 지나면 상처면에 거의 남아 있지 않게 된다. 도포 후 10시간이 지나면 조직 내 농도가 떨어져 세균을 억제시키지 못하므로 치료 농도를 유지시키기 위해 12시간마다 재도포해야 효과적이다. 강력한 탄산탈수효소 억제제로 작용하여 광범위 화상에 사용 시 과염소성 대사성 산증을 유발하며, 신체의 보상작용에 따른 과호흡과 알칼리 배뇨 과다증이 특징적으로 발생될 수 있다. 종종 다뇨증이 생기기도 하며 40% 이상의 중화상 환자에서 계속 사용 시 폐유순도 감소와 호흡부전, 폐렴 등 폐합병증으로 위험해질 수도 있다. 환자의 전신대사와 전해질 균형을 감시하면서 조심스럽게 사용해야 한다.

3) 0.5% 질산은 용액(silver nitrate solution, $AgNO_3$)

0.5%의 용액 형태로 사용되며 상처에서 재생되고 있는 상피세포에 손상을 주지 않는다. 포도상구균, 대장균, 녹농균에 효과적이다. 비교적 깨끗한 상처에 적합하며 상처에 거즈를 여러 겹 감은 후 용액을 충분히 침적시켜 사용해야 한다. 사용 시 통증 심하지 않으나 화상 가피를 투과하지는 못한다. 단점은 값이 고가며, 채광이 필요하고, 피부에 접촉 시 피부가 검게 변하므로 취급에 주의를 요한다. 저장액으로 인해 인체에 삼투현상을 유발시켜 저 나트륨혈증, 저 염소혈증을 초래할 수 있으므로 혈중 전해질 측정을 자주하여 전해질 장애가 생기는지 확인해야 한다. 최근에는 사용하지 않는 편이다.

4) 세륨 질산염 용액-일바돈 크림(cerium nitrate-silver sulfadiazine)

세륨 질산염 용액에 일바돈 크림을 섞어서 만들었으며 일바돈 크림 단독으로 사용하는 것보다 상처 항균작용이 우수하다. 질산은 또는 일바돈 크림보다 면역학적 효능이 높으며, 세륨은 상처을 통한 인체 내 흡수가 아주 낮아 전해질 장애를 일으키지 않는다.

5) 엑티코트(acticoat)

순수한 은 입자를 얇은 천에 입혀서 만든 소재이며, 상처 삼출물이나 신체 분비액과 접하게 되면 은 입자들이 24~48시간까지 서서히 방출되어 항균효과를 나타낸다. 항균효과는 질산은과 비슷하나 24시간 일정한 농도로 서서히 방출되는 효과로 인하여 다른 은 이온의 항균효과보다 더 효과가 있으며, 상처에 사용 시 약간의 통증이 있으나 대부분 수분 내에 사라지며 인체에 독성이 없다. 48시간 또는 그 이상까지 사용이 가능한 재료이다.

6) 0.2% 프라존 크림(nitrofurazone 0.2% compound)

0.2%의 니트로푸라존(nitrofurazone)을 함유하고 있는 수용성크림으로서 포도상 구균을 포함한 상처 감염원에 효과적이다, 특히 장내구균에 의한 상처감염의 치료에 효과적이다. 녹농균에 대해서는 항균작용이 약하며 심한 알러지 반응을 보일 수 있는 치료제이다.

7) 니스타틴 크림(nystatin)

항진균제로서 상처의 칸디다 증식을 억제하기 위해 예방적 목적으로 사용될 수 있다. 과민성 반응은 별로 없으며, 상처 치료는 정도에 따라 하루에 1~3회까지 할 수 있다.

8) 기타

현재 항생제 연고로 무피로신, 퓨시드신 나트륨, 오플록사신 등이 사용되고 있다.

5. 화상 드레싱 치료재(burn dressing material)

화상드레싱 제제의 선택은 화상 상처 평가에 따른 상처의 특징에 따라 드레싱 제제의 선택이 결정되어야 한다. 1도 화상은 피부보호막 기능의 손실이 별로 생기지 않은 비교적 경한 화상으로 드레싱이 필요하지 않으며 통증완화 연고를 바르거나 습윤 환경 유지로 충분하다. 2도 화상은 국소 항균제 연고와 면 거즈, 탄력붕대로 매일 드레싱해서 치료할 수 있으며 상태에 따라 상처회복을 위해 일시적으로 생물학적 또는 합성 드레싱 제제를 이용하여 치료할 수도 있다. 심부2도 화상과 3도 화상은 가피절제와 피부이식이 필요하며 드레싱은 세균증식을 억제시키고 수술이 시행될 때 까지 폐쇄를 제공할 수 있는 드레싱이 되어야 한다. 감염이 되지 않고 작은 크기의 화상은 하이드로겔(hydrogel), 하이드로콜로이드(hydrocolloid) 같은 습윤성 드레싱(moisture-retentive dressing)을 사용한다. 부종을 조절하고 흉터를 줄이기 위해 압박 붕대를 사용해야 한다.

1) 전통적 드레싱(conventional dressings)

❶ 거즈

거즈는 가격이 저렴하고 구하기도 쉽고 흡수력이 좋아 드레싱 주재료로 많이 사용하고 있다. 시간경과에 따라 삼출물이 마르면서 삼출물을 잘 흡수하여 상처에 남아있는 좌멸조직을 제거할 때 주로 용이하게 사용할 수 있으며, 물기 없는 마른 거즈는 상처으로부터 흘러나오는 삼출물을 흡수하여 감염과 외부손상을 막아주는 역할을 하며, 젖은 거즈의 경우 상처에 습윤한 환경을 만들어 상처치료를 촉진시키기도 한다. 환부를 붕대로 감아놓으면 외부균으로부터 상처를 보호할 수 있다. 그러나 환부의 삼출액이 많아 붕대 밖으로 스며 나오는 경우, 탄력붕대가 미끄러져 흘러내린 경우, 원인 모를 고열, 심한 악취가 나는 경우, 주위 조직의 부종이 생긴 경우에는 드레싱을 교환해 주는 것이 원칙이다.

2) 생합성 드레싱(biosynthetic wound dressings)

화상상처을 일시적으로 덮기 위해 개발, 피부열상이나 피부이식 시 공여부의 빠른 치료를 위해 사용하고 있다. 겔 형태나 반폐쇄성 판막 형태가 될 수 있으며 냉동이 필요할 수도 있다. 상피 형성에 의한 치유 효과를 나타내는 생합성 재료는 다양한 상처에 대해 사용될 수 있으며 상처에 달라붙지 않으며 최고 10일까지 사용할 수 있다. 삼출액이 소량에서 중간 정도인 상처에 적합하며 만성적인 상처, 열상, 찰과상, 공여부위, 압력성 궤양의 치료에 적합하며 삼출액이 아주 많거나 감염된 상처에는 적합하지 않다.

❶ 바이오브랜(biobrane)

비교적 깨끗한 표층 및 심부 2도 화상, 절제된 상처면, 중독성 표피괴사 융해증, 공여부위 상처면 드레싱에 주로 사용되어왔다. 나일론 섬유에 실리콘 필름을 입혀서 만들었으며, 주된 특징으로는 깨끗한 상처 표면에 부착되며 세균이 침투할 수 없는 환경을 만들어 치유를 촉진하며 증발되는 수분의 손실을 막아주고 상처이 건조되지 않게 하며 통증감소와 상처 삼출물을 감소시키며 유연하고 튼튼하며 알레르기 반응이 없다. 국소항균제를 도포시킬 수 있으며 편리하고 보관기간이 길고 상온보관이 가능한 특징이 있다.

❷ 알지네이트 드레싱(alginate dressings)

갈색해조류에서 추출된 부드러운 물질로서 상처의 모양을 그대로 유지시키면서 삼출물을 흡수하는 역할을 하게 된다. 상처에 밀착되었을 때 일반적으로 삼출물과 반응하여 겔 상태로 변화되어 상처면을 습윤 환경으로 지속시키는 작용을 한다. 무게당 20배의 흡수력을 가지고 있으며 상처 내에서 겔 형태를 유지하며 괴사조직제거를 촉진하게 된다. 습윤 환경을 유지하는 관계로 이차적 드레싱이 필요할 때가 많으며 상처에 적용하기 쉽고 제거하기도 용이하다. 삼출물이 있는 상처에서 일차드레싱으로 사용될 수 있으며 상처감염에도 상관없이 사용될 수 있으나 삼출물이 적거나 없는 상처이나 메말라 있는 가피에 사용할 수 없다.

3) 합성 드레싱(synthetic wound dressings)

❶ 필름드레싱(thin-film dressings)

얇고 투명하며 방수가 가능한 제품으로서 표층 2도 화상이나 비교적 깨끗한 심부 2도 화상,채피창에 사용할 수 있다. 상처이 크지 않으며 경계가 확실한 상처, 주변부에 정상피부가 최소 3~5cm 확보된 채피창에 사용할수 있다. 투명하게 보이므로 외부에서 상처의 상태를 관찰할 수 있는 장점이 있다. 상처의 삼출물이 많은 경우는 외부로 새어나가는 수가 많으며 이 경우 거즈를 덮어 삼출물을 흡수시켜주는 것이 좋다.

예 Opsite, Tegaderm 등

❷ 하이드로콜로이드 드레싱(hydrocolloid dressings)

젤라틴 또는 펙틴과 같은 수분을 함유할 수 있는 제제로 구성되어 있으며 접착성 시트 형태로 판매되고 있다. 일반적으로 깨끗한 상처에 습윤 환경을 만들어 상처 치유를 촉진시키며 괴사조직에 대해서는 자가분해 역할을 하여 상처치유를 돕는다. 특징은 세균침투를 막아주며 상처에서 자가분해로 인해 괴사조직 소멸을 유도시키며 스티커처럼 붙일수 있어 붕대로 감기 어려운 부분에 대한 치료에 특히 유용하며 삼출액 흡수력도 좋은 편이며 상처이나 정상피부에 손상을 주지 않고 상처을 치유시키는 특징을 가지고 있다. 삼출액이 아주 많은 상처이나 감염된 상처에는 사용하지 못하며 상처 주변이 약하거나 뼈 또는 인대가 노출된 부위에는 사용할 수 없다.

예 Duoderm, Compeel, Exuderm, Combiderm 등

❸ 혼합드레싱, 폼드레싱(composite dressings, foam dressings)

삼출물이 많은 상처이나 피부이식부위에 주로 사용하는 폼 드레싱 형태로서, 상처접촉층, 중간 흡수층, 바깥 보호층의 3층으로 구성되어 있다. 상처 접촉층은 미세 흡수 공을 갖는 초박막 폴리우레탄으로 되어 있으며 상처과 부착되지 않아 교환이 편리하고 통증이 없으며 반흔 형성을 감소시켜주게 된다. 중간층은 흡수제로 알지네이트, 폼, 하이드로콜로이드,

하이드로겔이 주로 사용되며 많은 삼출액을 흡수하여 상처부위를 장기간 습윤 환경으로 유지시켜줄 수 있다. 또한 외부의 충격에도 삼출물이 바깥으로 새어나오지 않아 의복이나 침구를 더럽히지 않는 효과가 있으며, 상처를 보호하고 보온하는 역할을 한다. 삼출물이 아주 많은 상처이나 깨끗한 육아조직, 상처감염으로 인해 괴사조직이 많은 상처 등 상처의 종류에 상관없이 어디에든 사용이 가능한 편리한 제품이다.

예 Allevyn, Polymem, Medifoam, mepilex 등

❹ 하이드로화이버 드레싱(hydrofiber dressings)

카복시메틸셀룰로스 섬유로 구성되어 있으며, 상처에 부착 시 삼출물과 결합하게 되면 겔 형태로 변하여 상처을 습윤 환경으로 만들어 상처치유를 촉진시키게 된다. 보통 이차드레싱을 요하며, 위에 거즈와 같은 흡수제를 한 번 더 덮어야 한다. 삼출액이 많은 상처이나 압력성 궤양, 족부 궤양, 찰과상, 열상, 채피창, 가피 형성이 없는 2도 화상에 적합한 드레싱이다. 특히 표층 2도 화상에 적용 시 상처이 완전히 나을 때까지 드레싱을 떼어 내지 않고 계속 유지하고 상처치료가 끝날 때까지 거즈만을 교환하여 상처을 치유해 나가는 방식으로 상처 치료 시 동통이 없으며 치료가 매우 간단하다. 가피가 형성되어 계속적인 삼출액이 나오면 드레싱을 유지하기 어려우므로 정확한 상처 깊이를 파악한 후 사용하여야 한다.

예 Aquacel

❺ 하이드로겔 드레싱(hydrogel dressings)

수분이나 글리세린을 근간으로 한 삼차원적 구조로 구성되어있는 물질로 80% 이상의 수분과 카복시메틸셀룰로즈, 알지네이트로 구성되어 있는데 이로 인해 어떤 공간도 침투해 들어갈 수 있는 유연성과 상처로부터 흘러내리지 않으며 응집해 있을 수 있는 능력을 동시에 갖게 된다. 따라서 건조하고 괴사된 조직의 치료에 매우 적합하며 응집력이 있어 안면부나 경부화상처럼 드레싱의 유지가 어려운 경우에 효과적일 수 있다. 특징은 통증을 경감시키고 상처면에 수분을 재공급해주며 괴사된 조직이 자가분해되기 쉽게 촉진시키며 상처에 적용과 제거가 쉽다. 2도 화상, 괴사된 상처, 경증 화상, 방사선에 의해 손상받은 상처에 사용할 수 있으며 삼출액이 많은 상처에는 사용하지 않는 것이 좋다.

예 Purilon Gel

4) 생물학적 드레싱(biologic dressing)

광범위 화상의 경우 자신의 피부를 이용하여 상처을 다시 복원시키기에는 한계가 있으며 이럴 경우 생물학적 드레싱이 필요하게 된다. 이 드레싱은 종류에 따라 화상 상처면에 직접 사용할 수 있으며 대개 저절로 박리된 상처면이나 화상 가피절제술 후에 주로 사용되고 있다. 이를 통해 상처에 존재하는 박테리아의 증식과 성장을 억제시키고 상처이 건조되어 마르는 것을 방지해주며 증발되는 수분의 손실을 막고 상처으로부터 발생되는 열 손실을 막아주는 역할을 하게 된다. 또한 상처에서 분비되는 삼출성 단백질과 적혈구의 손실을 막아주며 상처 치유 시 동통을 없애고 관절운동을 원활하게 해주며 조직의 혈관 생성도 촉진시킨다. 사체피부를 이용한 동종피부이식은 생물학적 처치의 제일 좋은 방법 중 하나이다. 하지만 생물학적 드레싱은 자가피부이식처럼 이식을 통해 영구히 자기피부로 대치시킬 수 없는 일시적이며 제한적인 방법이다.

예 동종사체피부, 이종피부, 양막

5) 음압 드레싱(negative pressure assisted dressing)

부분층 화상에서는 습윤 환경을 조성하고 삼출물과 감염물 제거가 용이하며 밀봉된 채로 부착된 드레싱으로 환자에게 청결감을 제공한다. 피부이식술을 시행한 경우 적용으로 부목 효과를 통한 이식편의 고정, 삼출물과 감염물 제거로 이식편의 손실을 줄이고 습윤 환경 조성으로 치료에 도움이 된다.

6) 기타, 미보 연고(moist exposed burn ointment, MEBO)

화상 전문치료 연고제인 미보 연고도 사용되고 있는데 작용원리는 습윤 드레싱제의 개념과 유사하며 붕대나 거즈 필요 없이 상처을 열어 놓고 연고를 도포하여 치료한다. 통증이 심한 상처에 도포하게 되면 통증이 사라지며 반흔이 덜 형성되면서 자연스럽게 치유되는 장점을 가지고 있다. 연고 자체가 화상으로 손상 받은 조직을 서서히 흡수하여 바깥으로 배출시키며 동시에 상처면에서는 습윤 환경을 만들어 새로운 세포가 자랄 수 있도록 도와준다. 따라서 하루에 여러 번 닦아 내고 다시 발라야 한다. 상처이 치유되면서 소양증과 피부 색조변화, 피부염 발생 등의 국소적인 문제가 발생할 수 있으나 전반적인 치료 효과는 아주 탁월하다.

VI. 화상의 수술적 관리

심부2도 화상과 3도 화상은 치료가 계속 진행되어도 피부이식을 해주지 않으면 자연 치유되지 않는 상처이다. 화상으로 사멸된 조직은 환자를 사망까지 몰고 갈 수 있는 염증과 감염의 씨앗으로 작용하게 된다. 이런 상처는 조기에 절제하고 이식하는 것이 환자의 생존률을 높이고 실혈량을 줄이며 입원기간을 단축할 수 있다. 오늘날 화상 부위는 조기에 적극적인 외과적 절제(surgiacl excision)와 상처 덮기(wound covering) 등을 통해 상처부위의 빠른 회복에 초점이 맞춰져 있다.

1. 외과적 괴사조직제거술(surgical debridement)

변연절제술이라고도 하며 이 시술의 두 가지 목적은 첫째, 세균이나 이물질에 오염된 조직을 제거하여 세균 오염을 막고 둘째, 죽은 조직이나 가피를 제거함으로써 조직이식과 상처 치유를 촉진하는 것이다. 피부의 전층과 아래 근막을 일차적으로 절제하여 화상을 입은 피부층의 살아 있는 조직까지 깎아 내려가는 외과술이다. 화상 후 2~3일 뒤 혈액역동적으로 안정되었거나 부종이 감소되었을 때 시행한다. 외과적 괴사조직제거술 후 상처는 즉시 피부이식을 하거나 드레싱으로 덮어야 하며 피부이식을 하기 전까지 일시적으로 생물학적 드레싱이나 생합성 드레싱을 사용할 수 있다. 화상 부위가 넓으면 출혈 위험성이 있고 수술 시간과 마취시간이 길어지므로 주의 깊게 외과적 괴사조직제거술을 시행하여야 한다.

1) 가피절제술(escharectomy)

화상으로 손상된 부위를 근접 절제술(tangential excision)로 제거한다 그림 11-10. 근접 절제술(tangential excision)은 예리한 칼을 사용하여 살아있는 조직이나 근막(fascia)이 나올 때까지 괴사된 조직이나 가피를 면도해 낸다. 출혈은 진피층이나 피하지방층이 이식을 적용할 수 있는 지점에 도달하였음을 나타낸다. 그 후 동종이식 피부 판을 덮어준다. 이 과정은 2~5일 이내

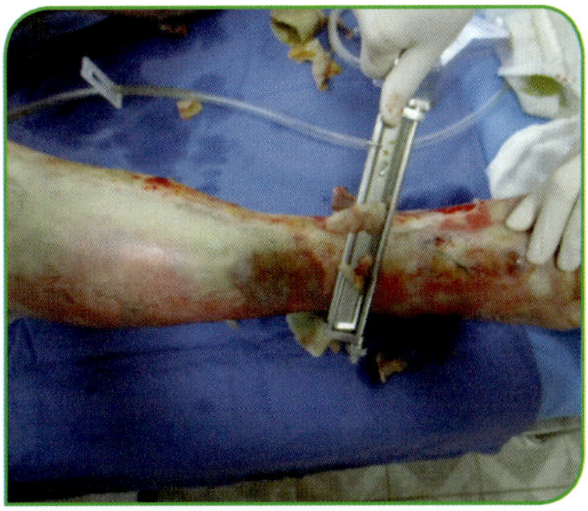

그림 11-10 피부 근접 절제술(tangential excision)

시행하며 화상 부위 심부 표피 세포가 손상되지 않고 남아 있는 경우 적용한다.

가피절제술(escharectomy)이란, 화상 후 손상된 조직은 이미 죽어 있는 조직이기 때문에 괴사된 부위를 제거하지 않을 경우에 각종 세균이 자라날 수 있으므로 이를 제거하는 수술을 말한다 그림 11-11.

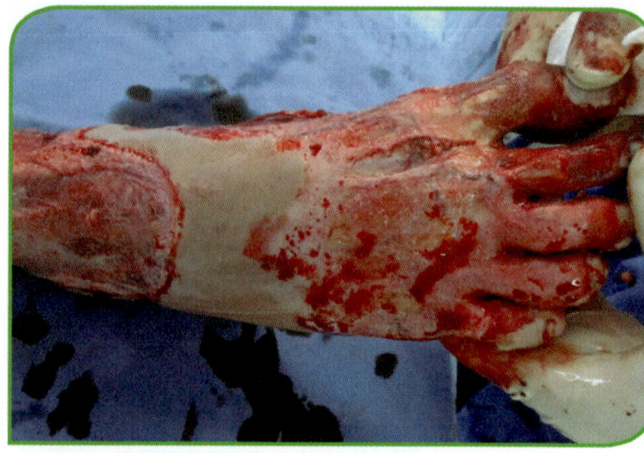
그림 11-11 가피 절제술(escharectomy)

2) 근막절제술(fascial excision)

가피 아래로 부종이 발생하게 되면 근육에 충혈이 생기게 된다. 만약 가피절개술(escharotomy) 후에도 조직 내 압력이 높으면 근막 절개술(fasciotomy)이 필요하다. 근육 구획의 압력이 증가하게 되면 구획증후군(compartment syndrome)이 발생할 수 있다. 흔한 합병증으로 출혈과 일시적인 저혈압을 일으키는 혐기성 대사산물들이 분비될 수 있다. 이는 매우 깊고 확장된 화상에 적용되며 일반적으로 혈액 손실이 적고 피부 이식은 성공적이다 그림 11-12.

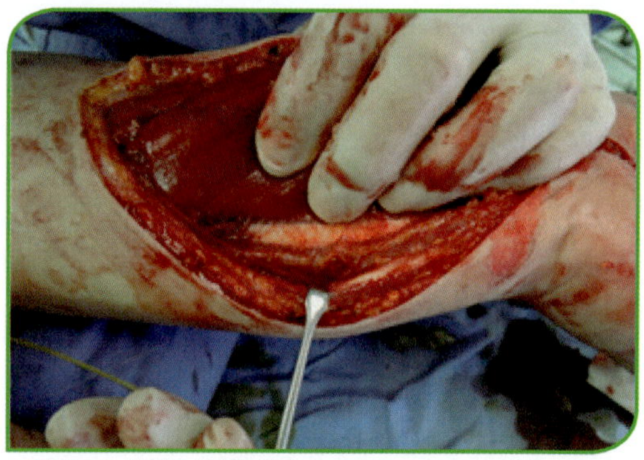
그림 11-12 근막수준 절제술(fascial level excision)

2. 가피절개술(escharotomy)

사지에 심부 2도 또는 3도 화상을 원통형으로 입게 되면 사지 말단으로 가는 혈액순환이 장애를 받게 된다. 가피 아래로 부종이 발생되면서 일차적으로 정맥을 통한 혈행 장애가 생기며 결국 동맥혈의 순환까지도 영향을 받게 된다. 이러한 장애는 사지 저림증(tingling) 및 무감각증(numbness)과 손가락 통증으로 나타나게 된다.

화상을 입은 손가락을 포함한 손바닥과 발바닥의 동맥순환은 도플러(doppler)를 이용하여 측정할 수 있으며 모세혈관 재관류 현상도 평가할 수 있다. 혈행 장애의 위험성이 높은 사지는 이학적 검사로 알 수 있고 팽만된 사지의 조직 압력을 측정했을 때 40mmHg 이상일 때 이를 의심해 보아야 한다. 이러한 상황이 발생하게 되면 즉각 전기 소작기나 외과용

메스를 가지고 사지의 옆면이나 안쪽 면을 따라 절개하여 가피압력에 의한 혈행장애를 완전히 풀어주는 가피절개술(escharotomy)을 시행하도록 한다 그림 11-13. 절개선은 엄지손가락이나 새끼손가락의 볼록한 부분을 따라 절개하며 손가락의 뒤 쪽을 따라 절개하는 것이 원칙이다. 이 시술은 사지의 중심부와 측부를 따라 피하조직 안까지 절개하는 것으로 가피의 조이는 효과(touniquet effect)를 완화시켜준다. 체간을 압박하는 화상 가피의 경우 흉부의 움직임을 방해하여 호흡을 어렵게 하고 혈행 장애가 발생되므로 호흡곤란을 보이는 환자의 경우 흉부 화상 가피를 확인한 후 적절한 가피 절개술을 통하여 압박을 풀어준 후 충분한 평상 호흡량(tidal volume)을 가지고 호흡할 수 있도록 해주어야 한다.

그 외에 외과적 괴사조직제거술(surgical debridement) 중 상처를 깨끗이 할 목적으로 드레싱 할 때 기계적 괴사조직제거술(mechanical debridement)을 시행하는데 메스나 포셉을 이용하여 가피 즉 죽은 조직을 분리하고 제거하는 것을 말한다 그림 11-14. 상처를 깨끗이 할 목적으로 드레싱 교환 시 매일 시행하며 이렇게 죽은 조직을 제거하면 통증과 출혈이 감소된다. 출혈이 있을 때는 지혈제를 사용(hemostatic agent)하거나 압박하여 지혈한다. 효소 괴사조직제거술(enzymatic debridement)은 자가 분해에 의해 자연적으로 발생(자연적 괴사조직제거술)하거나 외생물질을 적용해 인위적으로 죽은 조직을 제거하는 방법이다. 자가분해(autolysis)는 환자 자신의 세포 효소가 동하여 자연적으로 조직을 분해하는 것으로 진행이 느리고 세균 침범과 치료 중에 여러 가지 문제가 발생할 수 있다. 죽은 조직을 빨리 제거하기 위해 콜라겐 분해효소(santyl) 같은 외생효소를 화상 부위에 적용하면 죽은 조직의 콜라겐 변성 화를 촉진시킬 수 있다.

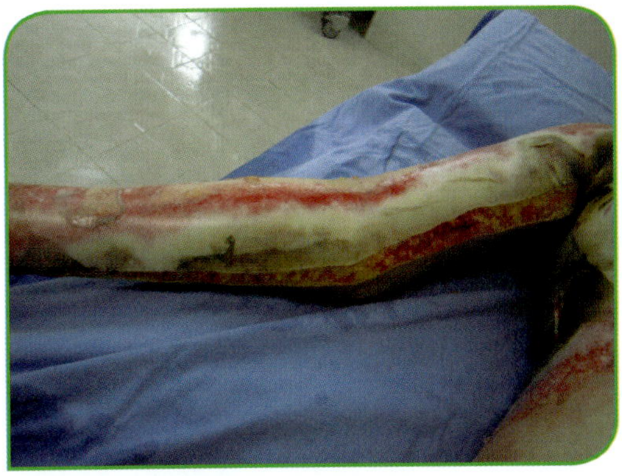

그림 11-13 가피절개술

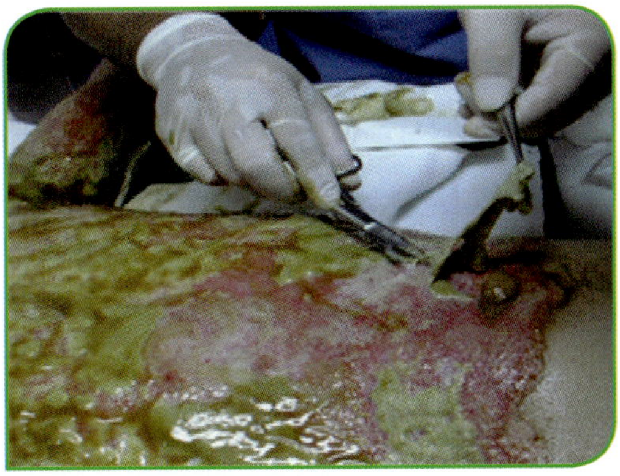

그림 11-14 기계적 괴사조직제거술

3. 상처 복원 방법

조기피부이식술은 환자에게 치료에 따른 고통을 줄여주고 이차성 구축 같은 합병증 발생의 감소, 상처치유 촉진, 체액 손실 예방, 감염을 극소화, 수분 증발 및 체열 발산 방지, 치료 기간 단축에 의해 반흔 형성 및 관절 운동제한 발생정도 감소뿐만 아니라 전체적인 치료비용 절감과 환자 자신의 일상생활로의 조기 복귀에 도움을 줄 수 있는 역할을 하게 된다. 피부이식의 적절한 시기는 화상의 범위와 심도 및 환자 상태에 따라 결정되는데 대개 화상 후 3~21일 사이에 시행된다.

1) 자가 피부이식(autograft)

자가 피부이식이란 자신의 피부를 채취하여 이식하는 방법이다. 영구적이며 거부반응이 없다. 부분층 피부이식(STSG)과 전층 피부이식(FTSG)이 있다. 전층 피부이식(FTSG)은 피부 전층을 이식하는 방법으로 주로 서혜부나 귀 뒤의 피부를 이용한다. 광범위한 화상에서는 주로 부분층 피부이식(split thickness skin graft, STSG)을 이용하게 된다 그림 11-15. STSG의 피부공여부위로는 대퇴부, 배부, 두피 등을 주로 이용한다. 피부이식 시행부위가 작다면 1:1 시트형 피부이식을 이용하지만 수혜부가 넓다면 주로 망상형 피부이식(mesh graft)을 이용하게 된다. 망상 형 피부이식은 1:1.5, 1:2, 1:3, 1:4 1:6, 1:8까지 다양하게 늘려 사용하게 된다. 부분층 피부이식에서 이식편의 피부두께는 보통 7~12/1,000inch를 이용한다. 망상형 피부이식은 피부 이식편을 많이 늘려 사용할 수 있기에 필요한 공여부의 면적을 줄일 수 있으며 또한 이식편 밑에 혈종이 생기는 것을 예방할 수 있는 장점도 있다. 공여부(donor site)는 보통 1~2주 내에 완전히 재상피화가 일어난다.

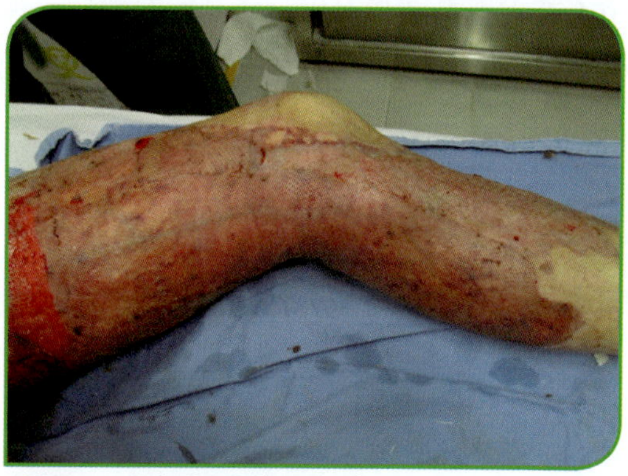
그림 11-15 자가 피부이식(autograft)

2) 사체 피부이식(동종피부이식, allograft)

광범위 화상 환자에서 동종피부이식(allograft), 즉 사체피부(cadaver skin)를 일시적 피부 대체물로 이용하는 최신 화상 치료 방법이다 그림 11-16. 동종피부이식 종류는 신선동종피부(fresh allograft skin), 동결보존동종피부(cryo-preserved allograft, CPA)와 글리세롤보존동종피부

(glycerol-preserved allograft, GPA)가 있다. 심재성 2도 이상 화상의 치료로는 화상부위 가피의 조기절제 및 피부이식술이 표준 치료법인데 특히 체표면적 40% 이상의 화상의 경우 가피절제술을 시행한 부위의 일시적 보호를 위한 피부대체물이 필요하다. 일반적으로 2~3주가 경과하면 이러한 동종피부이식은 수혜자에게서 떨어져 버리며 자가 피부이식 즉 부분 층 피부이식을 시행하여야 한다. 동종피부이식은 생리적 및 기계적 보호벽으로서 작용하여 수분, 전해질, 단백질의 손실을 감소시키고 에너지 요구량을 감소시키며 상처의 세균 감염율 또한 감소시킨다. 또한 통증완화의 효과가 있어 전신 상태 및 심리적 안정을 얻을 수 있다.

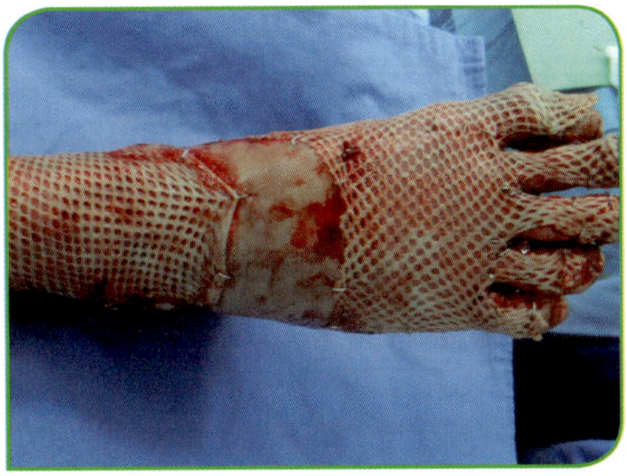

그림 11-16 사체 피부이식(동종피부이식)

3) 자가 배양 상피세포 이식(cultured epithelial autograft, CEA, 홀러덤)

자가배양 상피세포(CEA)란 자기피부를 이용하여 상피세포(keratinocyte)를 배양하여 이식하는 방법이다 그림 11-17. 이는 보통 약 3주간의 배양 기간이 필요하게 되는데, 이 역시 자가배양 상피세포만 이식해서는 재상피화 성공률이 많이 떨어지며 1:4~8배 이상의 넓은 망상 형태의 자기피부위에 자가배양 상피세포를 같이 이식한다면 좋은 결과를 얻을 수 있다. 보통 40% 이상의 중화상 환자의 치료에 사용된다.

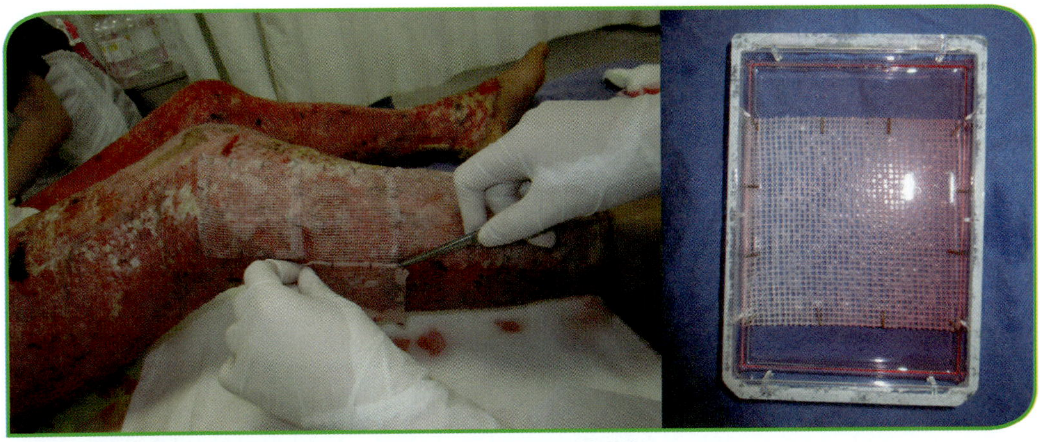

그림 11-17 자가배양 상피세포 이식(cultured epithelial autograft, CEA, 홀러덤)

4) 동종 상피이식(kalloderm)

동종의 상피세포를 배양하여(주로 케라틴 세포) 2도 화상의 피부에 이식을 하는 것으로 일종의 생물학적 드레싱이라고 볼 수 있다 그림 11-18. 주로 소아의 화상에서 많이 적용되고 있다. 같이 이식한다면 좋은 결과를 얻을 수 있다. 보통 40% 이상의 중화상 환자의 치료에 사용된다.

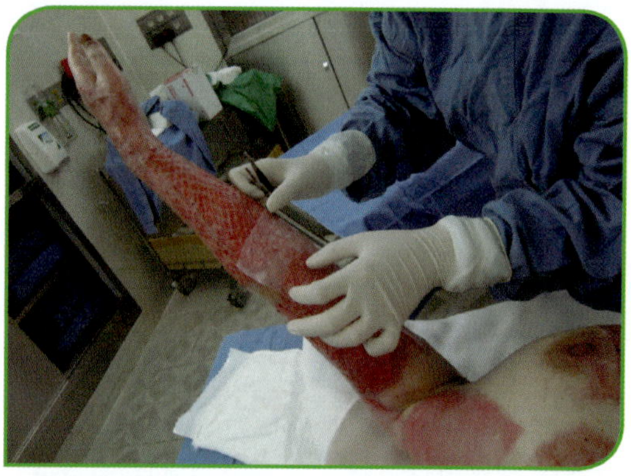

그림 11-18 동종 상피이식(kalloderm)

5) 동종진피(alloderm, 알로덤)

동결 건조한 사람의 진피로서 감염에 강하며 사체진피에서 세포성분을 제거하여 면역거부 반응의 발생을 억제함으로써 진피와 표피를 동시에 이식(1회 수술)하는 데 사용한다 그림 11-19. 진피 층의 복원이 이루어지므로 이식 후 탄력성 유지 및 반흔 구축이 훨씬 덜하다.

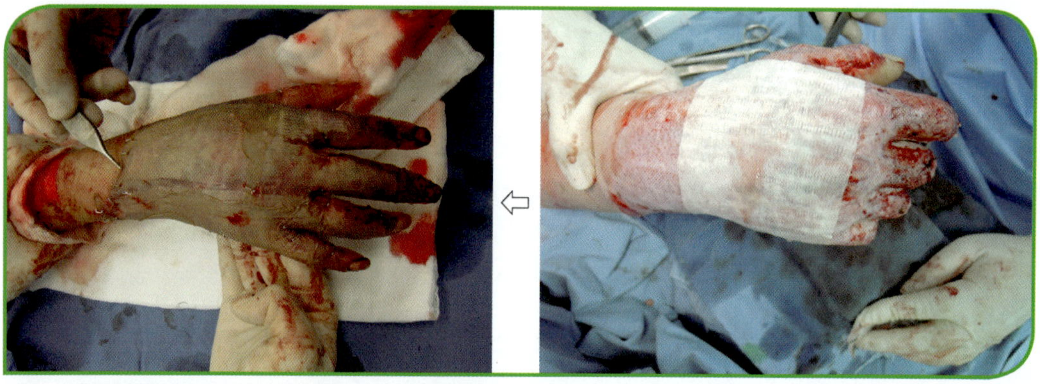

그림 11-19 동종진피 (alloderm)와 표피를 동시에 이식(1회 수술)

6) 인공진피(artificial dermis)

피부이식 때 진피를 복원해주기 위해 생물학적으로 합성된 진피 대체물이다. 보통 돼지, 소, 상어연골 등이 사용되며 인테그라(integra), 펠낙(pelnac), 테루더미스(terrudermis) 등이 있다. 인공 진피의 이식 후 약 3주 정도 지나 진피가 복원된 후에 다시 자가 표피를 이식한다. 보통 인테그라 같은 인공진피는 진피생성 기간으로 3주가 소요되므로 3주 후에 자가 표피 이식이 필요하다. 따라서 2회 수술이 필요한 단점이 있다. 인공 진피를 이용하여 심재성 화상 상처에서 진피 성분을 보충하려 미용적, 기능적 장애를 최소화할 수 있다. 인테그라는 송아지의 진피성분으로 만들어진 것으로 콜라겐 type I과 콘드로이틴-6-황산(chondroitin-6-sulphate)으로 구성된 진피 부분과 그 위에 얇은 실리콘 막이 있어 수분 손실과 세균 감염을 예방한다. 보통 3주 정도면 혈관이 자라 들어와 환자의 진피가 형성되며, 이때 실리콘 막을 제거한 후 부분층 이식술(thin STSG)을 시행한다.

7) 피판술(flap)

피판이란 이동되는 조직이 생존 가능할 수 있는 혈관 및 그에 준하는 조직을 부착하여 신체의 한 부분에서 다른 부분으로 옮겨지는 피부나 조직을 말한다. 심한 화상으로 인해 피부이식으로 해결할 수 없을 정도로 조직이 손상되었을 경우 주위의 다른 정상적인 피부나 조직을 돌려 붙여주는 수술법으로 근육, 힘줄, 신경, 관절 손상 및 주요 기관 손상 시에 시술된다.

국소 피판술은 조직이 변형, 함몰 결손 등이 발생한 경우 주위 정상 조직을 여러 가지 형태의 디자인을 통해 적절히 돌려 붙여주는 수술법으로 가장 많이 사용되는 Z-성형 술은 주로 관절부위나 밴드 또는 물갈퀴 모양의 흉터에 이용된다. 원거리 피판술은 뼈나 인대 등 중요 구조물이 노출되고 결손 부위 크기가 커서 국소 피판술이 어려운 경우에 결손부와 멀리 떨어진 부위에서 조직을 들어 결손을 메워주는 수술법이다 그림 11-20. 유리 피판술은 결손 부위에서 멀리 떨어진 부위에서 혈관과 함께 조직을 떼내어 결손 부위 혈관과 봉합함으로써 재건하는 수술법이다. 예를 들어 엄지손가락이 없는 경우 엄지발가락을 떼어 내어 미세현미경을 사용하여 혈관, 신경, 힘줄 등 문합하여 기능이 가능한 엄지손가락을 만들 수 있다.

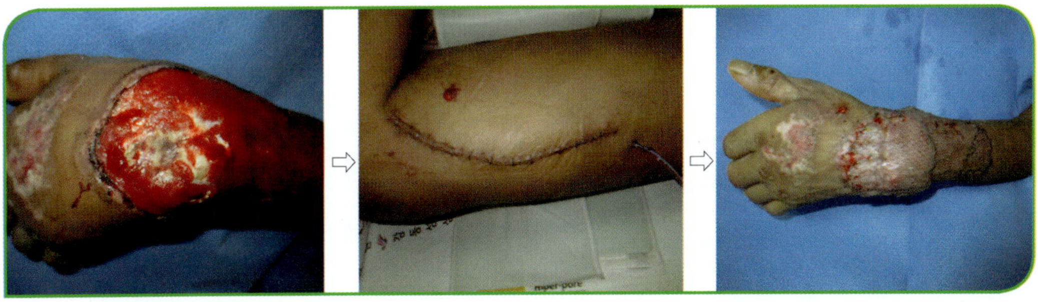

그림 11-20 피판술(flap)

4. 기타: 케라힐(keraheal)

자가 유래 피부세포로 환자의 정상피부 조직으로부터 분리 확장 배양된 피부각질세포 현탁액으로 피부손상 부위에 뿌리는 세포치료제이다. 고가의 제품이며 케라힐(keraheal)은 환자로부터 떼어낸 피부 면적의 최대 600배까지의 손상부위를 치료할 수 있으며 기존 자가 피부이식술과 병행하여 사용하거나 대체하여 사용될 수 있다.

공여부 관리(doner site management)

공여부는 가능한 옷에 가려지는 둔부, 등이나 허벅지 위쪽에서 이루어지며 나이가 어릴수록 피부가 얇다. 두께는 둔부, 등 뒤가 가장 두껍다. 색깔은 두피, 쇄골 상부가 얼굴색과 매칭이 잘 됨을 고려해야 한다. 보통 10 × 20cm 면적의 피부를 채취하는 경우 평균 46cc의 출혈이 있음을 감안하여 넓은 면적의 피부이식을 한 경우 혈액손실에 대한 보충이 필요하며. 수술 후 출혈 여부 확인을 위한 상처 관찰과 혈색소 수치 확인이 중요하다. 공여부는 일반적으로 공여부의 상피화를 촉진시키기 위한 최적의 상태인 습윤 상태를 유지하도록 한다. 최근 다양하게 개발된 하이드로콜로이드 제품, 혹은 수술 후 초기 많은 삼출물을 흡수할 수 있는 친수성 폴리우레탄 폼을 사용하여 간편하고 통증을 감소시키는 제제를 많이 사용한다. 수술 후 공여부의 많은 삼출물은 환자가 불편할 뿐만 아니라 감염의 우려가 있으므로 수술 후 2~3일간 삼출물이 현저히 줄어들 때까지 매일 드레싱 교환을 해주는 것이 좋다.

VII. 화상 후 피부 합병증 관리

1. 비후성 반흔

화상 상처의 후유증으로 올 수 있는 문제로 비후성 반흔(hypertropic scar)은 일명 '떡살'이라고 하며 화상 상처가 회복되는 과정에서 콜라겐의 합성과 분해의 불균형으로 콜라겐 과다축적에 의한 과치유의 결과로 흉터가 위로 올라오는 것을 말한다 그림 11-21. 비후성 반흔은 흉터 부위가 켈로이드처럼 튀어오르며, 빨갛거나 두텁지만 상처부위보다 넓게 퍼지지 않는다는 점에서 켈로이드와는

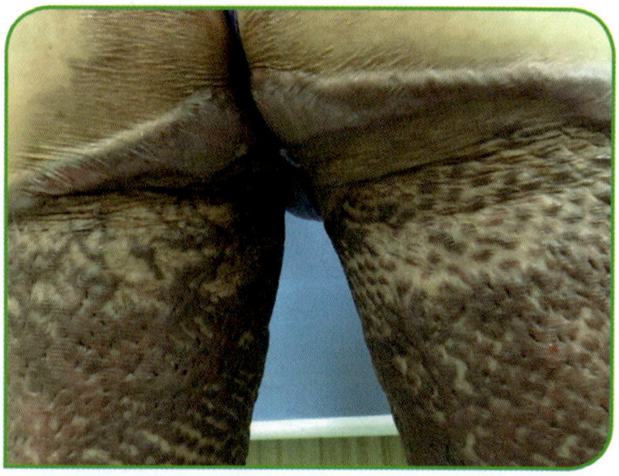
그림 11-21 비후성 반흔(hypertropic scar)

다르며 환자의 나이, 색소, 가족력, 흉터의 위치와 관련이 있다. 화상 상처가 치유되면서 1~2주부터 시작되어 대개 4~6개월까지 자라거나 2년까지 증상이 지속되기도 하는데, 치료하지 않으면 영구적으로 남아 2차적인 피부구축이나 관절구축까지 생길 수 있다. 또한 비후성 반흔은 정상 피부와 달리 땀샘, 지방샘, 모낭, 모발 등의 피부 부속기를 포함하지 않으므로 사소한 자극에도 쉽게 상처가 생기고, 상처는 잘 아물지 않는다. 주로 심재성 2도 이상의 화상이 치유된 후 생기며 화상 후 2~3주 이내에 치유된 상처의 1/3, 3주 이후에 치유된 부위의 78%에서 생길 가능성이 있다. 비후성 반흔은 섬유조직의 과형성으로 형성되는 종괴로 초기에는 연한 붉은 빛을 보이나 진행되면서 검붉게 변하며 단단해지는 경향이 있으며 피부면 위로 올라오며 표면이 불규칙하다. 이는 보기에 흉할 뿐만 아니라 소양감과 따끔따끔한 통증을 유발하여 수면을 방해할 정도로 심한 불쾌감을 유발한다. 관절부위에 발생하는 경우 운동장애를 유발하며, 안면부나 상 · 하지 등 노출부위에 발생 시는 미용적인 문제를 야기하여 사회 활동에 지장을 초래하기도 한다. 호발부위는 가슴, 어깨, 턱, 귓불 등이다. 비후성 반흔 관리는 보존적인 치료와 적극적인 치료로 나눌 수 있다.

보존적 관리로는 비후성 반흔을 예방하거나 치료하는 방법으로 흉터 압박을 하는 것이 가장 효과적인데 압박 옷(garment)을 맞추어 착용하거나 압박붕대를 사용하기도 한다. 이때 압력은 20mmHg 정도로 이는 모세혈관의 혈류를 차단시켜 조직의 지속적인 육아형성을 방해하는 작용을 한다. 소아는 성장기에 있으므로 성인보다 낮은 15mmHg 정도의 압력을 가하는 것이 좋다. 압력 옷만으로 압박이 충분하지 않거나 일부분이 국소적으로 비후되어 특별히 더 압박할 필요가 있을 때는 국소적 도포제인 실리콘 겔 시트를 추가로 사용하기도 한다. 압박이 충분한 효과를 나타내기 위해서는 체형에 맞는 정확한 재단이 필요한데, 처음 적용한 후에도 효과적인 압박이 유지되고 있는지를 확인하는 것이 필요하다. 즉 압박 옷이 세탁이나 탄력성 저하로 압박이 감소하는 경우가 있으며, 소아의 경우는 성장이 계속되어 체형이 변하므로 압력 정도를 수시로 점검할 필요가 있다. 착용기간은 상처 치유 후 시작 6~12개월 이상, 24시간 착용을 원칙으로 한다. 신체분비물이 탄력섬유에 부착되면 탄력이 일찍 손상될 수 있으므로 매일 세탁하고, 세탁 시 드라이 크리닝은 안 되며 중성세제를 이용하여 손빨래로 미지근한 물에 헹구고, 표백제 사용은 금한다. 탈수기나 건조기 사용은 금하고 그늘에서 말려 탄력을 회복할 수 있도록 사용한다. 착용 시 지나친 당김은 주의한다. 국소적인 도포 방법으로 실리콘 겔(gel sheet) 압박 시에 혈관반응으로 피부색이 약간 검붉어지는 과정을 거치는데, 압박하기 시작하여 2~3일만 지나도 흉터가 가라앉기 시작하는 것을 확인할 수 있다. 겔 시트는 하루에 최소한 12시간 이상은 사용해야 하며 24시간 사용도 권장된다. 단 피부상태가 좋지 않을 때는 때때로 압박을 중지한 후 다시 압박 하며, 최소한 2-3 개월은 지속적으로 사용하는 것이 좋다. 아물지 않은 개방 상처(open wound)가 있을 때는 사용을 피해야 하며, 자극성 또는 접촉성 피부염(irritant or contact dermatitis)이 있을 때는 1주일 정도 사용을 중지하는 것이 좋다. 그 외에도 경구약 복용으로 섬유아세포(fibroblast)에서 TGF-β의 합성 억제 등이 있다. 이러한 비후성 반흔은 치료보다는 예방이 더욱 중요하므로, 시기를 놓치지 않고 조기에 발견하여 적절히 압박하는 것이 바람직하다. 화상 상처에 대한 지속적인 관심과 주의 관찰이 강조된다.

적극적 치료방법으로 수술적 치료, 냉동치료(cryotherapy), 방사선 치료 등의 방법이 있다. 박피술, 레이저 치료, 병변 내 주입법으로 비후성 반흔 부위에 부신피질 호르몬(steroid) 국소 주사요법이 사용되는데, triamcinolon 0.5~1cc를 흉터 부위에 피내로 직접 주사하며, 일주일 간격으로 반복할 수 있다. 주사요법은 비후성 반흔 부위가 크지 않고 국소적으로 있을 때 효과적이며, 넓은 부위에 퍼져있을 때는 어렵다. 수술적 치료로 피부이식은 부분층 이식술(STSG), 망상형 부분층 이식술(messed STSG), 전층 이식술(FTSG) 등이 있다. 화상구축 반흔에는 전층 이식술(FTSG)을 사용하여 기능적, 미용적 효과를 얻고 있으며 성장을 고려한 어린이에 주로 사용된다. 피부이식한 부위에 대한 관리는 감염관리, motion이 중요한데 graft motion의 방지(immobilization)가 이식 성공률에 매우 중요하므로 고정(immobilization)을 위해 부목, 압박 드레싱 등의 관리가 중요하며 압박을 위해 누빈 거즈, 폼 패드, 스폰지, 거즈 롤, 코튼 볼, 제작 자켓 등을 이용한다.

2. 구축

구축(contractures)은 상처가 더 깊을 때는 표피의 자가 치유 능력이 파괴되어 표피화가 이루어지지 않는다. 이 경우 신체는 결손된 피부를 주변피부로 끌어당김으로써 메우려고 한다. 이렇게 상처 주변을 중심 쪽으로 끌어당기는 과정을 구축이라고 하며 상처가 회복됨에 따라 결국 오그라들게 된다는 것을 의미한다. 구축과정은 자연스러운 것으로서,

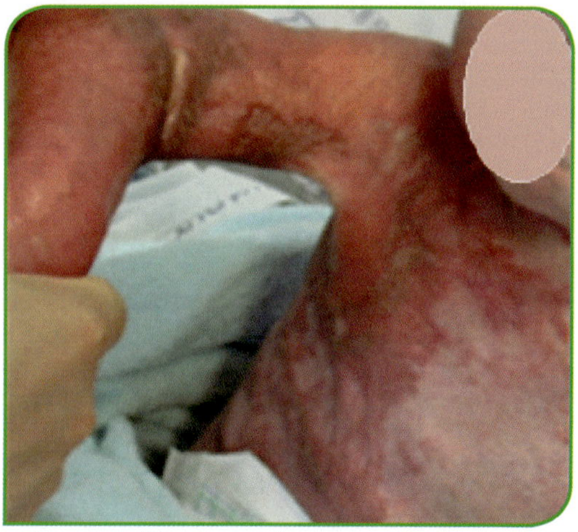

그림 11-22 구축(contractures)

신체가 상처를 아물게 하는 작용이지만 정상적인 운동능력을 상실할 수도 있다. 피부가 스스로 나으려고 서로 당기게 되는 현상이 상처를 회복하는 도중에 조직이 오그라들거나 줄어들게 한다. 이렇게 조직이 줄어들면서 눈이나 코를 정상적인 위치에서 벗어나게 할 수 있다. 구축된 조직은 주변의 건강한 조직을 잡아당겨서 결국 외형의 변형을 가져온다. 또한 구축은 관절 위로 지나가는 팽팽한 띠 형태의 흉터를 형성하여 관절의 기능을 방해할 수도 있다 그림 11-22.

3. 화상 후 색소 이상(post burn dyspigmentation)

화상 후 멜라닌 세포생성은 6개월까지 지속되며 멜라닌 색소 침착은 2~3년까지 지속된다. 예방적 관리로 화상 직후에 태양광선에 대한 노출에 주의하고, 피부이식 후 첫 6개월 동안은 자외선 차단제의 사용이 필요하다. FTSG는 피부 색소조화가 잘 이루어지며 STSG의 경우 색소조화가 덜 이루어지는 경향이 있다. 특히 반복되는 외상, 감염, 마찰을 줄이는 것이 중요하다. 색소이상과 비후성 반흔을 가진 경우 압박 옷 착용을 권장한다. 치료로 표재성 박피술과 상피이식은 탈색소의 치료로서 좋은 치료이나 박피술 그 자체가 또한 색소변화를 일으킬 수 있다. 비수술적 치료로 레이저를 실시하며, 피내 국소적인 스테로이드 사용으로 인한 저색소증이 있을 때 광선치료와 하이드로퀴논(hydroquinone)이 재색소 침착의 시도로 추천되고 있다. 색소이상의 치료로 자외선 차단제, 미백제 크림사용, 실리콘 겔(더 균일한 색소로 복귀)을 사용한다. 피부색은 표피 맨 아래 있는 배아층(stratum germinativum)에 의해 만들어진다. 피부색은 유전이며 피부에는 멜라닌(melanin)과 카로틴(carotene)이라는 두 가지 색소 조절 세포가 있다. 멜라닌은 피부를 갈색이나 검은색으로 보이게 하고, 카로틴은 피부를 누렇게 하는 역할을 한다. 그리고 피부의 표면 아래 있는 표피층의 작은 혈관은 피부가 붉은색을 띠게 한다. 모든 사람의 피부에는 갈색과 노란색, 분홍색, 푸른색이 혼합되어 있다. 멜라닌은 피부를 햇빛에 의한 화상으로부터 보호해준다. 그러나 피부 화상을 입은 부위는 멜라닌을 만들어내지 못하게 된다. 햇빛으로 인한 화상을 막으려면 SPF 30의 선크림을 발라야 태양으로부터의 자외선을 막고 방어기능을 잃어버린 피부를 보호할 수 있다. 화상부위를 보호하지 못하면 화상을 입지 않은 부위보다 훨씬 쉽게 햇빛에 의한 화상을 입게 된다. 이식된 피부나 공여부위가 햇빛에 노출되면 치유되면서 피부에 얼룩이 생기거나 피부색이 고르지 못하게 된다. 화상이 회복하면서 화상 흉터는 점차 정상적인 색깔로 변한다. 그러나 주변 피부색과 완전히 일치하는 경우가 거의 없다. 영구적인 저 색소 침착증 또는 탈색증이 생겨서 피부에 흰 얼룩이 생기거나, 과색소 침착증이 생겨 어두운 흉터가 생기는 경우가 많다 그림 11-23.

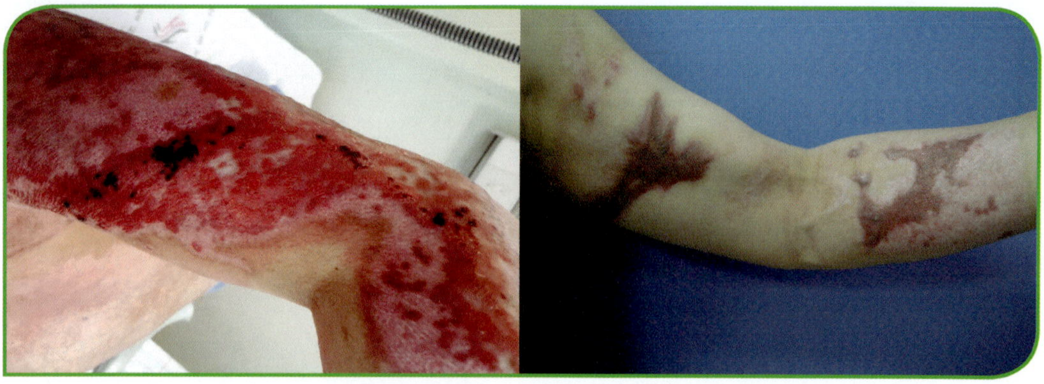

그림 11-23 화상 후 색소 이상 (post burn dyspigmentation)

4. 소양증

화상 후 소양증(pruritus; itching)은 화상 후 구축, 땀샘과 피지선의 분비장애, 색소침착, 일상생활 동작 장애 및 정신적인 고통 등으로 초래되며, 긁어서 생기는 2차적인 피부손상으로 상처 치유 지연을 초래하기도 하므로 심각한 문제로 인식되고 있다. 화상 후 흉터가 형성된 피부는 땀샘과 혈관 등이 영향을 받는다. 혈관은 흉터 조직으로 둘러 싸여서 적절히 확장하거나 수축하기 어렵게 되므로, 예전처럼 땀샘이 피부에 수분을 공급하지도 못한다. 이러한 땀샘의 변화 때문에 화상부위가 완전히 치유되고 성숙해진 후에도 소양증이나 비정상적으로 땀을 나는 경우가 종종 있다. 더울 때에는 공기가 통하는 옷이나 햇빛 가리개 등이 체온을 유지하는 데 도움이 된다. 날씨가 매우 추울 때에는 손상된 피부를 보호하기 위해 따뜻하게 입는 것이 필요하다. 소양증은 '긁고 싶은 욕망을 일으키는 피부의 독특한 감각' 손상 받은 피부의 표피를 통해 수분손실이 증가되고 수분 함유량 감소로 건성 화 된다. 건조해진 피부는 소양증이 나타나게 되고 문지르거나 긁음으로써 표면지질의 손상이 더욱 심해지게 된다. 4~6개월까지 심해지며 그 후 2년까지 지속되기도 한다. 특히 야간에 가장 심하며 민감한 부위로는 눈꺼풀 주위, 콧구멍, 귓구멍, 항문, 성기 및 그 주변 부위이다. 악화인자는 열기와 온열, 의복의 마찰, 모직물, 발한, 피부표면 지질의 감소, 피부자극, 화학물질, 음식물(커피, 홍차, 콜라, 초콜렛, 알코올, 양념), 육체적 비활동, 정신적 부담(공포, 불안, 긴장, 스트레스, 권태, 우울) 등이 있다. 소양증의 완화 인자로는 냉기, 동통성 자극, 육체적 또는 정신적 집중, 적당한 기온유지, 염증상태의 소실, 피부표면의 윤활유 도포 등이다. 주의사항으로 긁는 습관을 고쳐야 한다. 소양증 관리는 악화인자를 제거하고, 피부 건조상태, 정신적 요소, 잠재질환 등을 포함한 모든 요소를 고려해야 하며, 가장 보편적인 치료로 항히스타민제제를 사용하며 특히 H-blocker가 유효하다. 간헐적으로 냉 습포, 냉 목욕(cold water), 외용제의 국소적 도포를 적용하기도 한다.

5. 지연성 화상 후 수포(delayed postburn blister)

기저막의 불연속성의 결과로 생기는 것으로 저절로 회복된다. 보존적 처치와 자연적으로 치유되고 거의 후유증을 남기지 않는다. 주로 심재성 2도 이상의 화상이나 공여부 상처 치유 후 몇 주 혹은 몇 달 안에 발생하며 손상 후 1년 정도에 대개 중단된다. 보존적 처치로 대개 자연적으로 치유되며 화상부위의 마찰로 인한 수포형성 예방이 필요하다. 피부가 성숙되고 두꺼워지면서 점차 사라지게 된다. 치료는 소독된 바늘로 수포를 터트려 거즈로 쉽게 제거된다 그림 11-24.

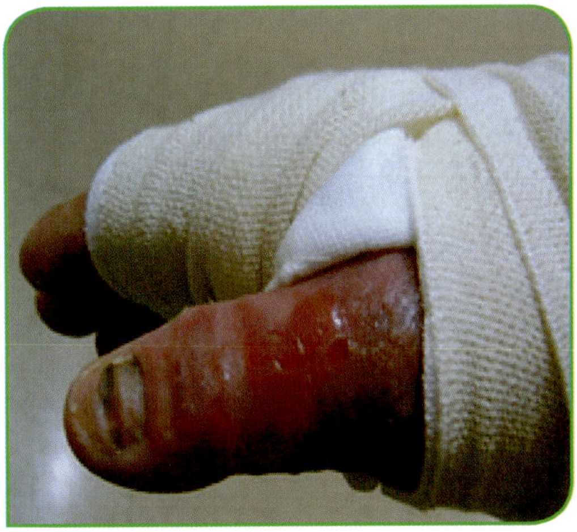

그림 11-24 지연성 화상 후 수포

6. 비립종(millia)

1~4mm 크기의 백색 각질성 낭종으로 증상 없는 단단하고 희거나 노란색 구진으로 자연발생 시는 안면부(안검, 뺨, 이마)에 호발, 화상이나 박피술 같은 피부 외상 후 속발한다. 작은 여드름 면포로 착각할 수 있으나 저절로 없어지지 않는다.

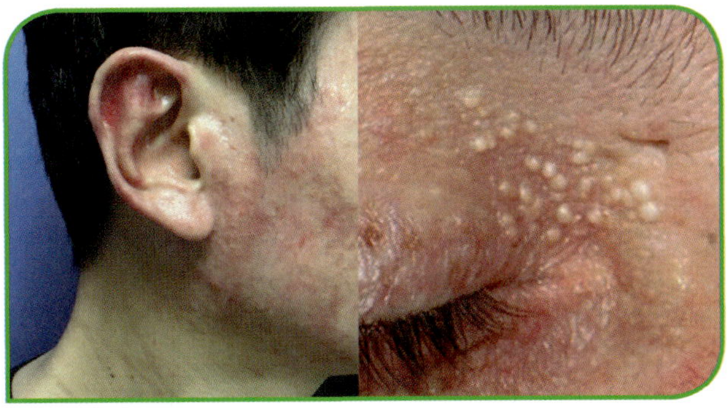

그림 11-25 비립종

치료는 소독된 주사바늘로 터트린 후 면봉이나 압축기로 제거하거나 탄산가스 레이저로 각각 제거한다 그림 11-25.

7. 자극성 접촉성 피부염(irritant contact dermatitis)

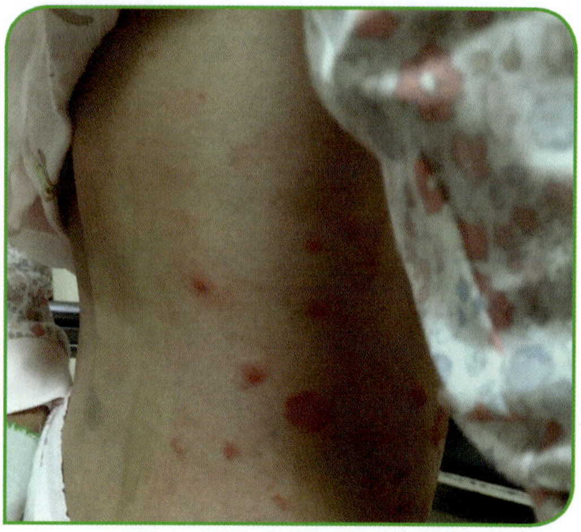

그림 11-26 자극성 접촉성 피부염(Irritant contact dermatitis)

외부의 물질에 접촉함으로써 발생하는 피부의 염증이다. 이른바 피부가 허는 것으로 가려움이 특징이며 가려운 부위를 긁지 않는 것이 중요하다. 치료는 습진의 일반치료에 준하여 시행하나 원인물질을 제거하거나 피하도록 하는 것이 좋다. 염증완화를 위해 일시적인 스테로이드 연고 사용 및 소양증 완화를 위한 항히스타민제 경구투여가 필요하다. 잦은 목욕과 샤워를 피하고 약산성 비누를 사용하고 목욕 후 보습제, 완화제, 크림 사용은 피부건조나 갈라지는 것을 방지해 준다. 보습제는 광 예민성, 악 건성 ,노화, 건선 피부의 끈적임이 없는 무향, 무색소, 무자극이 좋으며 수분이 부족한 피부에 집중적으로 사용하며 민감성을 신속하게 진정시키고, 조기노화 예방에 있다. 보습제 성분은 주로 Liposomal vitamin A(retinyl palminate), Vitamin C(ascorvic palminate), E(tocopheryl acetate)이다 그림 11-26 .

CHAPTER 11

당뇨병성 족부궤양

Diabetic Foot Ulcers

학습목표

1. 당뇨병성 족부궤양과 관련된 신경병증의 3가지 형태를 설명할 수 있다.
2. 당뇨병성 족부궤양 형성의 위험인자를 설명할 수 있다.
3. 신경병성 궤양을 가진 대상자의 과거력 및 신체사정에 포함되어야 할 필수요소를 나열할 수 있다.
4. 당뇨병성 신경병증을 가진 대상자의 교육 내용에 필수적으로 포함될 내용을 설명할 수 있다.

당뇨병성 족부궤양은 흔히 당뇨발이라고 불린다. 당뇨발은 당뇨병의 주요 합병증으로 치유가 쉽지 않은 만성상처이기 때문에 환자의 이환율, 사망률, 삶의 질에도 영향을 크게 미치고 있다. 당뇨발이 발생한 환자의 경우 당뇨발 과거력이 없는 환자들과 비교했을 때 조기 사망, 심근경색, 치명적인 뇌졸중 발생 위험이 크다. 다른 만성상처와 달리 당뇨발은 말초신경병증과 말초동맥 질환과 같은 당뇨합병증으로부터 비롯되기 때문에 치료가 더욱 어렵고 반복적으로 재발하게 된다.

당뇨환자 중 40% 이상에서 하지신경병증이 발생한 것으로 보고되며, 당뇨병성 신경병증을 진단받은 성인 환자 중 40%는 보호감각이 없다. 15%는 심각한 궤양이 발생, 그중 14~24%에서 절단을 하였으며, 66%는 5년 내에 재발한다. 당뇨발 환자의 절단은 미국의 비외상성 절단 중 50~70%로 매우 큰 비중을 차지할 정도로 심각하다. CDC(2010)에 따르면 절단을 경험한 환자

중 2~3년 사이에 반대쪽 다리를 절단할 확률은 50~84%이며, 양쪽 다리를 절단한 환자의 5년 생존률은 50% 이하로 대장암의 5년 생존률 약 60% 정도인 것을 고려했을 때 당뇨인의 하지절단은 매우 치명적임을 알 수 있다.

I. 병인

말초 신경병증(neuropathy)과 말초동맥질환(peripheral arterial disease: PAD)은 당뇨발의 주된 병인으로 알려져 있으며, 대부분 복합적으로 나타난다.

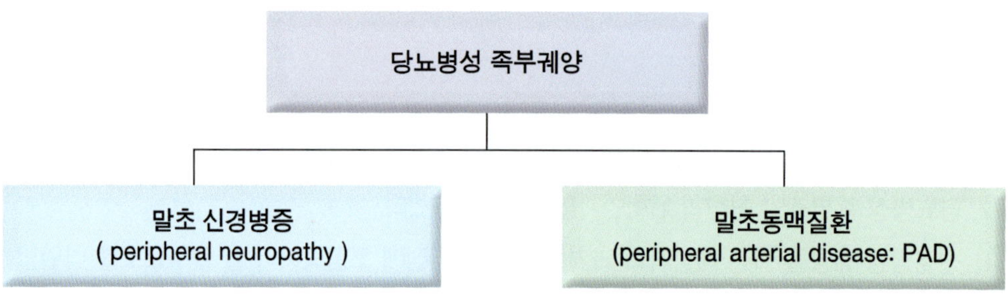

1. 말초 신경병증

하지신경병증(lower-extremity peripheral neuropathy) 중 당뇨병성 신경병증(diabetic neuropathy)이 가장 흔한 신경병증의 종류 중 하나이다. 신경병증은 축삭(axon), 세포체(cell body), 수초(myelin sheath)와 같은 신경 구조(nerve structure) 손상으로 발생된다. 이러한 신경학적 손상은 온도, 촉감, 통증 인지 등의 변화 혹은 감소로 환자 자신의 보호능력에 영향을 미치게 된다. 특히, 당뇨병성 신경병증의 발생 기전에 대해서는 다음과 같은 두 가지 가설이 있다.

첫 번째는 저혈당, 고혈당, 인슐린 겹핍이 말초신경계(peripheral nerve structure)의 대사 변화를 유발시키는데, 이는 신경조직을 손상시켜 점진적으로 몸의 기능적, 구조적 문제를 가져온다는 가설이다.

두 번째는 미세혈관질환이 신경 내의 저산소증을 가져와 신경섬유를 손상시킨다는 가설이다. 당뇨병성 신경병증은 통증섬유(pain fiber), 운동신경(motor neuron), 자율신경계(autonomic nervous system) 등 모든 말초신경계에 영향을 미친다.

신경병증에는 감각성 신경병증, 운동성 신경병증, 자율신경성 신경병증 3가지 형태가 있는데 이들은 단독으로 발생하거나 혹은 복합된 형태로 나타난다. 징후와 증상은 영향을 받은 신경에 따라 다르고 증상은 보통 수년에 걸쳐 서서히 나타난다.

1) 감각성 신경병증

감각성 신경병증은 감각신경의 기능 부전으로 보호감각이 손실되는 것으로 온도, 물리적, 화학적인 외부 위험에 노출됐을 때 명확하고 빠르게 인지하지 못하여 외상으로 인한 궤양을 악화시키게 된다.

2) 운동성 신경병증

운동성 신경병증으로 발의 변형(예: 망치발가락(hammer toe), 갈퀴발가락(claw foot) 등)이 일어나는데, 이는 발의 뼈 돌출 부위에 비정상적인 압력이 가해지는 것이 원인이다.

3) 자율신경성 신경병증

자율신경성 신경병증의 첫 번째 증상은 땀 분비가 되지 않아 발의 피부가 건조해지고 발에 균열, 굳은살이 발생하는 것이다 그림 13-1. 또 다른 증상은 피부의 온도조절 능력이 상실되고 교감신경이 차단되는 것이다. 교감신경 차단으로 인하여 하지의 혈류가 증가하게 되므로 발은 따뜻한 상태가 유지된다. 그렇기 때문에 발의 맥박은 촉진되어 하지 혈류의 순환상태가 좋은 것으로 오판할 수 있다.

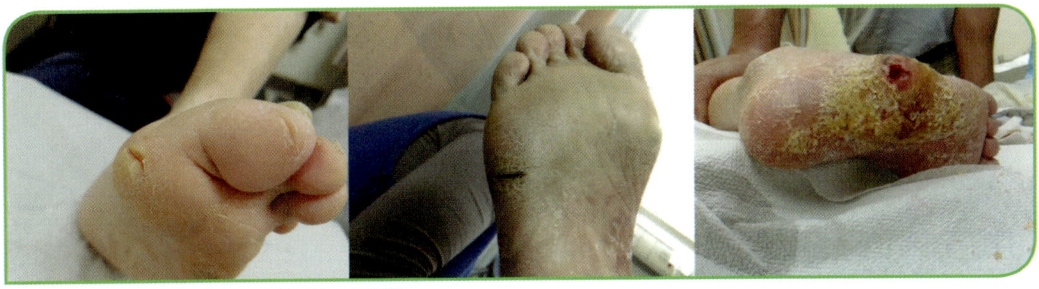

그림 13-1 피부가 건조해지고 발에 균열이 발생함.

2. 말초동맥질환

당뇨환자들에게 있어 말초동맥질환이 이환될 확률은 당뇨가 없는 환자보다 2배 높다. 전체 당뇨발 환자에서 허혈성 당뇨발환자의 비율이 50%로 점차 증가하는 추세인데 이것은 하지 절단의 주된 위험요인이며, 당뇨발 궤양의 치료를 지연시키는 중요 요인이다 표 13-1.

표 13-1 병인에 따른 당뇨발 특징

특성	신경병증	혈관병증
감각	감각 손실 혹은 이상감각	통증
상처 기저부	건강한 육아조직	괴사조직 창백하거나 약한 육아조직 진물이 많지 않아 건조함.
발의 온도와 맥박	맥박이 잘 촉진되며 발이 따뜻함.	맥박이 없거나 잘 촉진되지 않음 발이 차가움.
위치	발에 압력을 받는 부위 (중족골, 발뒷꿈치 등)	발가락 끝 발톱 주변, 발가락 사이
기타	건조한 피부, 갈라지고 인설이 많음.	치료가 지연됨.
사진	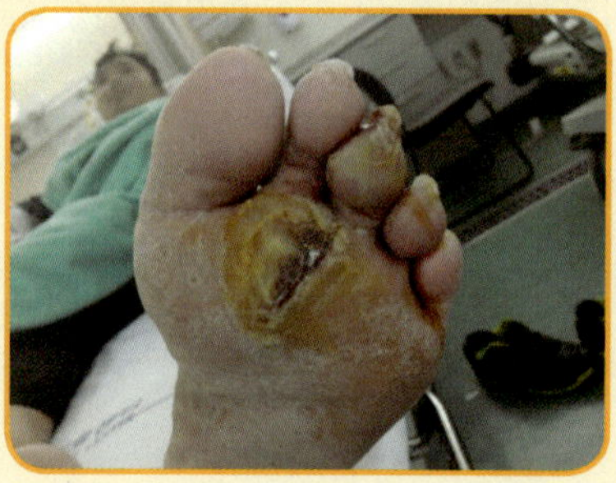	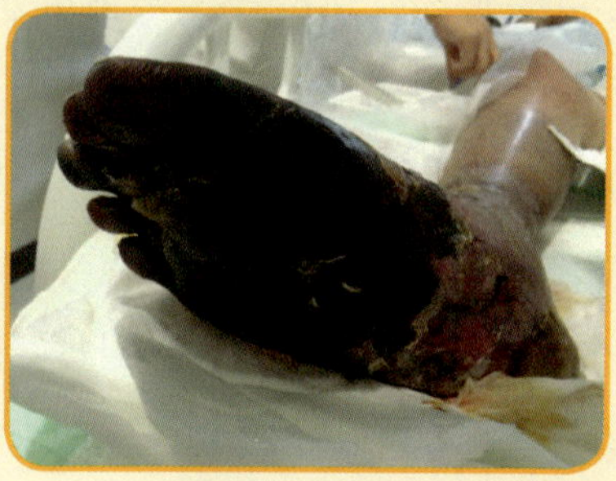

II. 사정

1. 상처 사정

다음과 같은 항목을 확인해야 한다.

- 상처 발생 시점과 원인, 상처 발생 기간, 이전에 상처가 있었던 경험, 이전 상처에 적용했던 치료 방법과 효과 정도에 대해 사정한다.
- 상처는 신경병증에 의한 것인지, 혈관병증에 의한 것인지, 신경병증과 혈관병증 두 개 모두가 원인인지 확인한다.

-계속

- 근골격계의 변형 유무를 확인한다.
- 상처의 크기, 깊이, 위치를 사정한다.
- 상처 기저부의 색깔(검은색, 노란색, 빨간색, 분홍색)과 상태를 사정한다.
- 뼈 노출 유무를 확인한다.
- 괴사 또는 괴저의 유무를 확인한다.
- 감염 유무, 있다면 전신감염증상(열, 오한 등)을 확인한다.
- 냄새 및 국소적 통증 유무를 확인한다.
- 진물 양상(양 : 많은 중간, 적음, 없음/진물 색깔)을 사정한다.
- 상처 가장자리의 상태(굳은살, 연화, 홍반, 부종, 잠식)를 사정한다.

2. 통증

당뇨발 환자에게 나타나는 신경병성 통증은 말초신경계가 손상된 환자에게 나타나는 흔한 증상이며, 고혈당증, 공복혈당장애, 내당능장애, 이상지혈증, 미세혈관 손상 등과 같은 여러 가지 원인이 말초신경병증성 통증 혹은 이상감각을 유발시킨다.

말초신경병증성 통증의 양상은 신경계 손상에 따라 다르게 나타난다. 통증의 양상으로는 작열감(타는 듯한 느낌의 통증, 화끈거림), 이질통(통증을 일으키지 않을 만한 자극에도 통증을 느끼는 증상), 통각과민(아픔을 과대하게 느끼는 상태) 등 다양하게 표현되며, 이러한 비정상적인 감각으로 인해 정확한 감각을 인지하지 못하게 된다.

당뇨발에서 혈관병증에 의한 통증은 신경병증에 의한 통증보다 더 심하게 나타난다. 통증의 양상은 매우 다양하다. 걸음을 걸으면 다리가 아프고 저리지만 쉬면 빠르게 회복되는 상태가 반복되는 간헐적 파행증(intermittent claudication)이 있다. 이는 움직이면 경련(cramping) 또는 피로감 등이 엉덩이, 허벅지, 종아리, 발에 나타나는 것이 특징이다. 환자들이 다리 통증을 피하기 위해 보행이나 활동을 줄이거나 당뇨병, 신경병증, 추간판 혹은 척추관 협착증, 보행장애와 같은 질병이 동시에 이환되기 때문에 통증을 인지하지 못하고 다른 질병에 의한 통증으로 오인할 수 있다.

혈관병증이 악화되면 휴식 시 통증(resting pain: 활동이 없음에도 통증을 호소), 자세에 따른 통증(positional pain: 다리를 올리면 통증이 증가하고, 내리면 통증이 감소), 야간통증 (nocturnal pain: 밤에 더 심한 통증을 느낌) 등을 호소하며 통증이 더욱 악화된다.

3. 감각손실에 대한 검사

신경 감각을 사정하기 위한 간단하고 비용효과적인 방법은 10g 모노필라멘트 검사이다. 압력 감각 소실 정도를 알아보는 것으로 궤양 발생을 예측할 수 있다. 모노필라멘트는 10g의 압력이 가해지면 구부러지는데, 모노필라멘트에 대한 감각이 없는 것은 신경병증과 연관된다. 신경병증의 진행은 점차적으로 진행되기 때문에 환자들은 자신의 증상을 인지하기 어려워 늦게 발견하는 경우가 많다. 상처나 굳은살이 있는 곳은 검사를 시행하지 않으며, 발바닥의 여러 점에서 이 압력을 인지할 수 없으면 대신경섬유의 기능 소실을 의심할 수 있다. 일반적으로는 열 군데를 검사하도록 권장된다. 조용하고 편안한 장소에서 시행해야 하며, 검사방법은 다음과 같다.

1) 10g 모노필라멘트가 정상적인지 확인한다(굽어져 있거나 끊어져 있지는 않는지).
2) 10g 모노필라멘트를 대상자에게 보여준다. 10g 모노필라멘트의 끝을 대상자의 손이나 발 위에 놓고 이 검사가 통증이 없음을 알려준다.
3) 대상자에게 고개를 돌리고 눈을 감거나 천장을 보도록 한다.
4) 10g 모노필라멘트를 피부와 수직이 되도록 갖다 댄다 그림 13-2 A .
5) 10g 모노필라멘트의 끝을 발바닥에 갖다 대면서 10g 모노필라멘트가 접촉되고 있는지를 느낄 수 있을 때 "예"라고 답하도록 한다. 이 때 대상자에게 "느낄 수 있습니까?"라고 물어보지 않도록 한다. 만약 10g 모노필라멘트가 검사 부위에 닿아도 "예"라고 하지 않으면 다른 부위에 적용해 본다.
6) 10g 모노필라멘트가 구부러 질 때까지 누르고 1~3초 기다린다 그림 13-2 B .
7) 각 부위마다 모노필라멘트를 3번씩 적용한다.
8) 10g 모노필라멘트를 피부에서 떼어내면서 이에 피부를 긁지 않도록 한다 그림 13-2 C .
9) 발의 다른 부위에서 위의 과정을 반복한다 그림 13-3 .
10) 검사 중에는 환자에게 긍정적인 피드백을 주어 환자를 격려 한다.
11) 한 부위에 세 번 시행 후 두 번 이상을 올바르게 대답했다면 그 부위에는 감각이 있는 것이다.
12) 10명을 연달아 사용하고 나면 모노필라멘트는 24시간 후에 사용하도록 한다.

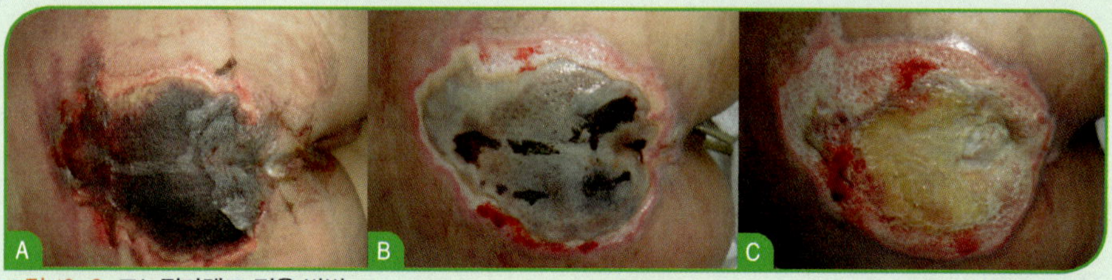

그림 13-2 모노필라멘트 적용 방법

-계속

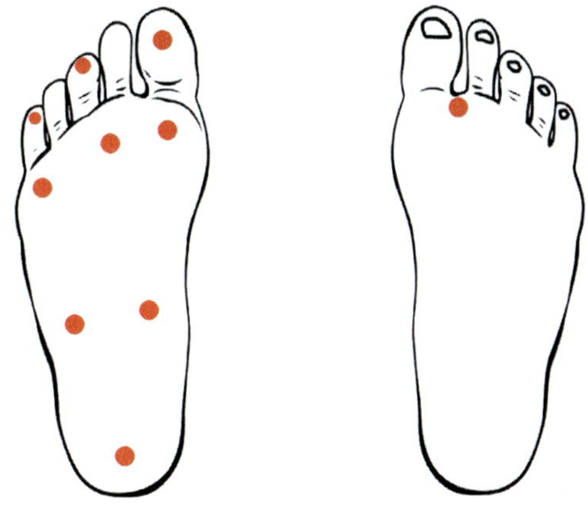

그림 13-3

4. 혈관 상태 검사

말초동맥 촉진은 가장 기본적인 혈관 상태 검사이며, 대퇴동맥(femoral), 슬와동맥(popliteal), 족배동맥(dorsalis pedis), 후경골동맥(posterior tibial)의 맥박을 모두 촉진하는 것이 필요하다. 맥박을 촉진하고 평가하는 것은 관찰자에 따라 위양성(false-positive)과 위음성(false-negative) 비율이 높다. 또한 관류 장애가 있는 허혈성 상태일지라도 동정맥 분지(arteriovenous shunting)로 인해 발이 비교적 따뜻하고 피부가 분홍색으로 보일 수 있기 때문에 시진과 촉진만으로 말초동맥 질환을 확진하지 않는다.

말초동맥질환이 의심이 간다면 반드시 전체적인 혈관 검사를 위해 혈관 전문가에게 초음파(doppler ultrasound), ABI 검사(ankle-brachial index), 발가락 압력검사(toe-brachial index), 경피혈중 산소분압(transcutaneous oxygen measurement) 등을 의뢰하여 시행해야 한다. 당뇨환자에게서 심한 허혈상태(critical limb ischaemia)를 발견했다면, 가능한 빨리 혈관 전문가에게 검사를 의뢰하는 것이 가장 중요하다. 무맥(pulselessness), 통증(pain), 창백함(pallor), 매우 차가운 피부(perishing cold), 감각이상(paraesthesia), 마비(paralysis) 증상이 나타나는 급성허혈상태(acute limb ischaemia)는 응급상황이며 치료시기를 놓친다면 하지 절단 확률이 매우 높아진다.

급성 허혈 상태 증상 6P

- 무맥(**P**ulselessness)
- 통증(**P**ain)
- 창백함(**P**allor)
- 피부가 매우 차가움 (**P**erishing cold)
- 감각이상(**P**araesthesia)
- 마비(**P**aralysis)

5. 감염

당뇨발의 56%가 감염을 경험하게 되며 그중 20%는 사지 절단으로 이어진다. 당뇨발 환자의 감염을 조기에 발견하는 것은 매우 중요하지만 쉽지 않다. 동맥기능부전, 면역억제 상태, 감각저하를 동반한 환자라면 열감, 부종과 같은 감염 및 염증의 전형적인 징후를 초반에 발견하기 어렵다.

1) 임상적 진단 및 균 배양검사

당뇨병성 족부 감염을 진단할 때는 미생물학적 검사 결과에만 의존해서는 안 되며, 임상 증상을 포함하여 진단이 이루어져야 한다. 모든 상처에는 미생물이 존재하기 때문에 균배양 검사 결과가 올바르게 해석되지 못할 수도 있기 때문이다.

균배양 검사 시 상처 표면에서 균을 채취하는 것은 정확하지 않을 수 있다. 모든 상처 표면에는 미생물이 존재하는데 단순 오염으로 상처 표면에 붙어 있는 미생물을 채취하게 되어 진짜 문제가 되는 병원균(pathogen)을 놓치기 쉽다. 따라서 균배양 검사 전 상처를 깨끗하게 소독하고 괴사 조직을 제거한 후에 심부조직 검체로 정확한 검사결과를 얻을 수 있도록 해야 한다. 또한 모든 상처는 미생물이 오염(contamination), 집락형성(colonization)의 형태로 존재하므로 감염 증상이 없는 상처에서 균배양 검사를 하는 것은 의미가 없다.

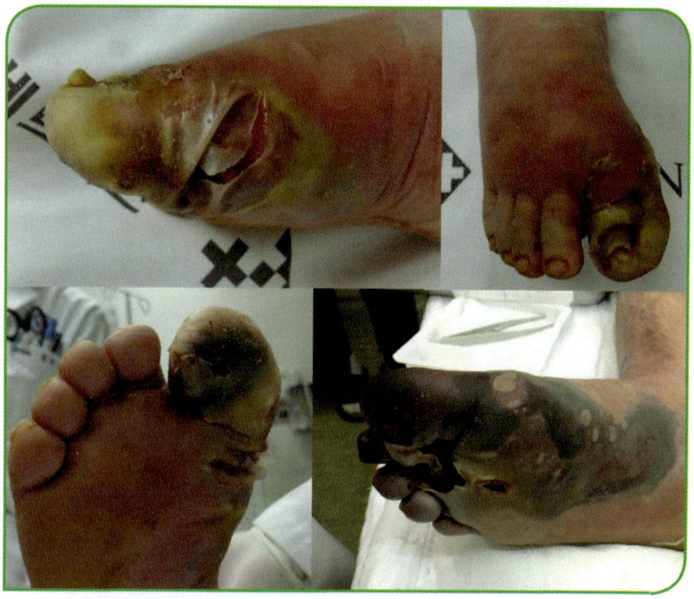

그림 13-4 심각한 감염 단계인 당뇨발

광범위한 염증, 괴저, 괴사는 심각한 발 감염의 징후이며, 이러한 경우 하지

표 13-2 당뇨발 감염 중증도 분류

PEDIS 감염 단계	감염의 임상 증상
Grade 1/정상	감염의 임상 증상이 없음.
Grade 2/국소 감염	피부와 피하지방층까지 침범한 감염으로 적어도 다음 중 2가지 증상이 나타난다. ▪ 국소 부종 또는 경결 ▪ 궤양 주변 발적 > 0.5 to 2 cm ▪ 국소 통증 ▪ 국소 열감 ▪ 화농성 분비물(걸쭉함, 불투명한 것에서 희고 혈액성 분비물까지 나타남).
Grade 3/중정도 감염	2cm 이상의 발적이 있으며, 위의 증상 중 하나(부종, 통증, 열감, 분비물) 또는 피하지방층 이하에 침범하는 심부 감염(농양, 림프관염(lymphangitis), 골수염, 패혈성 관절염, 근막염) 등이 나타남. 전신 감염 증상은 없음.
Grade 4/심각한 감염	중정도 감염 증상과 함께 다음과 같은 전신염증반응증후군이 2개 이상인 경우 ▪ 체온 > 38 or < 36℃ ▪ 맥박 > 90회/분 ▪ 호흡수 > 20회/분 ▪ $PaCO_2$ < 32mmHg ▪ 백혈구 > 12,000 또는 < 4,000/cu mm ▪ 10% 이상의 미성숙 백혈구

출처: Wounds International (2013). International Best Practice Guidelines: Wound Management in Diabetic Foot Ulcers.

절단의 위험이 높을 뿐만 아니라 생명에도 위협이 될 수 있으므로 필요한 경우 즉시 수술적 치료가 가능할 수 있도록 혈관 전문의가 포함된 당뇨발 전문 치료팀에 진료 의뢰를 한다 그림 13-4.

2) 골수염 사정

골수염(osteomyelitis)은 중정도 이상의 감염된 당뇨발에서 흔히 발견할 수 있는 증상이다. 골수염을 치료하지 않는다면 상처는 치유되기 어렵다. 골수염은 초기 단계에서 진단하기 어려울 수 있으나 뼈 돌출 부위에 있는 깊은 만성상처에는 골수염이 있을 가능성이 높으며, 발가락이 짧고 두꺼워져 소시지(sausage toe)처럼 보이는 경우, 뼈가 노출된 경우에는 골수염이 발생한 것으로 볼 수 있다.

골수염을 간단히 확인하는 방법은 소독되고 끝이 날카롭지 않은 프로브(probe)를 이용하여 상처에 부드럽게 삽입했을 때 딱딱하고 거친 느낌의 뼈가 노출되었는지 확인해 보는 것이다 그림 13-5.

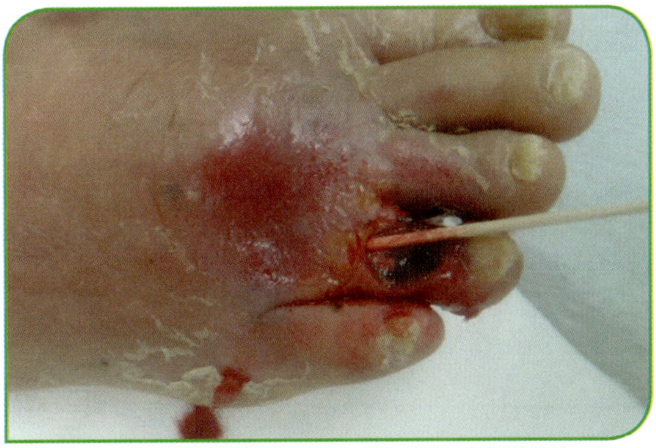

그림 13-5 면봉을 이용하여 노출된 뼈가 있는지 확인한다.

표 13-3 감염을 나타내는 주요 임상 검사 결과

임상 검사 결과	해석
백혈구(정상: 4,500~10,000)	백혈구는 국소감염에서는 반응하지 않으나 심각한 감염에서는 상승한다.
C반응성단백(C-Reactive Protein, CRP) (정상: 〈 10mg/L),	CRP 10 mg/L 이상은 전신 염증을 의미한다.
혈당(정상: 74~106 mg/dl adults) 당화혈색소(Hemoglobin A1c) (정상: 3.5~6%)	감염이 있을 때 상승한다.

X-ray를 통해서도 골수염을 확인할 수 있지만 감염 초기에는 골밀도에 대한 민감도(sensitivity)가 떨어지고 감염후기에는 특이도(specificity)가 떨어진다는 것을 주의해야 한다 그림 13-6. X-ray로 골수염이 확인되지 않았으나 의심되는 경우에는 자기 공명 영상(magnetic resonance imaging, MRI) 촬영을 고려할 수 있다.

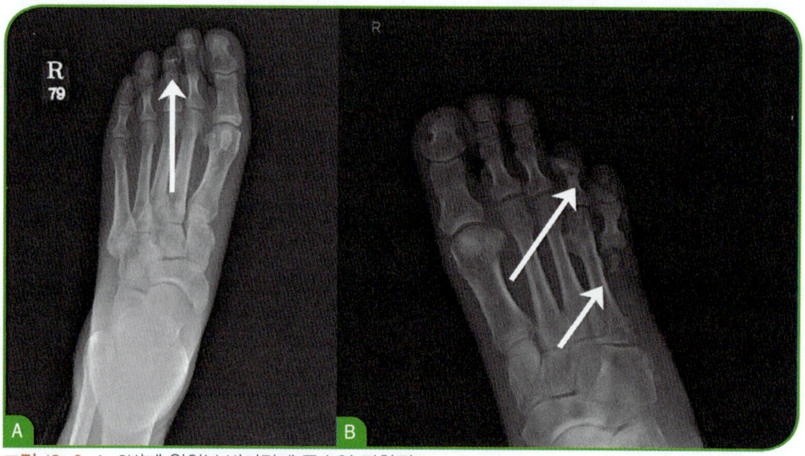

그림 13-6 A. 3번째 원위부 발가락에 골수염 관찰됨.
B. 5번째 중족곡, 4번째, 5번째 원위부 발가락 골용해 관찰됨.

6. 발 변형

운동성 신경병증(motor neuropathy)으로 당뇨발이 발생한 환자들은 발 모양 변형과 보행 변화를 관찰할 수 있다. 운동신경기능손실과 아킬레스건(achilles tendon)의 수축으로 발 근육과 건에 변형이 발생하게 되어 발 구조와 보행의 변화 그리고 근육 손실이 일어난다. 또한 발바닥 피하지방층의 재분배가 일어나 뼈 돌출부위, 특히 중족골 헤드(metatarsal heads)를 충분히 보호하지 못하게 된다.

발 변형이 일어나면서 발바닥의 압력을 충분히 분산시키지 못하여 반복되는 압력으로 단단하고 두꺼워진 굳은살이 생긴다. 굳은살이 발생하면 발바닥 압력을 더욱 증가시키고 피하층 출혈의 원인이 되어 상처 발생의 직접적인 원인이 된다. 감각에 문제가 없는 건강한 사람의 경우 굳은살이 생겼을 때 보행을 하게 되면 발바닥에 심한 압력이 가해져 통증을 느끼게 되고 보행하기 어려워지면서 압력을 제거하고 걷기 위한 노력을 하게 된다. 그러나 발에 감각이 없는 당뇨 환자의 경우 통증을 느끼지 못하기 때문에 압력을 제거하지 않은 채 보행을 지속해 압력을 가중시켜 상처가 발생하게 된다.

발 변형의 한 형태인 샤르코 관절(Charcot' joint)은 당뇨로 인해 신경이 손상되어 감각이 저하되고 근위축과 관절의 불안정한 상태에서 보행을 지속하여 골관절이 파괴되는 것이다.

샤르코 관절의 초기 단계에는 발에 부종이 생기고 열감이 있으면서 발적이 있고 맥박이 심하게 뛰는 증상이 나타나서 연조직염으로 오인하는 경우가 흔하다. 이 시기에는 골재흡수가 이뤄지지 않아 뼈가 약화되는 시기이며, 시간이 지나면서 발의 아치(arch)가 붕괴되어 발바닥이 볼록한 형태가 되는데 이렇게 되면 발의 압력을 거의 조절할 수 없어 압력에 의해 상처가 발생한다.

이와 같은 발의 구조적인 변형이 발생한 환자는 신발이 잘 맞지 않는 경우가 많다. 이들은 신발에 의해 발이 눌려도 감각이 떨어지기 때문에 과도한 압력이 가해지는지 인지하지 못해 발에 맞지 않는 신발을 계속 신고 보행하게 되어 결국 상처가 발생하게 된다.

Ⅲ. 당뇨발 관리

당뇨발 관리를 위해 과거 절단 경험이 있거나 궤양이 발생했던 경험이 있는 고위험군은 다학제간 접근(multidisciplinary approach)으로 치료가 이루어져야 한다.

당뇨발 관리를 위한 필수 구성 요소는 다음과 같다.

- 기저질환의 치료
- 적절한 혈액 공급
- 감염 관리
- 압력 제거
- 상처 관리

1. 기저질환의 치료

철저한 혈당 조절과 고혈압, 고지혈증, 흡연 등 위험요인 관리가 철저히 이루어져야 할 뿐만 아니라 영양불균형에 대한 교정도 필요하다. 그 외 다른 기저질환이 있다면 반드시 교정하여 궤양 치유가 지연되지 않도록 해야 한다.

- 금연
- 체중 조절
- 적절한 혈압 유지
- 알코올 섭취 제한(하루 1~2잔)
- 만성질환 관리
- 혈당 관리

표 13-4 굳은살로 인한 상처 발생 과정

1단계: 굳은살 형성

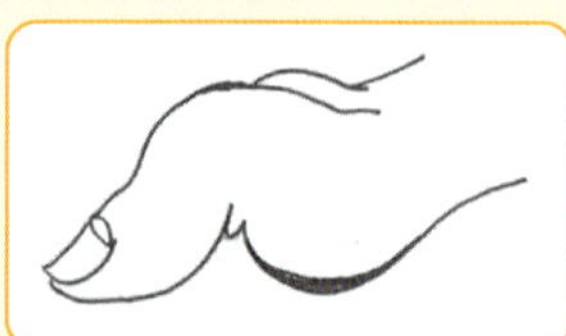

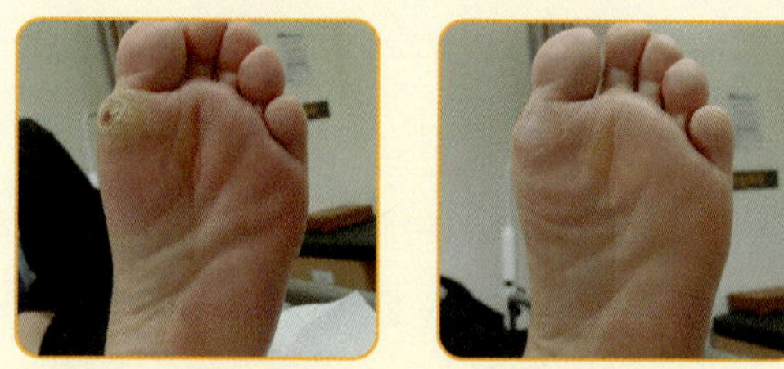

2단계: 피하출혈

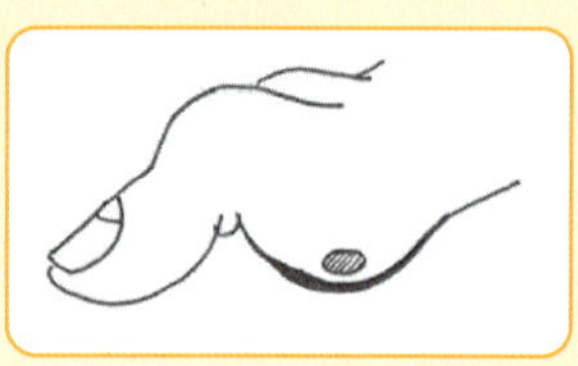

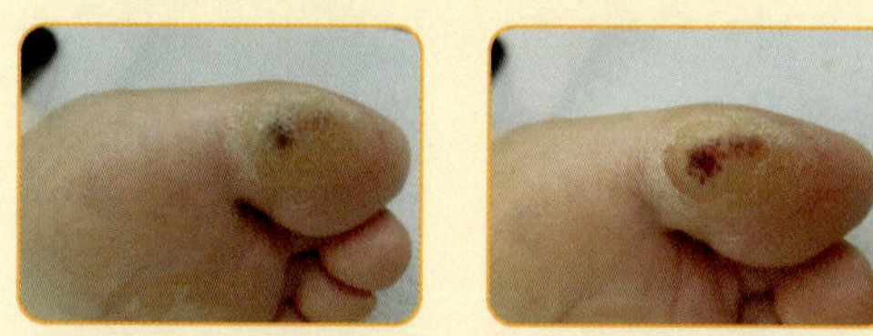

3단계: 피부 파괴(궤양)

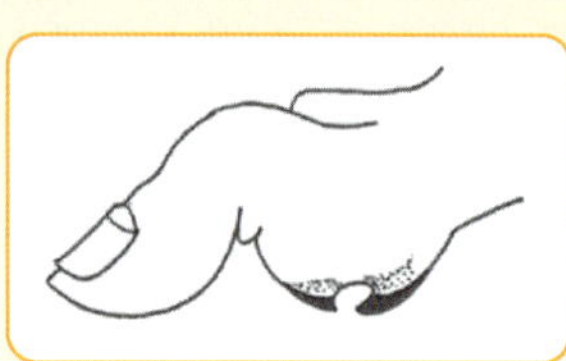

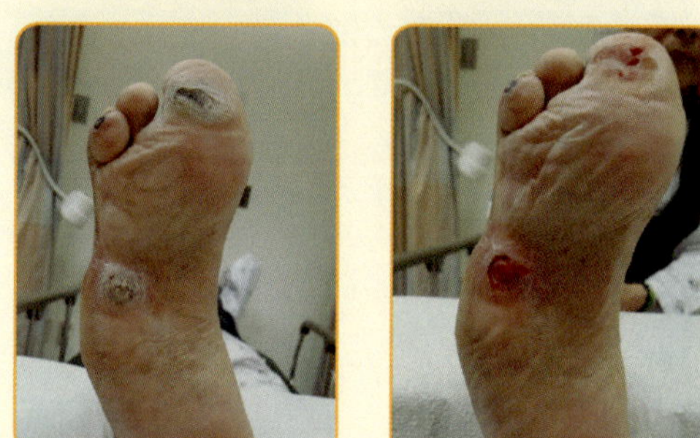

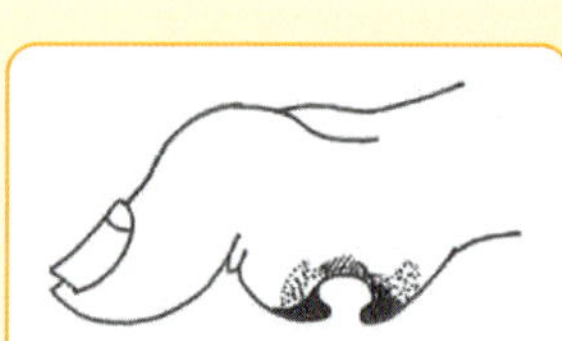

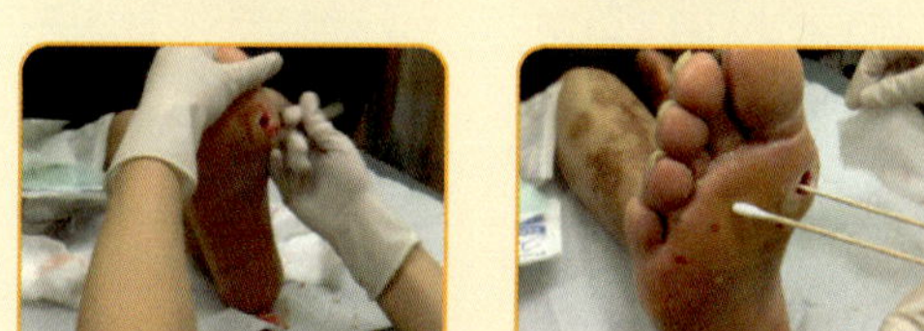

표 13-5 운동성 신경병증 환자들의 발 변형

망치발가락(hammer toe)	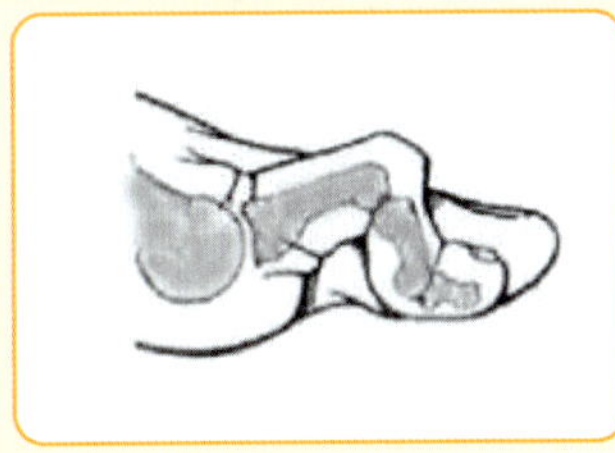	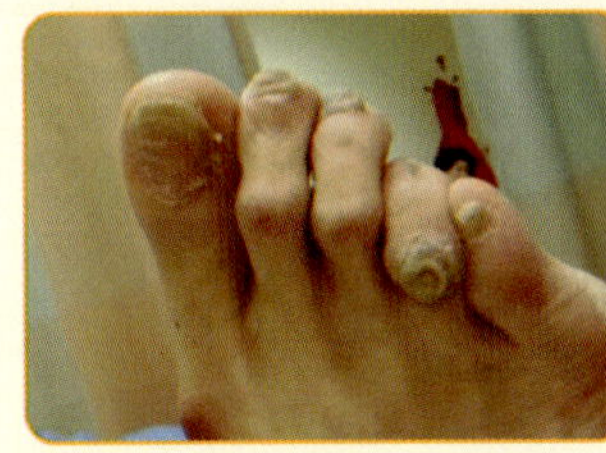
갈퀴발가락(claw toe)	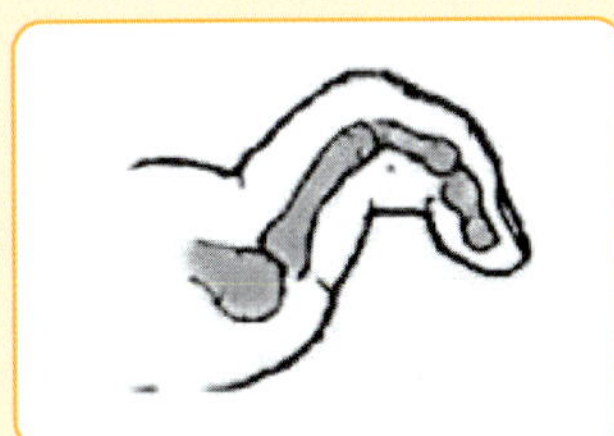	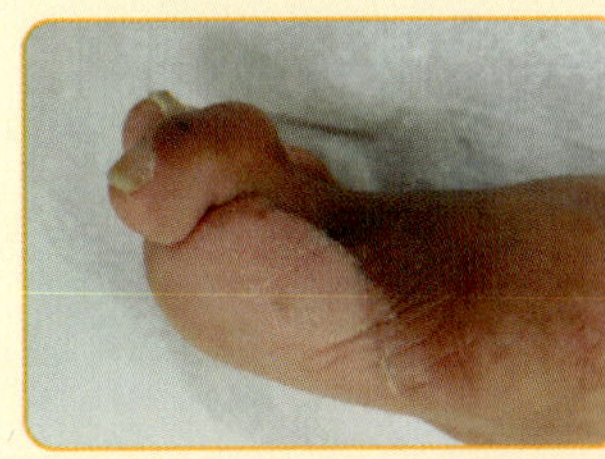
추 족지(mallet toe)	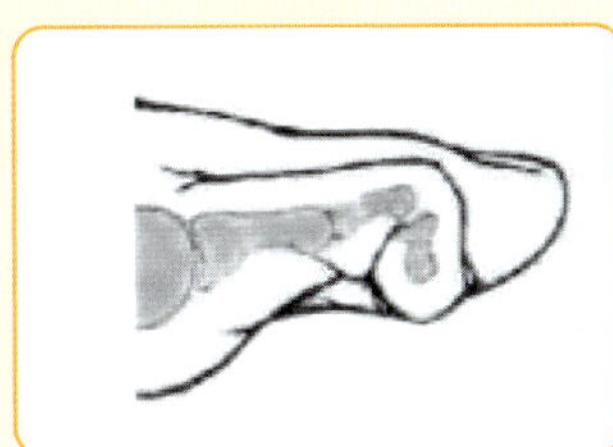	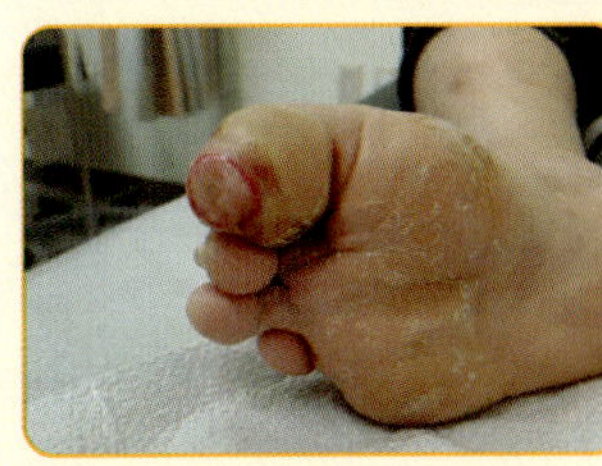
무지외반증 (halgus valgus)	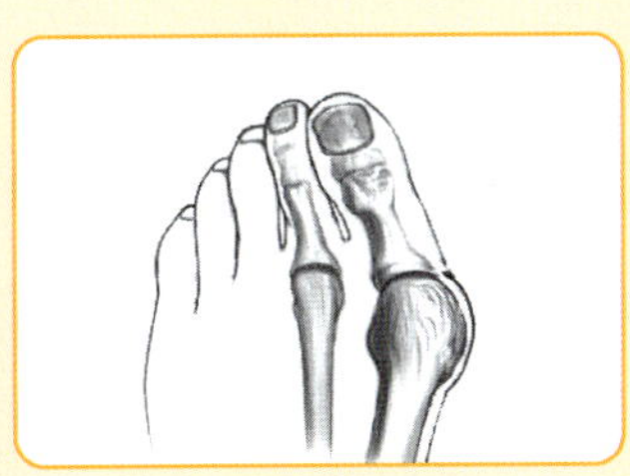	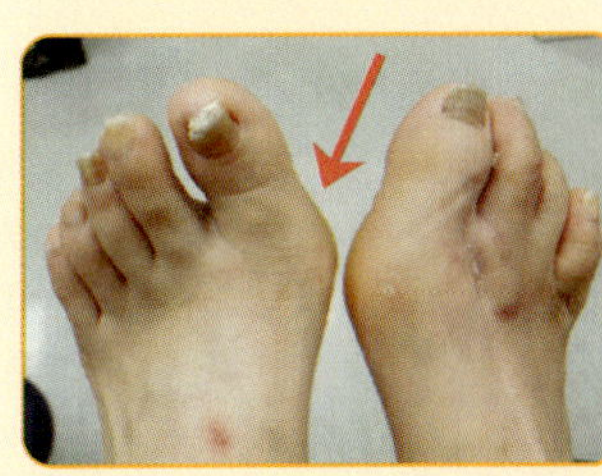
편평족(pes planus)	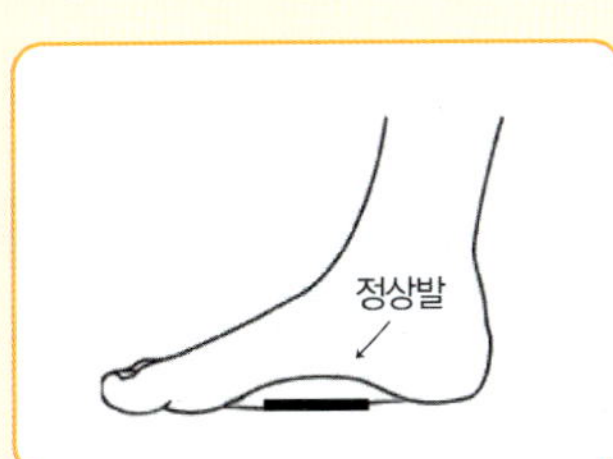	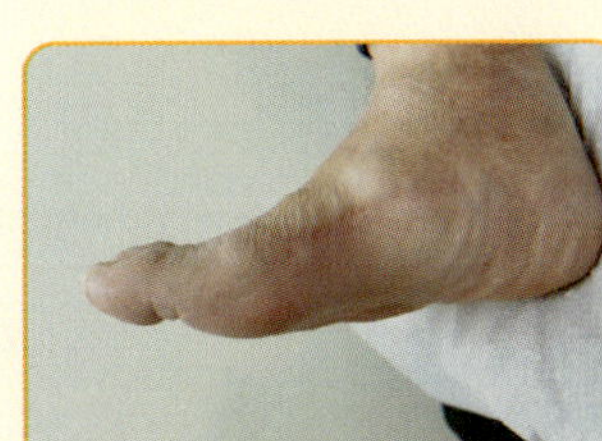

-계속

표 13-5 운동성 신경병증 환자들의 발 변형

요족(pes cavus)	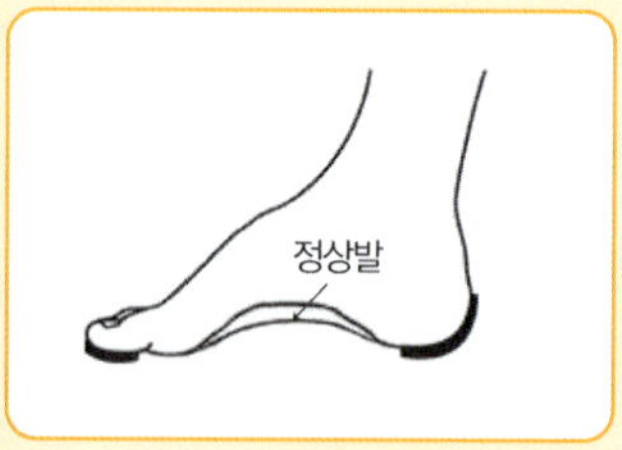	
샤르코 관절병변 (Charcot's joint)	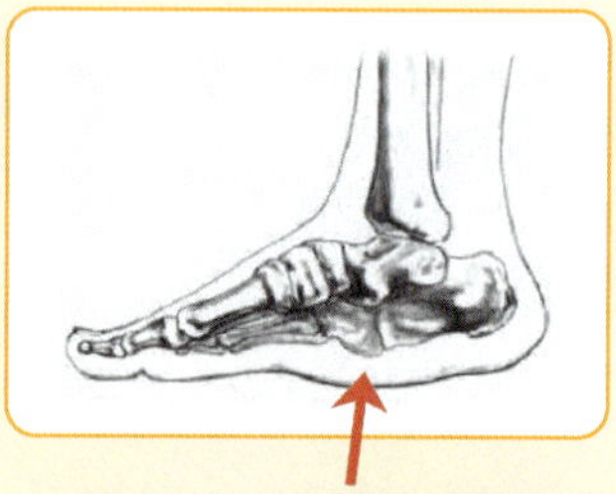 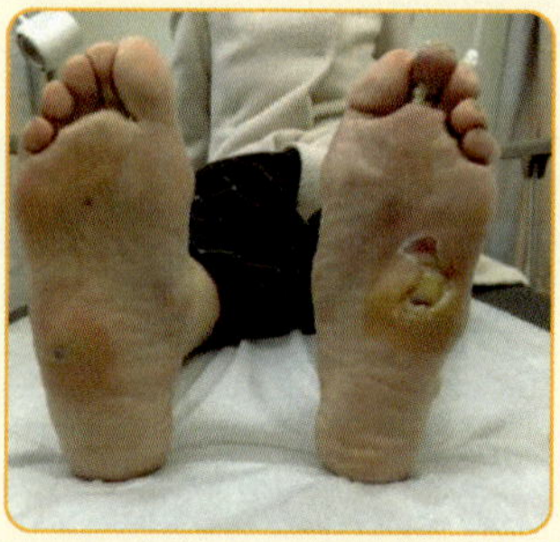	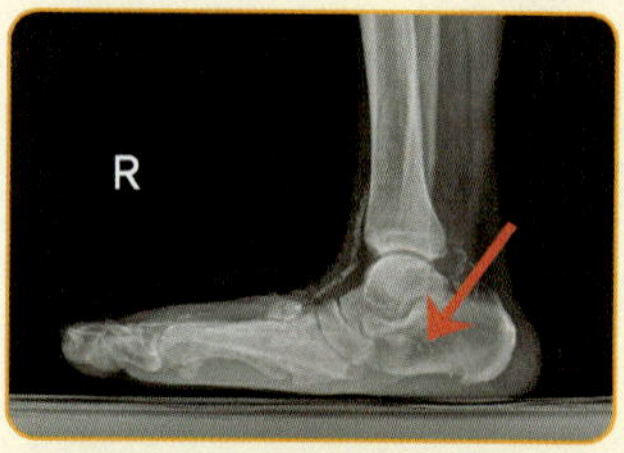 샤르코 관절병변 x-ray 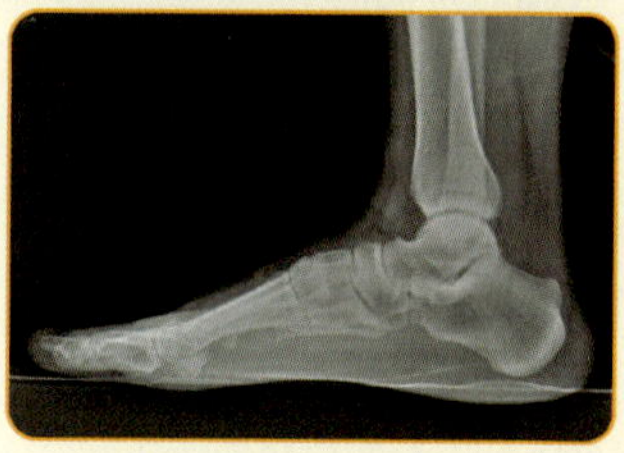 정상 x-ray
발목 관절 첨족 (ankle joint equinus)	발목관절 첨족(ankle joint equinus, 90도 이하 발목 관절 배굴(dorsiflexion) 할 수 없음)의 발생은 말초신경병증을 의미하며 이 경우 발바닥 앞쪽에 심한 압력이 가해지게 되어 앞쪽 발에 상처가 잘 생긴다. 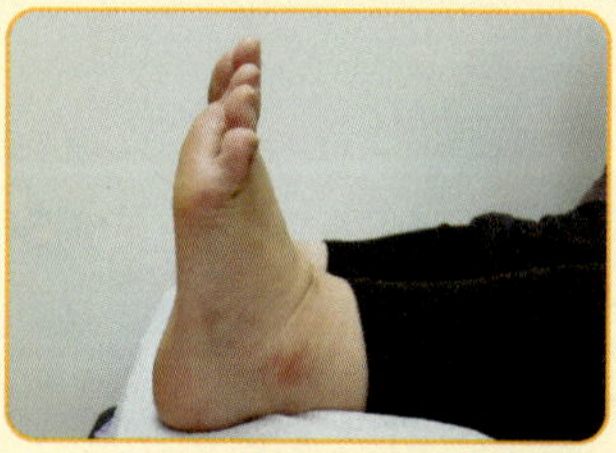 정상적인 배굴(dorsiflexion)	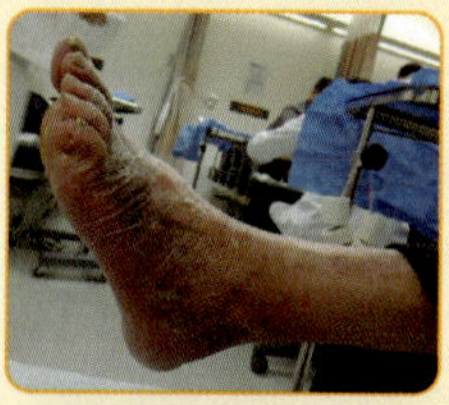 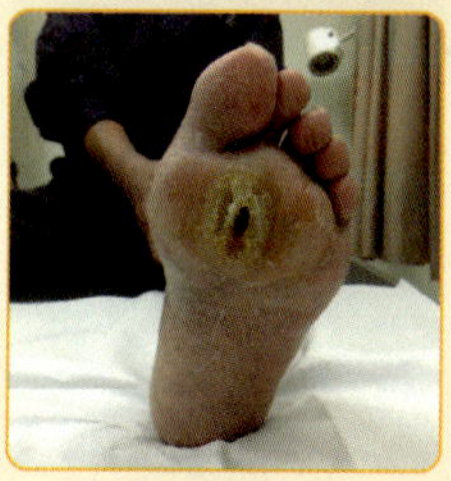 발목 관절 첨족

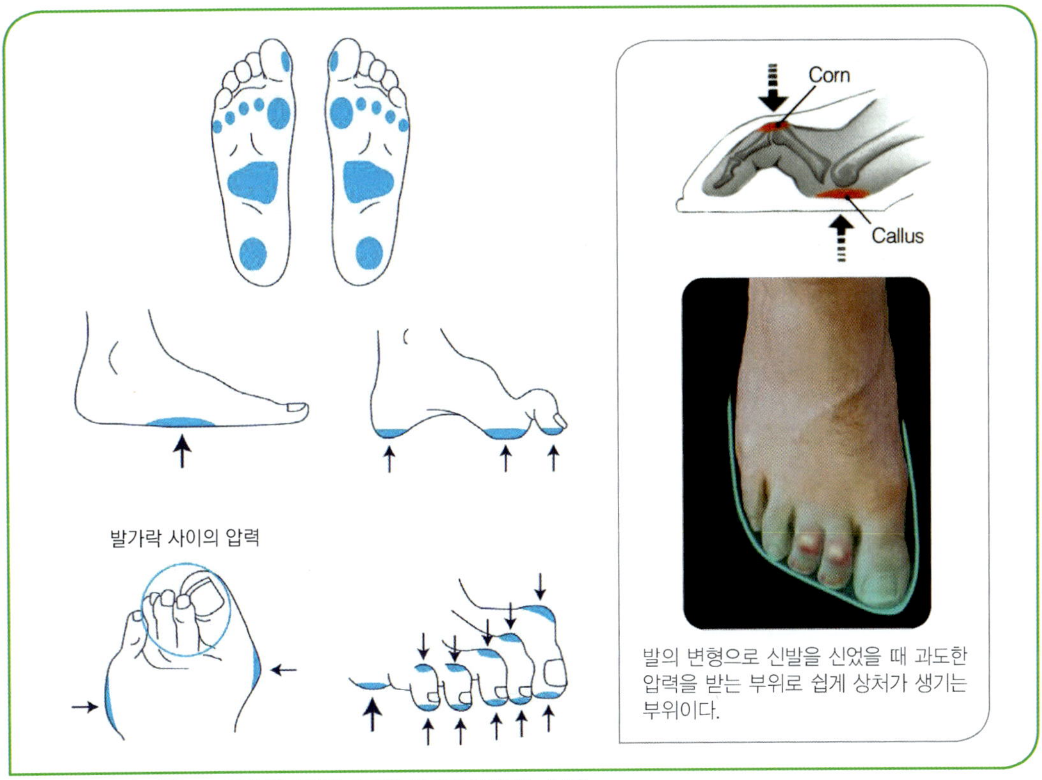

그림 13-7 **발의 변형으로 인한 발바닥의 과도한 압력이 가해지는 부위**
출처: Wounds International (2013). International Best Practice Guidelines: Wound Management in Diabetic Foot Ulcers.

2. 적절한 혈액공급

당뇨발 치료를 위해 당뇨발의 원인 질환을 확인하고 가능한 빨리 원인을 제거하거나 교정하는 것이 우선 순위가 된다.

허혈 상태라면 어떤 치료보다도 우선적으로 허혈 상태를 교정해 주는 것이 필요하다. 따라서 휴식기 통증, 궤양이 있는 중증하지허혈 환자들은 혈류 개선을 위해 빨리 혈관 전문가에게 의뢰하는 것이 우선시 된다. 혈류개선에 대한 자세한 치료방법은 12장에 자세히 기술되어 있다.

상처 관리에 대한 구체적인 계획을 수립하기 위해서는 혈류상태를 먼저 파악하고 그에 따라 적절한 치료 방향을 결정해야 한다 표 13-6.

표 13-6 발목상완지수(ABI) 결과에 따른 상처관리계획

발목상완지수	판독	상처 관리
> 1.30	상승 1.4 이상은 심혈 관계 사망률을 예측 낮은 ABI (< 0.9)와 유사한 고위험군	▪ 추가적인 혈관 검사 시행 후 필요하다면 혈관 중재술을 먼저 시행한다.
0.90~1.30	정상	▪ 적극적인 상처 치료를 시행할 수 있는 상태이다.
0.60~0.89	경계	▪ 관류상태를 확인하기 위해 TcPO2 측정한다. ▪ 상처를 자주 모니터링 한다. ▪ 관류 상태가 충분하지 않으므로 보존적 치료를 조심스럽게 시작하며 위험요인(영양, 압력 경감, 국소적 또는 전신적 요소)을 제거한다. ▪ 보존적 치료를 2~4주 시행했음에도 호전이 없다면 혈관 전문가에게 의뢰한다.
0.40~0.59	중증 허혈	▪ 추가적인 혈관검사를 시행한다. ▪ 상처 감염이 없는 건조한 검은 가피는 유지시키며, 변연 절제술을 시행하지 않는다.
< 0.4	심각한 허혈	▪ 응급상황으로 혈관 전문가에게 최대한 빨리 의뢰한다. ▪ 상처 감염이 없는 건조한 검은 가피는 유지시키며, 변연 절제술을 시행하지 않는다.

출처: the Wound, Ostomy and Continences Nurses Society (2013). Guideline for Management of Wounds in Patients with Lower-Extremity Neuropathic Disease.

3. 감염관리

감염은 모든 개방성 상처에서 발생 가능하나 특히 당뇨환자의 상처는 감염에 취약하다. 고혈당은 감염에 대한 저항을 낮추며 혈액의 점성을 증가시켜 혈행을 감소시킨다. 이것이 호중구의 기능저하로 이어져 말초혈관장애를 동반하게 되면 상처는 저산소 상태가 되어 괴사성 감염이 일어나게 된다.

감염 치료를 위해서는 감염의 중증도를 분류하고 적절한 항생제를 사용하는 것이 중요하다. 감염되지 않은 상처에는 항생제 사용이 필요치 않으나 감염 증상이 있는 상처에는 반드시 항생제 치료가 필요하다.

1) 중정도 감염(피부층 감염)

최근 항생제 치료를 받지 않은 환자에게 나타난 경미한 감염의 경우에는 황색포도상구균(staphylococcus aureus), ß-용혈성 연쇄상구균(ß-haemolytic streptococcus)을 대상으로 한 경험적 경구 항생제를 사용한다. 균배양 검사 결과 더 적절한 항생제가 확인되었다면 항생제를

변경한다. 항생제 치료에도 상처가 치유되지 않는다면 균배양 검사 결과를 근거로 항생제를 변경한다.

2) 중증 감염(심부조직 감염)

심부조직(봉와직염, 림프관염, 감염성 관절염, 근막염) 감염을 치료하기 위해 ❶ 가능한 빨리 광범위 항생제를 정맥 투여한다. ❷ 항생제 투여 전에 균주를 확인하기 위해 상부 조직에서 검체를 채취하거나 화농성 분비물을 채취하여 균배양 검사를 해야 하나 항생제 치료를 시작하지 않고 배양 검사 결과를 기다려서는 안 된다. ❸ 균배양 검사 결과가 나오거나, 증상이 호전되지 않으면 항생제를 변경해야 한다. ❹ 감염이 호전되면 정맥 투여에서 구강 투여로 변경할 수 있으며, ❺ 감염이 해결될 때까지 항생제 치료를 계속해야 한다. 보통의 경우 연부조직 감염 치료는 1~3주 정도 소요된다. ❻ 메티실린 내성 황색포도알균 감염(methicillin resistant staphylococcus aureus, MRSA) 과거력이 있는 환자, MRSA 집락이나 감염의 유병률이 높은 지역, 임상적 증상, 징후가 심각한 경우는 MRSA 고위험군으로 이들에게는 MRSA에 대한 경험적 항생제 사용을 고려해야 한다.

혈류상태가 좋지 않은 신경병증성 발 감염은 혈류 상태가 좋은 신경병증 발에 발생하는 감염보다 더욱 심각한 경우가 대부분으로 항생제 사용을 고려해야 한다. 그러나 항생제를 단순히 감염 예방 차원으로 사용하는 것은 항생제 내성균을 예방하기 위해 좋지 않다. 깊은 곳에 생긴 농양, 감염이 뼈와 관절을 광범위하게 침범한 경우와 괴사, 괴저, 괴사성 근막염 등과 같은 감염 증상이 있는 경우에는 적절한 항생제 치료와 함께 수술적 중재도 함께 이루어져야 절단의 위험을 줄일 수 있다. 감염 관리에 대한 자세한 내용은 7장에 있다.

3) 압력 경감

일부 말초신경병성 궤양은 일상생활에서 외상으로 발생하는 경우도 있지만, 대부분의 상처는 발 변형이 있고 부적절한 신발을 착용한 상태에서 보호 감각의 손실로 인해 반복적이고 강한 압력을 인지하지 못하여 발생한다. 그러므로 말초신경병성 상처 치료는 전단력(shear)을 감소시키고 압력을 제거 혹은 분산시키는 압력 경감(off loading)이 제일 우선시되어야 한다. 압력 경감은 상처 치료의 모든 단계에서 이루어져야 한다. 상처는 압력이 가장 많이 가해지는 발바닥 앞부분에 많이 생긴다. 압력 경감을 목적으로 한 신발이나 교정용 깔창은 굳은살의 중증도와 궤양 재발을 낮추는 데 도움이 된다. 그러나 잘못된 압력 경감 방법은 오히려 상처를 발생시킬 수 있다.

❶ 전접촉 석고

전접촉 석고(total contact casting, TCC)는 압력 경감을 위한 표준 치료이다.

전접촉 석고는 발 모양에 따라 최소한으로 패딩하고 주의를 기울여 모양을 만들어서 하지에 석고를 적용하는 방법이다. 발바닥 전체의 압력을 분산시켜 상처 부위에 과도하고 반복적인 압력을 제거할 수 있다. 일반적으로 5~7일 적용하고 상처 평가 후 필요시 반복 적용한다.

전접촉 석고는 압력, 전단력을 재분배시킬 수가 있다. 또한 환자가 직접 전접촉 석고를 제거하지 못하기 때문에 환자의 치료 순응도가 높아 압력 분산에 효과적이다. 모든 당뇨발 환자에게 효과적인 것은 아니므로 금기증을 잘 알고 적용해야 한다 표 13-7 .

표 13-7 전접촉 석고 금기증

- 말초혈관병증 환자
- 불안전한 보행으로 낙상의 위험이 높은 경우
- 전접촉 석고 적용이 가능한 훈련된 전문가가 없는 경우
- 다리 떨림이 있는 환자(하지 불안 증후군(restless leg syndrome))
- 급성기 감염 상처
- 심한 다리 부종, 급성 피부질환이 있는 경우

전접촉 석고는 벗을 수 없다는 것이 압력 경감의 순응도를 높여 가장 큰 장점으로 작용하는 것이다. 동시에 단점이기도 하다. 피부에 자극적일 수도 있으며, 상처를 자주 관찰할 수 없어 감염 증상을 빨리 발견하기 어려운 것이 단점이다. 또한 잘 훈련되고 숙련된 전문가가 적용하지 않는다면 또 다른 상처가 생길 수 있다.

❷ 전접촉 석고 이외 압력 경감 방법

전접촉 석고 다른 압렵경감 방법은 목발, 워커, 휠체어, 워커, 축구공 드레싱(football dressing), 치료 목적의 샌들, 상품화된 당뇨 신발 등이 있다. 이런 방법은 전접촉 석고와 달리 벗을 수 있기 때문에 환자들이 치료에 더 편안함을 느낄 수 있다는 장점이 있으나 환자가 자의로 벗고 신을 수 있기 때문에 환자의 순응도에 따라 압력 경감 정도가 달라져 치료 효과가 떨어질 수 있다는 단점이 있다 표 13-8 .

당뇨발 고위험군의 상처 예방을 위한 압력 경감은 중요하다. 상처 예방을 위해 ❶ 숙련된 발 전문가에게 굳은살(callus)을 정기적으로 제거하고 ❷ 실내외 어디에서든 맨발로 걷지 말아야 하며 ❸ 압력 경감을 위한 치료적 신발, 맞춤형 깔창을 사용하여 꾸준히 압력 경감을 시켜야 한다.

표 13-8 압력 경감 보조 종류와 장단점

압력 경감 보조기구	장점	단점
전접촉석고(total contact cast, TCC) 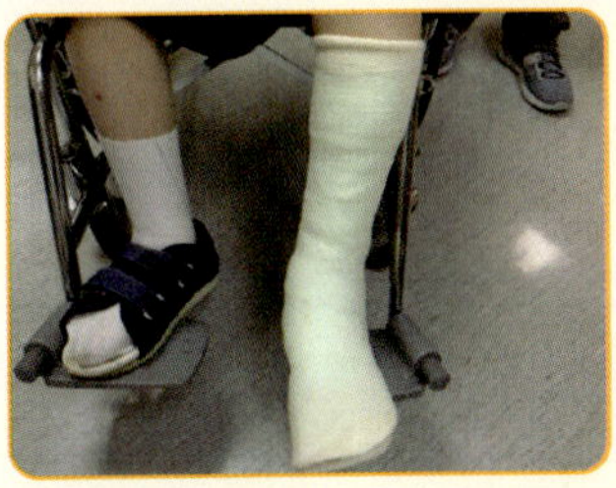	▪ 가장 치유율이 좋음(표준 치료법) ▪ 발바닥 전체로 압력을 분산 ▪ 완전 압력 경감 ▪ 환자 자의로 벗지 못하는 것으로 치료효과가 좋음.	▪ 훈련된 전문가 필요 ▪ 매일 발을 사정하지 못함 ▪ 감염 있는 상처는 적용 불가능 ▪ 말초동맥질환이 있는 경우 적용 불가능 ▪ 낙상의 위험이 있음.
워커(removable walker) 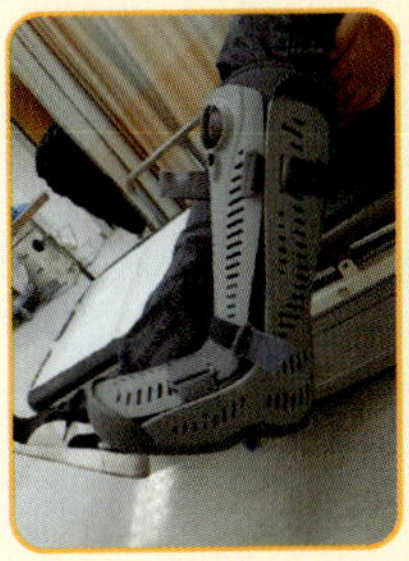 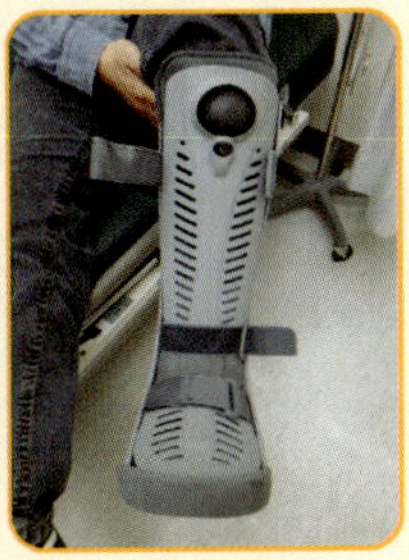	▪ 쉽게 벗을 수 있어 상처 관찰이 용이 ▪ 감염된 상처에 사용 가능 ▪ 발바닥 압력 감소	▪ 벗을 수 있어 전접촉석고보다 치료 순응도가 떨어짐.
워커, 목발, 휠체어 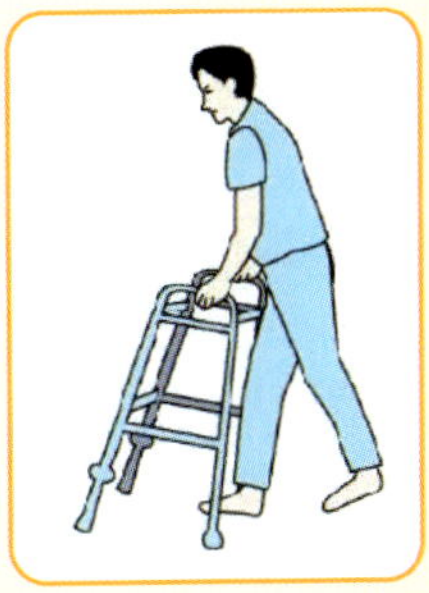 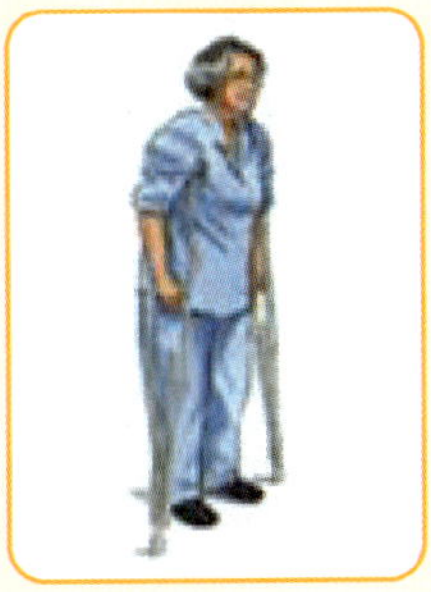 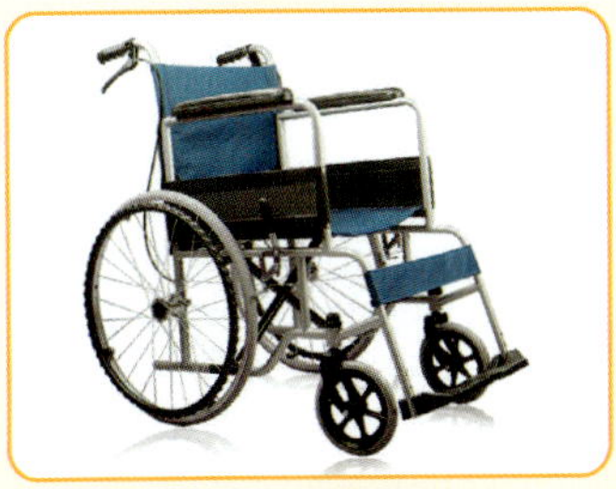	▪ 지속적으로 사용하면 압력 경감 ▪ 대여 가능	▪ 항상 이용하기 어려움. ▪ 실내에서 사용하기 어려움.

-계속

표 13-8 압력 경감 보조 종류와 장단점

압력 경감 보조기구	장점	단점
축구공 드레싱 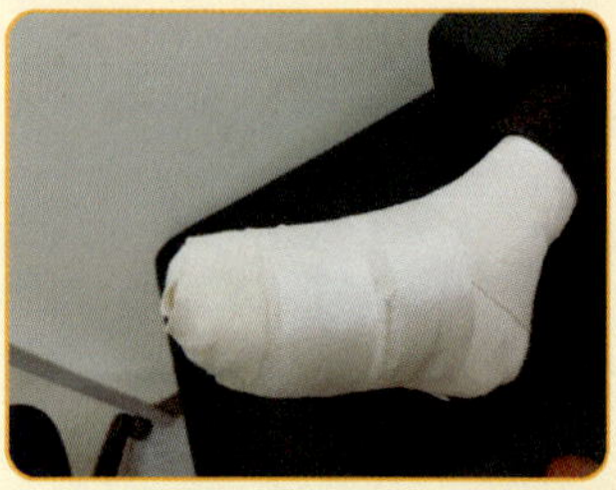	▪ 쉽게 적용 가능 ▪ 가격이 저렴 ▪ 상처 치료 시에도 적용 가능	▪ 균형 문제 ▪ 붕대로 인한 압박궤양이 생길 수 있으므로 붕대를 느슨하게 적용해야 한다.
발가락 부위가 크고 넓은 상품화된 신발과 맞춤 깔창 (custom modified healing shoe with extra depth toe box) 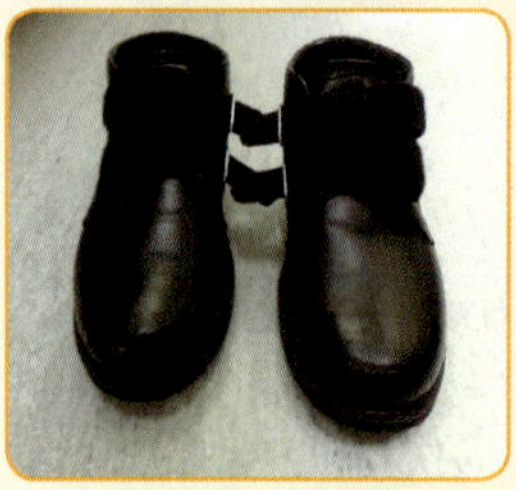 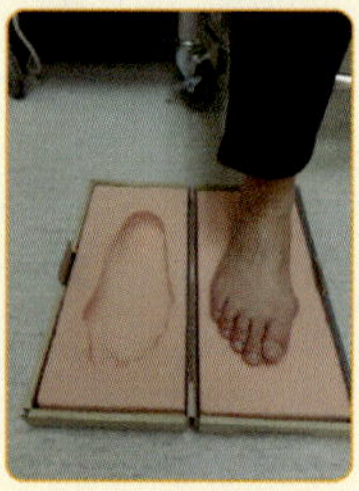	▪ 고위험군에게 상처 예방 목적으로 적용 가능	▪ 제작을 위한 전문적 기술 필요 ▪ 고비용
탈부착 패드가 달려 있는 밑창 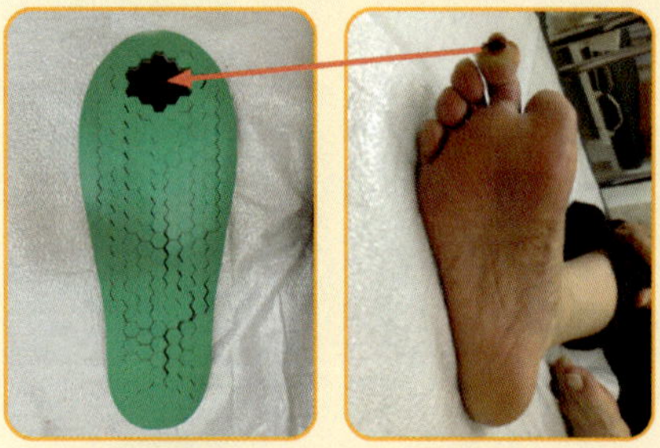 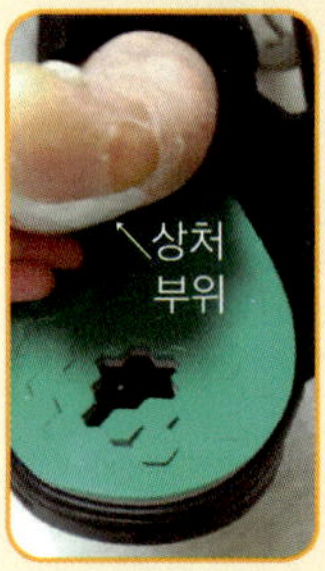 탈부착 패드로써 압력제거가 필요한 부위에 패드를 제거한다.	▪ 시판 제품 ▪ 국소적 압력 제거 가능	▪ 밑창 두께가 너무 두꺼워 한쪽발만 적용하는 경우 좌우 균형 문제가 발생할 수 있다. ▪ 고비용

출처: Wound, Ostomy and Continences Nurses Society (2013). Guideline for Management of Wounds in Patients with Lower-Extremity Neuropathic Disease.

표 13-9 고위험군의 적절한 신발 선택 방법

크기

- 신발을 살 때마다 양발의 치수를 잰다. 나이가 들어감에 따라 발은 더 길고 넓어질 수 있다.
- 발이 일생생활 하는 동안 붓거나 커질 수 있어 저녁 무렵에 구입한다. 만약 양발의 크기가 다르면 더 큰 발에 맞춘다.
- 신발은 가장 긴 발가락에서 10~12mm 더 큰 것으로 구입한다.
- 신발을 살 때 양말을 신은 상태로 크기를 맞춘다.

모양

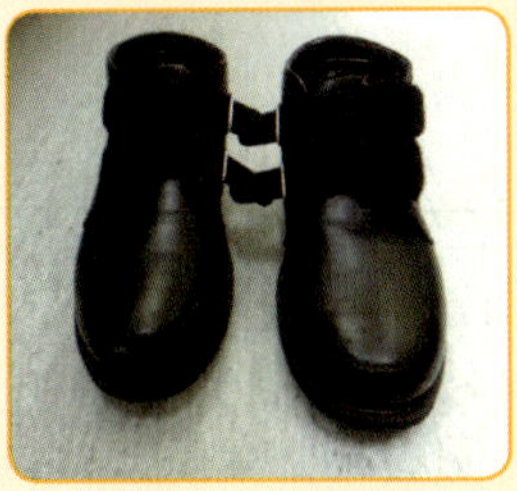

- 신발은 발 모양에 잘 맞아야 한다.
- 신발은 발가락과 발뒤꿈치가 막혀 있는 운동화 형태가 적합하다.
- 발가락 사이에 끈을 끼우는 샌들 혹은 쪼리는 금한다.
- 2.5 cm 이상의 굽이 있는 신발은 앞쪽 발가락에 압력이 가해지므로 금한다.
- 신발 앞부분은 넓고 높아서 발가락 10개가 자유롭게 움직일 수 있는 크기여야 한다. 발 부분이 좁아서 안 된다.
- 끈이나 벨크로가 있는 것이 좋다.

신발 신을 때 주의 사항

- 신발을 6시간 이상 오래 신지 않는다.
- 신발을 신기 전에 돌이나 이물질이 들어있지 않은지 눈이나 손으로 확인한다. 발에는 감각이 없어 확인하기 어렵다.
- 새로 산 신발은 천천히 신기 시작한다. 1시간 정도 신어보고 발을 확인했을 때 발적이 생겼다면 상처가 생길 수 있다는 의미이다.
- 새로 산 신발을 신고 나서 상처가 생겼다면 그 신발은 신지 않도록 한다.
- 규칙적으로 발 전문가를 만나 신발이나 양말, 기타 압력 경감 보조기구의 적절성을 평가 받도록 한다.

출처: RNAO Best Practice Guideline Assessment and Management of Foot Ulcers for People with Diabetes at www.rnao.org

4. 적절할 상처 관리

1) 괴사조직 제거

괴사조직제거술에는 수술적, 자가분해법, 물리적, 초음파 등의 다양한 방법이 있다. 한 가지 방법보다는 다양한 방법을 이용하고, 드레싱 교체 시마다 괴사 조직 제거의 필요성을 평가하고 필요하다면 반복적으로 시행하는 것이 효과적이다.

당뇨발의 괴사조직 제거는 치유를 촉진하나, 허혈이 있어 상처로 충분한 양의 혈액이 공급되기 어려운 상황에서는 괴사조직 제거를 실시하지 않는다. 괴사조직제거술을 시행하기 전에 항상 혈관상태가 파악되어 있어야 한다.

상처 관리는 발목상완지수에 따라 달리해야 한다 표 13-10.

표 13-10 발목상완지수에 따른 괴사조직 제거

발목상완지수	해석	괴사조직 제거
>1.30	하지동맥의 석회화 의심	▪ 혈관검사 의뢰 ▪ 혈관상태가 명확히 평가될 때까지 괴사조직제거술 보류
0.90~1.30	정상	▪ 괴사조직 제거 가능
0.60~0.89	약한 허혈 상태	▪ 보존적 치료(영양 공급, 압력 경감 등) ▪ 감염되지 않은 경우 적극적인 괴사조직제거술을 시행하지 않음.
0.40~0.59	심한 허혈 상태	▪ 괴사조직 제거 금기 ▪ 자가분해괴사조직제거가 진행되지 않도록 습윤드레싱을 시행하지 않음.
<0.4	매우 심한 허혈 상태	▪ 괴사조직 제거 금기 ▪ 자가분해 괴사조직 제거가 진행되지 않도록 습윤드레싱을 시행하지 않음.

출처: Guideline for Management of Wounds in Patients with Lower-Extremity Neuropathic Disease(Wound, Ostomy and Continence Nurses Society, 2013)의 자료를 재구성.

굳은살이 있는 경우 상처의 유무를 파악하기 어렵기 때문에 굳은살은 항상 제거해야 하며, 감염되지 않은 허혈성 상처의 경우는 건조하고 안정화된 괴사조직을 제거하지 않는다. 또한 신경병증이 있는 경우 괴사조직제거술 시 통증을 호소하지 않아 통증 조절이 필요하지 않은 경우가 대부분이나 환자의 통증을 무시하지는 말아야 한다.

2) 습윤드레싱

대부분의 드레싱은 상처 기저부에 습윤 환경을 만들어주어 치유 환경을 극대화해주지만 괴사조직 제거, 감염 관리, 압력 경감, 당뇨 조절에 대해 사정하는 것이 필요하다. 만약 상처 치유가 지연된다면 의료진은 반드시 현재 치료 계획을 점검할 필요가 있다. 허혈, 감염, 압력 경감과 같은 문제가 발생하지는 않았는지 확인하고, 환자가 치료(예: 항생제, 압력 경감 등)에 대한 순응도가 떨어지지 않는지 점검해야 한다. 의료진은 환자와 상처에 대한 평가를 바탕으로 드레싱 제품을 선택해야 한다.

5. 환자 교육

당뇨발이 발생하지 않도록 미리 예방하고, 문제가 발생했다면 조기에 발견하고 즉각적인 조치를 할 수 있게 함으로써 생존율을 높이고, 발 상처발생과 발 절단률을 낮출 수 있다. 따라서 상처를 예방하고 조기 발견할 수 있도록 당뇨인들을 독려하고 교육하는 것이 필요하다. 다음은 한국형

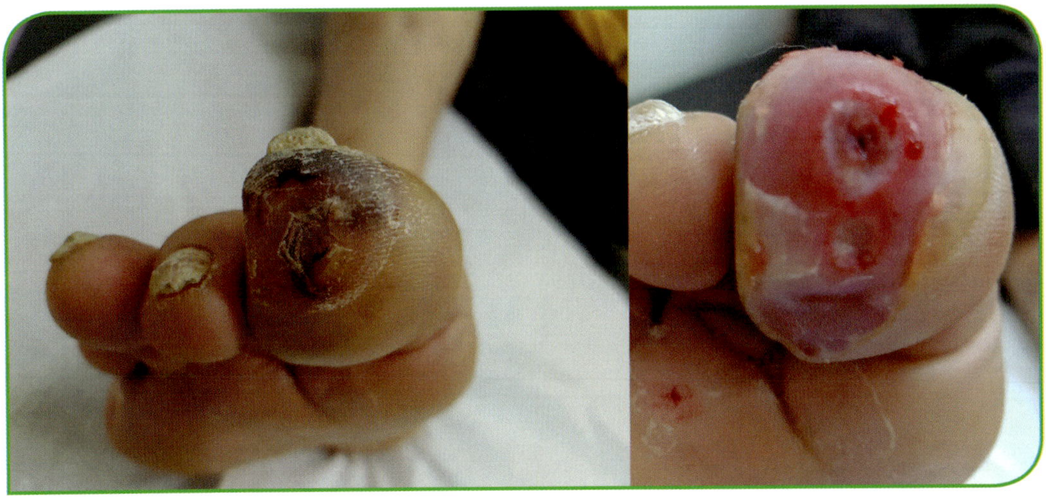

그림 13-8 굳은살 제거 후 관찰되는 상처

"근거기반 임상실무지침: 당뇨인의 발관리(2014)"에서 권고하고 있는 당뇨발 예방 방안에 대한 환자/보호자 대상 교육내용이다.

1) 매일 발가락을 포함하여 발을 관찰한다. 만약 스스로 발을 관찰할 수 없으면, 다른 사람에게 도움을 요청한다.

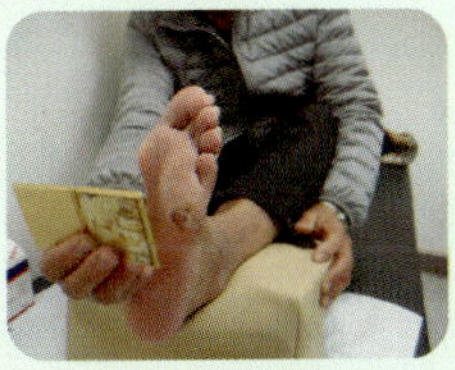

2) 매일 발가락을 포함하여 발을 씻고 충분히 건조시킨다. 이 때 물의 온도는 37℃ 이하를 유지한다.

3) 맨발로 걸어다니지 말고 항상 양말을 신는다.

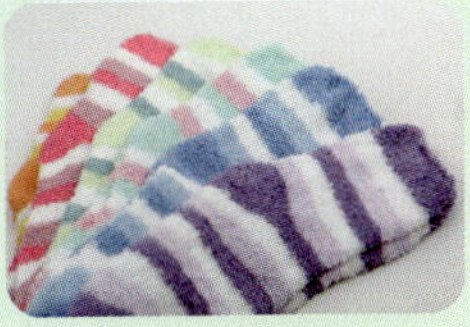

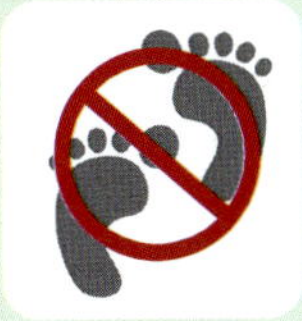

4) 굳은살은 혼자 칼이나 화학약품으로 제거하지 말고 발 전문가의 도움을 받는다.

5) 신발을 신기 전에 신발 내에 이물질이 없는지 손이나 눈으로 확인한다.

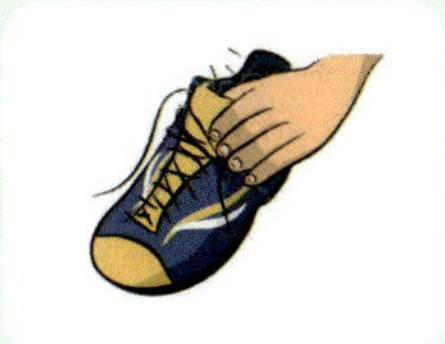

6) 발이 건조하지 않도록 크림을 바르되, 발가락 사이에는 바르지 않는다.

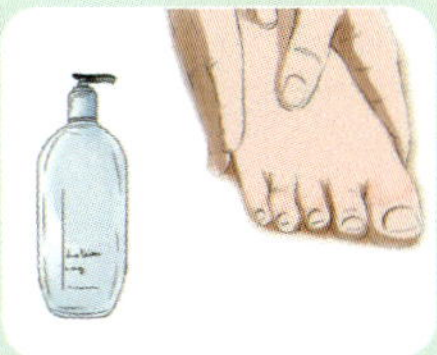

-계속

7) 매일 양말을 갈아 신는다. 만약 양말이 젖어 있으면 바로 갈아 신는다.

8) 양말 솔기는 밖으로 내어 신거나, 솔기가 없는 양말을 신는다.

9) 발톱은 일직선으로 깎고, 가장자리는 줄로 갈아 준다.

줄로 가장자리 정리

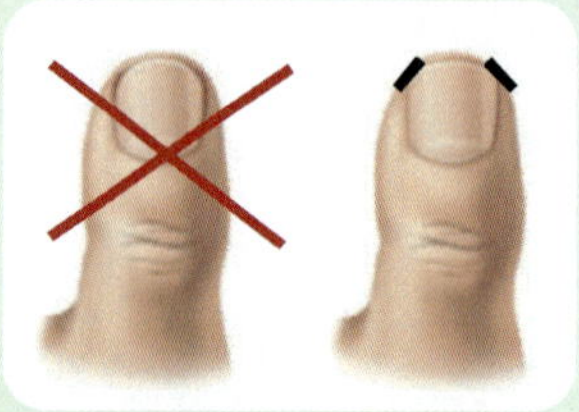

10) 시력장애가 있으면, 혼자 발톱을 깎지 않는다.

11) 다음과 같은 경우에는 즉시 병원을 방문하도록 교육한다.

- 발바닥, 발등, 발가락 사이의 피부가 갈라진 곳이 있는 경우
- 못이나 핀으로 찔린 상처가 있는 경우
- 티눈이나 굳은살이 있는 경우
- 발톱이 갈라지거나 두꺼워진 곳이 있는 경우
- 발톱이 살을 파고든 곳이 있는 경우
- 발가락이나 발의 색이 푸르스름하게 변한 곳이 있는 경우
- 발가락이나 발의 가장자리가 빨갛고 아픈 곳이 있는 경우
- 발이 저리거나 남의 살 같거나 땡땡한 느낌 등의 이상감각이 있는 경우
- 발이나 발의 상처에 열이 나는 경우

12) 운동을 하는 경우 체중 부하가 심하지 않은 운동을 선택한다. 예를 들면 수영, 수중 에어로빅, 자전거 타기, 의자에 앉아서 시행하는 상지 운동 등이 권장된다. 걷기는 체중 부하가 심한 편으로 피해야 한다.

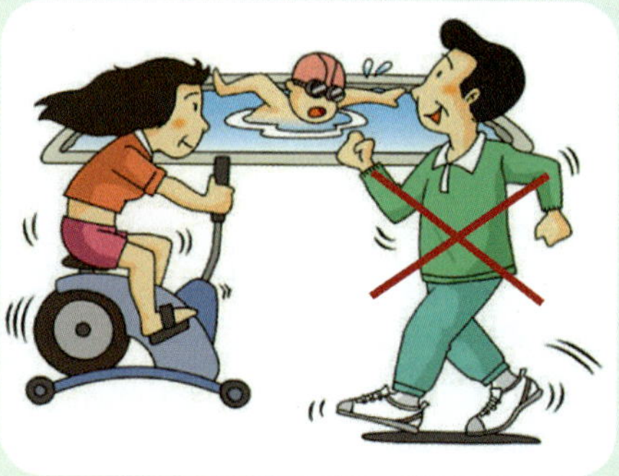

출처: 정인숙, 박경희, 송복례, 심강희, 한은진, 홍은영, 정영선, 이선희, 박동아, 정재심, 이종원, 정동욱, 신유정 (2014). 근거기반 임상실무지침: 당뇨인의 발관리. 한국건강증진개발원.

CHAPTER 12

장루 관련 상처 관리

Stoma-related Wound Management

학습목표

1. 장루주위에 발생할 수 있는 상처의 종류를 기술할 수 있다.
2. 장루주위 피부통합성 유지를 위한 방법을 기술할 수 있다.
3. 장루와 관련된 다양한 상처관리 방법을 기술할 수 있다.

장루는 장의 점막을 외부로 노출시켜 복부의 피부에 고정시켜 놓은 상태로 수술 직후에는 국소 허혈(ischemia)이나 괴사(necrosis)에 따른 장루주위 피부문제와 배설물에 의한 장루 주위 피부의 벗겨짐, 발적, 발진, 수포 형성, 궤양 및 장루주위 피부의 감염, 부착물의 사용에 따른 피부 알레르기 등 다양한 피부문제 발생의 가능성이 있으므로 지속적인 피부 통합성 유지를 위한 중재가 요구된다.

I. 연화 또는 침연

장루주위 피부의 습기 관련 피부손상으로 장루주위의 피부가 배설물의 수분에 장시간 노출되어 피부가 축축하고 점점 허옇게 되며 주름지게 되어 탄력을 잃게 되는 것으로 회장루나 요루 환자에게서 자주 볼 수 있다. 이를 예방하려면 피부보호판은 적절한 시기에 교환해주도록 하고, 새로운 기구로 교환할 때에는 피부를 잘 건조시킨 후에 피부보호판을 장루에 잘 맞게 오려서 부착한다. 또한 피부보호판을 부착하기 전에 피부보호필름(스킨젤)을 사용하여 피부에 배설물이 직접 접촉되는 것을 방지하거나 장루와 피부보호판 사이의 틈새를 장루용 연고(paste)를 사용하여 잘 메워줌으로써 예방할 수 있다.

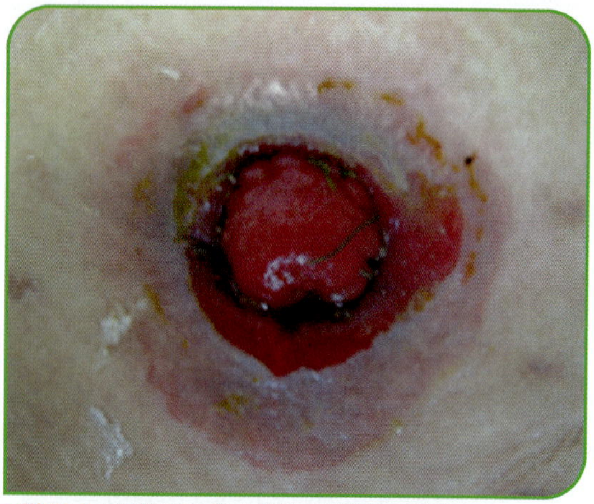

그림 16-1 배설물의 누출로 인한 피부손상과 침연

II. 표피 박리

접착성이 있는 제품을 자주 붙였다 떼었다 하거나, 접착테이프, 피부보호판이나 보호판의 잔여물을 제거하기 위하여 피부를 무리하게 문지를 때에 발생할 수 있는 물리적인 손상으로 표피가 벗겨진 상태이다. 홍반(erythema), 부종, 표피탈락으로 인한 분비물, 출혈과 통증 등의 증상을 보이는데 물리적인 손상을 예방하려면 피부보호판은 너무 자주

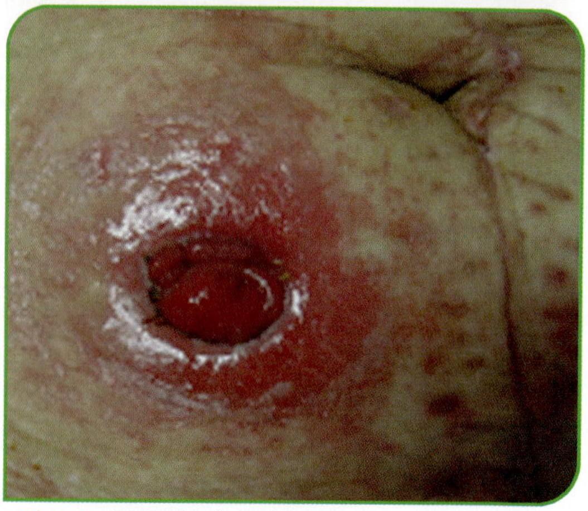

그림 16-2 배설물의 누출에 의한 잦은 기구 교환으로 인하여 표피 박리 발생

교환하지 않으며 피부보호판을 제거할 때는 피부를 누르면서 조심스럽게 제거(누르고–당기기 방법)하며, 연약한 피부에는 제품을 부착하기 전 피부보호필름을 사용하고, 잔여물 제거제를 이용하여 피부보호판의 잔여물을 제거하며, 장루와 피부보호판 및 피부와 피부보호판의 틈새는 장루용 연고로 잘 메워 주도록 한다. 표피박리(skin excoriation)의 치료는 피부를 물로 잘 닦아내거나 필요시에는 생리식염수로 세척하고 마른 거즈로 피부를 두드려 말린 후 장루용 파우더(카라야, 스토마히시브, 컴필파우더)를 뿌리고 피부를 가볍게 두드려주고 파우더의 잔여물을 제거한 후에 피부보호판을 부착하거나 피부보호시트(시트, 링)을 적용하거나 장루용 파우더와 피부보호필름을 이용하여 크러스팅을 한 후에 피부보호판을 부착하거나 피부보호시트(링)을 적용한 후에 피부보호판을 적용한다.

크러스팅 기법(Crusting method)

- 준비물품: 장루용 파우더, 무 알코올 피부보호필름(no sting barrier film)
- 피부를 물 또는 생리식염수로 씻어낸다.
- 피부손상이 있는 부위에 장루용 파우더를 골고루 뿌린다.
- 알코올이 함유되지 않은 피부보호필름을 뿌린 후 말리거나 피부보호필름으로 가볍게 두드린 후 말린다.

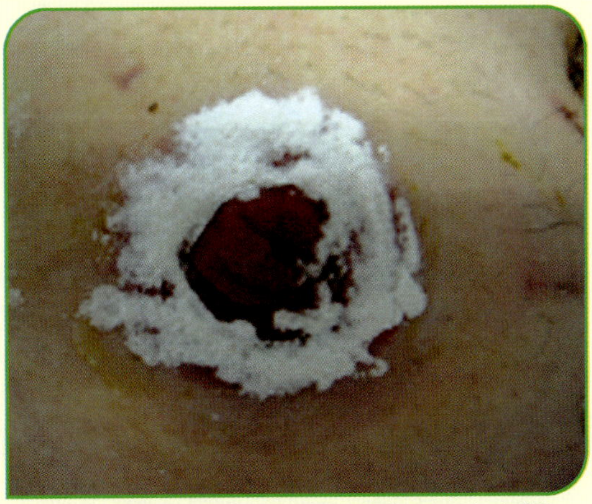

그림 16-3 화장루 주위 피부 궤양부 위에(크러스팅 기법)을 적용한 사례

III. 접촉성 피부염

피부에 접촉되는 어떤 물질에 의하여 피부염을 일으키는 경우는 자극성 피부염(irritant dermatitis)과 알레르기에 의한 알레르기성 피부염(allergic dermatitis)으로 나누어 볼 수 있다. 자극성 피부염의 예로 회장루의 경우 배설물에 포함된 소화효소에 의해 피부가 자극을 받게 되어 화학적 손상이 발생한다. 알레르기에 의한 피부염은 알레르기를 일으키는 특정 물질에 노출되었을 경우에 과민반응이 일어난다.

1. 자극성 피부염

자극성 피부염은 알레르기반응과 무관한 어떤 자극물질에 의해 피부염을 유발하는 것이다. 일반적으로 건조하고 두터운 피부보다는 연약한 피부가 과다한 습기나 수분에 의해 연화되거나, 압력이나 마찰, 열, 추위에 쉽게 손상을 받으며, 배설물이나 피부보호판의 의료 접착제, 비누, 세척제 등의 화학적 성분(알칼리 또는 산성)에 자극되어 염증 반응이 일어나는 것을 말한다. 화학적 손상을 예방하기 위해서는 보호막이 있는 피부보호판을 사용하고 개개인 복부형태에 적절한 기구를 사용하여야 하며 피부모호필름을 적용하여 피부에 화학성분의 접착을 차단할 수 있다.

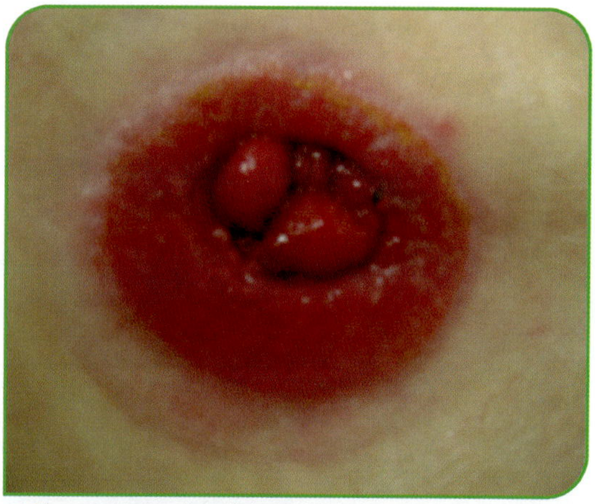

그림 16-4 회장루 환자에서 발생한 화학적 손상

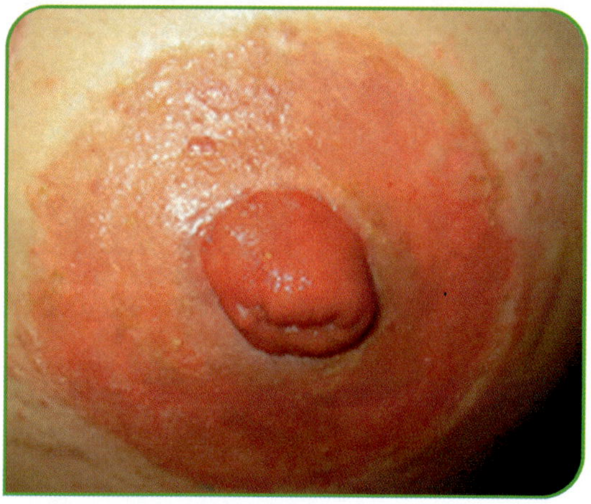

그림 16-5 알레르기에 의한 피부손상

2. 알레르기성 피부염

피부 알레르기 반응은 알레르기원에 노출되어 감작된 피부에 반복적으로 접촉이 일어남으로써 알레르기 반응과정이 자극되어 나타나는 것으로 피부보호판, 스킨젤, 장루용파우더, 접착테이프 등의 제품이 닿았던 피부에 소양증, 홍반, 소수포 등의 증상이 나타나는데 피부청결제나 물티슈 등의 방향 성분에 의한 과민 반응으로도 나타날 수 있다. 수술 전 정확한 문진으로 이전에 약물이나 음식, 국소적인 치료제 등의 알레르기가 있었는지를 확인하고 만약 알레르기의 과거 병력이 있는 환자는 제품적용 시에 주의를 요하며, 사전에 사용할 제품에 대한 피부반응 검사를 고려해 보아야 할 것이다. 알레르기를 예방하기 위해서는 장루주위 피부는 물로만 씻고, 제품의 종류는 최소한으로 사용하는 것이 좋으며, 알레르기가 의심되면 장루제품이 접착되는 피부와 동일한 조건의 피부에 첩포검사(patch test)를 실시하여 원인을 확인하며, 원인이 확인되면 사용을 중단하고 알레르기를 일으키지 않는 안전한 제품으로 교환하여야 한다.

첩포검사(patch test)

- 장루의 반대편 복부나 등, 상박의 안쪽 등 털이 없는 정상 피부에 실시한다.
- 사용하는 제품을 포함하여 사용 가능한 제품을 1X1CM 크기의 절편을 만들고 번호를 매긴다.
- 깨끗하고 건조한 피부에 검사물질을 부착한 후 방수테이프로 고정하고 날짜와 시간을 기록한다.
- 48시간 후에 부착되어있던 검사물질을 제거한다.
- 20, 30분 후에 판독한다.

판독

0 반응 없음

1+ 홍반,

2+ 홍반, 구진

3+ 홍반, 구진, 수포

4+ 부종, 수포

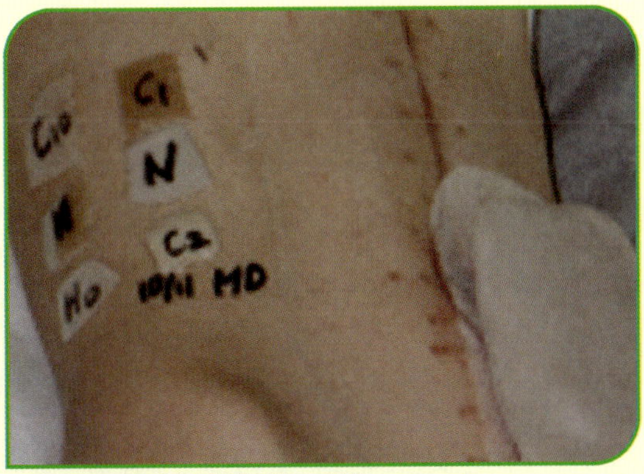

그림 16-6 복부에 시행한 첩포 검사(patch test)

Ⅳ. 표피 비대

장 점막과 피부의 경계부위에 회백색 또는 붉은 갈색의 사마귀와 같은 작은 결절이 생기는 것으로, 출혈이나 통증 및 기구부착의 어려움이 있다. 원인은 장루주위 피부에 배설물이 닿아 피부손상을 일으키고 손상 후 육아조직이 과다하게 형성되어 치유 후 표피비대(cutaneous lymphoid hyperplasia)가 발생한다. 장루크기의 변화에 따른 적절한 크기의 기구를 사용하며 장루와 피부보호판과의 경계를 장루용 연고로 잘 메워 주어 장루주위 피부를 보호한다. 결절을 제거하거나 출혈이 있을 때에는 질산은 용액으로 소작하거나 크기가 큰 경우에는 전기소작기를 사용하며 제거한다.

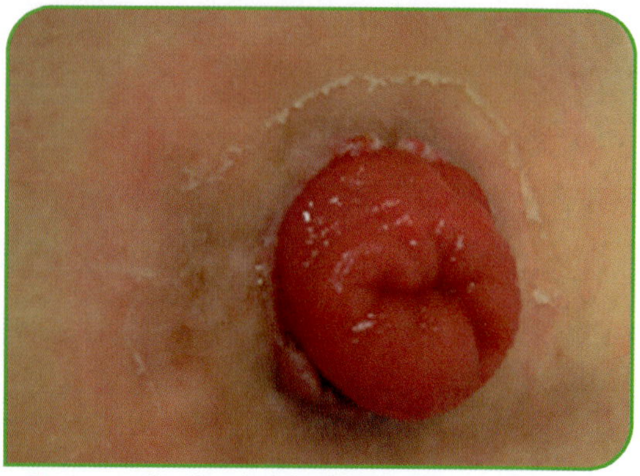

그림 16-7 12시-1시, 6시-7시 방향에 표피비대

Ⅴ. 진균 감염(칸디다증)

진균 감염(candidial infection)은 효모와 같은 곰팡이에 의해 발생하는데 칸디다 알비칸스(candida albicans)가 원인으로, 피부의 표피 각질층을 공격하여 병변을 일으킨다. 배설물의 누수나 땀이 많이 나는 경우와 같이 장루주위의 피부가 계속 습하고 위생 상태가 불량한 경우에는 진균이 자랄 수 있는 최적의 환경이 되므로 칸디다증이 발생할 수 있다. 진균감염은 피부보호판이 부착되었던 피부와 주변의 피부까지 침범하는데 특히 장기간 항생제나 스테로이드를

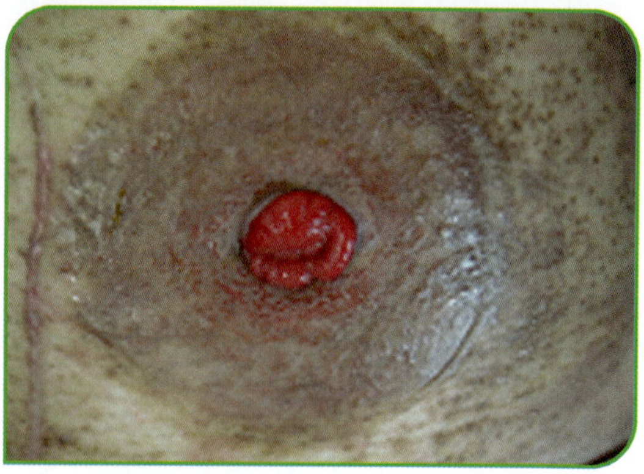

그림 16-8 진균 감염으로 인한 피부손상

사용한 경우나 항암 요법이나 방사선 치료 후, 면역억제제의 사용 후 등과 같이 면역력이 저하된 경우, 당뇨가 있는 경우에 발생률이 높다. 피부가 가렵고 홍반을 띠며 농포를 형성하기도 한다.

필요시 항진균제 사용할 수가 있으며, 항상 장루주위의 피부를 청결하고 건조하게 유지함으로써 예방할 수 있다.

VI. 장루점막과 피부의 분리

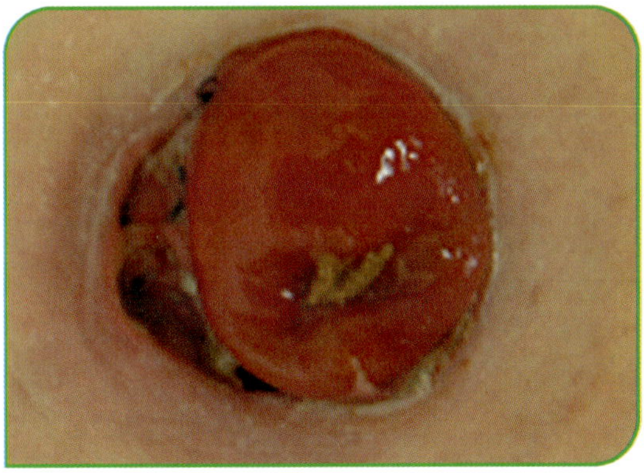

그림 16-9 **장루점막과 피부의 부분 분리**

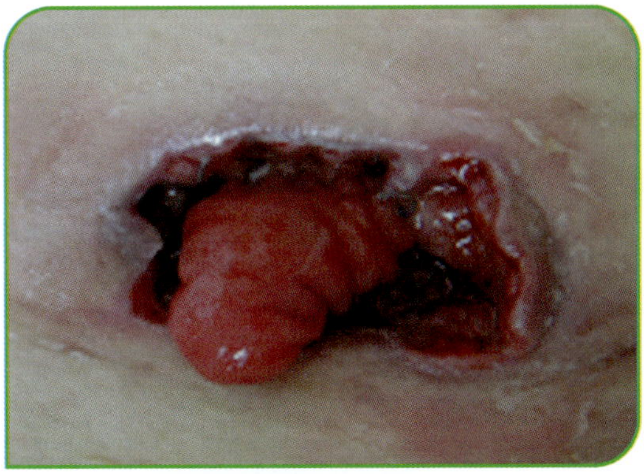

그림 16-10 **장루점막과 피부의 완전 분리**

장루를 형성할 때 장과 피부를 봉합한 봉합선이 완전 또는 부분적으로 분리된 것으로 영양결핍이나 당뇨, 장기간의 스테로이드의 사용 등으로 인한 상처 치유 기전에 방해요인이 있는 환자에게서 그 발생 가능성이 크다. 수술 시에 장과 피부의 봉합선에 과도한 긴장이 가해지거나 기구의 압박에 의한 혈액순환의 장애, 장루와 피부경계 부위의 감염에 의해서 발생할 수 있으며 수술 후 장루의 허혈이나 괴사 후에도 발생한다. 이를 예방하기 위해서는 수술 전후 환자의 영양 상태를 극대화 하고 수술부위의 오염과 감염을 통제하며 당뇨의 조절과 수술 전 장기간의 스테로이드 치료를 받던 환자는 비타민 A를 정맥으로 투여하면 스테로이드의 길항효과를 얻을 수 있다. 또한 수술 후 장루점막과 피부 봉합선을 사정하여 기록하고 장루의 허혈이나 괴사, 장루주위 피부의 홍반이나 부종, 경결, 국소 발열 및 통증 등의 감염의 증상이나 징후가 있으면 의사에게 알리고 지속적으로 관찰하여야 한다. 장루와 피부가 분리되었을 때에는 분리된 피부의 감염을 예방하고 상처치유를 촉진하기 위한 국소치료를 하여야 한다.

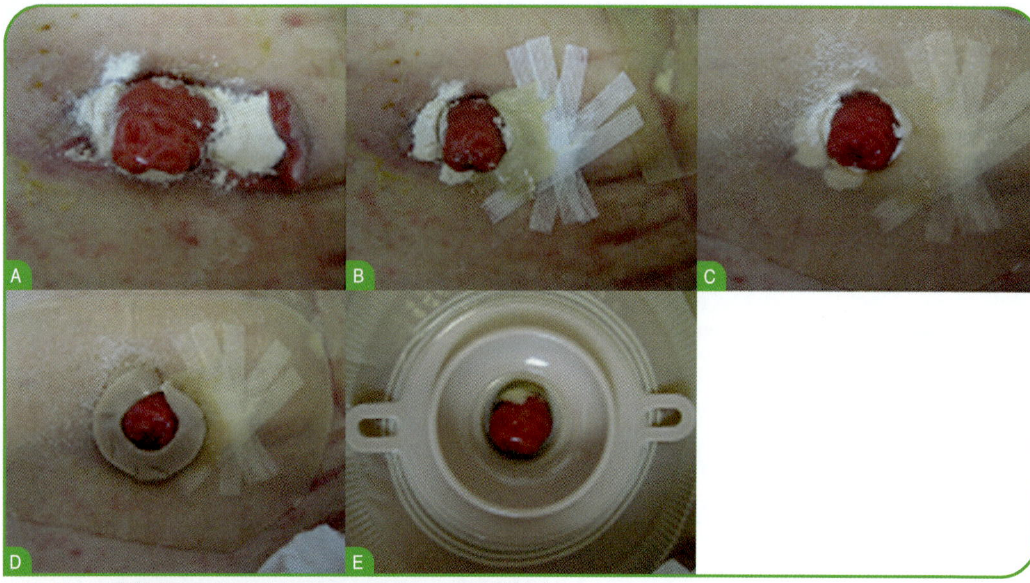

그림 16-11 **장루점막과 피부 분리(mucocutaneous separation)의 관리 1**

A. 장루와 피부가 분리된 부분을 생리식염수로 세척하고 하이드로콜로이드 파우더로 채운다(하이드로콜로이드 파우더 대신 하이드로파이버를 사용할 수 있다).
B. 멸균테이프를 이용하여 분리된 피부의 가장자리를 고정시키고 페이스트로 틈새를 메운다.
C. 얇은 하이드로콜로이드 웨이퍼로 장루주위를 덮는다.
D. 장루 주위를 스트립 페이스트(strip paste)로 메운다.
E. 함몰형 피부 보호판을 부착한다.

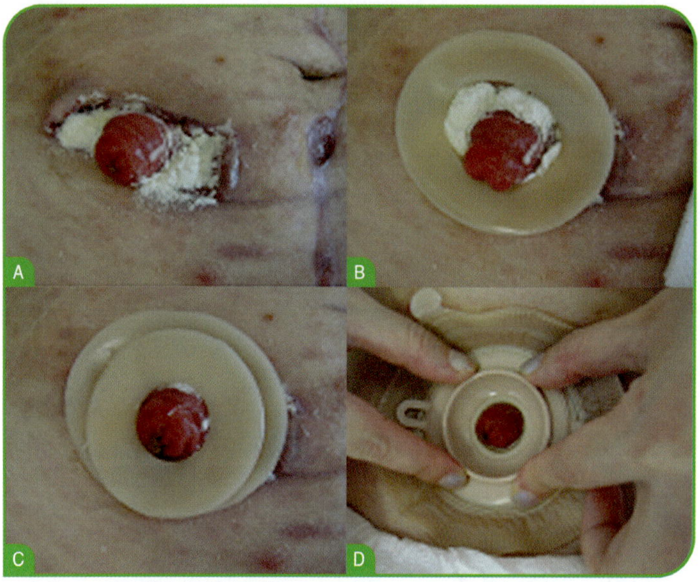

그림 16-12 **장루점막과 피부 분리(mucocutaneous separation)의 관리 2**

A. 장루와 피부가 분리된 부분을 생리식염수로 세척하고 하이드로콜로이드 파우더로 채운다.
B, C. 각기 크기가 다른 원반형 보호판을 이용하여 장루 주위를 덮는다.
D. 함몰형 피부보호판을 부착한다.

VII. 괴저성 농피증

괴저성 농피증(pyoderma gangrenosum)은 장루 주위의 피부에 드물게 발생하는 염증성 피부질환으로 1930년 Brunsting과 연구자들에 의해 처음 기술되었고, 그 원인은 연쇄상구균 속(streptococcus)과 포도상구균 속(staphylococcus)으로 생각하였다. 하지만 그 원인이 명확히 규명되지 않았으나, 50%가 궤양성 대장염에서 나타나고, 그 외에 용종증, 크론 병(Crohn's disease), 위궤양, 류마티스 관절염, 백혈병, 다발성 골수종 등의 면역체계의 이상이 관련이 있는 것으로 보고 있다. 단일 또는 다수 통증을 동반한 붉거나 자주색의 구진과 소수포 또는 농포를 형성하고 궤양이나 괴사로 진행된다. 병변(구진 또는 발진)이 단일 또는 다수로 나타나며, 이러한 병변이 감염을 일으킬 수 있다. 치유 후에도 위축과 함께 얇고 유연한 상흔을 나타낸다. 전신적인 스테로이드의 사용이 증상완화에 도움이 될 수 있으며, 장루주머니의 누수를 예방하고 철저한 상처 관리가 필요하다.

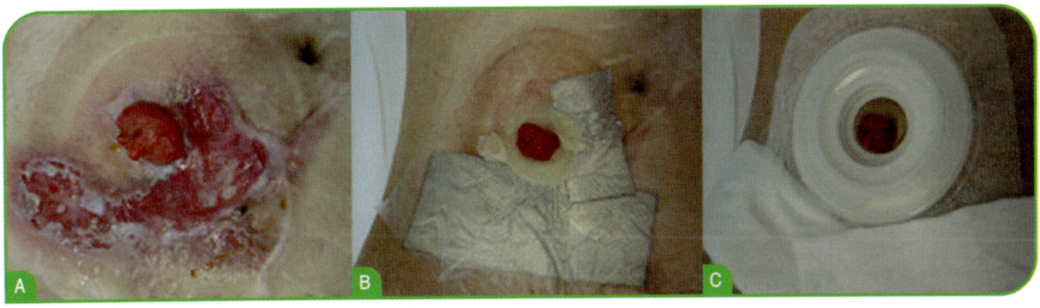

그림 16-13 **괴저성 농피증 관리**
A. 궤양성대장염 환자에서 발생한 괴저성 농피증의 예이다.
B, C. 병변 부위의 피부에 은 드레싱을 적용하고 함몰형 피부보호판을 사용하였다.

CHAPTER 13

상처 회복을 위한 보조 치료법

Assistive therapy for wound healing

학습목표

1. 구더기 요법의 작용 및 효과를 이해할 수 있다.
2. 저주파 초음파의 원리 및 효과를 이해할 수 있다.
3. 음압치료법의 적용 및 장단점을 설명할 수 있다.

상처 치유 과정에 실패한 만성상처의 경우 상처 치유를 증진시키기 위해 추가적인 중재가 필요하다. 현재 습윤 환경에서의 상처 치유에 대한 개념과 표준적인 중재방법에 대한 합의 및 연구는 많이 진행되어 왔으나 만성상처 치유를 증진시키는 데 사용되는 여러 가지 기계와 보조 치료법을 지지할 수 있는 연구는 많이 진행되어 있지 않은 상태이다. 또한 이러한 치료법이 상처 치유를 가속화시킬지 그리고 상처치료에 드는 비용을 감소시킬지에 대해서는 논란의 여지가 많다. 하지만 이러한 문제점에도 상처 치료사들은 이러한 보조적인 치료법 사용에 대한 임상적인 판단을 위한 정보가 필요로 하다.

따라서 본 장에서는 상처 치유를 증진시킬 수 있는 보조적인 방법에 대해 일반적이고 구체적인 정보를 제공하고자 한다.

I. 구더기 치료법

1. 구더기 치료법의 역사

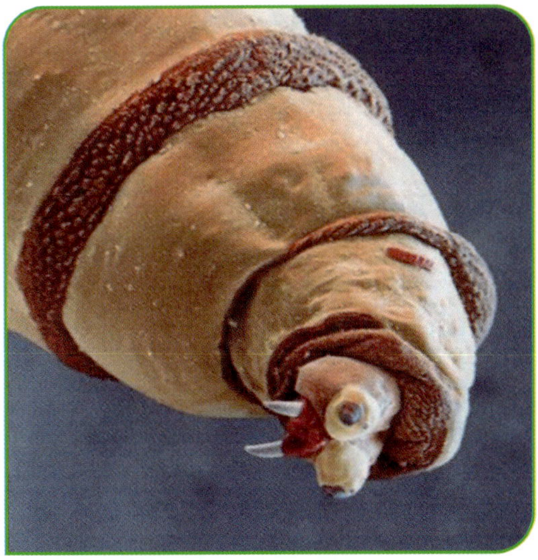

그림 17-1 전자현미경으로 관찰한 검정파리 구더기

구더기가 상처에 미치는 이로운 효과는 수 세기 동안 인식되어 왔다. 그 전통은 오스트리아 원주민 마야족에서 찾아볼 수 있으며 공식적인 기록은 19세기 초 프랑스 외과의사인 Baron Dominique-Jean Larry(1976~1842)의 보고서에서 살펴볼 수 있다. 그는 보고서에서 구더기의 부정적이고 파괴적인 특성을 강조한 경향이 있음에도 구더기가 들끓는 상처에서 현저하고도 빠른 회복을 묘사하였다. 남북전쟁 당시 군의관이었던 John Forney Zacharias(1837~1901)는 구더기를 상처에 의도적으로 사용한 첫 번째 의사로 그는 구더기를 사용함으로써 많은 생명을 구하고 패혈증을 치료했으며 빠른 회복을 가져왔다고 확신하였다. 제1차 세계대전 중에 프랑스에 주둔한 미국인 외과의사 William S. Bear는 구더기를 제거한 상처 부위는 고름으로 차 있지 않고, 새로이 형성된 건강한 육아조직으로 채워져 있었다고 기록하였다. 그가 구더기 치료법(maggot therapy)을 사용하여 얻은 결과는 너무도 극적이어서 미국과 유럽의 많은 사람이 그의 연구와 치료를 이어갔다. 미국에서만 300개가 넘는 병원에서 상처치료를 위해 구더기가 사용되었고, 1930년에서 1940년 사이에 구더기와 관련된 논문이 100편 이상 의학문헌에 등장하였다. 하지만, 이후 항생제의 보급, 만성 감염의 유병률 감소, 수술 기술이 발전하여 구더기 치료법은 감소하며 잊혀지게 되었다. 1990년에서 1995년 사이에 수행된 일련의 전향적 및 후향적 연구에서 구더기 치료법이 다수의 만성상처에서 괴사조직을 제거하는 데 보다 효과적이며 상처 치유를 강화하는 쪽으로 유도한다는 것이 밝혀졌다.

이후 치료의 효과와 단순성 그리고 낮은 독성으로 구더기 치료법은 전 세계의 많은 상처치료사에게 급속히 수용되었다. 1996년에는 구더기 치료법 및 유기체를 이용한 다른 의학적 치료법들의 사용과 이해를 진척시키기 위한 전문 기구인 세계생물치료학회(International Biotherapy Society)가 설립되었으며, 미국은 비영리기관인 생물치료교육연구재단(Bio Therapeutics Education and Research(BeTER) Foundation)을 통해 구더기를 이용한 환자의 치료와 교육 및 연구를 돕고 있다.

2002년까지 구더기를 이용한 괴사조직 제거 치료법(maggot debridement therapy, MDT)은 전 세계에 2천 개가 넘는 의료기관에서 사용되고 있다.

2. 치료에 사용되는 구더기

파리는 흔히 질병을 옮기는 해충이란 인식을 하고 있으나 실질적으로 질병을 전달하는 파리 종은 10만 종 중 11,000종쯤으로 전체의 11% 비율만을 차지하고 있다. 게다가 이런 파리들은 말라리아, 필라리아, 리슈마니아 파리들로서 열대지방에만 주로 서식하고 있다. 구더기 치료에 사용되는 파리는 금파리속(lucilia) 및 구리금파리속(phaenicia)에 속하는 종류로 두개의 입술 모양 샘(침샘)에서 여러 가지 소화효소가 끊임없이 생산되어 분비된다. 구리금 파리 유충의 장은 구더기 몸길이의 다섯 배 정도로 섭취된 영양소는 분당 수 밀리미터의 속도로 장관을 통과하며 높은 대사능력을 갖춘다. 따라서 쉬지 않고 섭식하면 구더기 한 마리당 0.3g에 해당하는 영양소나 괴사조직 혹은 고름과 상처액을 처리할 수 있다. 이러한 에너지 저장은 성충파리로 변태하는 비활동성 번데기 과정에서 필요한 영양을 공급하게 된다. 또한 구더기는 세균이나 해로운 미생물을 제거하는 자가 살균능력을 갖추고 있는데 이는 성장기에 섭취한 세균이 번데기를 죽일 수 있기 때문에 번데기가 되기 전에 제거되어야 하기 때문이다.

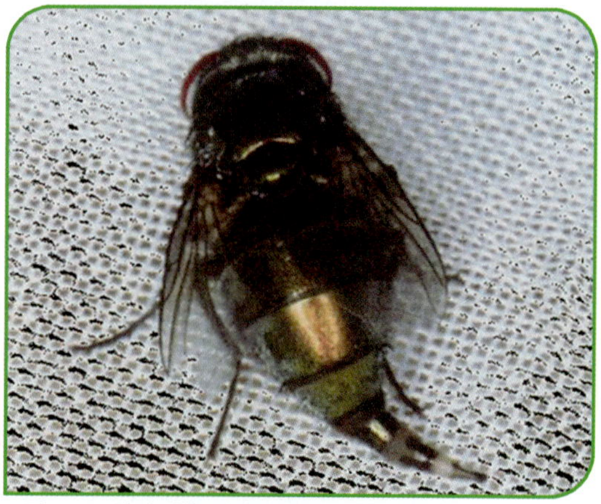

그림 17-2 암컷 성충 구리금파리

3. 구더기 치료법의 효과 및 작용

급성 및 만성상처 감염에 있어 구더기 치료법의 효능은 어떤 하나의 원인에 기인한다기보다,

서로 다른 요소들이 협력하여 만든 조합에 의한 것임이 점점 더 분명해 지고 있다. 감염된 상처에서 구더기는 다음 세 가지 작용 효과를 가진다.

1) 괴사조직 제거

파리의 유충은 소화효소를 주변으로 분비해서 괴사조직을 액화시키고 나서 흡입하기 때문에 어떠한 저작기관도 필요하지 않으며 상처 조직을 마구잡이로 분해하지 않는다. 구강의 갈고리 기관과 침상체(각 체부 마디에 있으며 등으로 돌출한 가는 갈고리 모양의 부속기)는 구더기가 이리저리 기어다닐 때 조직 내로 소화효소가 들어가기 쉽게 하며 또한 상처 치유와 관련한 사이토카인의 분비를 자극하게 한다.

2) 항균 작용

구더기는 기계적으로 세균을 제거하고 미생물을 죽이는 단백질을 분비함으로써 살균작용을 하게 된다. 즉 구더기에 의해 괴사조직이 제거됨으로써 대부분의 미생물은 제거되며, 남아 있는 미생물과 이것으로부터 분비된 독소는 치료 과정 중에 숙주와 구더기로부터 생산된 다량의 체액에 의해 씻겨나가게 된다.

더욱이 구더기는 부패한 유기체에서의 삶에 적응하기 위한 진화의 일부로 또 다른 항균작용을 지니게 되는데 세포막을 붕괴시켜 세균을 죽이는 특정 항균 펩티드를 생산하고 소화효소 중 많은 수 역시 세포막 단백질 표면을 파괴함으로써 미생물을 죽이게 된다. 또한 구더기는 알라토인, 중탄산암모늄, 요소 등을 분비함으로써 다수의 미생물이 살기에 부적합한 상처 환경을 만들며, 특정 세균이 생산하는 효소를 스스로 유리하게 이용하며, 특정 종류의 세균과 공생을 하는데 예를 들어 프로테우스 미라빌리스(proteus mirabilis)는 다른 미생물을 죽이고 구더기에게는 해를 주지 않는 항균독소를 분비하여 미생물 제거하는 데 도움을 주게 된다.

3) 상처 치유 촉진

구더기의 소화 효소 내에 포함된 성장인자(예를 들면 알란토인, 중탄산암모늄, 요소)는 육아조직이 성장하도록 자극하고 국소부위로 산소 전달을 향상시킨다. 이를 통해 상처 치유와 성숙을 촉진하고 결손 부위가 급속하게 채워지게 된다. 동시에 위쪽으로 튼튼한 표피조직의 성장을 자극하고 상처수축을 촉진함으로써 상처크기의 급격한 감소를 유발한다.

4. 구더기치료 적용 범위

급만성 감염이 있는 상처, 통상적인 치료에 저항하는 상처로 당뇨병성 족부 궤양, 감염된 욕창, 화상 그리고 Fournier 씨 괴저 치료에 효과적으로 사용될 수 있다. 하지만, 말기 동맥폐쇄증 상처에 대한 효과에는 아직 논란이 많은 상태이다.

5. 구더기의 임상적 적용

상처에 구더기를 적용하는 방법은 두 가지로 나뉠 수 있다. 방사형 드레싱 방법과 바이오백(bio-bag)을 이용한 드레싱 방법이 있다.

방사형 드레싱은 상처에 직접 구더기를 올려놓는 방법으로 괴사조직 제거와 상처자극에 효과적이며 깊고 큰 상처에 적용할 수 있다. 하지만 구더기가 탈출하지 않도록 나일론 그물망이나 쉬폰같은 재질의 바리케이드가 필요하며, 예민한 환자에게는 자극을 줄 수 있으며, 코, 인두 같은 구멍이 있는 공간에는 사용이 어렵다.

바이오 백을 이용한 드레싱 방법은 폴리비닐알코올 재질에 구더기를 밀봉하여 상처 기저부에 적용하는 방법으로 시술이 편리하며 의료진 및 환자에게 거부감을 최소화시킬 수 있으며 방사형 방법보다 자극을 감소시킬 수 있다. 하지만 깊거나 삼출물이 많은 상처에 적용이 어려운 단점이 있다.

6. 구더기 치료법의 부작용과 위험

통증과 피부 자극이 가장 흔하게 보고되는 부작용으로 괴사조직이 있는 내장이나 혈관이 노출되었을 때 구더기 분비물이 죽은 조직을 용해해서 장의 누관이나 출혈을 일으킬 수 있다.

구더기는 일반적으로 세균에 해로운 환경을 만드는데 일부 슈도모나스(pseudomonas)와 프로테우스(proteus) 균주의 성장을 막지 못한다. 따라서 이러한 병원균이 상처를 오염시킬 때 수가 증가하거나 또는 구더기 치료 동안 다른 미생물이 제거된 부위에 감염을 유발시킬 수 있다.

사람에게서 보고된 적은 없지만 많은 양의 구더기를 적용하면 암모니아 생산이 증가하여 혈중 암모니아 농도를 증가시키고 의식저하를 일으켜 사망에 이를 수도 있다. 따라서 구더기 치료하는 동안 열이 나거나, 의식상태가 변화하거나 다른 전신증상이 발생하게 되면 치료과정에 따라 혈중 암모니아 농도를 측정하고 혈액 배양을 시행해야 한다.

또 다른 위험으로는 탈출한 구더기가 감염을 전파하거나 파리로 자라서 기관 전체에 퍼지는 것으로 이러한 위험은 표준 지침을 지켜지지 않았을 때 발생하게 된다. 따라서 한 번 상처에 사용되었던 구더기는 감염의 매개물로 간주하여 환자에게서 제거한 후에는 다른 감염성 폐기물과 함께 폐기되어야 하며, 폐기되기까지 구더기가 탈출하지 못하도록 밀봉하여 제거해야 한다.

공포와 불안은 구더기 치료법의 심리적 합병증으로 "의료용 구더기는 살을 파고든다", "구더기가 증식한다", "상처안에 있는 동안 구더기는 파리로 자랄 수 있다"같은 잘못된 정보를 교정하고 정확하고 완전한 정보를 제공해야 한다.

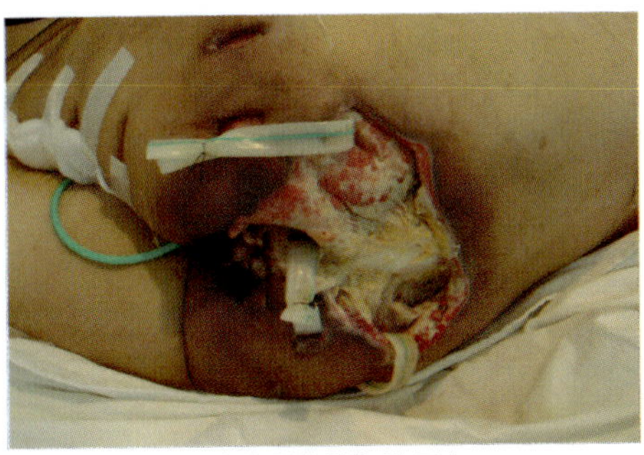
구더기 요법 적용 전 모습

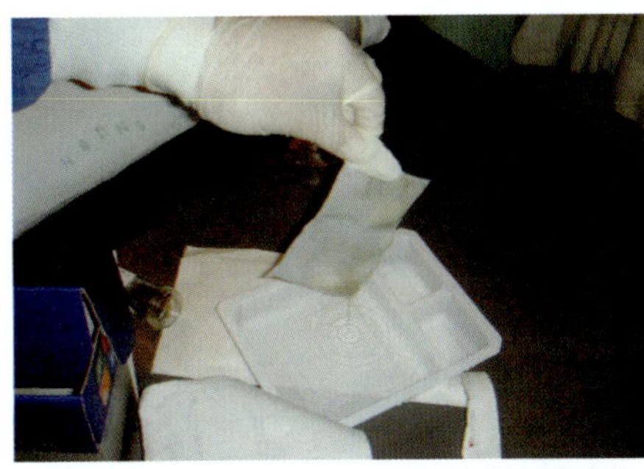
바이오백(bio-bag)에 담긴 구더기를 생리식염수에 적시는 모습

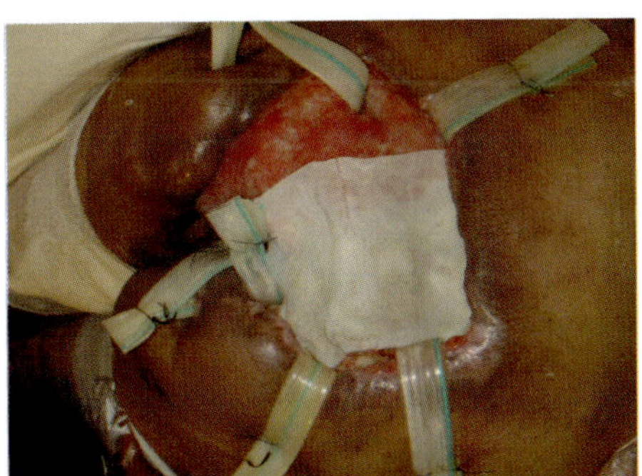
상처 기저부에 바이오 백을 둔 모습

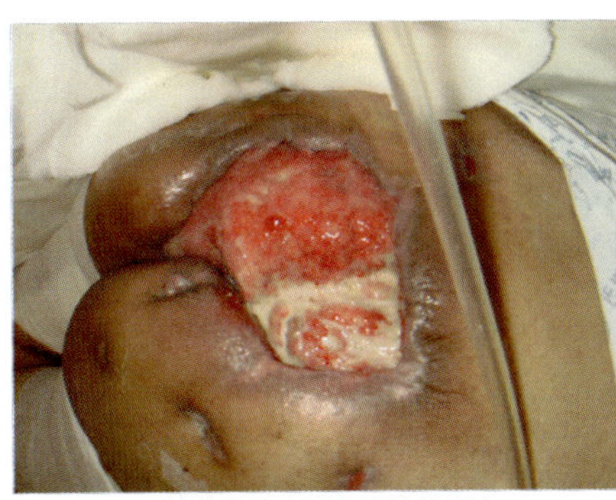
4차례 구더기 요법 시행 후 모습

그림 17-3 Fournier 괴저로 4차례 걸쳐 구더기 치료 시행

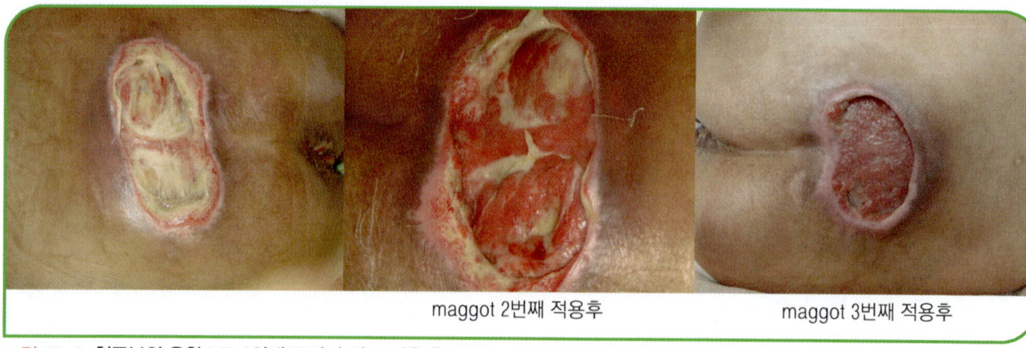

그림 17-4 천골부위 욕창으로 3차례 구더기 치료 적용 후 사진

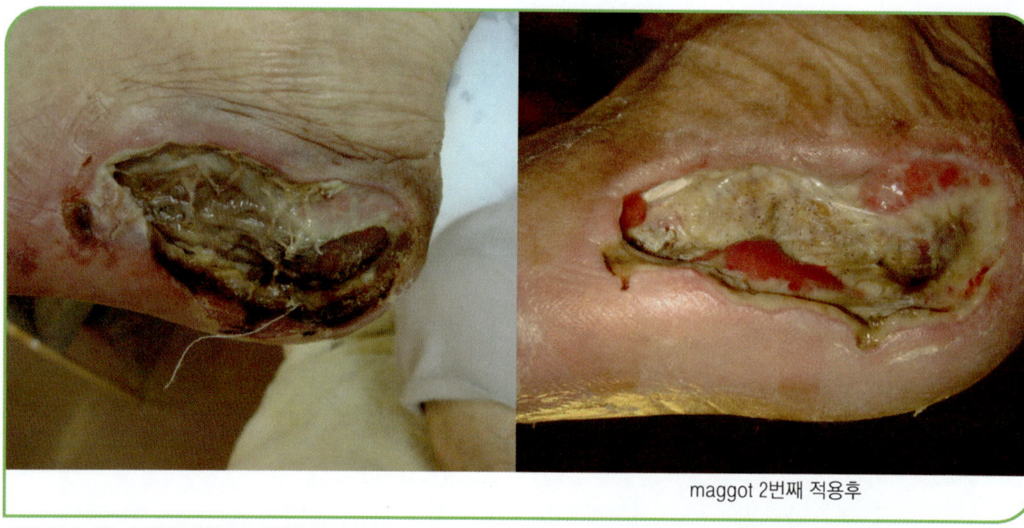

그림 17-5 당뇨성 족부궤양으로 2차례 구더기 치료 적용 후 사진

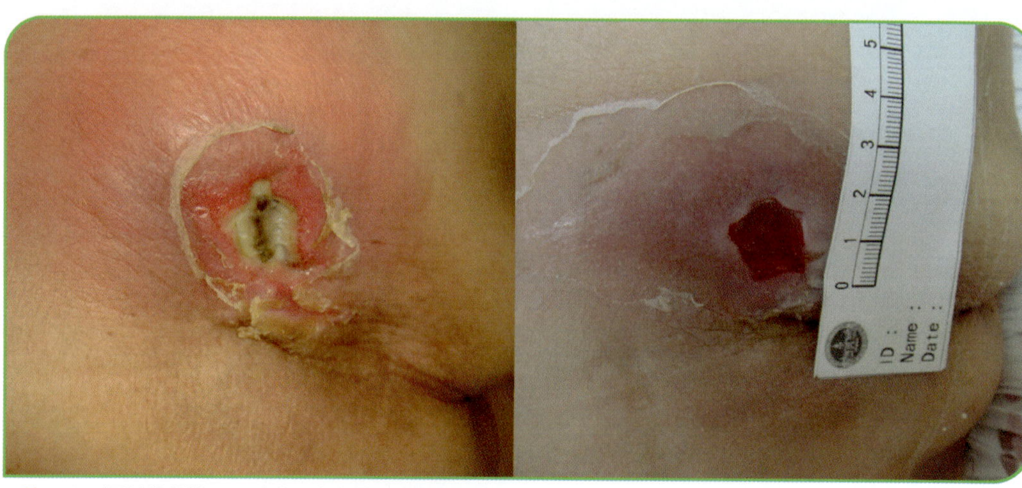

그림 17-6 미골부위 욕창으로 1차례 구더기 치료 시행 후 사진

II. 저주파 초음파

1. 저주파 초음파 원리 및 효과

저주파 초음파(low frequency ultrasound)는 괴사조직 제거, 박테리아 수 감소, 혈액손실을 최소화할 수 있는 괴사조직 제거술의 대안법으로 제시되고 있다. 이 장비는 초음파의 공동화(cavitation), 기포형성(formation of gas bubbles), 단방향의 물리력을 가지는 유동성(streaming) 효과 특성을 이용하여 상처 복구에 필요한 세포들을 손상시키지 않고 선택적으로 박테리아, 세균, 괴사조직을 제거한다. 또한 초음파는 질산화(nitric oxide) 수준, 대식세포(macrophage) 활동, 신생혈관(angiogenesis), 섬유소 용해(fibrionolysis) 등을 증가시키고 성장인자 및 교원섬유 합성을 증가시켜 상처 치유를 촉진한다.

저주파 초음파는 25~40kHz 주파수로 작동하며 멸균 생리식염수를 핸드피스(handpiece)에 연결하여 상처 표면에 수직으로 잡고, 상처 기저부 15mm 내에서 또는 상처 기저부에 직접 대고 움직여 괴사조직 제거 및 상처 세척을 하게 된다.

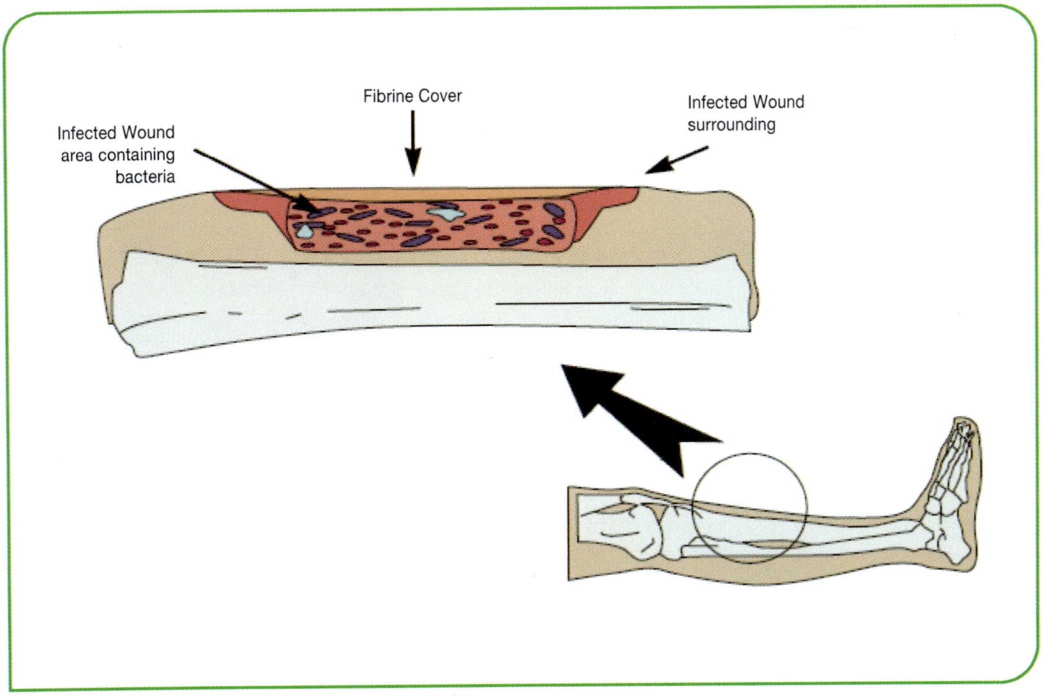

그림 17-7 피브린이 상처 내 박테리아를 덮어 균 배지 제공

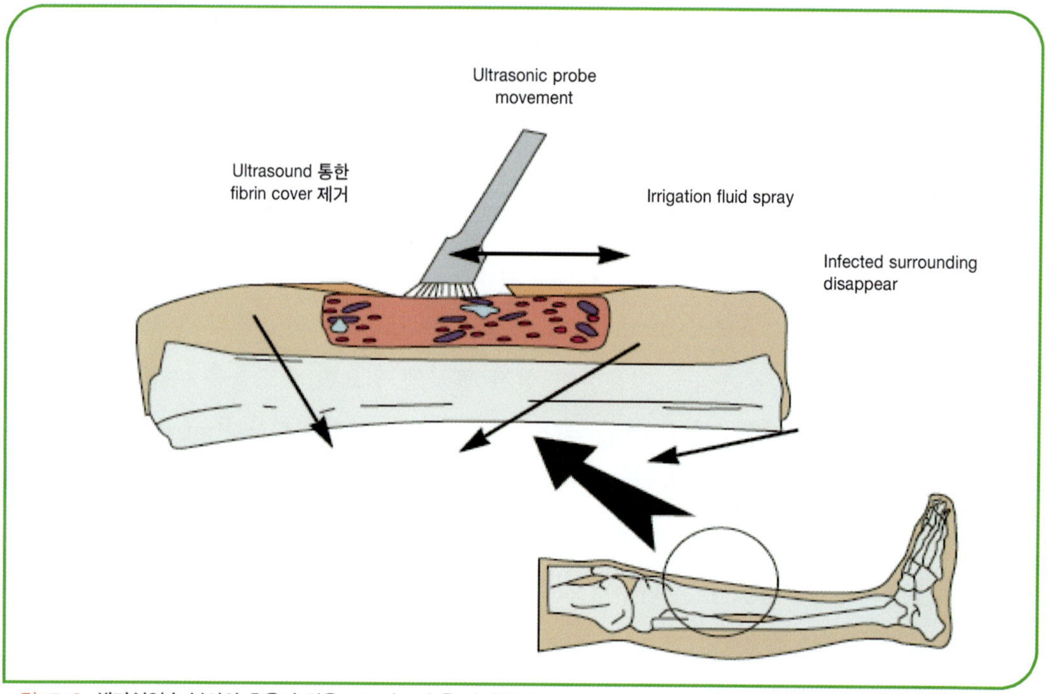

그림 17-8 생리식염수 분사와 초음파 작용으로 피브린 층 파괴와 박테리아 제거

저주파 초음파는 괴사조직 제거 및 상처 세척에서 FDA 승인을 받았으며 괴사조직 제거 및 세척이 필요한 상처, 감염된 상처, 당뇨성 족부궤양, 욕창, 화상 등 광범위하게 적용 가능하다. 하지만, 치료되지 않은 골수염, 출혈이 있는 상처, 심한 동맥 폐쇄가 있는 경우, 심부정맥 혈전증이 있는 경우에는 사용할 수 없다.

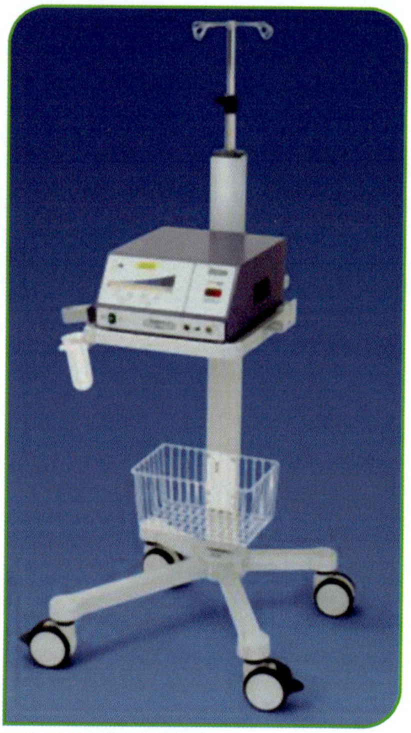

그림 17-9 저주파 초음파

2. 저주파 초음파 장단점

초음파는 이동 가능하기 때문에 어느 장소에서든 사용할 수 있으며 상대적으로 짧은 시간 동안 상처에 적용하기 때문에 경제적이라 할 수 있다. 또한 월풀(whirlpool) 사용과 비교했을 때 많은 장비가 필요하지 않고 피부 연화 위험성이 적으며, 국소 항생제 또는 살균제에서 발생할 수 있는 부작용이 없다. 반면 초음파는

국소 치료법으로 작은 상처에서 효과적이지만, 상처에 직접 또는 상처 주변 피부에 적용 시 통증을 유발할 수 있으며 상처 표면이 고르지 않으면 적용하기에 어려움이 있다. 초음파 적용 시 의료진은 장갑, 신발 커버, 귀를 덮을 수 있는 모자, 방수 가능한 가운, 얼굴 보호 마스크 등 보호 장비를 갖추어야 하는 불편함이 있다.

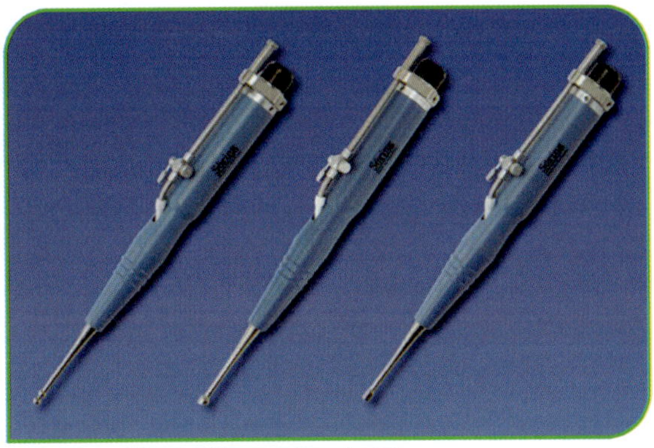

그림 17-10 핸드피스?(Handpieces) 종류

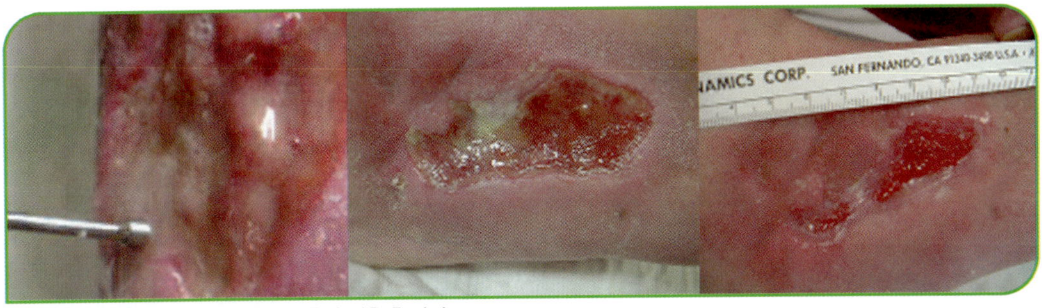

그림 17-11 왼쪽 발 측부 궤양 부위, 초음파 적용 후 사진

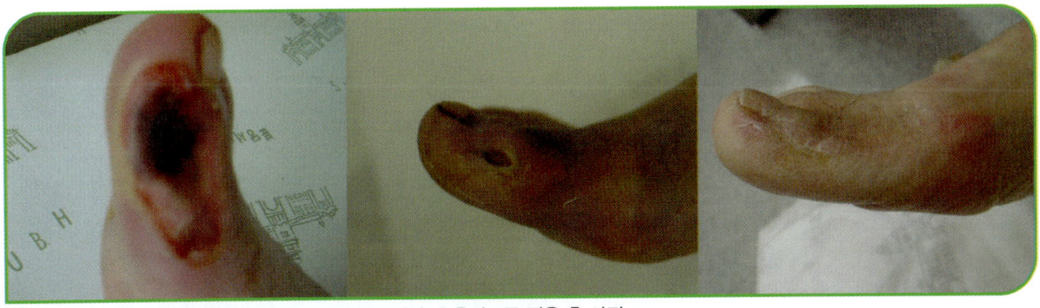

그림 17-12 오른쪽 엄지 발가락 부위 당뇨성 족부궤양, 초음파 9주 적용 후 사진

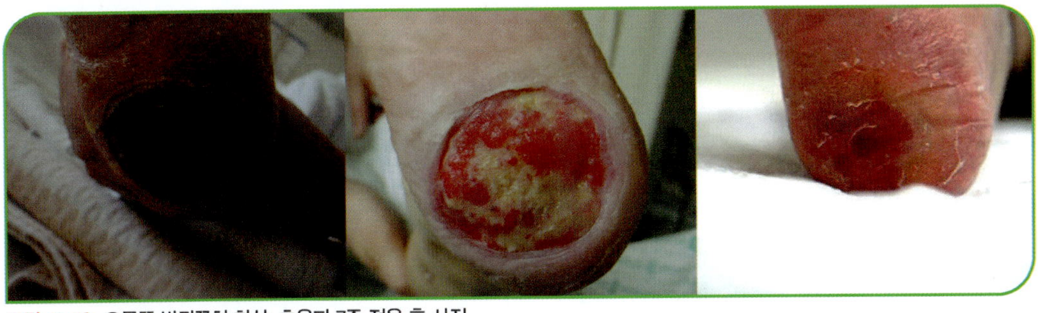

그림 17-13 오른쪽 발뒤꿈치 화상, 초음파 7주 적용 후 사진

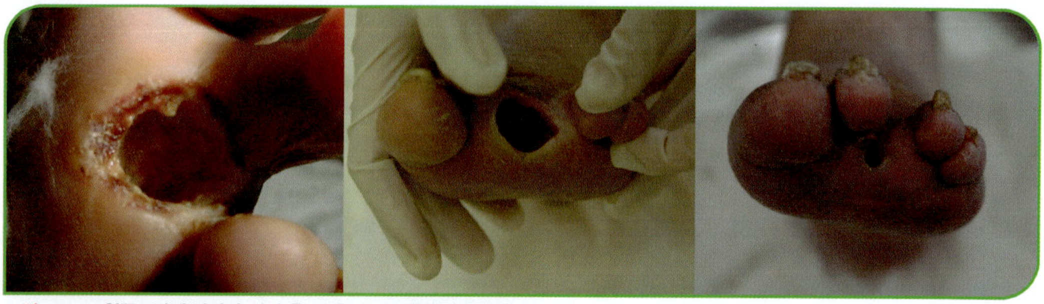

그림 17-14 왼쪽 3번째 발가락 절단 후, 초음파 7주 적용 후 사진

III. 음압치료법

음압치료법(negative pressure wound therapy, NPWT)은 다른 습윤 치료법에 비해 광범위한 연구가 되어 있지는 않지만, 급만성 상처 치유를 촉진시키 데 유용하다는 연구결과가 점차 많이 제시되고 있다.

음압치료법은 V.A.C(vaccum-assited closure), 국소 음압(topical negative pressure)이라고도 하며 이것은 상처 기저부에 음압을 제공하여 혈류 및 림프액 흐름을 증가시켜 조직 관류 및 산소 공급을 증가시키고, 삼출물 조절, 육아조직 형성, 재 상피화 촉진, 상처 크기 감소 및 수축, 상처주변 피부의 부종을 감소시킨다고 보고 있다. 또한 조직학적 연구에 따르면 상처에 음압을

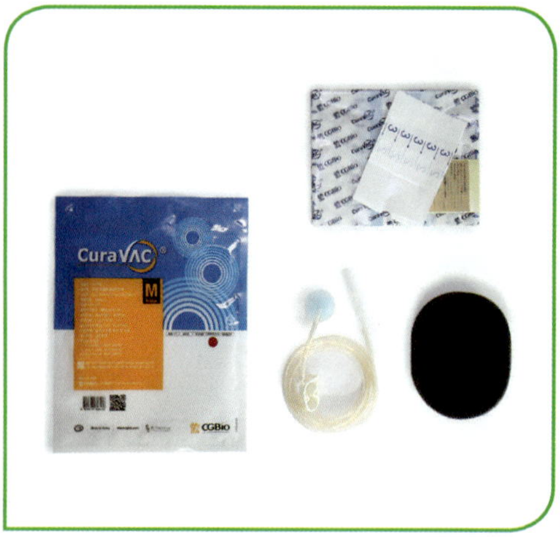

그림 17-15 Curavac (대웅제약)

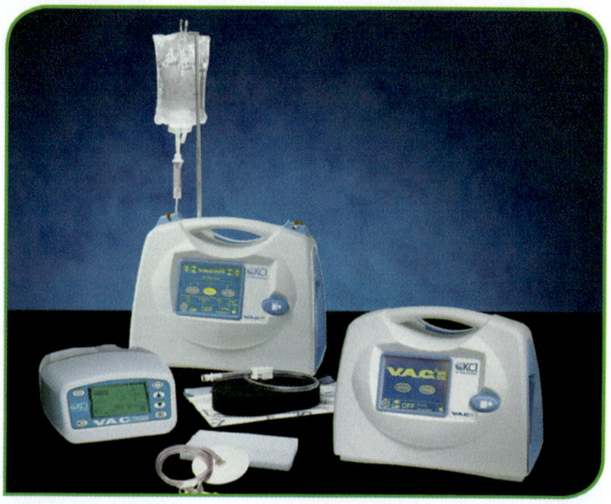

그림 17-16 Vaccum-Assited Closure (Kinetic Concepts, Inc; KCI)

제공함으로써 세포 증식(cellular proliferation)과 분열(devision), 신생 혈관, 성장인자 유리를 증가시킨다고 설명하고 있다. 또 다른 연구에 따르면 음압치료법은 폼(foam)과 불완전 폐쇄 필름(semi-occlusive film)의 사용으로 상처를 따뜻하고 습윤하게 유지할 수 있다고 보고되고 있다.

1. 적용 범위

음압치료법은 급만성 상처, 외상 상처, 표재성 화상, 욕창, 말초신경병성 궤양 등 사용에 FDA 허가를 받았으며, 치유되지 않은 또는 급성 피부이식(graft)이나 피판술(flap) 후, 수술 후 열개된 상처에 성공적으로 사용될 수 있다고 보고되고 있다.

하지만 괴사조직이 있는 상처나 골수염이 있는 상처의 경우 괴사조직을 제거하고 골수염을 치료 한 후 사용해야 하며, 기관, 혈관이 노출되어 있는 곳에는 직접 음압 치료법을 적용해서는 안되며, 출혈여부를 주의깊게 살펴봐야 한다. 또한 항응고제를 복용 중인 환자, 급성 출혈이 있는 상처의 출혈 여부를 모니터링하면서 적용 여부를 결정해야 한다. 반면 암성 상처에는 음압치료법을 적용해서는 안 된다.

2. 적용 방법

음압치료법을 적용하기에 앞서 괴사조직이 깨끗하게 제거되어야 한다. 그 다음으로 상처 크기에 맞게 멸균된 폼(polyurethane, PU foam)을 자르고 상처 기저부에 놓는다. 만일 잠식(undermining)이나 터널(tunneling)이 있는 경우 적절한 크기의 폼으로 가볍게 채워 넣어야 한다. 튜브가 놓이는 상처 주변 피부는 튜브로부터 과도한 압력을 예방하기 위해 하이드로콜로이드(hydrocolloid)나 하이드로 젤 시트(hydrogel sheet), 피부 보호제(skin sealant)를 사용하는 것도 좋다.

드레싱은 48~72시간마다 교환하며 만일 감염된 상처는 12-24시간 마다 교환하여야 한다. 드레싱을 제거할 때는 클램프(clamp)를 잠그고, 펌프를 끈 후 튜브를 분리한다. 필름 및 배액 튜브를 제거한 후 외상을 최소화하기 위해 폼(foam)을 생리식염수에 충분히 적신후 제거하며 제거된 후 상처부위는 충분하게 세척하고 재사정 후 다시 적용해야 한다.

음압은 50~125mmHg 사이에서 조정하는데 이는 혈류가 125mmHg에서 최대로 증가가 되기 때문이다. 따라서 환자 상태에 따라 압력은 서서히 증가시킬 수 있다. 펌프는 연속 상태 또는 간헐 상태로 작동시킬 수 있는데 피판술, 피부이식, 통증이 있거나 삼출물이 있는 상처, 터널이나 잠식이 있는 상처는 연속상태를 사용하는 것이 좋다.

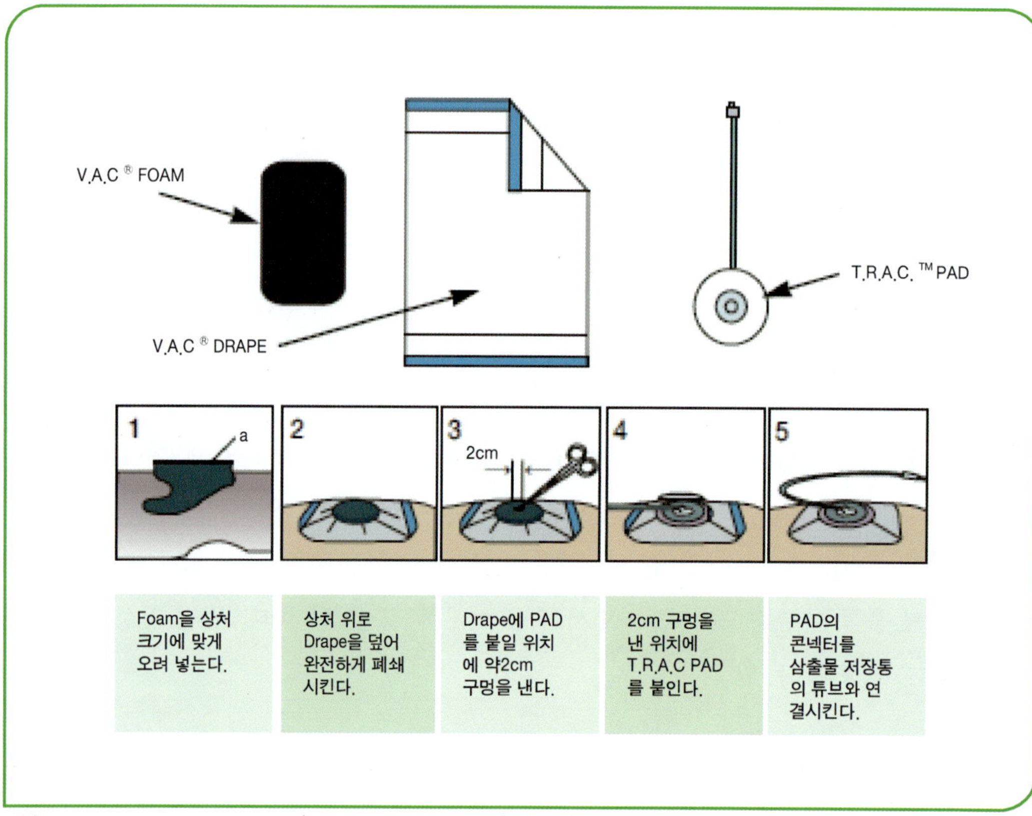

그림 17-17 Vaccum-Assited closure(kinetic concepts, Inc; Kcl) 적용 방법

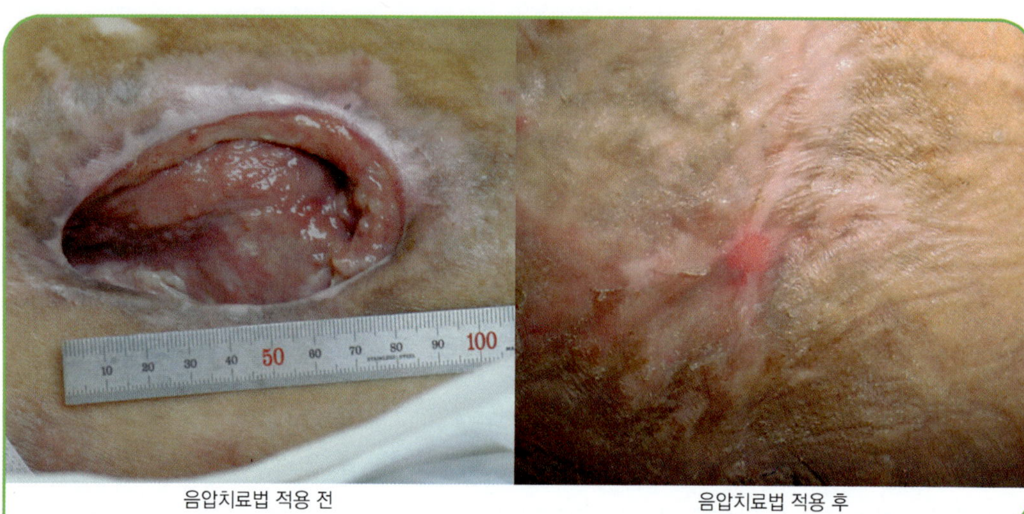

그림 17-18 오른쪽 전좌 부위 욕창으로 음압치료법 적용 전후 모습

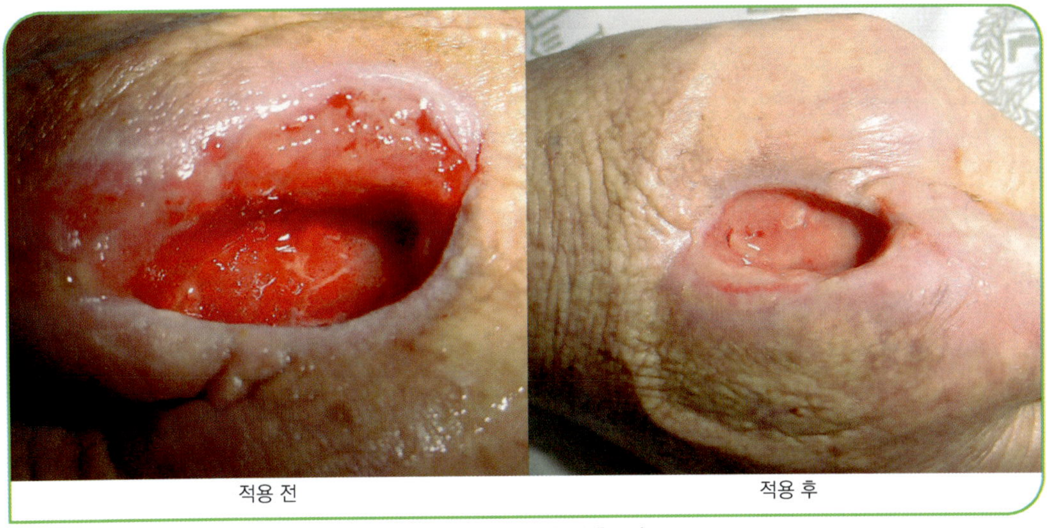

그림 17-19 오른쪽 손등 항생제 혈관 밖 유출, 2차례 음압치료법 적용 전 후 모습

3. 장단점

음압치료법은 적절하게 삼출물 조절이 쉬우며, 습윤하고 따뜻한 환경을 유지할 수 있다. 하지만 일부 환자의 경우 치료 시 또는 교환 시 통증을 유발할 수 있으며, 음압 치료 장비 때문에 거동이 불편할 수 있다. 또한 음압 치료 장비의 알람 때문에 환자에게 불쾌감을 줄 수 있으며, 환자 이동 시 튜브가 꺾이거나 꼬일 위험이 있다.

상처 관리 제품

욕창 관련 제품 소개

출처: 대한창상학회 (2008). 욕창관리지침서. 포널스 출판사. 수정 보완하여 인용함.

투명 필름(Transparent polyurethane films) 드레싱

제품명(제조회사)	특징 및 적응증	사용 시 주의점
AlDerm AlDerm Roll (Everaid) 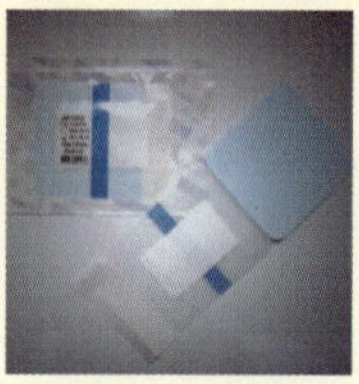	• 상처 관찰 용이 • 상처의 외상을 막고 상처에 딱지가 생기거나 건조가피가 생기는 것을 예방 • 습윤 치유 환경 조성 • 마찰 부위 욕창 예방 • 1단계 욕창 • 2단계 욕창(수포, 찰과상)	• 흡수력이 없어 삼출물이 있는 경우 피부의 연화를 유발함. • 제거 시 피부 손상과 통증을 유발할 수 있음.
Opsite Flexigrid Opsite Flexifix (Smith & Nephew) 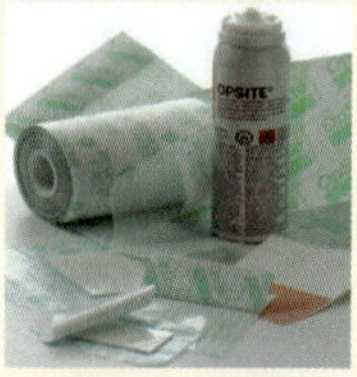		
Tegaderm (3M) 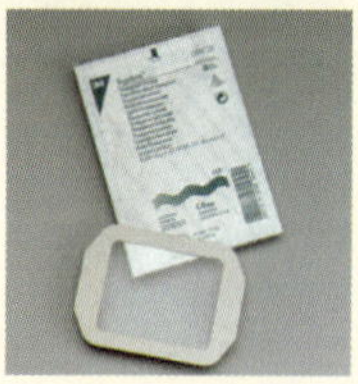		

컴퍼지트(Composite) 드레싱

제품명(제조회사)		특징 및 적응증	사용 시 주의점
Versiva (ConvaTec)		• 폼, 하이드로화이버, 하이드로콜로이드로 구성된 드레싱 • 중정도 이상의 삼출물이 있는 욕창	• 건조한 상처에는 사용하지 않음.

하이드로콜로이드(Hydrocolloids) 드레싱

제품명(제조회사)		특징 및 적응증	사용 시 주의점
Comfeel plus ulcer Comfeel transparent (coloplast)	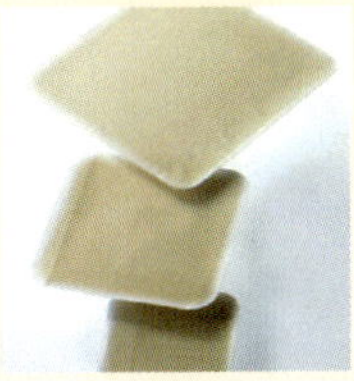	• 웨이퍼, 페이스트 등 다양한 형태의 제품 • 박테리아, 물, 산소를 통과시키지 않는 폐쇄성 또는 반폐쇄성 보호막 • 제품에 따라 다양한 양의 삼출물 흡수 • 육아조직 형성과 상피화 촉진 • 1~3단계 욕창 • 마찰 부위 욕창 예방 • 건조가피의 자가분해 유도	• 삼출물 흡수 후 형성된 겔이 농 같은 노란색을 띠어 상처의 감염과 혼동할 수 있음. • 지나친 육아조직 형성 유발 • 완전폐쇄성 제품은 감염된 상처에 사용하지 않음.
Comfeel plus paste (Coloplast)	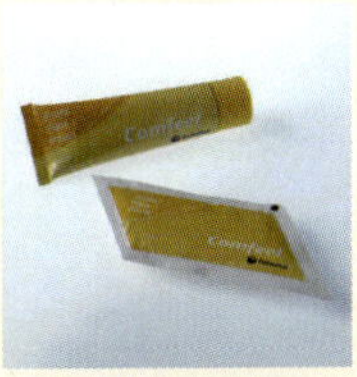		
Duoderm CGF Duoderm extra thin (ConvaTec)	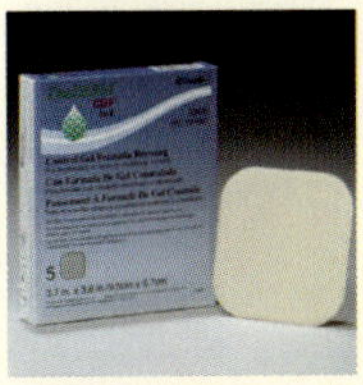		
NeoDerm UT NeoDerm ST NeoCab (Everaid)	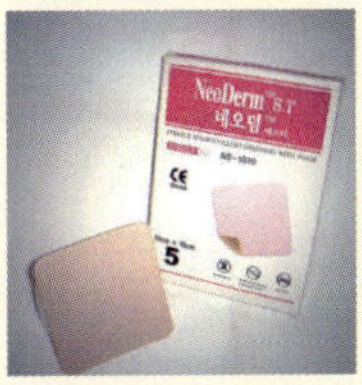		

하이드로화이버(Hydrofiber) 드레싱

제품명(제조회사)		특징 및 적응증	사용 시 주의점
Aquacel (ConvaTec)	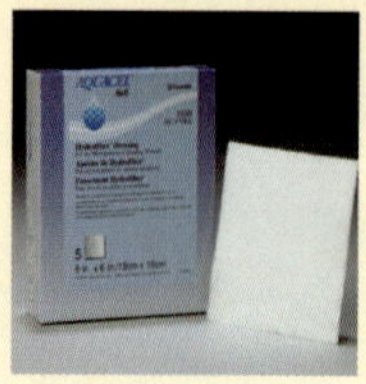	• 다량의 삼출물 흡수 능력이 뛰어남. • 상처 표면을 습윤하게 유지 • 드레싱 제거 시 조직 손상 없이 그대로 제거 가능 • 2~4단계 욕창	• 이차드레싱 필요 • 건조한 상처에는 사용하지 않음.

하이드로겔(Hydrogels) 드레싱

제품명(제조회사)		특징 및 적응증	사용 시 주의점
Duoderm hydroactive gel (ConvaTec)	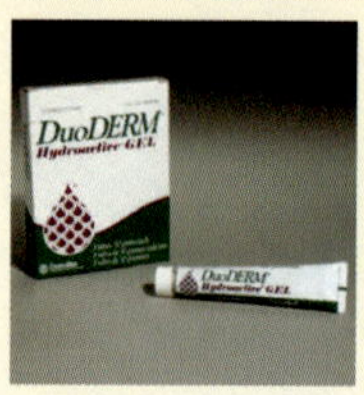	• 육아조직 형성과 상피세포화를 촉진 • 건조한 괴사조직 제거 용이	• 이차드레싱 필요 • 과다하게 사용하거나 중정도 이상의 삼출물이 있는 상처에 사용 시 상처 주위 피부 연화를 유발할 수 있음.
Intrasite gel (Smith & Nephew)	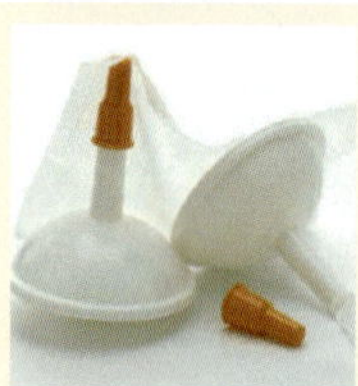		
Purilon gel (Coloplast)	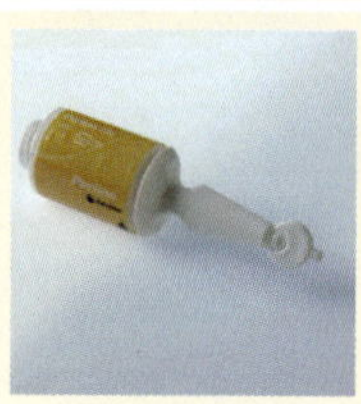		

칼슘알지네이트(Calcium alginates) 드레싱

제품명(제조회사)		특징 및 적응증	사용 시 주의점
Algisite M (Smith & Nephew)	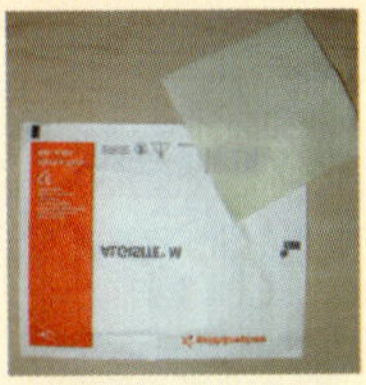	• 상처의 사강을 채우는 데 유용 • 지혈과 흡수력 뛰어남. • 중정도 이상의 삼출물이 있는 욕창 • 상처 표면을 습윤하게 유지 • 드레싱 제거시 상피 세포와 육아조직의 손상과 통증 최소화	
Kaltostat (ConvaTec)	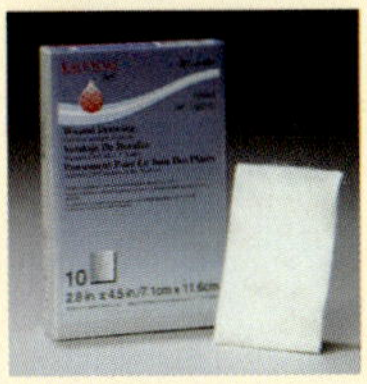		
Seasorb (Coloplast)	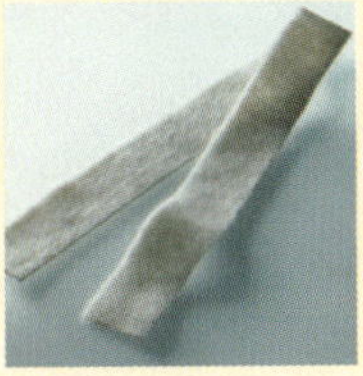		

폴리우레탄 폼(Polyurethan foams) 드레싱

제품명(제조회사)		특징 및 적응증	사용 시 주의점
Allevyn standard Allevyn adhesive (Smith & Nephew)	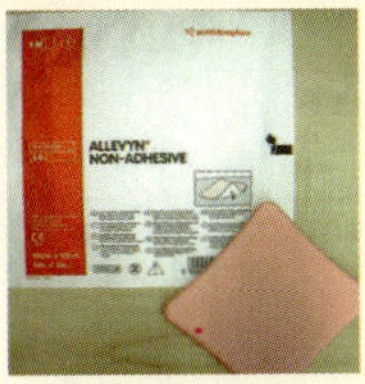	• 흡수능력이 뛰어남. • 2~4단계 욕창 • 육아조직이 자라는 욕창 • 얕은 상처에는 일차드레싱 깊은 상처에는 이차드레싱으로 사용가능	• 삼출물의 양에 따라 다양한 두께의 다른 제품을 선택할 수 있음.
Medifoam (일동제약)	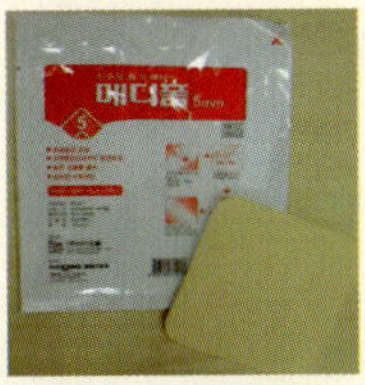		
Polymem (Ferris/신신제약)	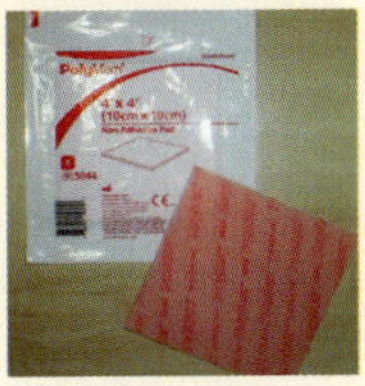		

-계속

폴리우레탄 폼(Polyurethan foams) 드레싱

제품명(제조회사)		특징 및 적응증	사용 시 주의점
메디터치 (일동제약)	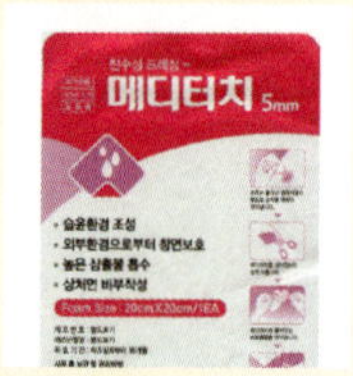	• 흡수 능력이 뛰어남. • 2~4단계 욕창 • 육아조직이 자라는 욕창 • 얕은 상처에는 일차드레싱 깊은 상처에는 이차드레싱으로 사용가능	• 삼출물의 양에 따라 다양한 두께의 다른 제품을 선택할 수 있음.
Easy Foam (대웅제약)	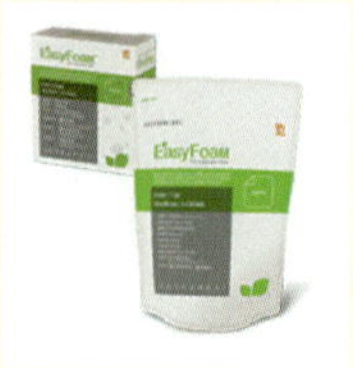		
Tegaderm Foam (3M)	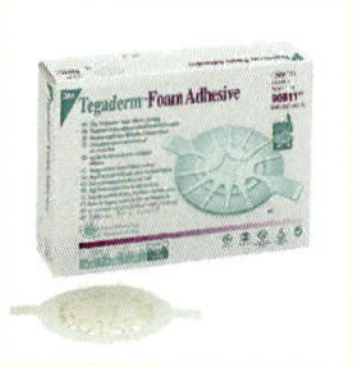		

실리콘(Silicone) 드레싱

제품명(제조회사)		특징 및 적응증	사용 시 주의점
Mepitel (Mölnlycke)	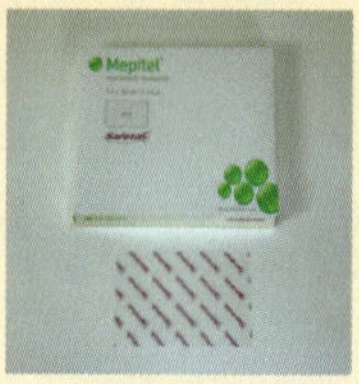	• 이차 드레싱이 상처에 들러붙는 것을 방지 • 그물구조로 되어 부착된 상태에서 상처를 눈으로 식별 가능 • 상피화 촉진	• 이차드레싱 필요
Mepilex Mepilex lite Mepilex border (Mölnlycke)	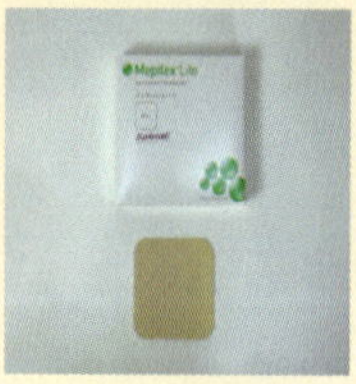	• 실리콘 재질의 특성으로 인해 상처 표면에 잘 들러붙고, 제거 시 통증 없음.	
Biatain Silicone (Coloplast)	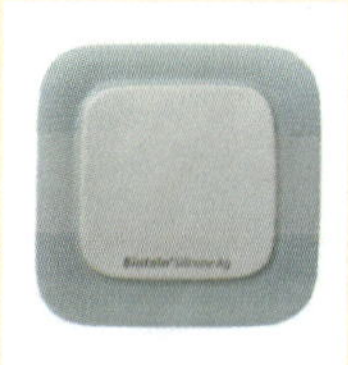		

항균(Antimicrobials) 드레싱

제품명(제조회사)		특징 및 적응증	사용 시 주의점
Acticoat (Smith & Nephew)	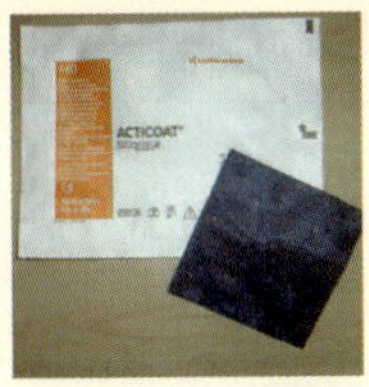	• 은이온(Ag^{+})이 상처로 직접 유출되어 균의 수를 감소시켜 감염 조절 • 냄새 제거 효과	• 이차드레싱 필요 • Acticoat는 증류수에 적셔서 사용 • Actisorb은 제품을 자르지 않고 식염수에 적셔서 사용
Actisorb plus (Johnson & Johnson)	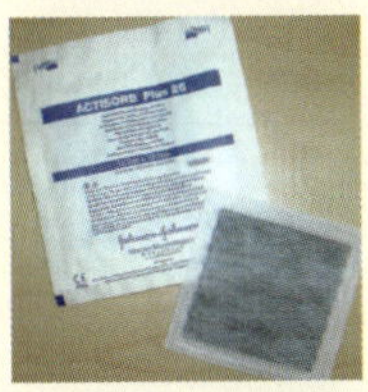		
Aquacel Ag (ConvaTec)	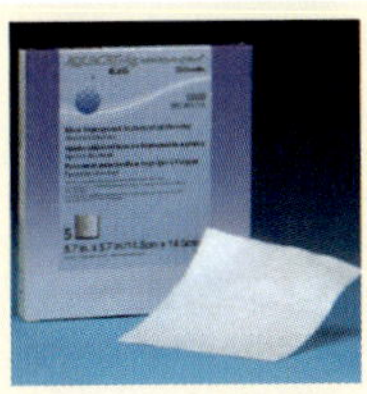		
Iodosorb (Smith & Nephew)	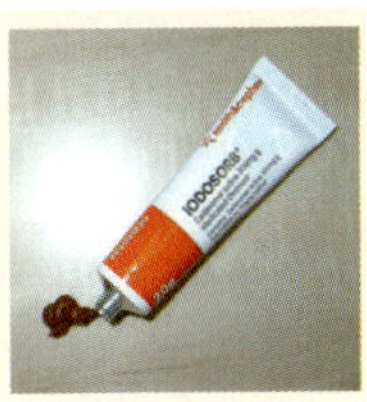	• 0.9% 요오드(Iodine)가 상처 안으로 유출되어 감염 조절 • 괴사 조직 제거 • 삼출물 흡수 가능	• 요오드 과민반응 환자, 갑상선 항진/저하 환자, 임산부, 수유부, 어린아이는 금기
Betafoam (Mundipharma)	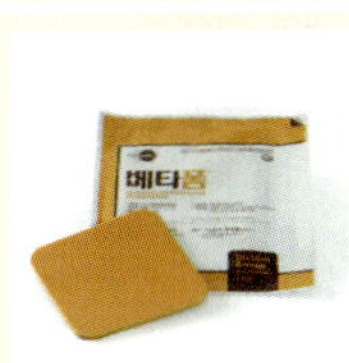	• 포비돈요오드가 3% 함유된 폴리우레탄 폼으로 만성창상의 감염 관리에 효과	
레피젤 (Mundipharma)	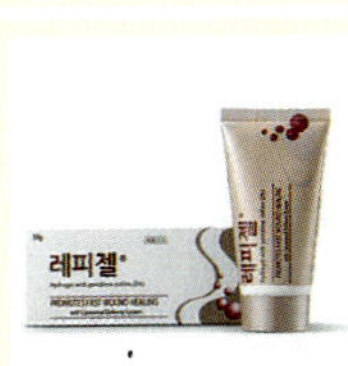	• 포비돈요오드가 3% 함유된 하이드로겔 연고로 창상의 습윤 환경 유지 및 괴사조직 제거에 효과 • 항균효과	

-계속

항균(Antimicrobials) 드레싱

제품명(제조회사)		특징 및 적응증	사용 시 주의점
Medifoam silver (Mundipharma)	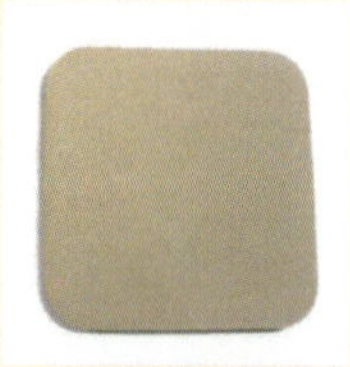	• 항균력과 뛰어난 삼출물 흡수를 동시 만족	
Polymem silver (Ferris/신신제약)	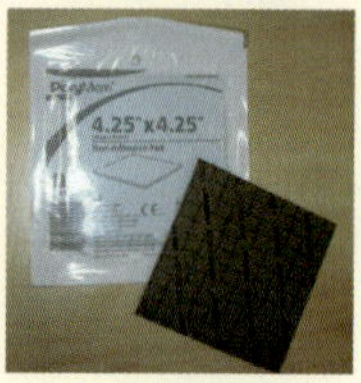		
Silvasorb gel (Medline/제일약품)	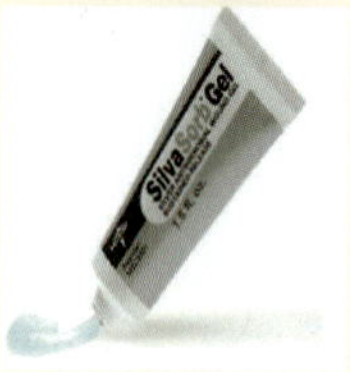	• 은이온이 포함된 겔로 사용이 편리	

정균드레싱

제품명(제조회사)		특징 및 적응증	사용 시 주의점
Sorbact (Juthis)	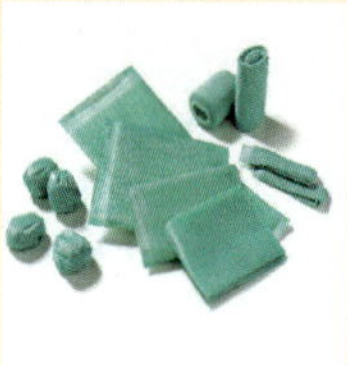	• 소수성 상호작용(Hydrophobic interaction)으로 박테리아나 진균류를 효과적으로 제거	

음압치료(Negative pressure wound therapy)

제품명(제조회사)		특징 및 적응증	사용 시 주의점
V.A.C (맥진양행)	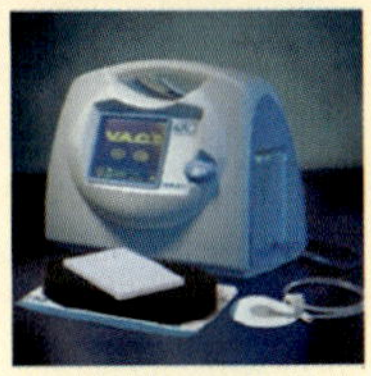	• 상처 부위에 음압을 가하여 육아조직형성을 촉진시키는 시술	• 출혈 있는 상처 주의 • 괴사조직이 없는 상처에 사용 시 효과적
CuraVAC (대웅제약)	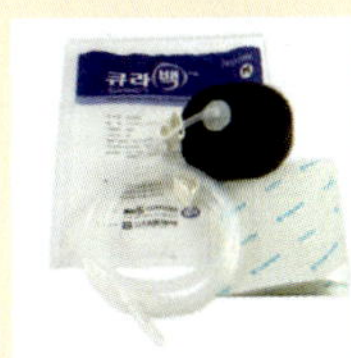		

액상 피부보호 필름(Barrier films)

제품명(제조회사)		특징 및 적응증	사용 시 주의점
Cavilon No Sting barrier film 무알콜 (3M)	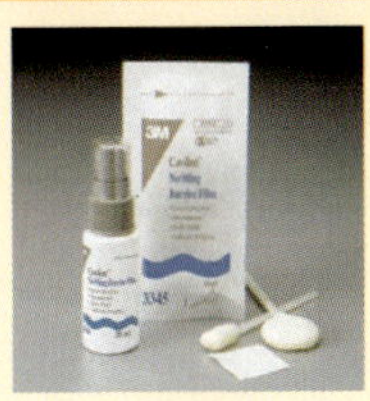	• 상처 주위 피부에 사용하여 피부 연화 예방 • 반창고나 드레싱 등의 잦은 교체로 인한 피부손상 예방 • 실금 및 분비물로부터의 차단막 역할	• 피부가 손상된 경우는 알콜이 함유되지 않은 것이 따갑지 않아 좋음.
Comfeel protective film 알코올 함유 (Coloplast)	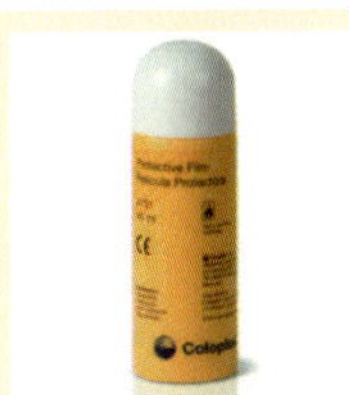		
ConvaCare protective barrier wipe 알코올 함유 (ConvaTec)	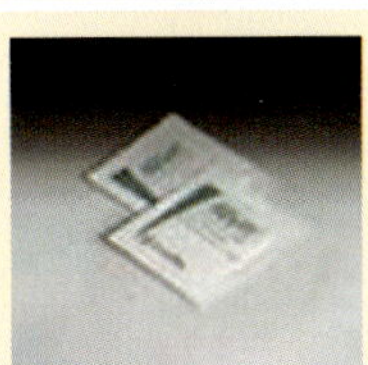	• 1~2단계 욕창 • 무알콜 재질은 피부가 탈락된 곳에 사용해도 따갑지 않음.	

【상처세척에 사용되는 제품】

상처 세척제(Wound cleanser)		
제품명(제조회사)	특징 및 적응증	사용 시 주의점
Elta wound cleanser (Elta) 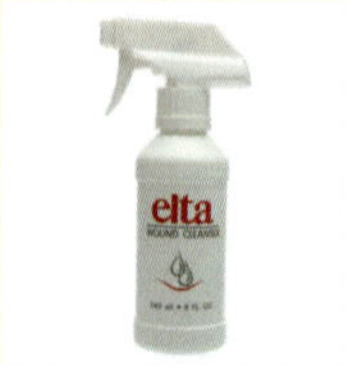	• 세포 독성이 없는 계면활성제가 지질(lipid) 성분의 괴사조직을 효과적으로 제거 • 보습제가 포함되어 상처의 습윤 환경을 유지함.	

【피부 세척 및 보습 · 보호 제품】

피부 세척제(Skin cleanser)		
제품명(제조회사)	특징 및 적응증	사용 시 주의점
Elta foam cleanser (Elta/아모젠메디칼) 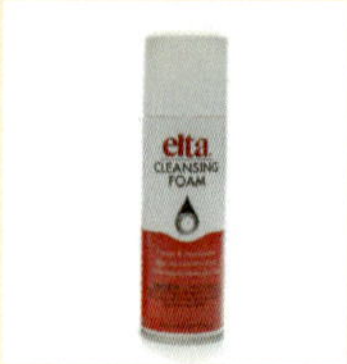	• 대소변으로 인해 손상된 피부 세척에 효과 • 세척 후에도 피부의 적정 산도 유지 • 피부 세척과 보습을 동시에 하며 사용 후에 다시 물로 씻어 낼 필요가 없음.	
Menalind foam cleanser (Hartmann) 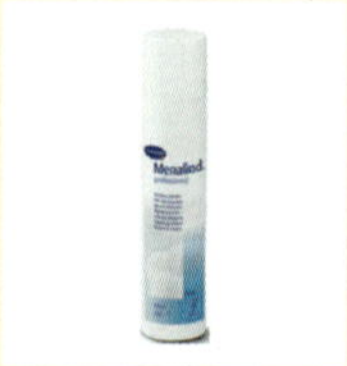		

피부 보호제(Skin moisture barrier)

제품명(제조회사)		특징 및 적응증	사용 시 주의점
Comfeel barrier cream (Coloplast)	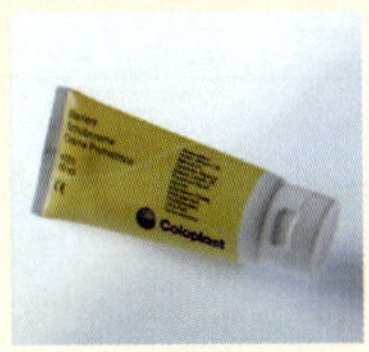	• 유성(Oil-based) • 방사선 치료 중에도 사용 가능 • 대 · 소변으로부터 피부 보호	• 산화아연(Zinc Oxide)이 포함되지 않아서 자극물질에 대한 방어작용이 떨어짐.
Elta Seal moisture barrier (Elta/아모젠메디칼) 02-2362-9882	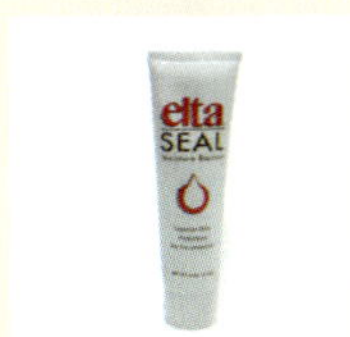	• 유성(Oil-based) • 작용시간이 길. • 대소변으로부터 피부 보호	• 산화아연을 함유하므로 방사선치료 중에 사용해서는 안 됨.
Menalind professional skin protection foam (Hartmann)	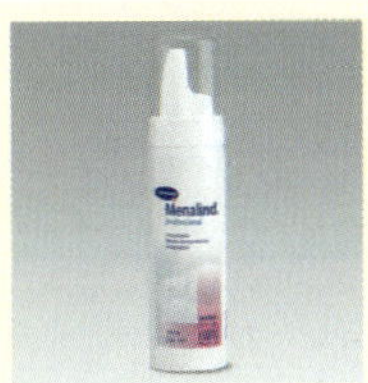	• 수성(Water-based) • 대소변으로부터 피부 보호 • 수분에 의해 씻겨 나가며, 작용 시간이 짧음.	

피부 보습제(Skin moisturizer)

제품명(제조회사)		특징 및 적응증	사용 시 주의점
Easy dew (대웅제약)	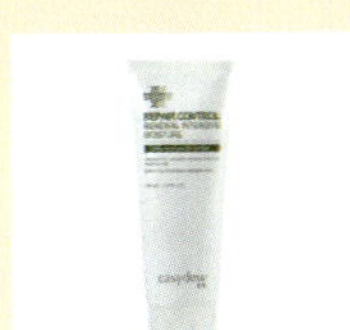	• 성장인자 함유로 피부재생 효과 • 피부 보습 효과	• 냉장 보관 • 상처 부위에 직접 적용하지 않음.

【기타 욕창과 관련된 제품】

변실금 관리 기구

제품명(제조회사)		특징 및 적응증	사용 시 주의점
Flexi-Seal FMS (ConvaTec)	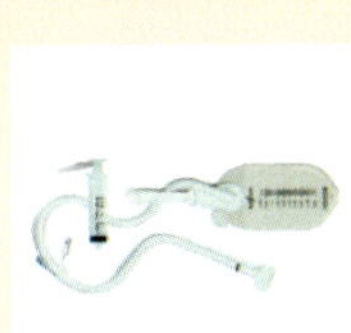	• 항문에 삽입하는 기구로 액상 및 반액상 변실금 사용 • 변실금으로 인한 피부손상 및 감염을 감소시키고, 창상 · 수술 부위 · 화상 부위를 보호	• 항문출혈 등 항문질환이 없는 경우에 사용 • 항문괄약근의 기능이 어느 정도 정상적이어야 함. • 의료진에 의해 삽입해야 함.

참고문헌 오늘의 간호를 바꾸는 책들

포널스 실용서 베스트 컬렉션

- 1분 간호지식 / 김유성(2025). 포널스.
- 간호대학 생활백서 / 신에스더(2022). 포널스.
- 간호사 대학원 완성하기 / 최영림(2021). 포널스.
- 간호사 루틴업무 따라잡기 / 김셀리(2024). 포널스.
- 간호사 면접보다 - 면접관의 프레임과 면접자의 필살공식 / 간호사연구소(2022). 포널스.
- 간호사, 아무튼 출근 / 박소진(2022). 포널스.
- 간호사, 알엔지야 TV 병원이야기 - 1권 / 박지혜(2021). 포널스.
- 간호사, 알엔지야 TV 인계받기 - 3권 / 박지혜(2024). 포널스.
- 간호알고리즘 2판 - 2권 - 외과계3개분야& 산부인과 / 간호사연구소(2022). 포널스.
- 간호알고리즘 2판- 1권 - 내과계6개분야& 정신과 / 간호사연구소(2022). 포널스.
- 간호알고리즘 PRO-A1 호흡기내과 / 간호사연구소(2025). 포널스.
- 간호알고리즘 PRO-A2 심장내과 / 간호사연구소(2025). 포널스.
- 간호알고리즘 PRO-A3 혈액종양내과 / 간호사연구소(2025). 포널스.
- 간호알고리즘 PRO-A4 소화기내과/간담췌내과 / 간호사연구소(2025). 포널스.
- 간호알고리즘 PRO-A5 신장내과 / 간호사연구소(2025). 포널스.
- 간호알고리즘 PRO-A6 일반외과/정형외과 / 간호사연구소(2025). 포널스.
- 간호알고리즘 PRO-A7 신경외과 / 간호사연구소(2025). 포널스.
- 계통별 의학용어 핸드북 vol.1 - 영한일반용 / 김나제스다(2023). 포널스.

- ✦ 계통별 의학용어 핸드북 vol.2 – 영한러통역사용 / 김나제스다(2023). 포널스.
- ✦ 국제간호사 병원영어 vol.1 – 말하기편 / 간호사적응연구소(2023). 포널스.
- ✦ 국제간호사 병원영어 vol.2 – 간호상황편 / 간호사적응연구소(2023). 포널스.
- ✦ 국제간호사를 위한 임상술기시험 vol.1 / 김라경(2025). 포널스.
- ✦ 국제간호사를 위한 임상술기시험 vol.2 / 김라경(2025). 포널스.
- ✦ 포널스 임상간호 매뉴얼 – vol.1 / 한국간호대학남자교수회(2021). 포널스.
- ✦ 마취회복실 임상노트 / 남영은, 황희연, 김진수(2023). 포널스.
- ✦ 메이드인 간호사 / 강경자외(2023). 포널스.
- ✦ 미국간호사 밥줄영어 vol.1권 / 백소연(2024). 포널스.
- ✦ 미국간호사 밥줄영어 vol.2권 / 백소연(2024). 포널스.
- ✦ 병원적응의학용어 / 간호사적응연구소(2023). 포널스.
- ✦ 사례중심의 환자안전 안내서 / 김효선외(2019). 포널스.
- ✦ 소통 국제 의학용어집 / 김나제스다, 조현(2021). 포널스.
- ✦ 수술실 매뉴얼 – 핸드북 / 우진하(2016). 포널스.
- ✦ 수술실 별쌤 – 1권 / 김별아(2022). 포널스.
- ✦ 수술실 별쌤 – 2권 / 김별아(2022). 포널스.
- ✦ 신규간호사 24시 – 오답노트 / 김지혜(2021). 포널스.
- ✦ 암또의 임상노트 – 1권 / 암또(2019). 포널스.
- ✦ 약물작용 기전노트 vol.1 / 간호사적응연구소(2023). 포널스.
- ✦ 약물작용 기전노트 vol.2 / 간호사적응연구소(2023). 포널스.
- ✦ 의학용어 알고리즘 / 간호사적응연구소(2022). 포널스.
- ✦ 임상간호테크 입문서 / 김형숙외(2023). 포널스.
- ✦ 자소서 쓰다 – 간호사가 말하는 자소서 / 간호사연구소(2021). 포널스.
- ✦ 장루요루관리 / 세브란스장루요루전문관리팀(2016). 포널스
- ✦ 진료지원 업무매뉴얼 vol.1권 / 진료지원간호사회(2025). 포널스
- ✦ 진료지원 업무매뉴얼 vol.2권 / 진료지원간호사회(2025). 포널스
- ✦ 정맥주사 내비게이션 / 김수연, 알엔지야(2023). 포널스.
- ✦ 중환자간호 매뉴얼 3판 / 한국중환자간호학회(2021). 포널스.
- ✦ 최신 수술실매뉴얼 3판 / 윤혜상외(2023). 포널스.
- ✦ 크램북(vol.1) 2판 – 첫 임상대처 가이드 / 홍지수, 오윤희(2025). 포널스.
- ✦ 크램북(vol.2) 2판 – 한 권으로 끝내는 환자파악 / 홍지수, 간호사적응연구소(2025). 포널스.
- ✦ 크램북(vol.3) – 바로 써먹는 임상약리학 / 홍지수, 간호사적응연구소(2024). 포널스.
- ✦ 포널스 임상매뉴얼 – vol.2 – [질환별] / 간호사연구소(2023). 포널스.
- ✦ 포널스 임상매뉴얼 – vol.3 – [건강사정] / 간호사연구소(2023). 포널스.
- ✦ 포켓시리즈–심전도 / 김철민(2013). 포널스.